李心机　编著

伤寒解惑论 述义

山东科学技术出版社

图书在版编目（CIP）数据

伤寒解惑论述义 / 李心机编著 .—济南：山东科学技术出版社，2020.10
ISBN 978-7-5723-0671-6

Ⅰ.①伤… Ⅱ.①李… Ⅲ.①《伤寒论》– 研究 Ⅳ.① R222.29

中国版本图书馆 CIP 数据核字(2020) 第158170 号

伤寒解惑论述义
SHANGHAN JIEHUOLUN SHUYI

责任编辑：马　祥
装帧设计：李晨溪

主管单位：山东出版传媒股份有限公司
出 版 者：山东科学技术出版社
　　　　　地址：济南市市中区英雄山路 189 号
　　　　　邮编：250002　电话：（0531）82098088
　　　　　网址：www.lkj.com.cn
　　　　　电子邮件：sdkj@sdcbcm.com
发 行 者：山东科学技术出版社
　　　　　地址：济南市市中区英雄山路 189 号
　　　　　邮编：250002　电话：（0531）82098071
印 刷 者：济南普林达印务有限公司
　　　　　地址：山东省济南市市中区二环西路 12340 号西车间
　　　　　邮编：250001　电话：（0531）82904672

规格：16 开（170mm×240mm）
印张：16　字数：295 千　印数：1~3000　彩插：4
版次：2020 年 10 月第 1 版　　2020 年 10 月第 1 次印刷
定价：69.00 元

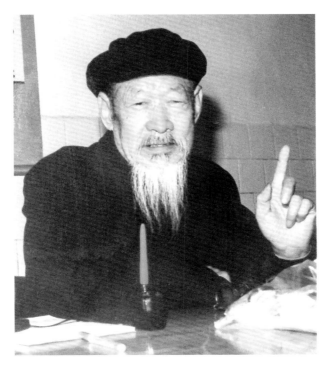

恩师李克绍先生

纪念李克绍先生诞辰 110 周年

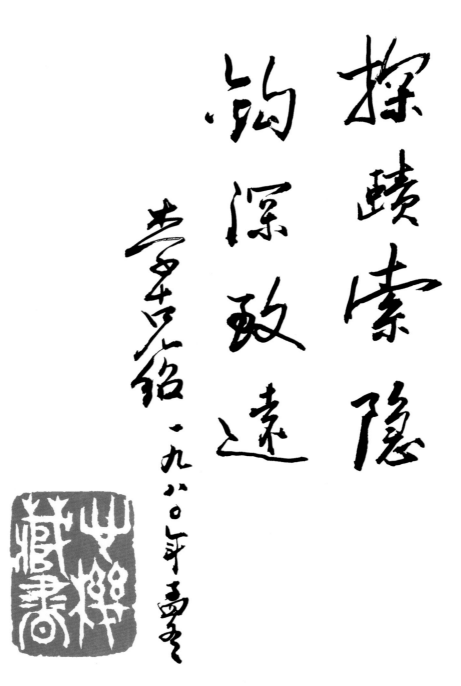

探赜索隐
钩深致远
李克绍 一九八〇年夏

导师李克绍先生为李心机题词

序

　　大师兄李心机教授又写了一部书,书名叫《伤寒解惑论述义》。前些日子师兄把书稿拿给我,让我写个序。虽再三推辞,但因为是师兄发了话,我也只好应承下来。

　　李心机教授年长我十多岁,之所以称他师兄,是因为他是高考恢复后的1978年,先父招收的第一批研究生。这一年与心机师兄一同在父亲门下读研究生的还有一位聪明豪放的蔡绪江师兄。那时的研究生专业教学基本上是个别指导,因此刚开始时,我家的小门厅,后来是父亲的书房,就先后成了他们师兄弟二人的课堂了。他们常来家中向父亲请教或听父亲讲课,就这样一次生,二次熟,慢慢地认识了。那时,心机师兄快40岁了,刚刚从临沂山区走出来,身上不免还带点"土气味儿"。虽然我刚刚认识大师兄,但对他所读的本科1962级却并不陌生。父亲1956年进入设在灵岩寺的山东中医进修学校学习,1959年参加卫生部委托当时成都中医学院举办的《伤寒论》师资进修班,进修班还没结业就返回山东中医学院任教,讲授《伤寒论》。1962级是当时学校的重点班级,父亲给这个班讲《伤寒论》。大约是1964年,我11岁,刚刚从牟平老家到父亲身边,在济南上学,与父亲住在单身教师住的二层小楼的一层。有时晚饭后,父亲带我在校园散步,路经宿舍前面的一小片长得歪歪扭扭的秋树林,常常会在学院唯一的学生宿舍楼的东侧小门外,见到1962级的大学生们。他们恭恭敬敬地向父亲问候,并与我打招呼,于是从孩童起,我对他们就有了一些印象。在我的记忆中,父亲对1962级教学也真下了大功夫。那些年经常见到父亲晚上在灯下写东西,也不知道写些什么,长大后才知道,原来父亲是在为1962级编写《伤寒论讲义》。

　　转眼十几年过去了,回来的60年代的老学生都近40岁了。心机师兄在3年的研究生学习期间,刻苦勤奋,努力用功,他的研究生毕业论文得到父亲的肯定与称赞。师兄毕业后留在父亲身边工作,他曾把他写的一篇论文《麻黄汤证脉数探微》的初稿送父亲审阅,父亲给予很高评价,后来这篇论文发表在了学院的学报上。先父通过对心机师兄本科时代的观察了解,以及研究生时期的近

1

距离指导互动，非常看好他的勤奋、能力与潜力。1993年春，学院转来国家中医药管理局主办、上海中医学院承办的《中国中医药年鉴》的邀约函，请父亲撰写学术传记，父亲非常信任地把这事交给心机师兄执笔。师兄依仗着几年来在父亲身边学习、继承、教学，用心地钻研学问的功底，不几天的工夫就写完了初稿。初稿按约稿要求用简洁的笔法概括出了父亲的学术思想与特色。父亲看过后非常满意，只略微改动了几处，就发给了主办方。这篇很精简的学术传略，被收载在1993年《中国中医药年鉴》医药名人栏。

心机师兄从1978年跟随父亲读研究生到现在已经40多年了。这几十年来，师兄一直沿着父亲生前给他指导的研究思路深入地思考《伤寒论》方面的学问，并根据《伤寒解惑论》倡导的学术观点，提出了"让《伤寒论》自己诠解自己，让张仲景自己为自己作注释"的学术主张，发表了近百篇学术论文，陆续写出了多部学术专著，如《伤寒论疑难解读》《伤寒论通释》《伤寒论图表解》等，他的每一部书必送我。这些学术专著从不同的方面传承了父亲的学术思想，成为李克绍伤寒论学派传承的重要组成部分。在这里我还要说一下，心机师兄2018年出版的《沂源山区从医记》更是写出了他追随先父的脚步，传承先父学术思想的勤奋历程与学术人生的轨迹。

我读了《沂源山区从医记》才知道，早在1978年初，《伤寒解惑论》还没有正式出版之前，曾发表在《山东中医学院学报》1978年第1期与第2期，当时就已经引起了心机师兄的关注，并激发了他再跟随先父学习的渴望。从那以后，《伤寒解惑论》伴随他学术研究40余年。2019年是《伤寒解惑论》发表40周年，心机师兄在《山东中医药大学学报》发表《李克绍先生治学方法与学术特色——纪念〈伤寒解惑论〉发表40周年》，文中系统地阐述了先父的治学方法与学术特色，首次将先父的学术人生概括为三个阶段：教学相长的萌生蕴蓄期，精炼升华的形成成熟期，构建学术体系、自成学派的深化发展期。文章认为《伤寒解惑论》所蕴含的治学方法与学术特色开辟了20世纪后期以后的《伤寒论》研究的新方向。

《伤寒解惑论》提出了研究《伤寒论》之九法，为学习、研究《伤寒论》指明了方向、方法和思路；对《伤寒论》研究中的许多疑难问题，对传统旧注的错误观点，甚至当时占据主流的注释，进行了深入的剖析，提出了全新的学术观点。这对于困惑于旧论、满腹疑惑的学者来说，确实起到了振聋发聩、拨云见日的作用。尽管《伤寒解惑论》说理透彻，在文字方面浅显明白，但全书不足10万字，仅是一部提纲挈领的著作，不可能对所有问题都细细道来，故时至今日，可能仍有青年学人对《伤寒解惑论》有深奥难懂之感。究其原因则是初学《伤寒论》

者,不了解哪些是《伤寒论》中的"惑",即使学过《伤寒论》的本科生或研究生,由于做不到对《伤寒论》内容的前后呼应、纵横贯通、举一反三,所以对《伤寒解惑论》中的分头并进、多头合论、前后连系、横向比较、交叉印证的阐释方法不能适应。心机师兄认为这是"读不懂""读不进去"的症结,为此心机师兄以78岁高龄,以自己对《伤寒解惑论》40年执着研究的切身体会,对《伤寒解惑论》进行了再疏解,完成了这部新著《伤寒解惑论述义》。心机师兄对着书稿向我介绍他的初衷,他说:这部书主要是对《伤寒解惑论》中引而未发、点到为止、言犹未尽的内容做进一步阐释,对书中重要的呼应、贯通做出从隐到显、从暗到明的引导,更重要的是指出哪些"惑"是《伤寒论》中固有的内容,哪些"惑"原本就不是《伤寒论》的内容而是后世人诠解中的谬解所造成的,从而使《伤寒解惑论》成为初学《伤寒论》者入门的向导,可以对照《伤寒解惑论》对《伤寒论》原文一条一条地阅读理解,对已经学过《伤寒论》有了一定基础的学者,可以用《伤寒论》原文对照《伤寒解惑论》,把它作为登堂入室的阶梯,一条一条研究。从这里可以看出,心机师兄对父亲学术思想虔诚忠实地传承,也能够看出他对后学的良苦用心!

　　承蒙心机师兄索序,我也就不揣谫陋,写了上面这些片断回忆与感想,算是交差以为序。

李树沛　于历下天竹苑

自　序

2020 年是李克绍先生的《伤寒解惑论》发表和出版 40 周年,也是我跟随先生读研究生 40 周年,更是先生的诞辰 110 周年。在这些纪念日子来临之际,2019 年春,我突然有了一个构想,要把 40 年来用《伤寒解惑论》引导我学习《伤寒论》的体会与感悟疏理总结一下,用这种方式追思先生在治学、为师、育人方面的崇高品格,感佩先生的教诲及培育之恩,表达我的深切怀念之情。于是就有了《伤寒解惑论述义》。

《伤寒解惑论》伴随我 40 余年的学术生涯。

第一次见到《伤寒解惑论》时,我还不是先生的研究生。1968 年本科毕业后,我来到山东省沂源县中庄医院工作,一干就是 10 年。1978 年春,沂源县卫生局举办西医学习中医班,领导安排我与另一位学术同仁组织教学。一日下午,我在卫生局办公室里见到刚刚创刊不久的《山东中医学院学报》。那时我离开母校已整整 10 年了,山区的闭塞与母校分合迁徙的流动,使得我与学校的联系中断,对学校的事情一无所知。在这远离闹市的山区突然见到母校的学报,有了母校的信息,让我十分惊喜。令我更加欣喜的是,打开学报映入眼帘的几篇文章,带来久违了的老师们的消息。在 1978 年第 1 期学报中开篇就是李克绍先生的《伤寒解惑论》上半部分,下半部分列在同年学报第 2 期的第二篇。当年李克绍老师用整整两个学期,为我们 1962 级讲授《伤寒论》,因为相处的时间长,印象尤为深刻,老师在课堂上的严谨、不苟言笑的神态,一笔一画、整齐苍劲的板书,以及极具特点的手势,历历在目。读完《伤寒解惑论》上半部分,尽管不少地方还有些似懂非懂,但内心却感到震撼。我暗自思量,学校变了,当年那些自学成才的,从基层个人诊所或联合诊所临床一线登上大学讲台上的老中医先生们已经有了人生的飞跃,他们的学术又登上了更高的台阶。以我在学校读六年本科的阅历,毫无疑问,《伤寒解惑论》是山东中医学院第一部个人独立完成的学术专著。20 世纪 60 年代早期,属于山东中医学院建院早期,虽有老师们合作撰著的学术著作,但个人专著,尚未闻及。

《伤寒解惑论》的开头,先生用直白的语言真诚地表达了该书的写作缘起。

文章说:"近几年来,我每当讲完《伤寒论》课之后这样想:早在旧社会,我就是一个《伤寒论》的爱好者、自学者。在自学的过程中,遇到过不少的难题。为了解决这些难题,查文献,翻旧注,走了不少弯路。这虽然也解决了一些问题,但总的来说,收效不大。对于一些关键性的问题,仍然是糊涂的。"

"解放了,中医进了大学,我也随着得到了重新学习的机会。经过历年的备课、讲课,经过同学、教师之间的互相帮助,互相启发,尤其是回顾、总结了多年来伤寒方在临床上的运用效果和经验体会,才发现这些关键性的疑难问题之所以产生,而又长期得不到解决,是和学习《伤寒论》的方法,紧密地联系在一起的。"

"从前是钻进故纸堆里,死记硬背,人云亦云,依样画葫芦。旧注钻进牛角尖去,我也走到牛角尖去。旧注争论不休,我也蒙头转向。所以长期被关在《伤寒论》的大门之外。后来觉得此路不通,就改变了学习方法,破除迷信,解放思想,从发现问题和解决问题的方法上下功夫:一切旧注,只作参考,有分析,有批判,能肯定,能否定,最后并以一定的实践经验作检验。这样,就觉得研究《伤寒论》的大门开了,过去的一些疑难问题一个接一个地消融了不少。"

这一段发自肺腑的文字,是先生学习《伤寒论》的切身体会,先生用批判性思维,对旧注进行扬弃,结合临床,从中领略出正确的学习方法。只是有些可惜,这一段文字只存在于1978年山东中医学院学报第1期发表的《伤寒解惑论》上。本"述义"在征求了先生哲嗣树沛师弟的意见后,把这一段文字收进正文之前,以飨读者。

1978年秋,我考取国家恢复研究生招生制度后的第一届研究生。李克绍先生的学问与人格魅力,以及《伤寒解惑论》的震撼力,吸引我来到了先生的身边,成为李克绍先生的第一批研究生,与我同时成为先生入门弟子的还有蔡绪江学弟。先生的教诲与悉心指导,成就了我的"伤寒论"人生。先生对刚刚来到身边的两位研究生非常满意,并寄予厚望。先生庄重认真地用毛笔在刚刚出版的《伤寒解惑论》的扉页上题字,赐予我与绪江各一本。我双手捧着带有浓浓的油墨香味的《伤寒解惑论》,心头涌起感佩之情。

这本不足10万字的小书是我研究生三年不离身的必读书。读研究生期间,我一方面研究《伤寒解惑论》所蕴含的思路与方法,一方面用这个思路与方法去研读、琢磨《伤寒论》。通过在先生身边近距离观察、体验与思考、感悟,我把先生在《伤寒论》研究方面的最大贡献,从两个方面进行了归纳:一是开创了具有特色的研究《伤寒论》的方法,在方法论上有重大建树,并提出九项具体的方法;二是通过全新的研究方法,构建起具有特色的学术体系。

在《伤寒论》学术界有影响的古代著述，常见的如成无己的《注解伤寒论》，张志聪的《伤寒论集注》，尤在泾的《伤寒贯珠集》，柯韵伯的《伤寒来苏集》等。当代有影响的《伤寒论》研究著述：上海卫生出版社出版，任应秋先生撰著的《伤寒论语译》；江苏人民出版社出版，江苏省中医学校伤寒教研组编撰的《伤寒论释义》；人民卫生出版社出版，中国中医研究院编撰的《伤寒论语译》；上海科学技术出版社出版，南京中医学院伤寒教研组编著的《伤寒论译释》；上海科学技术出版社出版，成都中医学院主编，全国中医教材会议审定的《伤寒论讲义》等。在那个时代，这些古今《伤寒论》研究著述是先生学习、研究、讲授《伤寒论》不可缺少的参考书，而这些著述也未能解决先生的困惑。

在那个时代讲《伤寒论》的学者往往是手里捧着张志聪的《伤寒论集注》，或近人黄竹斋先生的《伤寒论集注》，遇到疑难问题，不是自己去认真研读原典白文，而是先引证成无己、徐灵胎、柯韵伯、尤在泾等前人各家的注释，最后点明自己认为某某的解析比较合理。这样，这个疑难问题就算解析过了。于是整部《伤寒论》，不同的条文选择不同作者不同著述的注释，并指出注释比较恰当的合理性。这样的讲课方法，让初次听课的人会感到授课者博闻强识，旁征博引，学问深奥。实际上，听课的人听得晕晕乎乎，听不明白但又不说不明白。这是一种人云亦云，也有些自欺欺人的教学与学习方法。

从先生发表的一系列文字中可以看出，先生对这样的"教"与"学"的方法与现状深恶痛绝，于是才有了"这些关键性的疑难问题之所以产生，而又长期得不到解决，是和学习《伤寒论》的方法，紧密地联系在一起的"这样深刻的认识。

可以说，《伤寒解惑论》就是针对这种状况，是为破解眼前的这些曾让先生颇有感触的"惑"而创作的，不是无"的"放矢，而是有"的"放矢。"的"就在身边，就在周围。

虽然《伤寒解惑论》在表述上用大白话，但是，所讲的道理往往牵扯多个头绪，如果对《伤寒论》的熟悉达不到举一反三的程度，你会感到把握不住头绪。在我所接触到的本科生与研究生中，他们都有这样的感觉。

本来是"解惑"的，为什么反而不明白呢？原来初学《伤寒论》的人，根本还不知道"惑"在何处，何谈解"惑"呢？即使那些学过《伤寒论》的本科生或研究生，由于还达不到《伤寒论》内容的前后呼应、纵横贯联的程度，做不到举一反三，所以对《伤寒解惑论》中的分头并进、多头合论、前后联系、横向比较、交叉印证的阐释方法不能适应。这就是"读不懂""读不进去"的原因。因此，我想根据自己学习《伤寒解惑论》的体会，对《伤寒解惑论》再做进一步的疏解，把原本密集的"知识团""摊开"，于是就有了这部《伤寒解惑论述义》。所谓"述义"

就是对《伤寒解惑论》中引而未发、点到为止、言犹未尽的内容，尝试着进一步展开，进行较充分的阐释；把书中重要的前后呼应、纵横贯通的联系路线挑明，通过这些疏解把产生"惑"的原因摆在明处。

《伤寒论》研究中的"惑"，有一些属于《伤寒论》固有的内容，有一些原本就不是《伤寒论》的内容，而是后世诠解中的谬解所造成的。20 年以前，我在《伤寒论疑难解读》自序中曾说过："在《伤寒论》研究史上，因因相袭的思维定式尤为突出，注家们恪守'注不破经，疏不破注'的传统，往往不求甚解地承袭前人的注释，从而形成比较顽固的'误读传统'。"这"误读传统"中的误读现象是产生"惑"的重要原因。

《伤寒解惑论述义》的初衷就是希望进一步找出哪些"惑"是《伤寒论》固有的，哪些"惑"是误读产生的，并根据不同的"惑"进行疏解。这样，本书可使《伤寒解惑论》成为初学《伤寒论》者入门的向导，可以通过对照《伤寒解惑论》对《伤寒论》原文一条一条地阅读理解；对已经学过《伤寒论》而又有一定基础的学者，可以用《伤寒论》原文对照《伤寒解惑论》，把它作为登堂入室的阶梯。本"述义"是按照《伤寒解惑论》的原顺序，分段进行诠解、阐释。学生永远是学生，学生斗胆为先导师的大作做"述义"，诚惶诚恐。

《伤寒解惑论》虽然是学术专著，但其行文特点与先生一生几十年发表的学术论文一样，文风犀利，在宣陈、倡导自己的学术见解与学术主张时，具有雄辩性、感染力，在颇有些激扬的文字中，不乏意气风发之势，隐约中仿佛有一种吁嗟式的呐喊。可以告慰的是，经过几十年的积淀、传承，先生独到的研究方法与学术见解，已经形成了独具特色的李克绍伤寒论学派，铸筑成伤寒论研究史，乃至中医学史上的一块丰碑。

蒙先导师哲嗣树沛师弟赐序，为本书增重良多，深表谢忱。

感佩居主人　李心机

2020 年于三步书屋

李克绍先生传略

李克绍（1910—1996），字君复，晚号齐东墅叟，山东牟平人。

先生7岁入学，读完4年制初级小学之后升入3年制高等小学。当时山东军阀张宗昌督鲁，历史上张宗昌恶名昭彰，人称"狗肉将军""三不知将军"等，但在他主政山东期间也办过几件好事，比如他聘请清末状元潍县人王寿彭当教育主官，还主持印刷出版过《十三经》，据印刷业人士说，那是历史上印刷和装帧最好的《十三经》。

因为张宗昌幼时曾念过私塾，对"四书""五经"有些印象，因此，他在主政山东时，提倡读经。在这个大环境下，先生在原籍乡里开办的"读经补习班"又读了5年"四书"、"五经"、《左传》、古文、古诗经典。算起来先生读了12年的书，19岁才结束的学业。

1929年，先生19岁当上了小学教师，在家乡教了10年书。由于先生有较好的国学基础，所以从那时起就开始利用业余时间学习中医。从中医经典学起，陆续学习了《神农本草经》《伤寒论》《金匮要略》《难经》等中医经典，阅读了能找到的宋金元时期一些医学家的著作，背诵了若干医家著名的论述、章句与歌诀。一边读书，一边思考、琢磨，逐渐入门，小有声名，有亲朋乡邻偶有风寒不适求诊，于是尝试临证处方。

1935年先生参加了当时烟台中医师资格考试，成绩列第二名，获得行医资格。此后开始一边教学，一边业余应诊。

1939年告别教职，出道在家乡"济生药房"挂牌行医。不久自己开设"复兴堂药铺"，其后先生在大连、烟台、青岛、威海等地行医。

1958年，先生被选调到山东省卫生厅在长清区灵岩寺开办的"山东省中医进修学校"学习。先生在校学习期间，曾被选拔为学员讲授《伤寒论》，这为他以后从事《伤寒论》教学打下了基础。

先生在校学习半年后，提前由学员转为教师，正式调入1958年刚刚成立的山东中医学院，任讲师，从事《伤寒论》教学。

任教初期，先生发现刚刚使用的全国"中医学院试用教材"《伤寒论讲义》，有明显脱离临床、违背文本精神的地方。于是设想自己编写一部结合临床的

1

《伤寒论讲义》。经过一段时间的思考与设计，先生自1960年暑假开始利用课余、周末与寒暑假时间编写，几易其稿，于1962年完成了新的《伤寒论讲义》，由学校内部印刷，成为1962级中医医疗专业的教材。这是山东中医药大学（原山东中医学院）建校以来，第一部自编教材。

1978年国家恢复高校教师职称制度，这一年先生被聘为副教授，1981年晋升为教授。1978年国家恢复研究生教育制度，先生被国务院主管研究生教育的部门批准为首批硕士研究生指导教师，曾任伤寒论教研室副主任、主任，学院学术委员会委员、学位委员会委员。1984年先生参加九三学社，1985年加入中国共产党。

数十年来，先生悉心于中医学的研究，学识渊博，医理精深，出版和发表百万字学术论著，尤其在《伤寒论》研究方面，极有建树。1978年出版学术专著《伤寒解惑论》，书中的许多独到见解在国内外中医学术界引起很大反响，收到读者来信百余件，认为《伤寒解惑论》确实清楚解释了《伤寒论》研究中长期存在的许多疑难问题。

1982年10月先生在"中华全国中医学会仲景学说研讨会"上，宣读了题为《六经病欲解时的机理及其临床价值》的研究力作。该文结合十二支的时空内涵及《汉书》律历志对"六经病欲解时"的机制进行了全面、深刻的阐释，可以认为，这是自《伤寒论》问世及流传以来，迄今所见到的最完善、最准确的理解。此文被日本东洋学术出版社收入《伤寒论医学的继承与发展》一书。

作为《伤寒解惑论》的姊妹篇，先生于1982年主编了《伤寒论语释》，该书是先生在1962年自编《伤寒论讲义》的基础上，又总结了近20年来的研究心得完成的。作为《伤寒论语释》的副篇，先生又于1984年、1985年分别主编出版了《伤寒论串讲》《伤寒百问》，同时发表了大量有关《伤寒论》的研究论文。

先生对《伤寒论》的研究，所涉及的领域极为广泛，所取得的成就是多方面的。先生尤为注重学习与研究方法，认为《伤寒论》"写作年代久远，辞义深奥，又因历代注家各逞己见，把本来不易学习的《伤寒论》，又增添了不必要的障碍，这就使学习该书的人，虽经年攻读，终不得要领。因此，必须研究改进学习方法，找出《伤寒论》原文的主导思想，抓住几个关键性的疑难问题加以解决，才能收到事半功倍之效"。先生指出，学习《伤寒论》"要正确理解当时医学上的名词术语；要读于无字处，注意语法上的问题；内容不同的条文要有不同的阅读法；要有机地把有关条文联系在一起；解剖方剂注意方后注；要和《内经》《本草经》《金匮要略》结合起来；要与临床相结合；对传统的错误看法要敢破敢立；对原文要一分为二"。先生所倡导的《伤寒论》学习与研究方法，可以用先生给笔者的题词训示"探赜索隐，钩深致远"来概括。这是先生对《伤寒论》学术研究的重大贡献之一。

先生的人格特点是"天真随性,毫不造作",素以严谨、勤奋著称,几十年如一日,朝斯夕斯,专心致力于中医学术的研究,晚年仍手不释卷,勤于著述,兴致所至,常废寝忘食。先生读书每遇难解之处,从不放过,总是苦思冥索,直至得到自己满意的答案,方肯罢休。先生最反对学术上人云亦云,不求甚解,认为这是自欺欺人的不良学风。先生读书也看前人注解,但决不盲从,他反对"注不破经,疏不破注"随文敷饰之旧弊。

先生一生潜心于《伤寒论》研究,其学术思想非常丰富,除了上述在研究方法方面的贡献之外,若遵照先生自己崇尚的"抓住几个关键问题加以解决,才能收到事半功倍之效"的指导思想进行总结,那么,先生研究《伤寒论》可谓破六经传变说,确立"传"与"转属"论,认为表证不同于太阳病,六病并非依次相传,六病皆有表证;破"风伤卫寒伤营"三纲鼎立说,把大青龙汤的应用从"烦躁"中解放出来;破水停膀胱说,指出五苓散证并非膀胱蓄水,而是三焦气化失职,水邪弥漫三焦;破胃家实之"邪气盛则实"说,指出胃家实仅指承气汤证,不包括白虎汤证;破柴胡证即少阳病说,指出少阳病不等同于柴胡证,邪结胁下和少火被郁有异;破太阴病大实痛桂枝加大黄汤表里两解说,指出太阴病不仅有虚证,而且还有脾络不通之实证等等。由于先生在学术上的高深造诣和研究方法上的突破,从而确立了其在中医学史上的历史地位和学术地位。

先生不仅是《伤寒论》研究大家而且还是一位临证大家。1984年出版的《胃肠病漫话》,内容广而博,说理简而明,用药轻而活,如非久临证,能如斯乎?先生临证,用药轻灵,方小而简,重在调节。先生强调,治外感不在祛邪,而在调和营卫;治内伤杂病重在理顺、调整阴阳关系;温阳不宜刚燥,补阴不宜凝重。如自拟迁肝方,养肝不用白芍而用酸温之乌梅、木瓜,疏肝不用柴胡而用麦芽,化瘀不用桃仁而用生山楂,健脾不用白术而用扁豆,并加玉竹和胃,从中足见先生用药之道。

先生认为难证不难,怪证不怪,症状纵有多变,而病机存焉。关键在于辨证。先生常说,不治之证临床不多,久治不愈,多是症状病机变幻,医生把握不住,贻误时机所致,先生常以此激励自己。

先生从教几十年,忠于职守,教书育人,诲人不倦,提携后学,受其教益者遍及海内外。其教学态度之认真严谨,至今仍为新老学生称颂、赞誉。

凡　例

一、本"述义"以 1978 年 10 月由山东科学技术出版社出版的首版《伤寒解惑论》为底本,句读与标点符号略作调整。

二、《伤寒解惑论》的行文特点是运用极通俗的语言、语气表述,本"述义"仅对极个别文字略作调整。

三、本"述义"依据《伤寒解惑论》原书的内容分为若干节段,原文的节段前冠"原文"二字,阐释的内容前冠"述义"二字。

四、本"述义"的内容是对《伤寒解惑论》原文进行诠解,包括释义、阐发、书证,前后连贯、相互印证,根据不同节段的内容,形式多样,不拘一格。

《伤寒解惑论》
前言

【原文】

　　《伤寒论》是中国古典医学名著之一，也是学习中医学的必读之书。但是，该书写作年代久远，辞义深奥，又因历代注家各逞己见，把本来不易学习的《伤寒论》，又增添了不必要的障碍，这就使学习该书的人，虽经年攻读，终不得要领。因此，必须研究改进学习方法，找出《伤寒论》原文的主导思想，抓住几个关键性的疑难问题加以解决，才能收到事半功倍之效。

　　学习《伤寒论》，不是为学条文而学条文，主要是为了临床应用，解决医疗中的问题。如果学用脱节，学了条文不会在临床应用，仍等于不学。因此，能否理论联系实际，在临床医疗中能否灵活运用，这是检验学习《伤寒论》成功与否的主要标志。为使《伤寒论》这一古典医学名著发挥更大的作用，我把多年学习和讲授《伤寒论》的体会，在院党委的领导和支持下，进行了整理，编著了这本书。

　　本书共分四章，分别讲述了《伤寒论》简介，《伤寒论》中几个基本概念的认识，学习《伤寒论》应注意的问题及《伤寒论》六经串解等内容。还附有伤寒方古为今用，可供医务人员学习《伤寒论》时参考。

　　由于水平有限，书中难免存有某些缺点错误，希望广大读者予以批评指正。

编著者

于山东中医学院热病学教研组

一九七八年四月

【述义】

　　《伤寒解惑论》首版由山东科学技术出版社于 1978 年 10 月出版。《伤寒解惑论》的首次公开发表则在 1978 年的上半年，即由《山东中医学院学报》

（《山东中医药大学学报》前身）于1978年第1期与第2期分上下两部分发表问世。我将首次发表的版本称为"初版"。作者在《山东中医学院学报》1978年第1期发表的初版正文前有这样一段文字，题为"写作缘起"，可算作《伤寒解惑论》初版的"前言"。

写作缘起

近几年来，我每当讲完《伤寒论》课之后这样想：早在旧社会，我就是一个《伤寒论》的爱好者、自学者。在自学的过程中，遇到过不少的难题。为了解决这些难题，查文献，翻旧注，走了不少弯路。这虽然也解决了一些问题，但总的来说，收效不大。对于一些关键性的问题，仍然是糊涂的。

解放了，中医进了大学，我也随着得到了重新学习的机会。经过历年的备课、讲课，经过同学、教师之间的互相帮助，互相启发，尤其是回顾、总结了多年来伤寒方在临床上的运用效果和经验体会，才发现这些关键性的疑难问题之所以产生，而又长期得不到解决，是和学习《伤寒论》的方法，紧密地联系在一起的。

从前是钻进故纸堆里，死记硬背，人云亦云，依样画葫芦。旧注钻进牛角尖去，我也走到牛角尖去。旧注争论不休，我也蒙头转向。所以长期被关在《伤寒论》的大门之外。后来觉得此路不通，就改变了学习方法，破除迷信，解放思想，从发现问题和解决问题的方法上下功夫：一切旧注，只作参考，有分析，有批判，能肯定，能否定，最后并以一定的实践经验作检验。这样，就觉得研究《伤寒论》的大门开了，过去的一些疑难问题一个接一个地消融了不少。

我在想，我所遇到的一些糊涂问题，也是所有《伤寒论》读者的共同问题，把这些问题一一摆出来，并把这些解决问题的方法，一一归纳、整理起来，并使之从理论上和临床实践结合起来，从发扬中医学遗产的愿望来说，从培养青年一代接班人的责任来说，都是极其必要的。

以上就是这部《伤寒解惑论》写作的动机和目的。

当今，全国在揭批"四人帮"的大好形势下，在党中央号召把科研工作搞上去的群众运动中，广大医务工作者，正遵照伟大领袖毛主席"中国医药学是一个伟大的宝库，应当努力发掘，加以提高"的教导，掀起一个学习中医学的热潮。形势喜人，责无旁贷。把这些解惑的成果和解惑的方法，以争鸣的精神，公开出来，对于学者来说，或许能起到一点促进作用。同时我也自知写作水平不高,缺点错误在所难免,能让读者们有机会阅读一下,借以搜求批评、指正的意见,以便下一步重新整理和提高,也是非常必要的。

　　读了上面这一段文字,就会发现,这确确实实是作者的心声,是作者《伤寒解惑论》"写作的动机和目的",是这本书初版的一篇不折不扣的"自序"。

目 录

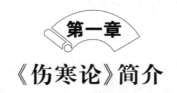

《伤寒论》简介

【原文】

　　《伤寒论》是东汉张仲景的著作,原名《伤寒杂病论》,内容包括伤寒和杂病两部分,书成于公元3世纪初(200—210)。由于那时印刷术还没有发明,全凭传抄,又值汉末时期,战乱纷起,所以流传不广,散失不全。到了西晋时期,太医令王叔和搜集、整理的伤寒部分,就是现在的《伤寒论》。

【述义】

　　《伤寒论》本是东汉末年张仲景所撰《伤寒杂病论》的一部分。作者张仲景,本名张机,字仲景。张仲景其人,《三国志》《后汉书》不载,正史无可稽考。后世人几经考证,确认张仲景是东汉南阳郡(约今河南省邓县)人,生于公元147年前后,卒于建安末年(211—219),生活于公元2世纪中叶。张仲景在建安十年至十五间(205—210),完成了"《伤寒杂病论》,合一十六卷"。

　　东汉末年正值战乱时期,《伤寒杂病论》成书不久,尚未得到广泛流传,即遭散失。晋代皇甫谧所著《针灸甲乙经》的序中载:"近代太医令王叔和,撰次仲景遗论甚精。"按:皇甫谧(215—282)与张仲景的生活年代相差半个世纪左右,与王叔和(201—280)算是同时代人。王叔和在《伤寒例》中说:"今搜采仲景旧论,录其证候、诊脉、声色,对病真方,有神验者,拟防世急也。"从中可以推断,王叔和至迟于公元235年完成对仲景遗论的整理。从张仲景撰著《伤寒杂病论》至王叔和搜采整理完毕,其间相隔30年左右[1]。经过王叔和搜采整理的仲景遗论,已不再称为《伤寒杂病论》,而称为《张仲景方》或《张仲景药方》,此在隋、唐时期的书目著录中可见。而今名《伤寒论》有可能为南北朝或隋唐间人所取。

---

　　① 钱超尘.伤寒论文献通考[M].北京:人民卫生出版社,1993:15.

我们现在所能见到的《伤寒论》，已不是张仲景撰著的"合一十六卷"的《伤寒杂病论》原貌，而是宋代治平二年林亿、高保衡等校勘整理的，由明代赵开美翻刻、业内人习称的"赵刻宋本《伤寒论》"。

【原文】

《伤寒论》的撰述，是张仲景以卓越的天才，认真负责的精神，在深入钻研《内经》《难经》等古代医籍的基础上，汇总了汉代以前劳动群众的医药经验和自己历年的临床实践，加工整理而写成的。书中内容丰富，理法严明。其中尤为突出的一个特点，是创造性地完成了中医学中六经辨症（旧用證，今用症，下同）①论治的完整体系，所以是一部理、法、方、药俱备，既有理论，又有实践的医学名著。

【述义】

李克绍先生曾于 1982 年为河南省南阳市的张仲景祠题词写道："勤求古训，博采众方，智也；感往昔之伦丧，伤横夭之莫救，仁也。"先生的题词赞颂了张仲景的高尚品格和高超智慧，表达了先生对仲景的敬仰之情。"卓越的天才"是"智"，"认真负责的精神"是"仁"。

张仲景在自叙中发出感概："余每览越人入虢之诊②，望齐侯之色③，未尝不慨然叹其才秀也。怪当今居世之士，曾不留神医药，精究方术，上以疗君亲之疾，下以救贫贱之厄④，中以保身长全，以养其生。但竞逐荣势，企踵⑤权豪，孜孜汲汲，惟名利是务，崇饰⑥其末⑦，忽弃其本，华其外而悴其内，皮之不存，毛将安附焉？"

从这段话可以看出，张仲景敬佩秦越人的医术，对"今居世之士"的"竞逐荣势，企踵权豪，孜孜汲汲，惟名利是务"行为的哀叹与激愤。同时，他回顾撰写《伤寒杂病论》的过程，言"自非才高识妙，岂能探其理致哉！

---

① 症：症与证，古字作證；近现代以来，学术界对"症"与"证"的用法意见不一。基于简化字的规范应用，古籍中"辨證"的"證"当作"证"。

② 越人入虢之诊：典出《史记·扁鹊仓公列传》。越人，姓秦，渤海郡郑地人。"视见垣一方人""特以诊脉为名耳"。入虢，治太子"尸厥"，起死回生。按虢，周时分封之诸侯国名。

③ 望齐侯之色：典出同前注。越人过齐，望齐侯之色，初在腠理，后五日到血脉，又后五日至肠胃间，再后五日病至骨髓，复后五日齐侯死。越人闻名天下。

④ 厄：本意困苦，此犹病痛也。

⑤ 企踵：本意踮起脚跟，此犹仰望、仰慕貌。

⑥ 崇饰：粉饰。崇，推崇、崇尚；饰，装扮。

⑦ 末：本意支节，此犹次要也。

上古有神农、黄帝、岐伯、伯高、雷公、少俞、少师、仲文,中世有长桑、扁鹊,汉有公乘阳庆及仓公",可以看出其融汇了前世的"医经"与"经方",不自觉地走向了历史与逻辑的统一。关于这一点,在今本《金匮要略》中或许体现得更充分。近人范行准先生说:"根据现存的《金匮要略》一书的内容,和《汉书·艺文志·方技略》的经方家相参证,那么他的'勤求古训,博采众方'的话,用在《金匮要略》上比较更为恰当。因为我们如其把它们细为钩稽,则《金匮要略》一书可说是《汉志》所载十一家经方书的缩影。""因此,我们可以说,仲景是总结公元第二世纪以前经方之大师,其书自陶弘景以下诸人,都称它为'众方之祖'。"①

张仲景把"医经"与"经方"相融汇,开创了医理论述、病机阐释、诊疗思路、脉症相参、治疗大法、制方法度、用药规范集于一体,因时因地因人治宜,异病同治,同病异治的诊疗原则,铸就了中医学的全新面貌。

先生用"书中内容丰富,理法严明。其中尤为突出的一个特点"概括了《伤寒论》"是一部理、法、方、药俱备,既有理论,又有实践的医学名著"。

按:先生早年自学中医,与同业多数人一样,深受成无己《注解伤寒论》等旧注的影响,因此在先生的早期著作中,有时也运用"六经辨证"这个术语。至晚年,先生逐渐确立自己的学术体系后,则不再讲"六经辨证",而是讲"三阴三阳辨证"。关于这个问题后文将有专论述及,在此不赘。

【原文】

六经辨症论治,是把各种外感病的临床表现,综合分析,划分为太阳、阳明、少阳、太阴、少阴、厥阴六种不同的类型。再根据这些不同的类型,确定治则,选方用药。

【述义】

先生仍借用业内习惯用的"六经辨证"表达"三阴三阳辨证"的本意。先生在此简要明确地指出,所谓"六经"实际上是各种外感病临床表现的"六种不同的类型",是"类型"而不是其他,是通过分析各种外感病的临床表现,将其划分为太阳、阳明、少阳、太阴、少阴、厥阴。再根据这六个不同的类型,选方用药进行治疗。

---

① 范行准.张仲景伤寒杂病论的成书探讨[J].科学史集刊,1962(4):59-65.

【原文】

疾病的临床症状表现,实际是各脏腑、各经络之间的病理反应。由于这些脏腑、经络,属性有阴阳,部位有浅深,病情有寒热,病机有虚实,这些反应就形成了不同的综合症候群。因此,六经辨症实际是包括了脏腑、经络、气化、八纲在内的综合辨症。

下面简明而具体地介绍一下六经辨症的要点。

【述义】

先生在此指出,人体疾病的临床症状是脏腑、经络的"病理反应"。先生在这里用"病理反应",是表达人体感受外邪后,脏腑、经络、气血的异常变化。外邪致病是通过人体的反应表现出来的,有什么样的反应,就表现出相应的"证"。这种反应是基于人体素禀的阴阳、表里、寒热、虚实的差异。

"综合症候群"本是西医学的术语,本意是指因某些出现异常的器官相互关联的变化而同时出现的一系列症状。先生在文中借用"综合症候群"这个术语,表达的是人体感受外邪后,脏腑、经络、气血整体的异常变化。

一、太阳病

【原文】

太阳主卫外,所以太阳病是表病。足太阳的经脉上额交巅,入络脑,还出别下项,抵腰,入循膂,络肾,属膀胱。所以太阳受病,不能卫外,又邪入经络,就会脉浮、头项强痛而恶寒。病在表,应当发汗。有汗为太阳中风,宜用桂枝汤;无汗为太阳伤寒,宜用麻黄汤。又因膀胱是太阳之腑,所以太阳的变症,有时能"热结膀胱,其人如狂"。

【述义】

《素问·阴阳应象大论》说:"阴阳者,天地之道也。"《素问·生气通天论》说:"自古通天者,生之本,本于阴阳。"上古先民对天、地、人的认识是直观的,最早是仰望为天,蓝天长空是明亮浩荡;俯察为地,对比之下,大地原野是茫茫晦暗。于是,人们慢慢地有了阴与阳的概念,并且从中演化出看待身边事物的方法,从看待身边的事物到逐渐试用阴阳二分法看待世上的一切。但是在漫长的认知过程中,人们感到仅仅用一阴一阳尚不能完备地表达事物的分类或特性,于是又对阴阳进行了分类,由此产生了把一阳分为三阳、一阴分为三阴的方法。这些都是在漫长的历史中逐渐发生的事情。

《黄帝内经》对三阴三阳进行了广泛的论述,并应用于人体脏腑、经络、疾病的分类。三阳是指太阳、阳明、少阳,三阴是指太阴、少阴、厥阴。关于"三阴三阳",《素问·阴阳离合论》有一句发问:"今三阴三阳不应阴阳,其故何也?"《素问·天元纪大论》也有一句发问:"愿闻其与三阴三阳之候,奈何合之?"

《素问·天元纪大论》中讲了一段关于一阴衍为三阴、一阳衍为三阳的缘由:"阴阳之气,各有多少,故曰三阴三阳也。"把一阴分为三阴、一阳分为三阳的依据是阴阳气之多少及其所寓含的不同功能。在一阴衍为三阴、把一阳衍为三阳的同时,《素问·阴阳离合论》确立了三阴三阳之间的关联性,即"少阴之上,名曰太阳""太阴之前,名曰阳明""厥阴之表,名曰少阳"。

太阳、阳明、少阳、太阴、少阴、厥阴原本是从天地日月的"意"中抽象出的"象",《黄帝内经》又根据三阴三阳所蕴含的意象,按述事的需要,赋予其有关天地人的新内容。故《黄帝内经》中,三阴三阳被广泛地运用于阐述天时变化、天人关系,论述藏象、经络、气血、形志、诊要、脉象、病能、标本,无所不至,渗透到各个方面、各个层次。

三阴三阳是以取象的方法为基础,用"象"来表识、意蕴时空事物。当把太阳、阳明、少阳、太阴、少阴、厥阴作为一种分类模式来表征相应的对象时,可以"联想到事物的原初形象及其属性和某些引申涵义"。

太阳意指阳气较多,寓涵敷布多而广的意蕴,所以在人体中主表,与此同时包括同样属于太阳的经络。《灵枢·经脉》说,太阳的经脉上额交巅,直行的经脉从头顶部分出,向后行至枕骨处,入络脑,回出分支下行到项部,再分别沿肩膊内侧,夹行脊柱两旁,直达腰部,深入相应脏腑,敷布于人体的头项背膂。从中可以看出,太阳经络敷布阳气的量多和面广,在人体形成了抵御外邪的篱障。

人体感受的外邪首先侵扰太阳。因为太阳经络循行头项、背膂,所以头项强痛成为太阳病的标志性症状。外邪初犯太阳篱障,机体阳气趋聚肤表以抗邪,所以这一阶段最常见的症状是脉浮、发热、恶寒。太阳受邪后,不同的人体会有不同的反应,所以又可分出不同的类型。在《伤寒解惑论》本节中,只举出太阳中风与太阳伤寒。实质上,太阳病还包括其他一些类型,如太阳温病、太阳湿病、太阳痉病等。

太阳中风与太阳伤寒相比有一个突出的特点,即太阳中风有汗、太阳伤寒无汗。不论有汗还是无汗都应当先解表,只是解表的方式不同,所用方剂不同。

太阳中风可调和营卫、解肌祛邪,解肌是比较和缓的过程,方用桂枝汤;太阳伤寒可开腠发汗,宣畅营卫,开腠是比较急骤的过程,方用麻黄汤。

《灵枢·经脉》又说,太阳的经脉"络肾,属膀胱"。络,绕的意思;属,连缠的意思。"络肾"是表述太阳经脉联络"肾",这为理论上的太阳与少阴相表里,在"结构"上建立了联系。"属膀胱"说明了太阳经脉与膀胱相关联,决定了在太阳病的发病过程中,有"太阳病不解,热结膀胱,其人如狂"的可能(第106条),又有"太阳随经,瘀热在里"引起"发狂"与"少腹硬满"的趋势(第124条)。《灵枢·经脉》说,太阳经脉"循肩髆内,挟脊,抵腰中"。抵达"腰中"之后,太阳经脉分出两支,一支继续直行"从腰中下挟脊,贯臀,入腘中",另一支"拐了个弯""入循膂,络肾,属膀胱"。

其中"循肩髆内,挟脊,抵腰中""从腰中下挟脊,贯臀,入腘中"是讲太阳经脉在人体背部体表的循行。而另一支"抵腰中"之后"入循膂",一个"入"字,强调太阳经脉由表而深入体"内"。入体"内"之后,才有可能"络肾,属膀胱"。于是,与太阳经脉的主要循行路线相比,膀胱属"里",因此才有了后世的"膀胱是太阳之腑"一说。这里所谓的"腑"只是与"经"相对比而言。

二、阳明病

【原文】

阳明主里,所以阳明病是里热病。里热外蒸,就不恶寒,反恶热。腹满,便秘的为阳明腑症,宜攻下,可选用三承气汤;自汗,口渴,脉洪大的,为阳明经症,宜清热,用白虎汤。阳明腑为胃与大肠,所以其病理是"胃家实"。足阳明的经脉起于鼻之交頞中,下循鼻外,手阳明的经脉挟鼻孔,故凡出现口干、鼻燥,但欲漱水,不欲咽者,是热在阳明经络,是必衄之征。

【述义】

与太阳的阳气较多相比较,阳明表识、意蕴阳气盛大,是盛阳,表明阳气主进之势,寓有"热"的含义。因此相较于太阳主表,阳明则主里。因为是盛阳,而且主里,所以阳明发病的典型病机是里热炽盛。当里热炽盛达到一定程度,热势会由里向外鸥张。由于里热外蒸,所以它的"发热"与太阳病的"发热恶寒"不同,是"不恶寒反恶热",这在第182条中有清楚的讲解。

《素问·至真要大论》说:"两阳合明,故曰明。"明,犹盛也。两阳合明,突出在"明"，在这里是旺盛的意思。《灵枢·阴阳系日月》又说："两火并合，故为阳明。"在这里，"火"的意象也是阳。两阳相合而明，表明阳气盛大。因此，两阳合明而盛的阳明，在本质上是突出"热"。

同样是里热，若"里热外蒸，就不恶寒，反恶热"，这属于里热弥漫三焦表里，是散漫之热，这在阳明病篇中称作"三阳合病"，后世注家又将其命名为"阳明经症"，其实并"不是经脉之证"。"三阳合病"症见自汗、口渴，脉洪大，治宜清热，方用白虎汤，如第 219 条所述。

里热与宿食积聚则可见腹满、便秘，并伴有"潮热"和"手足濈然汗出"，这属于第 180 条所讲的阳明病"胃家实"，也就是三承气汤证，如第 208 条、第 209 条、第 214 条所述。先生在这里是借用后世人的说辞——"阳明腑症"以表述"胃家实"。

按："症"这个字在汉代《说文》，清代《康熙字典》中未收录。"症"是近代的俗字，古通"證"，在《中华大字典》中，"症，俗證字"。1964 年的《简化字总表》中，證，简化为"证"。此后，学界对"证"与"症"的使用界定不清，文中混用。根据文义，此处"阳明腑症"中的"症"，是指证候而言，用"证"更显恰切。《伤寒解惑论》中类似现象多见，如阳明症、少阳症、太阴症、少阴症、厥阴症等，后不赘述（参见本章太阳病前概述中的按语）。

又按：《伤寒论》原典中本无"经证"与"腑证"之分。"经证"与"腑证"当肇始于成无己。先生早年是借用"经""腑"来表达邪犯表里内外。

阳明经脉循鼻，上挟鼻孔、挟口、环唇、入齿中，所以阳明病若热壅阳明经络，热势内迫，血热妄行则可以出现口干，但欲漱水，不欲咽，鼻燥鼻衄。此为邪入阳明血分，如第 202 条所述："阳明病，口燥，但欲漱水不欲咽者，此必衄。"

三、少阳病

【原文】

少阳为少火，喜条达不喜郁闭。少火被郁，就口苦，咽干，目眩。兼目赤，耳聋，胸中满而烦的，为少阳中风；头痛发热，脉弦细的为少阳伤寒。手、足少阳的经脉，分别布膻中，循胸胁，故外邪袭入少阳的经络，又能出现往来寒热、胸胁苦满等半表半里的症状。治宜散郁火，枢转少阳，与小柴胡汤。

【述义】

少阳表识、意蕴阳气较少，属于少火。《素问·阴阳应象大论》说"少火生气"，正是表述温煦的少火寓有生发、蓬勃、长养之势，恶抑遏郁塞而喜条达。如果人体的少火被郁，容易引发少阳郁火上扰清阳，走窜空窍，出现口苦、咽干、目眩等空窍不利症状。

在《伤寒论》少阳病篇中，少阳病分为三大类。第一类是以口苦、咽干、目眩兼有目赤、耳聋、胸中满而烦等症状为主要表现，这属于少火集聚、犀锐上扰空窍。这一类称为"少阳中风"，如第263条："少阳之为病，口苦，咽干，目眩也。"又，第264条："少阳中风，两耳无所闻，目赤，胸中满而烦者。"

第二类是寒邪直犯少阳之气，少火郁蒸于表则发热，少火上壅清阳则头痛，少阳气郁不畅则脉弦。这一类称为"少阳伤寒"，如第265条："伤寒，脉弦细，头痛发热者，属少阳。"这属于原发的少阳伤寒。

第三类是继发的少阳伤寒，如第266条："本太阳病不解，转入少阳者，胁下硬满，干呕不能食，往来寒热。"人体背部属太阳的分野，腹部属阳明的分野。少阳的经脉分别布膻中，循胸胁，故胁属少阳分野。邪入少阳，正邪纷争，则往来寒热，少阳郁火横逆，则胸胁苦满等，可见一些"必有表，复有里"之征，此属"半在里半在外"（第148条）。先生借用成无己的"半表半里"表达的是"半在里半在外"的含义。

三阳病属邪气盛，主要是以阳热实证为主，发病过程中可见内外合邪，夹杂痰饮、水湿、瘀积等。

三阴病属精气夺，主要是以阳虚寒证为主，发病过程中夹杂寒痰水饮与津液、精血的虚损。

四、太阴病

【原文】

脾脏属太阴，凡脾脏虚寒，不能运化，出现腹满而吐、自利不渴的，就是太阴病。治法当温中祛寒，宜四逆辈。足太阴的经脉，从膝股内前廉，入腹、属脾、络胃，所以太阳病误下，外邪陷入太阴，经脉壅滞时，能出现腹满时痛，或大实痛。治宜和太阴、通脾络，选用桂枝加芍药汤，或桂枝加大黄汤。

【述义】

太阴表识、意蕴阴气较多。太阴在人体经络属脾络胃，在脏主脾，主运化散精，输布津液。人以阳气为贵，如果人体素禀脾阳不足，阴寒之邪直犯太阴，常表现为吐利、腹满、腹痛,这就形成了典型的太阴病,即"其脏有寒故也"(第277条),属于太阴虚寒证,治"当温之,宜服四逆辈"。

太阴病除了前面所讲的太阴虚寒证之外,太阴病还有实证。

太阳病,人体气血趋于肤表以抗邪,症见脉浮、身痛等,若误下,必挫伤气血达表抗邪的趋势,若气血内陷腹内肠外之脉络,则转属为太阴。脉络不通,经脉壅滞、拘急则腹满时痛。如《素问·举痛论》所说"寒气客于肠胃之间,膜原之下,血不得散,小络急引,故痛",这说明了太阴病的腹满时痛与大实痛,是肠胃间的脉络(小络)因壅滞不通而拘急引起,所以治以"和太阴,通脾络"。脾络就是指肠胃间的脉络。

方用桂枝汤,以调营卫,重用芍药意在破阴结,通脾络;大实痛则再加大黄以泄热、活血以破瘀滞。

五、少阴病

【原文】

少阴是心、肾二脏,藏精而主火。凡心肾两虚,脉微神衰的,就是少阴病。治宜急救回阳,选用白通、四逆等。也有肾水亏虚,导致心火炽盛,心中烦,不得卧的,这是少阴病的变型,宜育阴泄火,用黄连阿胶汤。

手少阴的经脉上挟咽,下膈络小肠,足少阴的经脉循喉咙,所以病在少阴的经络,能出现咽痛,或下利便脓血。咽痛的,选用甘草汤、桔梗汤、苦酒汤、半夏散及汤等。下利便脓血的,用桃花汤,或用刺法以泻经络之邪。

【述义】

少阴表识、意蕴阴气较少。少阴在"气化"主水火,在"藏"主心肾。《素问·上古天真论》说:"肾者主水,受五脏六腑之精而藏之。""水",寓有"精"的意蕴,精源于水谷之精华。心主火,属阳,阳化气,所以"精"不间断地被化生为气血。少阴在藏象中是水中有火,水火相交互济,所以精气神才能生生不息。

外邪干犯少阴,引发水亏火衰,心肾两虚,脉微神衰,如第281条所言:"少阴之为病,脉微细,但欲寐也。"此属典型的少阴病,治当回阳救逆为主,方用白通汤、四逆汤之属,如第315条、317条等。

正常情况下,肾水上济心火,心火下暖肾水,后世称之为"水火既济"。若水亏精虚,则会导致心火独炽盛于上,可症见"心中烦""不得卧",如第303条所述。这是后世人所说的少阴病热化症,治宜育阴清热,方用黄连阿胶汤,以芩连清心热,鸡子黄补心阴,阿胶、芍药滋水济火。

少阴在经络"贯脊,属肾,络膀胱""络小肠""循喉咙""挟咽"。因此,外邪直犯少阴,阴寒内盛,寒邪随经结于"循喉咙""挟咽"之处,滞塞喉咽,则咽痛;虚阳上浮,客于咽,可见咽痛隐隐,如第283条:"病人脉阴阳俱紧,反汗出者,亡阳也,此属少阴,法当咽痛而复吐利。"又见第316条,通脉四逆汤"咽痛者,去芍药加桔梗"之证。

少阴病,损及喉咽,证候多变,如少阴病下利伤津,虚火上浮灼咽之猪肤汤证(第310条);少阴病初起,寒邪化热结于咽部之甘草汤证与桔梗汤证(第311条);少阴病阴虚火旺,虚火上炎之苦酒汤证(第312条);少阴阳虚,寒凝喉咽,气血结滞之半夏散及汤证(第313条)等。

若外邪直犯少阴,寒湿郁滞小肠,则可出现下利便脓血,"白冻如鱼脑",腥而不臭;治以温化燥湿,固肠止血;方用桃花汤,或用刺法以泻经络之邪,如第306条、第307条、第308条等证。

六、厥阴病

【原文】

厥阴之脏为肝与心包,中藏相火,阴中有阳。所以其为病是寒热错杂,上热下寒。如消渴,心中痛热的,宜清上温下,可与乌梅丸。肝的经脉与督脉会于巅,若肝气挟寒浊上冲,干呕、吐涎沫、头痛的,宜温肝降浊,用吴茱萸汤。有厥阴热邪,奔迫于大肠之间,出现热利下重的,宜用白头翁汤。

以上六经,太阳、阳明、少阳是三个阳经,太阴、少阴、厥阴是三个阴经。阳经都属实属热,以发热为特点,是腑病的反应,治疗或汗或下或清,都以驱邪为主。阴经属虚属寒,以无热恶寒为特点,都是脏病的反应,治疗或温或补,以扶正为主。这样,六经在《伤寒论》中,对于辨症来说,就起到了提纲挈领的作用。

六经辨症,除了上述作用外,还有另外一个重要方面,就是指出了三阴三阳病并不是固定不变的。它可因体质的差异、宿疾隐患、治疗经过等,出现各种不同的兼症、夹症、变症和相互转化等。这就使伤寒的治法更加丰富多彩,变化无穷。加之理法严格,方药简练,所以凡真正掌握了六经辨症施治之后,就不仅能治各种外感病,也有助于治疗一切杂病。正因如此,所以历代医家，无不奉为规范，并推崇为学习中医学的必读之书。

厥阴又称一阴，《素问·阴阳类论》说："一阴至绝作朔晦。"这是用月亮在一个月内的圆与缺、朔与晦的周期变化来比喻阴阳消长。用月尽之日月亮无光的"晦"寓意阴尽，用月初之日刚刚显露出形状像钩的"月牙儿"寓意阳生，形象地比喻阴中有阳、阳从阴生。前文讲的太阴、少阴表达的是阴气多少，"多"与"少"是两极，而"交尽"之后，便成为多、少、衰变三极。两阴交尽而衰变之后的厥阴，"在三阴中阴气为最少，'最少'有将尽之意"，蕴涵阴气主退，物极必反，阳生于阴，阴中有阳之意。这种状态若从"阴"的角度看是厥阴，若从阳的角度看则属"少阳"，因此这个阴中之阳生生不息，生化无穷，贵在条达、敷布。

这些表述的都是人体的正常状态。厥阴本身是抽象的，将其具体到藏象，则自然而然地包含肝与心包，这在《黄帝内经》中有诸多论述。

肝与心包在阴阳变化中的形象寓含阴中有阳的意蕴。按，相火出自《素问·天元纪大论》："君火以明，相火以位。"相火是与君火相对而言。先生在此借用"相火"这个术语表达肝与心包中的"阴中之阳"，在生理上从属于心火。由于厥阴在生理上突出了"阴中之阳"的特点，感受外邪发病之后，"阴中之阳"被郁而成为邪火。邪火伤阴，于是酿成"寒热错杂"之病机，以"上热下寒"为特征，同时伴有阴虚津亏之象，可见舌赤苔少，"消渴，气上撞心，心中疼热"等症状，如第326条所述。治宜清上温下，可选用乌梅丸。

厥阴的经脉挟胃属肝络胆，上贯膈，布胁肋，循喉咙之后上入颃颡，与督脉会于巅；又历络三焦，循胸中出胁。若素禀中焦阳虚，胃寒生浊，当外邪直犯厥阴，厥阴之气则挟寒浊冲逆上焦，直达头巅，症见干呕、吐涎沫、头痛，如第378条所述。治当温肝降浊，方用吴茱萸汤。

若素禀湿热壅聚三焦，当外邪直犯厥阴，"阴中之阳"被郁而成为邪火，邪热奔迫下焦，则症见热利下重，方用白头翁汤，如第371条、第373条所述。

太阳表识、意蕴阳气较多，少阳表识、意蕴阳气较少，太与少是对立的。《素问·至真要大论》说"两阳合明，故曰明"，即阳明是表达两阳合明的意思。"两阳合明"彰显的是"明"；《灵枢·阴阳系日月》又说："两火并合，故为阳明。"这里的"火"也是阳。两阳相合而明，表识、意蕴阳气盛大。因此，"两阳合明"而盛的阳明包含阳气主进的意思，寓有"热"的意蕴。

太阴表识、意蕴阴气较多，少阴表识、意蕴阴气较少。《素问·至真要大论》说："厥阴何也？岐伯曰：两阴交尽也。"两阴交尽，突出的是"尽"字，"尽"

是"终"的意思。《素问·至真要大论》又说:"两阴交尽故曰幽。""幽"蕴有"微"的含意,可引申为"隐","两阴交尽"是微阴的意思。与太阴、少阴比起来,厥阴表识、意蕴阴气更少,阴气处在衰变至微的状态。

厥阴又称一阴,《素问·阴阳类论》说:"一阴至绝作朔晦。"张景岳解释:"阴阳消长之道,阴之尽也如月之晦,阳之生也如月之朔,既晦而朔,则绝而复生。"① 太阴阴气较多,少阴阴气较少,太阴与少阴"交尽"之后,便形成多、少与衰变三种状态。两阴交尽衰变之后而演化出的厥阴,包含有阴气主退,物极必反,阳萌于阴,阴寓有阳的蕴意。②

就伤寒发病的分类来说,最常见、最突出的症状是恶寒和发热。尽管有初感寒邪病发表证时,有不发热的病例,但恶寒却是必有的症状,如第 3 条所讲:"太阳病,或已发热,或未发热,必恶寒、体痛、呕逆,脉阴阳俱紧者,名为伤寒。"第 7 条又说:"病有发热恶寒者,发于阳也,无热恶寒者,发于阴也。"这算是初步的分类。仲景用"发热恶寒者发于阳也,无热恶寒者发于阴也"把伤寒发病分为两大类,即阳证和阴证。

《伤寒论》用三阴三阳把人体感受外邪发病后的表现分为六个类型,于是有了太阳病、阳明病、少阳病、太阴病、少阴病、厥阴病这些病名。

【原文】

《伤寒论》是用古汉语写成的,文字古奥,义理深长,没有一定的古文修养和临床体会,读起来就非常困难。因此,学习《伤寒论》不能不借助于后世的注解等。

为《伤寒论》作注解的,最早是金代成无己的《注解伤寒论》。自此以后,名家迭出,到现在为止,已不下二三百家。其中为人们所常读的有:成无己的《伤寒明理论》,宋代许叔微的《伤寒发微论》,明代方有执的《伤寒论条辨》,清代程应旄的《伤寒论后条辨》,张锡驹的《伤寒论注解》,柯韵伯的《伤寒论注》《伤寒论翼》,尤在泾的《伤寒贯珠集》,汪琥的《伤寒论辨证广注》,黄元御的《伤寒悬解》,张璐的《伤寒缵论》,喻昌的《尚论篇》,陈修园的《伤寒论浅注》,唐宗海的《伤寒论浅注补正》等。此外还有一些,不一一列举。

以上各家,或从文字上作注解,或从义理上作发挥,或从临床上予以论证,或出于辨疑解惑,或使之连贯易读,对于我们学习《伤寒论》都有很大的

---

① 张景岳. 类经[M]. 北京:人民卫生出版社,1968:401.
② 李心机. 伤寒论疑难解读[M]. 北京:人民卫生出版社,1968:51-52.

帮助,所以被推崇为名家。

　　但是所谓名家,只是说他们对于《伤寒论》的某些方面,或某些问题,有独特的发挥和创见,这并不等于他们的注解和论述都是完美无缺的。另一方面,还有一些未被人们看作是名家的,也可能在某一个问题上有独到的见解。因此,要选择关于《伤寒论》的辅导读物,就不要单从名家这一概念出发,名家也好,非名家也好,只要诠释得恰当合理,就应当采用,不恰当,不合理,就应当摈弃。本书的写作,就是以此为指导思想,并结合作者独自的学习心得和经验体会而写成的。

【述义】

　　《伤寒杂病论》由张仲景初撰于东汉,不久散失,后经王叔和搜采整理,收入《脉经》卷七、卷八、卷九。此后历经魏晋南北朝隋唐五代,隐显流传千年,逐渐析出为两本书,一是《伤寒论》,二是《金匮要略方论》。至宋代治平年间,经林亿、高保衡等校勘才面见于世。因此,《伤寒论》的条文虽然是用"大白话"表达,但夹杂古奥与方言文词,今天读起来有一定的困难,难以理解其中的深奥义理。后世人就走了捷径,借助前人的注解来学习,这个方法虽然为入门者节省了不少的麻烦,但也容易被错误的注解所误导,从而以讹传讹。最早的注解本是成书于公元 1144 年的成无己版《注解伤寒论》。《注解伤寒论》的最大特点是以《素问》《难经》《金匮要略》等经典为论据,阐释自己的见解,后世人称其为"以经解经"。成无己完成《注解伤寒论》后,于 1156 年又撰著《伤寒明理论》,书中分论"症"与"方"两部分。论"症"部分对发热、恶寒等 50 余种症状条分缕析地进行了解释,论"方"部分对 21 个方剂进行了分析。成无己第一次对《伤寒论》进行了全文注解,这是一项开创性的工作。但不足之处也是明显的,在他的解释中有许多附会与误解、谬讹,如创造了"日传一经""六经传变""经证腑证""半表半里"等《伤寒论》原典中没有的"术语",以及对"懊恼""虚烦"等的谬解,从而造成了《伤寒论》研究史中的误读传统。

　　《伤寒发微论》由南宋医家许叔微于 1132 年撰著。全书 22 论,虽然第 1 论列出伤寒 72 证,但却不是对《伤寒论》原典的诠解。其余各篇属短文札记,记录了作者的读书心得。

　　《伤寒论条辨》是明代方有执于 1593 年撰著的,书中倡言错简,虽对条文进行了顺释,但对他所见到的传本进行了重新编次,所谓"重订伤寒论",删去了《伤寒例》。他的重新编次对后世有较大的误导。

　　《伤寒论后条辨》是由清代程应旄于 1670 年撰著。本书极推崇方有执《伤寒论条辨》的错简重集说,故自行归类,重排条文序列,对后世也有很大误导。

《伤寒论直解》的作者为清初医家张锡驹。《伤寒论直解》也删除了《伤寒例》,书中主要讲解的是气化学说。

《伤寒来苏集》包括《伤寒论注》《伤寒论翼》和《伤寒附翼》三部分,由清代柯韵伯撰著,书中有不少可取的见解。根据柯韵伯的生活年代与自序中自署"题时己酉初夏",当是 1729 年。《伤寒论注》改变宋代林亿等校勘《伤寒论》的原有编次,自设"脉证""汤证"等标题,把原典条文重新分拆编排;尤其是根据已意,拆分原文,自编条文的做法不可取。

《伤寒贯珠集》由清代尤在泾于 1729 年撰著。《伤寒贯珠集》对《伤寒论》原文次序重新做了编排和归类,分列为"正治法""斡旋法""救逆法""类病法""明辨法""杂治法"等,并对原文进行了逐条注解。

《伤寒辨证广注》是清代汪琥于 1680 年撰著的。书中重新编次,自列"辨误汗吐下火灸温针逆病脉证并治""辨温病脉证并治"。汪氏认为,"伤寒非寒""伤寒之病名虽为寒",但"其所见之证皆热"。

《伤寒悬解》的作者是清代黄元御。书中对条文重新编次,逐条注释,解疑释难。

《伤寒缵论》由清代张璐撰著。书中采取喻昌的编次序列,逐条注释。对太阳病分为"风伤卫""寒伤营""风寒两伤营卫",推崇"三纲鼎立说"。

《尚论篇》的作者是清代喻昌。本书全名《尚论张仲景伤寒论重编三百九十七法》,后世简称《尚论篇》。喻昌认为张仲景著《卒病伤寒论》十六卷,"劫火之馀,仅得之口授"。其篇目先后差错,"虽赖魏太医令王叔和搜采编次",流传至今,但"王叔和附以己意"。于是喻氏重新编次,极推崇方有执风伤卫、寒伤营、风寒两伤营卫之三纲鼎立说。

《伤寒论浅注》是清代陈修园于 1803 年撰著。书中删去《平脉法》《辨脉法》《伤寒例》以及"可与不可诸篇""自辨太阳病篇脉证并治篇至劳复止"。本书选用诸家之说对《伤寒论》进行了逐条诠解。

《伤寒论浅注补正》是唐宗海于 1893 年撰著。因为是对陈修园《伤寒论浅注》的"补正",所以,作者依《伤寒论浅注》的体例逐条诠解。

上面只是作者列举出的几部有代表性的前人著作。这些注家从不同角度对《伤寒论》进行了阐释,或从文理上,或从义理上,或从临床上进行辨疑解惑,对后世人的学习都有一定的启发性。但是,各家的注解、论述并不都是完全正确的,只是在某一方面有合理、独到的见解,因此不能全面照搬。如任意删除《辨脉法》《平脉法》《伤寒例》,或随己意删改拆分原典条文,这些做法都不可取。

先生在不同场合告诫，不能让前人旧注牵着鼻子走，防止先入为主的倾向，因此强调要读白文。

关于读白文，《伤寒论》版本学研究为我们这一代人提供了比前辈更优越的条件。老一辈人虽说读的都是宋本，但真实情况是，大多数读的是成无己的《注解伤寒论》中的"原文"。成本的原文与赵刻宋本不同，成本删除了林亿等校语，以及大字文"本云"的内容，同时还有对表述文字的添加与删减。如葛根汤方后注中，成本有"不需啜粥"四字，葛根加半夏汤中成本作"半夏半斤"，宋本作"半夏半升"等。特别要指出的是，成无己的《注解伤寒论》中的原文分拆也不同于赵刻宋本，如赵刻宋本的第 6 条与第 16 条，在《注解伤寒论》中都被分为两条等。

历史与现实的状况是，由于受成无己《注解伤寒论》的影响根深蒂固，即使读"白文"也是读成无己《注解伤寒论》中所谓的"白文"。

【原文】

此外，还有需要说明的一点是《伤寒论》的版本。

目前通行的《伤寒论》有两种版本：一是金成无己的注解本，即《注解伤寒论》。一是宋镌治平（1065）本，即高保衡等的原校本。前者以明嘉靖间汪济明的刊本为善，后者原刻已不可得，现在仅存有赵开美的复刻本。总之，宋、金时代的原刻《伤寒论》已不易见到，现在所能见到的，都是明刻本。但两者相较，成氏的注解本，已渗进了许多己见，又经展转翻刻，出入尤多。

高保衡的校本，虽然是赵开美所复刻，但赵氏是依照原书复刻的，与当时的原刻治平本，不会有多大的出入。因此，近代的《伤寒论》注者和读者，大都喜欢采用这一版本。

赵开美复制的治平本《伤寒论》，全书共分十卷，二十二篇，合三百九十七法，除去重复，定有一百一十三方（其中禹余粮丸方缺，实际只有一百一十二方）。

这二十二篇之中，辨脉法、平脉法、伤寒例等篇，词句既不类太阳诸篇的文字，义理又多凿空臆说。痉湿暍篇已被编入《金匮要略》中。至于不可发汗、可发汗、发汗后、不可吐、可吐、不可下、可下，以及发汗吐下后等篇，其中绝大多数条文，都是太阳等篇中原文的重出。所以注家从方中行以后，对于这些篇都删而不谈。这样，就只剩下辨太阳病脉证并治上、中、下三篇，辨阳明、辨少阳、辨太阴、辨少阴、辨厥阴、辨霍乱、辨阴阳易等各一篇，共十篇。

1955 年，重庆市中医学会录用了赵开美本上述十篇，同时又将《金匮玉函经》（即《伤寒论》的别本）、《千金方》《外台秘要》《注解伤寒论》《仲景全书》，以及其他几种主要注本，相互校阅，并将各条文依次编列号码，印刷成册。这就是本书写作中所据以引用的蓝本。

【述义】

自明代万历二十七年（1599）赵开美翻刻宋代治平二年林亿等校勘的宋本《伤寒论》以来，历经明末、清代直至民国时期，《伤寒论》在民间的流传状况并不清晰。自明代方有执以降，《伤寒论》注家缺乏版本意识，往往以己见增减文字，随意变换序列，篡改原典文本。人们对这种不良文风渐渐地习以为常，到了见怪不怪的地步，《伤寒论》的版本状况日渐堪忧。

1964 年，国家"卫生部根据教学、医疗、科研工作的要求和现实条件的可能，于 1963 年 5 月至 6 月，在江西召开了全国中医教材会议，修订了第一批教材"。[①] 这一批修订教材包括"成都中医学院主编，全国中医教材会议审定"的"中医学院试用教材重订本《伤寒论讲义》"。本"讲义"在"修订凡例"中明言"原文根据赵开美复刻本《伤寒论》为主，并参考《脉经》《千金》《注解伤寒论》等书将原文作了部分修订，并另行顺序编号"。由此可见，直至 20 世纪 60 年代，《伤寒论》版本的考证并未引起学术界的足够重视。

先生文中所说"目前通行的《伤寒论》有两种版本：一是金成无己的注解本，即《注解伤寒论》。一是宋镌治平（1065）本，即高保衡等的原校本。前者以明嘉靖间汪济川的刊本为善，后者原刻已不可得，现在仅存有赵开美的复刻本"，这段文字表明了那个时代《伤寒论》版本的流行概况与学术界对《伤寒论》版本的基本认识。

按："金成无己的注解本""以明嘉靖间汪济明的刊本为善"，详中国中医科学院馆藏 1919 年上海涵芬楼影印明嘉靖二十四年乙巳（1545）汪刻本之郑佐序，汪济明当是汪济川之误。汪济川，字处敬，明代古歙巖镇（今安徽歙县）人氏。又按，严器之序曰："昨者，解后聊摄成公，议论该博，术业精通，而有家学，注成《伤寒》十卷，出以示仆。"李玉清据此考证，"根据此序所云，至少在 1140 年以前，成无己已完成此书"。[②]

至于宋代治平二年（1065）林亿等校勘的《伤寒论》，到了明代赵开美时已

---

① 成都中医学院.伤寒论讲义（中医学院试用教材重订本）[M].上海：上海科学技术出版社，1964：出版说明。

② 李玉清.成无己生平及《注解伤寒论》撰注年代考[J].中国医史杂志，1979（4）：249－251.

很少见了，因此，赵开美"及得是书，不啻①拱璧"。因为有成无己《注解伤寒论》的"注解"，《伤寒论》初学者感到便捷，所以赵开美翻刻本至清初也已流传不广。至 20 世纪，人们见到的所谓赵刻宋本《伤寒论》，实际上是国内各大图书馆藏的 1923 年恽铁樵影印本。

据钱超尘先生考证，1923 年恽铁樵影印本不是依赵开美翻刻本影印的，而是以日本安政三年崛川济本为底本，削去返点符号而影印的；而崛川济本又是以日本枫山秘府所藏赵开美《伤寒论》的所谓坊刻本（即现代意义上的盗版）为底本。

1955 年重庆市中医学会编注的《新辑宋本伤寒论》底本虽然自称是"赵开美翻刻本"，实际上也是源于恽铁樵本；1959 年南京中医学院伤寒论教研组编撰的《伤寒论译释》所据底本也自称是"赵开美翻刻本"，实际上也是以恽铁樵本为底本。

钱超尘先生指出，恽铁樵 1923 年影印本冒称宋本《伤寒论》误导读者 80 余年。《全国中医图书联合目录》沿其误导著录云"恽铁樵据明万历赵开美刻本影印"。② 关于这一点，日本学者小曽户洋与真柳诚先生对此也有较详细论述。③

21 世纪以来，钱超尘先生、小曽户洋先生［日］、真柳诚先生［日］等学者对有关仲景书传本、版本的研究，特别是对赵开美翻刻宋本《伤寒论》版本的研究，取得了很大的进展，成果斐然。④⑤⑥⑦

赵开美翻刻宋本《伤寒论》的版本研究取得了突破。

日本学者真柳诚先生在《台湾访书志》中考证，枫山秘府藏本不是赵开美原刻本，而是明清期间在赵开美翻刻本的基础上的坊刻本（相当于现代的盗版）。

据钱超尘、小曽户洋、真柳诚诸先生考证，目前世存赵刻宋本五部，中国中医科学院、上海图书馆、上海中医药大学、沈阳中国医科大学、台北故宫博物院

---

① 不啻（chì）：无异于。

② 钱超尘.20 世纪四本《伤寒论》所据底本揭秘[J].河南中医，2006，11(20)：1－3.

③ 真柳诚.宋板《伤寒论》书志.见《善本翻刻·伤寒论 金匮要略》，日本东洋医学会《伤寒》《金匮》编刊小委员会编，东京：蔦友印刷株式会社，2009：423.

④ 钱超尘.宋本《伤寒论》版本简考[J].河南中医，2010，30(1)：1－8.

⑤ ［日］真柳誠.《宋板傷寒論》系諸版の検討[J].日本医史学雑誌，2008，54(2)：157.

⑥ 游文仁，苏美彰.台北故宫馆藏赵开美本《仲景全书》护页题记作者考[J].中华医史杂志，2007，2(4)：98－103.

⑦ 林大勇，王树鹏，傅海燕.3 种不同版本的翻刻宋版《伤寒论》比较研究[J].吉林中医药，2011，31(2)：173.

各藏一部。其中,中国中医科学院藏本、上海图书馆藏本、上海中医药大学藏本是初印本,内有少许讹字,而沈阳中国医科大学藏本、台北故宫博物院藏本是赵开美后来对《仲景全书》中的《伤寒论》初印本的讹字进行了修刻后的重印本,因此赵刻《宋板伤寒论》有 1 版和 2 版两种或称 A 版和 B 版。①②③

李克绍先生说:"这二十二篇之中,辨脉法、平脉法、伤寒例等篇,词句既不类'太阳'诸篇的文字,义理又多凿空臆说。"按:这一段文字属先生早期的看法,随着研究的深入,先生至晚年又有了新的认识,认为"既搜仲景旧论,则亦非叔和杜撰",这反映出先生对辨脉法、平脉法、伤寒例等篇的肯定。

① 真柳誠. 趙開美の《仲景全書》と《宋板傷寒論》[J].日本医史学雑誌,2006,52(1):144-145.

② 钱超尘.读《伤寒论》当选善本[N].中国中医药报,2008-1-18(4).

③ 真柳誠.《宋板傷寒論》系諸版の検討[J].日本医史学雑誌,2008,54(2):157.

第二章

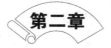

《伤寒论》中几个基本概念的认识

【原文】

　　学习《伤寒论》，首先遇到的是下面一些问题：一是《伤寒论》所论的伤寒，究竟是广义的，还是狭义的？就是说包不包括温病在内？二是《伤寒论》以三阴三阳名篇，即所谓"六经"，六经的概念究竟如何？三是伤寒有"传经"之说，"传经"究竟是怎么一回事？

　　这些问题，是历代注家争论得非常激烈的问题，也是学习《伤寒论》必须首先弄清楚的问题。下面分别谈谈个人对于这些问题的体会。

一、伤寒和温病的关系

【原文】

　　《素问·热论》说："今夫热病者，皆伤寒之类也。"《难经·五十八难》说："伤寒有五：有中风，有伤寒，有湿温，有热病，有温病。"这说明，中医学中的伤寒二字，有广义、狭义两种不同的涵义。广义的是包括所有的热病在内，狭义的是五种伤寒中之一。

　　对于《伤寒论》中所论的伤寒，究竟是广义的，还是狭义的？在中医界过去和现在，一直存在着这两种不同的争论。有的认为，《伤寒论》只是为治伤寒而设，这个伤寒，是狭义的，并不包括温病。张仲景可能还有《温病论》，但是已经散佚了。或者说仲景只长于治伤寒，而短于治温病。如杨栗山、王安道等，就是这样认为的。另一部分人则认为，《伤寒论》的伤寒，是广义的，是包括温病在内的，能治伤寒就能治温病，"后人不能出其藩篱"。这两派的争论，相持不下，一直延续到今天，还没有统一的结论。

【述义】

关于温病,早在《素问·生气通天论》中就有记载"冬伤于寒,春必温病"。在这个时期伤寒与温病这两个术语同时并存。《素问·热论》又说:"今夫热病者,皆伤寒之类也",在《素问·阴阳应象大论》中也有相同的论述。《黄帝内经》中有不少专论热病的篇章,如《素问·热论》《素问·评热病论》《素问·刺热论》及《灵枢·热病》等,都论及热病的发病、表现与治疗。《素问·热论》所说"今夫热病者,皆伤寒之类也"是对包括温病在内的所有热病发病与表现的概括,也是对热病最早的病因概括。这里的"伤寒"泛指各种发热的外感疾病。

在学术界普遍认为由西汉人撰著的《难经》中,对"伤寒"又做出了进一步解释:"伤寒有五,有中风、有伤寒、有湿温、有热病、有温病。"从中可见,在这一历史时期,中风、伤寒、湿温、热病、温病等热病都属于伤寒的范围。

相对于狭义的"有中风、有伤寒、有湿温、有热病、有温病"而言,"伤寒有五"之"伤寒"则是广义上的伤寒。到了晋代,葛洪在《肘后备急方》中还说过:"伤寒、时行、温疫三名同一种耳。而源本小异,其冬月伤于暴寒,或疾行力作,汗出得风冷,至春夏发,名为伤寒。其冬月不甚寒,多暖气及西南风,使人骨节缓堕受邪,至春发,名为时行。其年岁月中,有疠气,兼夹鬼毒相注,名为温病。如此诊候并相似,又贵胜雅言,总名伤寒,世俗因号为时行。"[①]从葛洪的这一段话中可以看出,"总名伤寒"就是对那个时代多种外感病的概括。

《伤寒论》中所论的伤寒究竟是广义的还是狭义的,这个问题是由后世逐渐提出并凸显的。最早提出这个问题的当是刘完素,他以《素问》关于热病的论述为依据,认为外感病的病因主要是火热之邪,这与《伤寒论》所提出的伤寒之邪发病大有不同。于是他首倡"热病只能作热治,不能作寒医"的学术主张。

到了元末,王安道又提出:"如伤寒,此以病因而为病名者也;温病、热病此以天时与病形而为病名者也。由三者皆起于感寒,或者通以伤寒称之。夫通称伤寒者,原其因之同耳;至于用药,则不可一例而施也。"王安道根据这样的结论又提出:"惟世以温病热病混称伤寒,故每执寒字,以求浮紧之脉,以用温热之药。若此者,因名乱实,而戕人之生,名其可不正乎!又书方多言四时伤寒,故以春夏之温病、热病与秋冬之伤寒,一类视之,而无所别。夫秋冬之伤寒,真伤寒也。春夏之伤寒,寒疫也,与温病、热病自是两途,岂可同治?吁!此弊之来,非一日矣。""若能辨其因,正其名,察其形,治法其有不当者乎?彼时行不

---

① 见于葛洪《肘后备急方·卷二·治伤寒时气温病方第十三》。

正之气所作,乃重感异气而变者,则又当观其何时何气,参酌伤寒、温热病之法,损益而治之,尤不可例以仲景即病伤寒药通治也。"(《医经溯洄集·伤寒温病热病说》)按:王安道,名履,安道是其字,约生于元至顺三年(1332),卒年不详。

到了明代,吴又可的重要著作《瘟疫论》更加明确地强调了伤寒与瘟疫必须严格区分。清代杨栗山则讲:"东汉张仲景著《卒病伤寒论》十六卷,当世兆民赖以生全。至晋代不过两朝相隔,其《卒病论》六卷已不可复睹,即《伤寒论》十卷,想亦劫火之余,仅得之读者之口授,其中不无残缺失次,赖有三百九十七法,一百十三方之名目,可为校正。而温病失传,王叔和搜讨成书附以己意,指为伏寒,插入异气,似近理而弥乱真。又说:"温病之坏,始此矣!"(《伤寒瘟疫条辨·温病与伤寒根源辨》)按:杨栗山(1705—1795)名璿,字玉衡,栗山是号。

如王履、杨璿一般,每一位温病学家都有自己的临证感悟,中医学对温病的认识经过了1500年的"实践—认识—再实践—再认识"过程,终于发现温病的发病、脉象及症状特点,总结出温病的发病规律,形成了崭新的发病学理论,提出了符合病机、病情变化规律的治疗原则,并以《伤寒论》的方药作为参考系,筛选并创制出大量用之有效的方剂。

【原文】

《伤寒论》究竟是否包括了温病?能不能治温病?这个问题,应当以发展的眼光来看待。从《伤寒论》的内容来看,确实是包括了温病在内的各种不同的热病,但由于是历史上第一次总结,实践经验还不能说十分丰富,理论水平也不够十分完善,所以用现代眼光来看待的话,对于治疗伤寒方面是比较完善了,而对于治疗温病方面,则不可否认是不够的。但也只能说是"不够"而已,而不能说不包括温病。譬如从方剂来看,桂枝二越婢一汤就是一张辛凉解表的方剂,温病学中的化癍汤,就是《伤寒论》中白虎汤的加味;加减复脉汤、一甲复脉汤、二甲复脉汤、三甲复脉汤、救逆汤,都是从炙甘草汤衍化而来;增液承气汤就是调胃承气汤去甘草加生地、元参、麦冬;坎离既济汤就是黄连阿胶汤加生地、甘草;椒梅汤来源于乌梅丸;凉膈散来源于栀子豉汤。至于治则方面,举例说,叶香岩《外感温热篇》云:"救阴不在血,而在津与汗,通阳不在温,而在利小便。"这实际来源于《伤寒论》中的芍药甘草汤、桂枝加附子汤和猪苓汤等。因为芍药甘草汤是养津以救阴,桂枝加附子汤是止汗以救阴,而猪苓汤是利小便以退热。这都足以说明,温病不但在方剂方面,就是理论方面,也都与《伤寒论》一脉相承。

【述义】

《伤寒论》究竟是否包括了温病？能不能治疗温病？要回答这个问题得从三个方面思考。一是从《伤寒论》原典文本看，只有第 6 条明言温病，尽管今人从《伤寒论》中有关条文的症状、治疗及方药看，认为其表述的是"温病"，但这只是根据清代以后学者或今人对温病的理解来认识的，并不是张仲景的观点，不能强加。那么，张仲景对温病是怎么认识的呢？要回答这个问题，还得从第6 条找答案："太阳病，发热而渴，不恶寒者，为温病"。二是《伤寒论》中的温病不同于明清时期乃至当今的温病。三是不能用明清的温病概念衡量《伤寒论》中的"伤寒"。这就是说，明清时期的温病不同于《伤寒论》中的温病，也不同于《伤寒论》中的"伤寒"。现在的误区是，用 1600 年后的温病到《伤寒论》中对号入座。

要回答这个问题，还得回到葛洪说过的那段话："伤寒、时行、温疫三名同一种耳"。"伤寒""时气""温病""如此诊候并相似，又贵胜雅言，总名伤寒，世俗因号为时行"，从葛洪的这一段话中可以看出，"总名伤寒"就是对那个时代多种外感病的概括；在治法上是法同方异、法异方同与法异方异相结合，互补互斥。

后世对温病的认识，一是从《伤寒论》理论的派生、嬗变，二是实践出真知，今人对临床发现的警觉。

按：化斑汤，出自《温病条辨》上焦篇第十六条。文曰："太阴温病，不可发汗。发汗而汗不出者，必发斑疹；汗出过多者，必神昏谵语。发斑者，化斑汤主之。"石膏一两，知母四钱，生甘草钱，玄参三钱，犀角二钱，白粳米一合。据药物组成不难发现，化斑汤就是《伤寒论》中白虎汤加了清热凉血的犀角和玄参。

加减复脉汤，出自《温病条辨》下焦篇第一条。文曰："风温、温热、温疫、温毒、冬温，邪在明阳久羁，或已下，或未下，身热面赤，口干舌燥，甚则齿黑唇裂，脉沉实者，仍可下之。脉虚大，手足心热甚于手足背者，加减复脉汤主之"。加减复脉汤方（甘润存津法）炙甘草六钱，干地黄六钱，生白芍六钱，麦冬五钱，阿胶三钱，麻仁三钱。对比本方与《伤寒论》炙甘草汤，从药物组成上不难看出，本方即是炙甘草汤去人参、生姜、桂枝、大枣，加白芍；变滋液养阴、通阳复脉，而专注于滋阴养血、生津润燥。

一甲复脉汤，出自《温病条辨》下焦篇第九条，即于加减复脉汤中去麻仁，加牡蛎一两；二甲复脉汤，出自下焦篇第十三条，即于加减复脉汤内加生牡蛎五钱，生鳖甲八钱；三甲复脉汤出自下焦篇第十四条，即由二甲复脉汤中加生龟甲一两。诸甲复脉汤，除了滋液生津之外，更凸显潜阳功能。

救逆汤出自下焦篇第二条，即于加减复脉汤内去麻仁，加生龙骨四钱，生牡蛎八钱，脉虚大欲脱者加人参二钱。意在益阴镇摄回阳。

增液承气汤出自《温病条辨》中焦篇第十七条，文曰："阳明温病，下之不通，其证有五，应下失下，正虚不能运药，不运药者死，新加黄龙汤主之；喘促不宁，痰涎壅滞，右寸实大，肺气不降者，宣白承气汤主之；左尺坚牢，小便赤痛，时烦渴甚，导赤承气汤主之；邪闭心包，神昏舌短，内窍不通，饮不解渴者，牛黄承气汤主之；津液不足，无水舟停者，间服增液，再不下者，增液承气汤主之。"增液汤见中焦篇第十一条，原方玄参一两，麦冬八钱，细生地八钱。增液承气汤是在此方基础上又加大黄三钱，芒硝一钱五分。

椒梅汤出自《温病条辨》。吴氏自注曰："酸苦复辛甘法，即仲景乌梅丸法也。"此方是乌梅丸黄柏易黄芩，去细辛、当归、附子、桂枝，加白芍、枳实、半夏。

按：坎离既济汤，当作"加减黄连阿胶汤"。加减黄连阿胶汤见《温病条辨》卷二，中焦篇第九十七条。文曰："春温内陷，下痢，最易厥脱，加减黄连阿胶汤主之。"本方药物组成是黄连阿胶汤去鸡子黄加生地黄、甘草，功在清热救阴。《易·说卦》中讲，坎为水，离为火。因为本方有清心火、补肾水作用，所以宋代以后有医家把人体水火互济关系借用"坎离既济"表达。此条当源于叶天士先生医案。《临证指南医案》卷七有载："某春温内陷，下痢。最易厥脱。川连、阿胶、淡黄芩、炒生地、生白芍、炙草。"彼此中有高度吻合。

凉膈散原出自《太平惠民和剂局方》卷六。刘完素收《黄帝素问宣明论方》卷六中。文曰："凉膈散一名连翘饮子，亦有加减法。治伤寒表不解，半入于里，下证未全，下后燥热怫结于内，烦心，懊侬不得眠，脏腑积热，烦渴头昏，唇焦咽燥，喉闭目赤，烦渴口舌生疮，咳唾稠粘，谵语狂妄，肠胃燥涩，便溺秘结，风热壅滞，疮癣发斑，惊风热极，黑陷将死。连翘一两，山栀子半两，大黄半两，薄荷叶半两，黄芩半两，甘草一两半，朴硝一分。上为末，每服二钱，水一盏，蜜少许，同煎至七分，去滓温服。虚实加减：咽喉痛，涎嗽，加桔梗一两、荆芥穗半两；嗽而呕者，加半夏半两，每服生姜三片同煎；血衄呕血，加当归半两、芍药半两、生地黄一两；淋者加滑石四两、茯苓一两去皮；风眩加川芎半两、石膏三两、防风半两；酒毒加葛根一两、荆芥穗半两、赤芍药半两、川芎半两、防风半两、桔梗半两；三岁儿可服七八钱，或气热甚黑陷，腹满喘急，小便赤涩而将死者，此一服更加大承气汤，若以下之，得和者立效。凡言加者，皆自本方加也，以意加减。退表里热，加益元散速效。"

【原文】

温病学说在《伤寒论》的基础上，不但有所发展，而且还有所改进。例如表症兼有里实症的，在《伤寒论》中，先汗后下是绝对必要的，而在温病学中则可以同时表里两解。又如《伤寒论》中的阳明中风，主以栀子豉汤，而温病学中三黄石膏汤所主治的症状，实际就是《伤寒论》中的阳明中风，疗效却远比栀子豉汤为好。还有"伤寒若吐若下后不解……循衣摸床，惕而不安，微喘直视，脉弦者生，涩者死"。论中仍主以大承气汤作孤注一掷，而在温病学中则有大、小定风珠和增液承气汤等，都比单用大承气汤更加稳妥而可靠。这些都足以说明，温病学是《伤寒论》的进一步发展，来源于《伤寒论》，而不同于《伤寒论》。吴鞠通总结温病，著《温病条辨》，自称跳出伤寒圈子，可以说他确实跳出伤寒圈子了，因为在理论方面，从六经辨证改用卫气营血与三焦辨证，在药物方面，从麻黄、桂枝发展到薄荷、芦根、西瓜皮等；但也可以说，他仍然没有跳出伤寒圈子，因为温病本身就包括在《伤寒论》之中。不过由于时代的继续发展，药物的继续发现，理论的继续提高，到一定程度，也和其他科学一样，分科只是其必然的结果罢了。

【述义】

虽然王叔和搜采仲景旧论说："中而即病者，名曰伤寒；不即病者，寒毒藏于肌肤，至春变为温病，至夏变为暑病。暑病者，热极重于温也。"又云："是以辛苦之人，春夏多温热病者，皆由冬时触寒所致，非时行之气也。凡时行者，春时应暖，而反大寒，夏时应大热，而反大凉；秋时应凉，而反大热，冬时应寒，而反大温。此非其时而有其气，是以一岁之中，长幼之病多相似者，此则时行之气也。"但仲景并没有刻意地"辨""伤寒"还是"温病"，而是"辨""发热恶寒者发于阳也，无热恶寒者发于阴也"。纵观《伤寒论》，似有早期"伤了寒"，邪在表者解散表邪，随着病情发展，邪郁在里，"温聚而热"则清泄里热。前者是伤寒，后者可谓是温病。因此，可以认为《伤寒论》中的温病与后世的温病是两个不可同日而语的概念。假如时间穿越，同一个热性病人请汉代张仲景先生诊治，在他眼里，这属于"伤寒里热证"。若再请清代的叶天士先生或吴瑭先生诊治，那么在这二位先生眼里则是"温病"。

面对几乎历年发生的疫疠和多发的热病，历代医家都不可回避地面临着如何诊治这些不同寻常热病的难题，要么遵循《伤寒论》的理论、原则与方法，要么在临证实践中探索新理论、新原则、新方法。只有临证，行之有效的理论和方法才有存在的空间和发展的前景。

仲景以后,在千余年来的历程中,历代前人在实践中摸索、探究不同"热病"的临床特点,逐渐认识到温病的发病规律及脉症特点,总结出温病的辨证治疗原则,创制出治疗温病的大量有效方剂。

从温病学的发展来看,温病学源于《伤寒论》,从《伤寒论》的研究史来看,温病学又补充了《伤寒论》关于热病的理论与方法的不足;在脉症表述、诊断治疗等方面显得更有特色,在用药思量等方面有更细腻之处,更广泛地使用了唐宋元明时期入典的药物,从而又羽翼了《伤寒论》。从这个意义上讲,"仅读伤寒书,不足以治温病;不读伤寒书,亦不足以治温病"。①

严格地说,明清以后的"温病"与《伤寒论》中的"温病",既有联系又有区别,但不能等同,不是同一个概念。

二、三阴三阳和六经

【原文】

凡读过《伤寒论》的人,都知道伤寒是以六经辨症的。六经就是三阴三阳。三阴三阳是怎样产生,又怎样为中医学所运用的呢?下面谈谈这个问题。

古人分析事物的属性,起初只有阴、阳两个方面。后来由于只分阴阳,觉得还不够,也不能说明较为复杂的问题,于是又把阴阳各分为三,便成了三阴三阳——太阳、阳明、少阳、太阴、少阴、厥阴。《素问·至真要大论》:"愿闻阴阳之三也,何谓? 岐伯曰:气有多少异用也。"是说阴阳虽然能代表事物的两个方面,但是不同事物的每一方面,其阴或阳总是有偏多偏少的不同,因而它的作用也就各不相同,所以又分为三阴三阳。

三阴三阳用到中医学方面,在《内经》就有用以代表风、寒、暑、湿、燥、火六气的,如《素问·天元纪大论》"厥阴之上,风气主之,少阴之上,热气主之,太阴之上,湿气主之,少阳之上,相火主之,阳明之上,燥气主之,太阳之上,寒气主之"就是。用以代表脏腑的,如《灵枢·经脉》,以太阳代表膀胱与小肠,阳明代表胃与大肠,少阳代表胆与三焦,太阴代表脾与肺,少阴代表肾与心,厥阴代表肝与心包络。由于各脏腑的经络,有由胸走手,由手走头,

---

① 李心机. 伤寒论疑难解读[M]. 2 版. 北京:人民卫生出版社,1999:297 - 302.

由头走足,由足走腹的不同,因此又把各脏腑及其经络区分为手三阴、手三阳、足三阴、足三阳。这样,就由六演变为十二,由抽象的概念演变为具体脏腑经络的名称了。

【述义】

在中医学经典中,所有的理论几乎都离不开阴阳,如天人关系、生命过程、时令气候、日月寒热、发病原因、病机变化等,都在阴阳之间的变幻中游动。但是,阴阳却并非始于中医学。已有学者在甲骨文中辨识出"阴"与"阳"二字。大约至西周时期,"阴""阳"二字开始从直观、原始意义向哲理演化,根据需要被赋予某些哲理,用以解释自然和社会具有对立性的现象,如天地、日月、晴阴、暑寒、昼夜、明晦、上下、外内、炎凉、胜负、男女、牝牡等。由于一个事物可以有不同的属性,因此按不同的属性纳入阴阳的框架可得出不同的结果。

阴阳在中医学中的运用表现出专业性的需求,从而成为特征性的表述。医学不仅要表述宏观的天人关系,还需要更多地阐述发病、病机、诊断、治疗等方面的各种关系。只用阴与阳两个方面分析事物的属性不能满足说理的需求,于是后来又逐渐对阴与阳进行了细化。《黄帝内经》根据医学实践的自身需要,大大地发展了阴阳再分阴阳的思想,反映出这个时期思维水平的高度。《灵枢·经水》曰:"海以北者为阴,湖以北者为阴中之阴,漳以南者为阳,河以北至漳者为阳中之阴,漂以南至江者为阳中之太阳,此一隅之阴阳也。"《素问·金匮真言论》曰:"阴中有阴,阳中有阳。平旦至日中,天之阳,阳中之阳也;日中至黄昏,天之阳,阳中之阴也;合夜至鸡鸣,天之阴,阴中之阴也;鸡鸣至平旦,天之阴,阴中之阳也。"又曰:"背为阳,阳中之阳,心也;背为阳,阳中之阴,肺也;腹为阴,阴中之阴,肾也;腹为阴,阴中之阳,肝也。"《素问·六节藏象论》把心称为阳中之太阳,把肺称为阳中之太阴,把肾称为阴中之少阴,把肝称为阳中之少阳。

随着对阴与阳分化的渐进深入,中医学萌生了把一阳分为三阳、把一阴分为三阴的思想,这就是我们现在所看到的三阴三阳。三阴三阳是按什么标准划分的呢?《素问·至真要大论》问曰:"阴阳之三也,何谓?"答曰:"气有多少,异用也。"把一阴分为三阴,把一阳分为三阳的依据是阴阳气之多少及其不同的功能。《灵枢·经脉》把人体脏腑经络归属于三阴三阳,因此中医学的阴阳虽然抽象于万物,但却不失其具体的形象。

用这样经过细化的阴阳——三阴三阳,以适应认识事物与疾病,并对事物、疾病进行比较分类之需要。这也是中医学对阴阳学说独有的阐释和贡献。

【原文】

三阴三阳在中医学中不但代表了六气、脏腑和经络,到了汉代张仲景著《伤寒论》又用以代表疾病的类型。如"脉浮,头项强痛而恶寒"为太阳病,"胃家实"为阳明病,"口苦,咽干,目眩"为少阳病,"腹满而吐,食不下,自利益甚,时腹自痛"为太阴病,"脉微细,但欲寐"为少阴病,"消渴,气上撞心,心中疼热,饥而不欲食,食则吐蛔"为厥阴病。这就是历代《伤寒论》注家所说的"六经"。

《伤寒论》中划分六种病型,本来是和六气、脏腑、经络都有着密切的关系的,所以也只有以三阴、三阳命名,才最为全面,最为恰当。试看《伤寒论》中的篇名,只是《辨太阳病脉症并治》《辨阳明病脉症并治》等等,而不是"辨太阳经病""辨阳明经病",其原因就在这里。《伤寒论》的注家和读者们,都习惯于把三阴三阳叫着"六经","六经"读起来比"三阴三阳"方便,但是容易使人错误地认为"经"即"经络"之经,由此把人引入歧途。例如,有的《伤寒论》注家竟说:《伤寒论》只提足经,不提手经,是由于足经长,手经短,言足经就能包括手经。刘草窗竟进一步提出了"伤寒传足不传手"的谬说。他们直把三阴三阳等同于经络,这都是从六经的"经"字引起的错误。柯韵伯在《伤寒论翼》中说:"仲景六经,是'经界'之经,而非'经络'之经。"意思是说,六经之"经"是"面",而不是经络之"经"的"线",这一解释倒很正确。但是张仲景只提过三阴三阳,何尝提过"六经"? 正如章太炎在《猝病新论》(现改称《章太炎医论》)中所说:"仲景本未直用'经'字,不烦改义。"

【述义】

由于人的体质不同,即使是同一外邪引发的疾病,在不同人体的表现和过程也不同。张仲景通过观察和思考,认识到伤寒发病的错综复杂。

《伤寒论》第 7 条讲:"病有发热恶寒者,发于阳也;无热恶寒者,发于阴也。"这样就把伤寒分成了两大类。在这两大类的基础上,张仲景运用《黄帝内经》中的三阴三阳分类法,根据伤寒发病见症时间之迟速,症状之寒热,反应程度之剧缓,创造性地把伤寒分为既相对独立、又相互联系的六个类型。

如此便有了太阳病、阳明病、少阳病,太阴病、少阴病与厥阴病的分类与不同。张仲景在太阳病篇第 1 条讲"脉浮,头项强痛而恶寒",这是太阳病的典型表现;在第 180 条讲"阳明之为病,胃家实是也",这是阳明病的典型表现;在第

263 条中讲"少阳之为病,口苦,咽干,目眩也",这是少阳病的典型表现;在第 273 条讲"太阴之为病,腹满而吐,食不下,自利益甚,时腹自痛",这是太阴病的典型表现;在第 281 条中讲"少阴之为病,脉微细,但欲寐也",这是少阴病的典型表现;在第 326 条中讲"消渴,气上撞心,心中疼热,饥而不欲食,食则吐蛔",这是厥阴病的典型表现。这 6 条只能算是三阳病与三阴病的典型表现,而不能概括六病的全部。这 6 条所代表的三阴三阳六病,被后世《伤寒论》注家说成"六经"。把三阴三阳六病说成"六经",这是后世人的误读,并且又再次把所谓的"六经"误读成"经络"。

在《伤寒论》原典中,只是《辨太阳病脉证并治》《辨阳明病脉证并治》《辨少阳病脉证并治》等,而不是"辨太阳经病""辨阳明经病""辨少阳经病",纵观原典六病各篇的篇目标题无一个"经"字。这个经字是怎么来的呢?原来是后世注家误把太阳、阳明、少阳、太阴、少阴、厥阴分类误解为太阳经络发病、阳明经络发病、少阳经络发病、太阴经络发病、少阴经络发病、厥阴经络发病,把本是病证分类的三阴三阳六病误读为经络病,于是就有了"六经"这个原典中并不存在的所谓"术语",并把《伤寒论》中为数不多的几个"经"字误为经络。经过成无己的误读、误解,形成了"传经"谬说,通过一代一代的讹传,形成了思维定势。

于是,三阴三阳被误读谬解为"六经",又从"六经"中演绎出"传足不传手",这些都是脱离临床的臆想。

三、伤寒传经的实质和伤寒日数的临床意义

【原文】

外感病发生以后,总是每日每时的在不断地变化,绝不会老是停留在原始的症状上。这些变化的结果,除了自愈者外,其余的在《伤寒论》中,有的叫作"传",有的叫作"转属"或"转入"。后世注家的所谓"传经",就是以此为根据,又加以主观想象和神秘化而造出来的。

《伤寒论》中的"传"或"转属",究竟是怎么一回事呢?是不是和后世的所谓"传经"那样神秘难测呢?现分析说明如下。

原来外感发病的初期,三阴三阳的症状并不典型,病人只是觉得"发热恶寒"或"无热恶寒",并酸懒不适而已。这种现象,我们暂且称之为六经发病的前驱期。在前驱期中虽然还看不出将来要发展为哪一经病,但是也可

以作出一个大概的估计。这就是"病有发热恶寒者,发于阳也;无热恶寒者,发于阴也"。这是因为,如果恶寒的同时又发热的话,就说明病人阳气素盛,大概将来会定型于三阳。如果只恶寒而不发热,就说明病人阳气素虚,将来必定型于三阴。至于什么时候定型,也就是说三阴三阳前驱期的长短,也有其临床的大体经验。一般是太阳病可以没有前驱期,一得病当天就会"脉浮,头项强痛而恶寒",顶多只是短暂的"或未发热"而已。而阳明病则是"始虽恶寒,二日自止,即自汗出而恶热也",显现出阳明的特征,终于"三日阳明脉大",成为典型的阳明病。至于少阳病的口苦、咽干、目眩,则多出现于第三日,这从"伤寒三日,少阳脉小者,欲已也"反面证明,伤寒三日脉不小,就要出现"口苦,咽干,目眩"的少阳病。由此可见,三阳发病,由前驱期到各经具体症状的出现,大概是太阳病在第一日,阳明病在第二日,少阳病在第三日。然而临床常有不少发热恶寒的病人,未经治疗,也并不出现任何三阳病的症状,竟会逐渐寒热消失而自然痊愈。因此论中又说"伤寒一日,太阳受之,脉若静者,为不传",又说"伤寒二三日,阳明、少阳症不见者,为不传也"。结合"伤寒三日,少阳脉小者,欲已也",说明在这前驱期中,阴阳气血有可能重新得到调整,就不发展为三阳病,或者这根本不是什么病的前驱期,只不过是一种轻度的外感,所以发生于肤表,也消失于肤表,而不向前发展。

至于三阴病典型症状的出现,也有其临床的大体规律。三阴病的前驱期是无热恶寒,既然发不起热来,说明是阳虚体质,病情就会向里虚里寒的三阴方向发展,这就可能"伤寒四五日,若转气下趋小腹者,此自欲利也",这就是传入太阴。或者"至五六日,自利而渴者,属少阴也"。如果六七日不解,出现手足厥,无论是寒厥或是热厥,则为病入厥阴。这样看来,三阴病典型症状的出现,其先后次序,大概是太阴病是四五日,少阴病是五六日,厥阴病是六七日。但是无热恶寒的病人,是否都要出现三阴病,也不能肯定。因此论中又说:"伤寒三日,三阳为尽,三阴当受邪,其人反能食而不呕,此为三阴不受邪也。"可见三阴病也可能在前驱期中阳气恢复而停止发展。或者这也根本不是什么病的前驱期,只不过是阳虚者的轻度外感罢了。

不管怎样,从以上可以看出,三阳病的出现,有一个发热恶寒的前驱期,三阴病的出现,也有一个无热恶寒的前驱期。由前驱期进入出现各经的症状期,这就叫"传"。柯韵伯认为,"传"就是《素问·水热穴论》"人伤于寒,传而为热"之"传",就是变化了的意思。具体说来,就是由三阳病或三阴病共有的前驱期,变成可以明确划分为某一经病的症状定型期,这就叫"传"。

还可以看出,前驱期的长短,三阴病和三阳病也各不相同。太阳病很少有前驱期,阳明病是二日以后,少阳病是三日以后,太阴病是四日以后,少阴病是五日以后,厥阴病是六日以后。这就说明,病情越深重的,其前驱期越长,病情较轻浅的,其前驱期也较短。后世注家,不把一日太阳、二日阳明、三日少阳、四日太阴、五日少阴、六日厥阴看做是其前驱期的长短,却把一、二、三、四等理解为六经病互相传递的日期和先后次序,认为伤寒第一日,应当发为太阳病,第二日太阳病应当传给阳明经,变成阳明病,第三日再由阳明病传给少阳经,变成少阳病……以至最后变成厥阴病。为什么产生这样的错误认识呢?这是由于:一是把三阴三阳"六经",错误地认为是经络之"经";二是把同一经病的前驱期和定型期,看成是两个病;三是错误地把"传"理解为这一经病传给另一经发病,成了"传递""传授"之传。注家并引用《素问·热论》"伤寒一日,巨阳受之……二日,阳明受之……六日,厥阴受之",作为日传一经的论据。还认为,日传一经,依次相传,是伤寒的一般规律。但是临床并未见到日传一经这样的事实,于是又强为解释说,这是一般中之特殊,"传经"中之例外云云。其实,《素问·热论》的几日某经受之,何尝是指这一经传给那一经,其实质精神,同样是指的由前驱期进入典型症状期。这点,沈金鳌在《伤寒论纲目》中所引闵芝庆的说法,已经接近于这样的初步认识。

《伤寒论》中的"传",并不是说这一经病变成另一经病,已如上述。但是临床上由这一经病传递给另一经而变成另一经病的情况,确实是有的。譬如"太阳病,若发汗,若下,若利小便,此亡津液,胃中干燥,因转属阳明。""本太阳病,初得病时发其汗,汗先出不彻,因转属阳明。""太阴者,身当发黄,若小便自利者,不能发黄,至七八日,大便硬者,为阳明病也。""本太阳病,不解,转入少阳者,胁下硬满,干呕不能食,往来寒热。""本太阳病,医反下之,因而腹满时痛者,属太阴也"等等都是。总之,或因误治,或是自然演变,由这一经病变成另一经病,是常有的。但是这不叫"传",而叫"转属"或"转入"。"转属"和"传"不同,"传"之前的前驱期和"传"之后的典型症状期,其临床表现虽然不同,但前后仍是一个病。而"转属"就不同了,"转属"之前是一经病,"转属"之后又是另一经病。虽然在西医学看来,这可能是一种病的不同阶段,而在《伤寒论》中,则由于属性和治则的显然不同,就要划分为两种不同的类型,而成为两种病了。

　　为了说明外感病"传"和"转属"的实际意义，及其与发病日数的关系，列表如下。

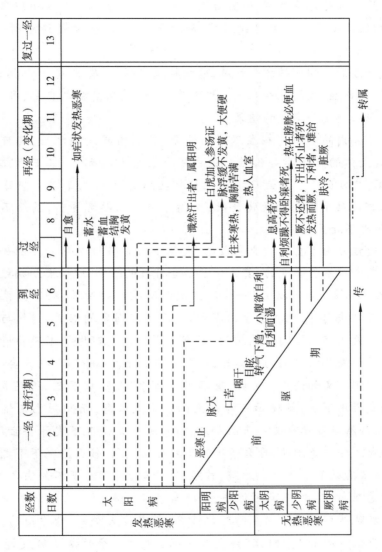

　　上表表明，（一）传，是同一经病的深化。转属，是病位和属性的变化。（二）不但每一经病的前驱期进入定型期的"传"，可有大概的日数作参考，就是定型后的"转属"，也可以根据日数划分阶段来观察。大体是六日为一过程，也叫"经"。第一过程终了，叫做"经尽"，进入第二过程，叫做"再经"。第一过程，由不典型到典型，是疾病的进行期。第二过程是疾病的变化期。

变化有两种可能,一是向好的方面变化,包括病情缓解或完全痊愈在内,论中说,"太阳病,七日以上自愈者,以行其经尽故也""发于阳者七日愈"就是。如果病人是无热恶寒,四五日未出现太阴病,五六日又未出现自利而渴的少阴病,六七日又不出现厥阴病,那就是里阳恢复,就是论中所说的"发于阴者六日愈"。

另一方面是向坏的方向发展,包括转属阳明、转属少阳,也包括蓄水症、蓄血症、发黄症、结胸症等在内。这些变化,都是从受病之日起,邪正斗争,阴阳气血由渐变而突变的结果。

既然体内的阴阳气血在不断地演变,所以伤寒发病之后,其日期的深浅,有其大体的临床指导价值。论中不少条文都提到"一二日""二三日""三四日""四五日""五六日""六七日""七八日""八九日""十余日""十三日"等,都是启示体内的变化情况,是指导临床的参考资料,虽然不能过于拘泥,但也不是无的放矢。

凡变症之由于自然演变而成的,大体都有日数可供参考。但如果是由于治疗或治疗不当而变的,其变化就不受日数的限制,就像太阳病经过发汗而愈,就不需要"七日以上"一样。但是误治以后的结果,除了关系到所采取的治疗方法以外,也取决于内在因素,而内在因素的形成,仍然与日数有关。譬如太阳病发汗因转属阳明,只有在胃肠道逐渐化热化燥的情况下才能促成。如果是初得病的一二日,内未化热化燥,即使过汗,也只会亡阳,不会转属阳明。又如论中的变症,有不少是由于"太阳病下之"所促成的。太阳病而竟误用下法,就提示可能是太阳病虽然未解,而阳明已在化热化燥了,这也必然与日数有关。正因如此,所以在什么情况下发汗会亡阳,什么情况下发汗会转属阳明,什么情况下下之会协热利,什么情况下下之会下利清谷,什么情况下下之会成结胸、作痞、致虚烦,除了汗下不如法之外,内因也要考虑在内,因此,日数的深浅,仍然有参考价值。

日数既然可以启示内在的变化情况,所以临床诊断,处方用药,日数也有参考价值。例如"少阴病,得之二三日,麻黄附子甘草汤微发汗",为什么?"以二三日无里症,故微发汗也"。又如"伤寒二三日,心中悸而烦者,小建中汤主之",是因为二三日就悸而烦,只能是里虚;邪热入里之烦,不可能那样迅速。又如251条估计燥屎的形成,"二三日,烦躁心下硬",只是宿食;"至四五日"才少与小承气汤"令少安";"至六日"才"与承气汤一升"等等;都说明日数的多少,在临床治疗时,也是不可忽视的参考资料之一。

三阴病以少阴病和厥阴病最为深重,而六七日、七八日是再经的初期,也是这两经病极为关键的时刻,不是好转就是恶化。读《伤寒论》时尤应注意。

由以上所述,可见伤寒的变化是与日数的深浅关系极为密切的。但是也要看到,这只有在旧社会,尤其是旧社会的偏僻农村,才能观察得最清楚,因为那里缺医少药,患病后不能及时治疗,只能听其自然演变,所以连一般农民也有这方面的常识。比如直到现在,农村中的老年人每遇到外感热病,还常提到"伤寒紧七慢八"之说(就是说七八日是伤寒病变化的关键时刻)就是很明显的例子。可是到了今天,毛主席的革命卫生路线深入人心,赤脚医生的苗壮成长,合作医疗普及巩固,使得广大农村形成了一个防治结合的卫生网,赤脚医生送医送药上门,不允许疾病自由发展,就很难观察到日数对伤寒的关系,因而日数的深浅,就不像以前那样被临床者十分重视了。不过我们既然要研究《伤寒论》就仍应考虑到千余年前编写《伤寒论》的时代背景,结合临床实际,实事求是地弄清楚伤寒的日数究竟有什么价值,"传经"究竟是怎么一回事,才能真正理解《伤寒论》。另一方面,借此了解一下人体的抗病机制,也是有益的。如果不是这样,只盲目地看注解,就会被旧注家引入迷途,旧注家的错误在哪里呢?错就错在脱离实际,凭空臆想,挖空心思,牵强附会,错就错在硬把这些变化称之为"传经",而且还造出什么"循经传""越经传""首尾传""表里传""传足不传手"等谬说,把一部极其朴素实用的《伤寒论》,涂上了一层层形而上学的色彩。

【述义】

人体感受外邪之后,也不是都能够发病,还有因为外邪轻微,人体正气充盛,个体只会表现出轻微的身体违和,随后,日渐邪散而体和,这种情况就不会发病。如《伤寒论》第 4 条所说:"伤寒一日,太阳受之,脉若静者,为不传。"这里的"传"是变化的意思。"不传"就是"没有变化",外邪不再发展,而自行消散。

如果"传",就是外邪继续发展,通常有两种趋向,一种可能是"传"到一定程度,病情日渐轻缓而自愈,如第 8 条所说:"太阳病,头痛到七日以上自愈者同,以行其经尽故也。"第二种可能是内外合邪,也就是外邪与机体素有的潜在不良因素如痰、水饮、瘀血、宿食相结合而发病,这些病就比较复杂多变。

第二种可能是随着病势的发展与不恰当的治疗,病情可能变化而转变成为另外一种病,如第 188 条"伤寒转系阳明者,其人濈然微汗出也";第 266 条"本太阳病不解,转入少阳病";第 185 条"本太阳病,初得病时,发其汗,汗先出不彻,因转属阳明";第 181 条"太阳病,若发汗,若下,若利小便,此亡津液,胃中干燥,因转属阳明"。在这里,转入、转系、转属都是表述由一种病而转变为另外一种病,是表述不同病之间的横向发展,而不是所谓的"传经"。

后世注家就是根据上述有关的条文臆造出"传经"的谬说。

其实,人体感受外邪,早期的表现并不清晰,还分不出是三阳病还是三阴病的具体病证。但是,最常见、最突出的症状是恶寒和发热。不论发热还是不发热,恶寒则是必有的症状。根据这个临床特征,仲景用"发热恶寒者发于阳也,无热恶寒者发于阴也",把伤寒发病分为两大类,即阳证和阴证。这只是仲景的第一步归纳与分类,即《伤寒论》在第 7 条中所讲"病有发热恶寒者,发于阳也;无热恶寒者,发于阴也"。

在恶寒的同时发热,这是人体阳气盛,同时邪气也盛的表现,是邪正相争,属于阳证。如果病人只恶寒而发不起热来,这是精气夺,正气无力与邪相争,属于阴证。

伤寒发病急、变化快,时间反映了病情的变化。因此,临床症状表现因时而异,日期和时间在一定程度上表达出外邪侵袭下不同机体的反应速度和反应状态,反映了脏腑、经络、气血、津液的变化。

阳证虽然都发热恶寒,但却有发病迟速、症状隐显、病情轻重等表现形式和程度的不同。如第 4 条说"伤寒一日,太阳受之""颇欲吐,若躁烦,脉数急者,为传也",这表现为发病急,感邪时间很短即发为太阳病。《伤寒解惑论》在此借用"前驱期"这个术语。"前驱期"本是西医学的术语,意为"疾病传染过程中的一个阶段,病人开始感觉一般性的不适,如疲乏、头痛和轻度体温升高等。而尚无特殊的临床症状或体征"。在此借用"前驱期"这个术语很贴切地表达出三阴三阳发病早期"尚无特殊的临床症状或体征"这个特点。仲景归纳了发病急,"前驱期"短,仅"一日"即出现发热、恶寒、脉浮,并且这些症状在一定时间内持续存在的一些病状,命名为"太阳病"。"伤寒一日,太阳受之",太阳病经过极短暂的早期过程即进入典型症状期过程,出现脉浮、头项强痛等典型症状。其进入转归期过程,则头痛至七日以上自愈者,以行其经尽故也(第 8 条),十日以去,脉浮细而嗜卧者,外已解也(第 37 条)。其变证可以出现血自下,下者愈(第 106 条),下血乃愈(第 124 条)。

阳明病,始虽恶寒,二日自止(第 184 条),三日阳明脉大(第 186 条)。经过二三日早期过程,即进入典型症状期过程,或表现为身热汗自出,不恶寒反恶热(第 182 条),或表现为大便必硬,硬则谵语(第 213 条),腹满而喘,有潮热

（第208条），手足濈然汗出（第208条）等。进入转归期过程，或脉滑而厥（第350条），或直视谵语，喘满者死，下利者亦死（第210条），或独语如见鬼状，若剧者，发则不识人，循衣摸床，惕而不安，微喘直视，脉弦者生，涩者死（第212条）。阳明病里热充斥，伤阴耗津，其严重者，转归多危重，即使投入白虎汤、承气汤，有时亦不能逆转。其轻证也有自愈倾向，如津液能还入胃中，则大便不久出（第203条），下血谵语者，此为热入血室。但头汗出者，刺期门，随其实而泻之，濈然汗出则愈（第216条）。

伤寒三日，少阳脉小者，欲已也（第271条）。这间接说明伤寒三日，若脉不小，则将发展成为典型的少阳病。少阳病经过三日早期过程，便进入典型症状期，出现口苦、咽干、目眩（第263条）。在少阳伤寒则脉弦细，头痛发热（第365条）；在少阳中风则两耳无所闻，目赤，胸中满而烦（第264条）。其转归或由于正胜邪衰，疏泄利而气机畅，风火出表而自愈，或由于邪正纷争，正虚邪馁而病情迁延。

人体感受外邪，如果只恶寒发不起热来，这是精气夺，正气无力与邪相争。"无热恶寒者，发于阴也"（第7条），这属于阴证。

伤寒四五日，腹中痛，若转气下趋少腹者，此欲自利也（第358条）。太阴病经过四五日之早期过程，即进入典型症状期。自利不渴者，属太阴也（第277条）。出现腹满而吐，食不下，自利益甚，时腹自痛（第273条）。其转归期，下利止而能食则愈。或虽暴烦下利，日十余行，必自止（第278条）。下利后，精神爽慧而病愈。在太阴中风则四肢烦疼，阳微阴涩而长者，为欲愈（第274条）。阳脉转微，示外邪已衰，阴脉虽涩，但指下迢长，正胜邪却则病愈。

少阴病，欲吐不吐，心烦，但欲寐，五六日自利而渴者，属少阴也（第282条）。少阴病经过五六日的早期过程，即进入典型症状期，出现脉微细，但欲寐，自利而渴，形成典型的少阴病。进入转归期，至七八日自下利，脉暴微，手足反温，脉紧反去者，为欲解也，虽烦，下利，必自愈（第287条）。此属少阴病向愈的一面。少阴病的基本病机是水火阴阳俱虚，全身性的衰惫。因此，少阴病多危笃，死证较多。如可见吐利、躁烦、四逆者死（第296条）；下利止而头眩，时时自冒者死（第297条）；四逆，恶寒而身蜷，脉不至，不烦而躁者死（第298条）；六七日息高者，死（第299条）。少阴病进入转归期出现的这些死证，均死于阴精耗竭、阳气脱散。在少阴中风，则心中烦，不得卧（第303条）；八九日，一身手足尽热（第293条）。其转归，脉阳微阴浮者，为欲愈（第290条），其预后多良好。

厥阴病经过六日的早期过程，进入典型症状期，其表现为消渴，气上撞心，心中疼热,饥而不欲食(第326条),其转归则渴欲饮水者,少少与之愈(第329条),厥阴中风,脉微浮为欲愈,不浮为未愈(第327条)。

通过对《伤寒论》原典文本的挖掘与探索,大体可以看出三阳病与三阴病的发病过程,不论是三阳病还是三阴病,在出现典型症状之前都有一个或显或隐的"前驱期",也就是早期的不典型表现。机体正气充盛的人以发热恶寒为主要表现,随着正邪之间的关系不同,正邪交争的程度与方式不同,以及人体的内在因素影响的差异,可因人而异地发展为太阳病、阳明病或少阳病。反之,机体正气不足,阳气亏失或阴阳俱馁的人以无热恶寒为主要表现,随着正邪关系的差异与因人而异的素禀,可发展为太阴病、少阴病或厥阴病。

不论三阳病还是三阴病,由前驱期即早期症状期向典型症状期发展的"过程"叫作"传"。《伤寒解惑论》在这个问题上澄清了既往注家们的"一日传太阳,二日传阳明,三日传少阳,四日传太阴,五日传少阴,六日传厥阴"的误解谬说。先生援引柯韵伯的见解,即"传"就是《素问·水热穴论》"人伤于寒,传而为热"之"传",就是变化了的意思。

传,不是"传经"。

《伤寒论》通篇本无"传经"二字,那么,后世注解《伤寒论》的人是从哪里杜撰出"传经"这两个字呢?

也有注家看出这个问题,清代的程应旄就指出:"观其标篇,只云太阳、阳明等,太阳、阳明字下并无经字,何复言传!"[1]虽然《伤寒论》六病各篇有若干条文论及"传""行""经""作再经""过经""到后经""复过一经"等,但终究没有"传经"这两个字。直到现代,《伤寒论》学术界还有不少人信守着这个"传经"说,李克绍先生在这里用重墨进行阐释,以"拨乱返正"。

---

① 见于程应旄《伤寒论后条辨·卷之四》。

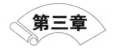

学习《伤寒论》应注意的几个问题

【原文】

　　《伤寒论》是千余年前用古汉语写成的,医学上的名词术语和行文的语法习惯,都有其时代的特点,能不能正确地理解这些特点,对于能否正确地理解《伤寒论》有很大的关系。另一方面,读《伤寒论》不能不借助于各家的注解,但是看注解,也要有分析,有批判,因为各家见仁见智,各不相同,甚至门户水火,互相诋毁。如果不善于分析,就会"此亦一是非,彼亦一是非",蒙头转向,如坠五里雾中,甚至被别人牵着鼻子走,替错误者做辩护。

　　本章针对上述情况,提出学习《伤寒论》应注意的一些问题,既可使学者少走弯路,也避免被错误的注解引入歧途。

一、要正确理解当时医学上的名词术语

【原文】

　　《伤寒论》中的名词术语是极为朴素的,有的流传到现在,还是大众化语言(如"能食""不能食""大便硬"等)。但是这种语言用在医学上,就有一定的含义,也有一定的运用范围,又与一般的语言不同。

　　病与症　(古用證,今简化为症,下同)

　　病,有病名,有一定的病位,有一定的属性,其发生、发展基本上有一定的过程与规律。在《伤寒论》中,病有"三阳病""三阴病"等。

　　症,是每一种病在不同时期的不同症状表现。譬如同是太阳病,初期是脉浮、发热、恶寒、头颈强痛等表症,而到了出现水液代谢障碍时,就会出现消渴、小便不利等里症。在《伤寒论》中,除了表症、里症之外,还有桂枝症、

柴胡症等名词。

【述义】

纵观这一部分的"名词术语",可以看出是先生自年轻时代学习《伤寒论》时,从前人旧注中发现的问题;也是中年以后研读和讲授《伤寒论》时,在当时《伤寒论》学术圈里所谓主流见解中普遍存在的问题。先生把长达20多年时间里所遇到的这些疑难问题,在《伤寒解惑论》中集中地进行了讨论和解答。

《伤寒论》成书于汉代末年,800余年来几经散失隐显,到了宋代治平二年,经过林亿、高保衡等校勘整理才有了现在的格局面貌。学习《伤寒论》的人,不仅在医理方面需要下功夫去思考和理解,而且由于表达形式与语言文字方面也嵌入了时代痕迹,学习者也需要"翻越"许多不容易逾越的"坎"。因此,借助于后世的注解不失为一条"捷径",但是这个"捷径"往往也有不少"岔路",一不小心就能引你走上"歧路",必须谨慎地辨别。这就是说,读前人的注释要有批判精神,要学会独立思考。但是,对于初学者来说,这也是很难做得到的。

病与症,"症"字出现得晚。据学者考证,大约至宋代才偶尔出现这个字,《康熙字典》中未收录这个字,《中华大字典》把症字归为"證"的俗字。而"證"字早在《说文解字》中就被收载,同时收载的还有义同的"证"字,并且二字在《说文解字》中互训。于是到了近代,引发了"證""证""症"三字应用上的混淆。20世纪50年代初国务院颁布《汉字简化方案》以后,直至1964年发布、1986年重新发表《简化字总表》的前后数十年,在中医学术界中,"證""证"与"症"三字仍界定不清,往往混用。

《现代汉语词典》对"證""证""症"进行了规范,将"證"作为"证"、"症"的繁体字或异体字。在中医学中以"证"字表述证候,包括病机、症状、脉象等;以"症"字表述具体的症状,包括脉象。基于简化字的规范应用,旧称"辨證"当为"辨证"。因此,21世纪的今天,此处的"病与症"当作"病与证"。

在中医学中,病是过程的复合,是阴阳盛衰、正邪斗争不断变化的总过程。每一个过程都是一个证,都是阴与阳、邪与正之间关系的动态反映。因此,"病"具有一定的连续性、稳定性、动态性,有明确的范围,有特殊的病因、病机,有一定的规律。"证"则是病的总过程中的一个阶段性过程,有阶段性的病机与症状。在《伤寒论》中,太阳病、阳明病、少阳病及三阴病都属于病。而太阳病的发病过程中有若干个过程,早期的典型症状是脉浮、头项强痛、恶寒,这属于表证;在表证中,还会根据不同的个体形成不同的"证",如麻黄汤证、桂枝汤证、大青龙汤证与柴胡汤证。随着病情的发展,邪势日张,外邪可与体内潜在的不良因素相合,这称为内外合邪,可形成里证,如五苓散证、十枣汤证、半夏泻心汤证等。这些不同的"证"有着不同的标志性症状。

【原文】

伤寒

伤寒有二意。一是广义的,是一切外感病的总称。初起有发热恶寒的,也有无热恶寒的。发热恶寒的多发展为三阳病,无热恶寒的多发展为三阴病。二是狭义的,是三阴三阳病分类中的一种病型,与中风相对而言。如太阳病有太阳中风、太阳伤寒;阳明病有阳明中风、阳明中寒(见下注);少阳病有少阳中风、少阳伤寒。太阴病、少阴病、厥阴病也是如此。

中风

中风是三阴三阳病分类中与伤寒相对的一种病型。其命名的根据有二。一是风性疏泄与寒性凝敛相对,如太阳病有汗称中风,无汗称伤寒。二是指阳邪,与寒为阴邪相对。如大青龙汤症,无汗烦躁者为阳邪,为中风;身不疼但重,不烦躁者,对比之下为阴邪,为伤寒。阳明病,若能食,名中风;不能食,名中寒。少阳病,目赤,胸中满而烦者,为阳邪,为中风;仅头痛发热,目不赤,不烦满者,相对的为阴邪,为伤寒。太阴病,手足自温,不太热,不烦痛者为伤寒;四肢烦痛者,相对的为阳邪,为中风。由于那时还没有"寒化症""热化症"这样的名词,所以少阴病和厥阴病,同样也都是以寒化症为伤寒,热化症为中风。

阳明中寒

中寒这一名词,仅见于阳明病中,是与阳明中风相对而言。其胃阳素盛,化热迅速者为中风;胃阳不盛,化热迟缓,化燥费力者为主中寒。因阳明病是胃家病,是里病,所以不叫伤寒而叫中寒("中"作平声读)。

【述义】

《伤寒论》对病证的讨论重点是辨证和发病过程,而不是病因。伤寒和中风这两个术语实际上是对机体感受外邪以后所产生的若干脉证及病机的整体概括。不能把伤寒和中风看成是病因,理解为"伤了寒邪"是"伤寒"或"中了风邪"是"中风",不能简单地认为"伤寒"就是由外在的"寒"引起的,"中风"就是由外在的"风"引起的。

作为疾病的分类方法,"伤寒""中风"在《伤寒论》中得到了比较广泛的应用。它不仅仅是指太阳病篇中的麻黄汤证和桂枝汤证,而在阳明病篇中有阳明中风、阳明中寒（伤寒），在少阳病篇中有少阳中风和少阳伤寒，在太阴病篇中有太阴中风、太阴伤寒等。《伤寒论》中的伤寒和中风，如同《黄帝内经》中的阴阳一样，是古代的两分法。它反映的是疾病的状态和过程的对立统一，可以说是"古代的两点论"，这种对立统一是以包括疾病整体属性的"象"为基础的。简言之，动者属阳，属中风；静者属阴，属伤寒。

先生特别指出"阳明中寒"也是与中风相对而言的分类，特指阳明病中的寒证，如第190条、第266条、第196条、第195条、第234条等所阐述的内容。

【原文】

传、转属、转入、系在

传、转属，见前《伤寒传经的实质和伤寒日数的临床意义》节。

转入，即转属。

系在，伤寒在还未转属别经之前，已经具备了转属别经的内在条件，出现了可能转属别经的苗头，叫做"系在某经"。譬如"伤寒脉浮缓，手足自温者，此为系在太阴"。就是说，缓主内湿，手足不热而温，是脾阳不盛，这就具备了表热与太阴脾湿相搏，转变为太阴发黄的条件，所以就叫"系在太阴"。

发汗、解表、解外、解肌

发汗、解表、解外、解肌四者都是祛除表邪的意思，但其涵义稍有不同。"发汗"是服药后必须温覆，必须达到出汗的目的。"解表"和"解外"虽然也是以驱除表邪为目的，但是服药之后，听其自然，不用温复，也不一定必须出汗。"表"是肤表，部位一定；"外"是对"里"而言，除了里都是外，所以"半表半里"也可以叫做"外"，但不能叫做"表"。如"欲解外者，宜桂枝汤""先宜小柴胡汤以解外"都是。前之"外"，实际是"表"，后之"外"实际是"半表半里"。"解肌"是指邪在肌腠，专指表邪之表疏有汗者而言，是桂枝汤的专长。

【述义】

"系在"，在《伤寒论》中两见：一是第187条，又见第278条。"系在"是表达病机、病情的一种"状态"，一个短暂的过程。阳明病篇第187条与太阴篇第278条都是"伤寒脉浮而缓，手足自温者，是为系在太阴"。"伤寒系在太阴"，这里的"系在"对此处"伤寒"的发病趋势进行了动态的表述。太阴主运化，阳明主燥化，若湿胜则燥从湿化发为太阴病，若燥胜则湿从燥化而发为阳明病，若

"七八日,虽暴烦下利,日十余行,必自止,以脾家实,腐秽当去"(第278条)而病愈。

从这三个不同的转归,可以看出"系在"的短暂性与不确定性。《伤寒解惑论》把它称作"可能转属别经的苗头"。

发汗、解表、解外、解肌这四个术语在《伤寒论》中常见,与发汗、解表、解外相关的表述更多。

发汗在《伤寒论》中最常见,在赵开美翻刻的宋本卷七中列有"辨可发汗病脉证并治""辨不可发汗病脉证并治"与"发汗后病脉证并治"三篇,在赵刻宋本中,"发汗"二字频频出现。纵观全书,治疗过程中常见的、正确的发汗大体可分为两种。一是如同太阳病篇第12条方后注所说:"适寒温,服一升。服已须臾,啜热稀粥一升余,以助药力。温覆令一时许,遍身漐漐微似有汗者益佳,不可令如水流漓,病必不除。若一服汗出病差,停后服,不必尽剂。若不汗,更服依前法。又不汗,后服小促其间,半日许,令三服尽。若病重者,一日一夜服,周时观之。服一剂尽,病证犹在者,更作服。若汗不出,乃服至二三剂。禁生冷、粘滑、肉面、五辛、酒酪、臭恶等物。"方后注中的这一段文字是对发汗规范操作的表述,这是最常用的正确方法。

另一种是变通的发汗法,不同于前面所说的"温覆发汗",如第71条、第141条、第386条,服五苓散以后,不用温覆,而是"多饮暖水,汗出愈"。不论是"温覆"还是"多饮暖水"都是为了达到出汗的目的。

"发汗"与解表、解外、解肌比较,是具体的治疗方法,它与吐、下、温针等治疗方法相对应而并列于若干条文中,如第16条"太阳病三日,已发汗,若吐、若下、若温针,仍不解者,此为坏病"、第267条"若已吐、下、发汗、温针,谵语,柴胡证罢",通过"发汗"达到"解表、解外、解肌"的目的。

发汗的目的是"解表"。

如第46条"表证仍在者,此当发其汗""麻黄汤主之";第51条"病在表,可发汗,宜麻黄汤";第56条"知不在里,仍在表,当须发汗""宜桂枝汤";第234条"阳明病,脉迟,汗出多,微恶寒者,表未解也,可发汗,宜桂枝汤"。这些条文所表述的"发汗",都是为了解表。

发汗的目的是"解外"。

第42条"太阳病,外证未解脉浮弱者,当以汗解,宜桂枝汤";第44条"外证未解,不可下也""欲解外者,宜桂枝汤";第45条"今脉浮,故在外,当须解外则愈,宜桂枝汤"。这些表述,是说发汗的目的为"解外"。

另外,在特定状况下,服桂枝汤不发汗也能解外。如第387条:"吐利止而身痛不休者,当消息和解其外,宜桂枝汤小和之。"

不只是桂枝汤不发汗能解外,某些小柴胡汤类的方不发汗也能解外,如第104条:"……潮热者实也,先宜小柴胡汤以解外,后以柴胡加芒硝汤主之。"又如第146条:"……外证未去者,柴胡桂枝汤主之。"柴胡桂枝汤在这里"解"的也是"外证",不称为"表证"。

发汗的目的是"解肌"。

有关解肌,在赵刻宋本《伤寒论》中只有两条表述。一是在第16条讲"桂枝本为解肌,若其人脉浮紧,发热汗不出者,不可与之也"。这一条强调桂枝汤的功效是"解肌",禁忌证是"脉紧、发热汗不出",重点是"脉紧"。

二是在《辨不可下病脉证并治第二十》中,"脉濡而紧,濡则卫气微,紧则营中寒。阳微卫中风,发热而恶寒。营紧胃气冷,微呕心内烦。医谓有大热,解肌而发汗"。最后一句"解肌而发汗",说明通过发汗达到解肌的目的。

纵观《伤寒论》,关于解表、解外、解肌以及它们之间关系的界定不是很清晰,在某些特定的情况下,是"你中有我,我中有你"。

"表"和"里"相对应,"外"和"内"相对应。

肌,《说文》言"肉也",与"肌"相对应的是"腠",腠,皮肤文理也。"文理"在此处是指肤表而言。在《名医别录》中,葛根的功效是疗伤寒头痛,解肌,发表,开腠理;麻黄的功效是通腠理,疏伤寒头痛,解肌,泄邪恶气。在这两条中,开通腠理与解肌并列,说明了二者的不同。

"肌"和"腠"与脏腑对比,脏腑属里,"肌"和"腠"属表,所以"表"涵括了"肌"与"腠"。解表也就是解散紧束肌腠的邪气。

桂枝汤的发汗力比麻黄汤要和缓得多,欲发汗,必须啜热稀粥,以助药力,温覆令一时许,这是一个氤氲过程。相对比之下,开腠理则是一个比较急骤的过程。解肌与开腠相对应,解,开也,缓也,宽纵之意。解肌的目的是缓纵肌肉之紧张。开腠理,开,张也,是直截了当的过程。开腠理的目的是开启腠理之闭塞。

开腠与解肌不同。开腠是宣散发汗,力在"锐";解肌是温蕴发汗,力在"钝"。因此,解肌只能用于表述桂枝汤发汗,而不能用于表述开腠的麻黄汤发汗。在《伤寒论》中只有在与麻黄汤的开腠对比时才强调桂枝汤解肌,而通常在一般表述中,言及桂枝汤发汗时,更多的是用"解表"来表述。

关于外证。

有的条文中的外证与表证的意义相同,如第37条:"太阳病,十日已去,脉浮细而嗜卧者,外已解也。"这里的"外"与"表"同义,"外已解"就是"表已解"。

第44条:"太阳病,外证未解,脉浮弱者,当以汗解。"这里的"外证"与"表证"同义。第182条:"阳明病,外证云何?"这里的外证也是指表证而言。因此,"解外"就是"解表"。

外证在柴胡汤证中有所特指。第146条:"伤寒六七日,发热,微恶寒,支节烦疼,微呕,心下支结,外证未去者,柴胡桂枝汤主之。"第104条:"潮热者,实也,先以小柴胡汤以解外,后以柴胡加芒硝汤主之。"第146条的"外证"之"外",第104条的"小柴胡汤以解外"之"外",与前文所说的"外"不同,这里的"外证"表述的不是一般意义上的表证。第103条:"太阳病,过经十余日,反二三下之,后四五日柴胡证仍在者。"此处的"柴胡证"在《伤寒论》中是特指的"外证",它与麻黄汤、桂枝汤之表证不同。这种不同是由病机不同决定的。

麻黄汤、桂枝汤的突出表证是"发热恶寒",柴胡汤证的突出表证是往来寒热。往来寒热是发热恶寒的特殊表现形式。

人体感受风寒之邪,腠理闭拒,分肉失于温养,病人最明显的感觉就是恶寒,这时的病人不一定发热,所以《伤寒论》第3条说:"太阳病,或已发热可未发热"。但是,由于腠理持续闭拒,机体阳气逐渐趋于肤表以抗邪,逐渐形成肤表阳郁。这时的病人发热逐渐明显。家属或医生会感受到病人开始发热,但病人仍感到恶寒,这时病人的病情是发热恶寒。

随着病势的发展,当"病人自己感觉"身体发热而怕热时,肯定不会再同时感到寒了。当发热到一定程度时,汗出而热始退,当热退到一定程度时,病人的感觉又转为恶寒。这种发热恶寒与发热不恶寒的交替,即形成了往来寒热。这时的病人发热虽有轻重的波动,但却是持续的,而恶寒的感觉则是与恶热的感觉阵阵交替出现。[①]

这种"寒"与"热"交替出现的感觉,是由于病人伤寒发病经过五六日之后,邪气由表深入,与正气相搏。《伤寒解惑论》借仍"半表半里"来表达正邪纷争于"半在里,半在外"(第148条),互为进退;正胜邪退,邪退于"半在外"则(发热)恶寒;正却邪进,邪进于"半在里"则(不恶寒)反发热。如此进退交互,寒热休作,故表现为往来寒热。这种病机状态不同于麻黄汤证与桂枝汤证的单纯发热恶寒的表证,但也不是里证,仲景在此用"外证"来概括。柴胡汤证之外证,可看作是"狭义外证"。

第96条小柴胡汤方注最后一句"外有微热者,去人参加桂枝三两,温覆微汗出"。小柴胡汤证本是外证,小柴胡汤证中又"外有微热",此处的"外"又成

---

①　李心机.伤寒论疑难解读[M].2版.北京:人民卫生出版社,1999:276-382.

为"外中之外"了,这里的"外"是指"表"而言。这样,外证就有了三个含义,一是外证与表证同义,二是专指柴胡汤证,三是把表证与柴胡汤证都涵盖的外证。表证是发汗而解,柴胡汤的外证是自里向外旋复而解。

在《伤寒论》中,以麻黄汤证、桂枝汤证、柴胡汤证为例:麻黄汤证称为表证,发汗解表。桂枝汤证称为表证、外证,发汗解表、解外、解肌。柴胡汤证专称外证,不发汗而解外;特定病况下也可见虽不发汗,亦可汗出而解,如第 101 条"凡柴胡汤病证而下之,若柴胡证不罢者,复与柴胡汤,必蒸蒸而振,却复发热汗出而解",第 230 条"阳明病,胁下硬满,不大便而呕,舌上白苔者,可与小柴胡汤。上焦得通,津液得下,胃气因和,身濈然汗出而解"。

通过上述讨论可见,以"外"与"里"相对而言,若从概括的角度讲,排除了里证,都是外证,外证涵盖了麻黄汤证、桂枝汤证、柴胡汤证,解外涵盖了解表、解肌、与狭义解外。

若从具体的角度讲,在《伤寒论》原典中,麻黄汤证只称为表证、不称为外证,治法上只称解表、不称为解外;小柴胡汤证只称为外证、不称为表证,治法上只称为解外、不称为解表;桂枝汤证既称表证、又称外证,治法上可称为解表、解外、解肌。

【原文】

和、和之

"和"即无病。如"口中和"即口中清爽,不燥不渴。"表和里实"是无表症而里已成实。"营气和"是营无病;"表未和""里未和""卫气不和"是表、里、卫气处于病理状态。

"和之"是用小剂量的药物治之使之"和",如"桂枝汤小和之""微和胃气与调胃承气汤"。比常规汗下为轻故称"和之"。

口不仁

口不仁即口不和,是黏腻不清爽,但尚未至于燥渴。旧注解释为口不知味,不够理想。

【述义】

和,顺也、谐也、不坚不柔也,在《伤寒论》中有多义。和之属名词动词化。

和,一是表达正常状态,"和"是正常,"不和"是不正常,是病态。

在《伤寒论》中,"和"最重要的常见表达是适中、平和,可引申为正常、无缺陷,对人或人体来说就是没有病。如太阳病篇中的第 53 条"病常自汗出者,此为营气和";第54条"病人脏无他病,时发热,自汗出而不愈者,此卫气不和也";第71条"欲得饮水者,少少与饮之,令胃气和则愈";第93条"所以然者,汗出表和故也。里未和,然后复下之";第105条"若小便利者,大便当硬,而反下利,脉调和者,知医以丸药下之,非其治也。若自下利者,脉当微厥,今反和者,此为内实也";第131条"结胸者,项亦强,如柔痓状,下之则和";第152条"此表解里未和也,十枣汤主之";第157条"伤寒,汗出解之后,胃中不和";第211条"脉短者死,脉自和者不死";第252条"伤寒六七日,目中不了了,睛不和";第265条"胃和则愈,胃不和,烦而悸";第304条"少阴病,得之一二日,口中和"。上述这些条文中的"和"是正常,"不和"是病态。

二是表达阴阳气血和谐与正胜邪衰的过程。如第49条"津液自和";第58条"若亡血、亡津液,阴阳自和者,必自愈";第211条"脉短者死,脉自和者不死";第230条"阳明病,胁下硬满,不大便而呕,舌上白胎者,可与小柴胡汤,上焦得通,津液得下,胃气因和,身濈然汗出而解";第245条"脉阳微,而汗出少者,为自和也"。"和"在这里表达的是正胜邪衰的动态。

三是表述治疗方法的轻缓。如第70条"发汗后,恶寒者,虚故也。不恶寒,但热者,实也,当和胃气,与调胃承气汤";第208条"若腹大满不通者,可与小承气汤,微和胃气,勿令至大泄下";第209条"其后发热者,必大便复硬而少也,以小承气汤和之";第250条"太阳病,若吐,若下,若发汗后,微烦,小便数,大便因硬者,与小承气汤和之愈";第251条"得病二三日,脉弱,无太阳柴胡证,烦躁,心下硬,至四五日,虽能食,以小承气汤,少少与,微和之";第387条"吐利止,而身痛不休者,当消息和解其外,宜桂枝汤小和之"。上述这些条文中的"和"表达的是在治疗方法上求缓。

四是调和、搀和、搅拌,此处的"和"音huò。如第310条、第315条"白粉五合,熬香;和令相得";第71条、第313条、第318条、第395条"白饮和服,方寸匕";第338条"饭熟捣成泥,和药令相得""和散一钱匕";第383条、第396条"捣筛,蜜和为丸""以沸汤数合,和一丸,研碎";第141条,文蛤散"以沸汤和一方寸匕服之",三物白散"以白饮和服"。上述"和"的运用都是调和、搀和、搅拌的意思,与第303条"内鸡子黄,搅令相得"中"搅"的含义相当。

口不仁,有感觉曰"仁",感觉不敏称"不仁"。根据条文的语境、文理、义理与医理,"不仁"所表达的含义不同。如第219条"三阳合病,腹满身重,难以转侧,口不仁……"这里的"不仁"是表达三阳俱热,气机滞塞,病人腹满身重、转侧不利的同时,热势蒸于颜面熏于口,这时病人口中黏腻不爽,口感不敏。1959年上海科学技术出版社出版、南京中医学院伤寒教研组编著的《伤寒论译释》

与1964年上海科学技术出版社出版的中医学院试用教材重订本《伤寒论讲义》(2版教材),把"口不仁"解释为"语言不利,食不知味"。在这里,"食不知味"尚通,而解作"语言不利"却是不正确的。先生在《伤寒解惑论》中强调这个问题是有所指,是他在教学中发现了这个问题,故在此给予驳正。

实际上,这个问题至今仍未从根本上得到解决,如1985年5月由上海科学技术出版社出版的5版教材《伤寒论讲义》在解释"口不仁"时,仍认为是"语言不利"[①];2003年21世纪课程教材《伤寒论讲义》中仍解释为"口中麻木,语言不利"[②]。根据医理,"口不仁"在第219条中不是指语言障碍,最核心、最准确的含义应当是"口中黏腻不爽",因此解释为"语言不利"不妥。

在《伤寒论》中,"不仁"还见于《辨脉法》"形体不仁",《平脉法》"身体痹不仁""身不仁",《辨不可下病脉证并治》"臂则不仁"。这些地方的"不仁",结合文理与医理是表述肢体萎痹、麻木。另外,在《平脉法》中还有"郁冒不仁"。这里的"郁冒"与"不仁"并列表达病人神志昏蒙,知觉不敏的状态。

【原文】

脏

脏若与腑对举,是指五脏;若不与腑对举,便是包括六腑在内的体内全部脏器。如"诸病在脏"(《金匮要略》)、"脏无他病""脏有寒""脏结""脏厥""脏寒"等都是。这和《内经》"愿闻十二脏之相使"和"凡十一脏皆取决于胆也"的"脏"字,都是广义的,是统所有的脏腑而言。

胃

《伤寒论》中的胃,是指整个消化管道说的。譬如"胃家实"胃而称家,显然不仅仅是指仓廪之官的胃。又如"胃中必有燥屎五六枚也",这显然是指的大肠。

心下、心中

心下、心中这是单指胃,或胃的周围,不包括大肠、小肠。如"烦躁心下硬""心中疼热,饥而不欲食""心下痞硬"等都是。

血室

血室即子宫,有的注家指为肝经,有的注家指为冲脉,都是错误的。

---

① 李培生,刘渡舟.伤寒论讲义[M].上海:上海科学技术出版,1985:105.
② 梅国强.伤寒论讲义[M].北京:人民卫生出版社,2003:199.

【述义】

一、脏

"脏"这个字,在《伤寒论》中广泛出现,但在不同的语境与文理下含义不同。其含义可以分为三大类:一是如果在同一条文中,脏与腑同在、并存,那么这个"脏"是指狭义的五脏,如《辨脉法》中"寸口脉浮为在表,沉为在里,数为在腑,迟为在脏";又如"属脏者,攻之,不令发汗。属腑者,不令溲数,溲数则大便硬";再如《平脉法》中"五脏六腑相乘""料度腑脏,独见若神";《伤寒例》中"若三阴三阳、五脏六腑皆受病";太阳病篇第 97 条"脏腑相连,其痛必下"。这些"脏"都与"腑"相对应,指五脏而言。

二是在某些条文中"脏"泛指五脏六腑,如《辨脉法》"未知何脏先受其灾,又未知何脏阴阳前绝";太阳病篇第 54 条"病人脏无他病";其他如"脏结""脏寒"等,都是包含六腑的广义的"脏"。

三是在某些条文中"脏"是指某个具体的脏,如太阴病篇第 77 条"自利不渴者,属太阴,以其脏有寒故也"。这里的"脏"是指具体的脾。《平脉法》:"其脉如弦直,此是肝脏伤,故知死也。"此处的脏,是指具体的肝。

二、胃

"胃"这个字在《伤寒论》中的出现频率也很高,《伤寒解惑论》把《伤寒论》中"胃"的含义提纲挈领式地分为两大类,一是指整个消化管道,"不仅仅是仓廪之官的胃",二是强调"胃中必有燥屎五六枚也",这显然是指大肠。

顺着《伤寒解惑论》所指引的思路,对《伤寒论》中所论及的"胃"进行了较全面的疏理归纳,可以从以下几个方面进一步细化。

"胃"原本是五脏六腑中的五脏之一。原意就是《灵枢·五味》所说的"谷始入于胃,其精微者,先出于胃之两焦,以溉五脏"中的"胃";与《素问·五脏别论》所说的"胃者,水谷之海,六府之大源也。五味入口,藏于胃,以养五脏气"中的"胃"都是一个意思。

在《伤寒论》中,胃在表达"五味入口,藏于胃"或"谷始入于胃"的意思时,多与脾对举或并列,如"知脾气不足,胃气虚也""趺阳脉浮而数,浮则伤胃,数则动脾""中焦不治,胃气上冲,脾气不转,胃中为浊"。

根据文理、医理也可以判断出职司"纳谷"的具体的"胃"。如《辨脉法》中"缓者胃气实,实则谷消而水化也。谷入于胃,脉道乃行";《平脉法》"寸口脉弱而缓,弱者阳气不足,缓者胃气有余,噫而吞酸,食卒不下,气填于膈上也";太阳病篇第 157 条"伤寒,汗出解之后,胃中不和,心下痞硬,干噫食臭";第 158 条

"胃中虚,客气上逆,故使硬也。甘草泻心汤主之"。这些条文中有关胃的内容尽管不存在与脾的对举,但从文理与医理上也可以判断出这里的"胃"是指"纳谷"的胃。

除了上述职司"纳谷"的胃之外,根据文理、义理与医理,《伤寒论》其他条文中的"胃"还有多种不同的含义。

1. 在一些条文中,胃泛指肠道,可以理解为"整个消化道",有时特指大肠。如阳明病篇第179条"正阳阳明者,胃家实是也",这里的"胃家实"是揭示里热炽盛、肠道结滞的病机。第280条"太阴为病,脉弱,其人续自便利,设当行大黄、芍药者,宜减之,以其人胃气弱,易动故也",此处的"胃家""胃气"之"胃"泛指肠道。

第203条"以亡津液,胃中干燥,故令大便硬";第208条"若腹大满不通者,可与小承气汤,微和胃气,勿令至大泄下";第213条"阳明病,其人多汗,以津液外出,胃中燥,大便必硬";第203条"阳明病,本自汗出,医更重发汗,病已差,尚微烦不了了者,此必大便硬故也。以亡津液,胃中干燥,故令大便硬。当问其小便日几行,若本小便日三四行,今日再行,故知大便不久出。今为小便数少,以津液当还入胃中,故知不久必大便也"。上述这些条文中的胃也是指肠道而言。

第215条"胃中必有燥屎五六枚也";第217条"汗出谵语者,以有燥屎在胃中,此为风也";第238条"阳明病,下之,心中懊侬而烦;胃中有燥屎者,可攻"。这几条中的"胃"则更具体地表达出是指大肠。

2. 除了上面所说的"胃"是泛指肠道或特指大肠之外,"胃"有时还特指"阳明",如第246条"脉浮而芤,浮为阳,芤为阴,浮芤相搏,胃气生热,其阳则绝",本条的"胃气生热"是表达阳明病热盛伤阴。第247条"趺阳脉浮而涩,浮则胃气强,涩则小便数",本条的"胃气强",也是表述阳明热盛,燥化功能亢奋的状态。

3. 根据条文的文理、义理与医理,"胃"有时在同一条文中的含义会有不同。如第248条"太阳病三日,发汗不解,蒸蒸发热者,属胃也,调胃承气汤主之",本条的"蒸蒸发热"是形容其热势由内而外,病由太阳转属阳明,病机属内"实也"。这里的"属胃"是转属"阳明","胃"指代阳明。而调胃承气汤之胃,更多的是泛指肠胃,在此仲景选用调胃承气汤是以清泄肠道积热为主,而不是选用白虎汤清泄阳明弥漫之炽热。在同一条中,两个"胃"字的深层含义不同。

4. 当"胃"与"外"相对应时,有时泛指"内"或"里"。如《辨脉法》有一段文字:"五月之时,阳气在表,胃中虚冷,以阳气内微,不能胜冷,故欲著复衣。十一月之时,阳气在里,胃中烦热,以阴气内弱,不能胜热,故欲裸其身。又阴脉迟涩,故知亡血也。"在这一条中,"胃中虚冷"与"胃中烦热"泛言内寒与内热。这里的"胃"泛指"内"。

又如,太阳病篇第110条"太阳病二日,反躁,反熨其背而大汗出。大热入胃,胃中水竭"。这一条中的胃,讲成"内"或"里",可能更合乎医理。

以上这些分类也不是绝对的,只是相对而言,往往是你中有我,我中有你,有时含义显得更广泛。同时,上述的这些含义也难以严格界定,需要根据条文的文理、义理、医理去思考和意会。

三、心下、心中

在仲景书中,"心""心中""心下"难以严格区分,三者之间是同中有异,异中有同,很有些"剪不断理还乱"的感觉。要理解它的含义,不能离开条文的语境,必须根据文理、义理与医理来确定,即使这样,有时也难以完整地、理想化地疏理清楚。

1. 心的形态属性与藏象属性

"心"这个字在《伤寒论》中出现率很高,在赵刻宋本中达百次以上。依据"心"字后面连缀词的不同,可表达出不同的含义。

《伤寒论》中的"心"以及整个中医学的"心"不能与解剖学的"心"相混淆。解剖学的"心"讲的是具体形态与结构。中医学的"心"讲的是藏象,主要内涵是功能与联系。在中国文化肇始与中医学的发端时期,"心"这个字也包含形态。史料证实,中医学对人体内部的认识始于原始的解剖术,曾被动地从视觉和感觉方面了解人体形态结构。

甲骨文中"心"字的形象正符合解剖学视野下的动物和人的心脏的直观轮廓形态。从甲骨文和金文中"心"字的象形和变化,可以窥视实物的心在先民的肉眼直观下所取得的视觉效果。

《灵枢·经脉第十》说:"心手少阴之脉,起于心中,出属心系,下膈,络小肠……""小肠手太阳之脉,起于小指之端……入缺盆,络心,循咽,下膈……""脾足太阴之脉,起于大指之端……入腹属脾,络胃,上膈,挟咽……其支者,复从胃,别上膈、注心中……"从这些"起于心中""络心""注心中"经络的上膈、下膈的论述,可以推断出"心"的大体位置。

尽管在中国古代曾有过解剖的实践,但是,中国古代的解剖术终究未能发展成为近代意义的解剖学。尽管古人对人体的认识起始于古代解剖术,中医学的创生与古代解剖实践密切相关,但中医学最终未能沿着解剖术所启示的思路发展。这其中的原因当然是多方面的,在先秦文化和哲学背景的渗透影响下,中医学只能沿着整体思维的轨迹运动和发展。在古人的视野中,人属于自然的一部分,所以古人在对自然界宇宙天地进行整体认识和把握时,对人体结构和人的生命活动也进行了相同的认识和把握。中医学的理论大厦最终是建立在整体意义的藏象基础之上,而不是解剖意义的脏器之上。①

"心"之所以能够称为"下",实际上是对"心"的间接定位。那么中医学的"心"在哪里呢?包括《黄帝内经》在内的中医经典中,尚未找到确凿的表述以证明"心"在体内的具体位置。但是通过经络循行的上膈、下膈可以推论,作为"君主之官"的心"居胸内膈上,人体正中"。这一点也被汉代的许慎所证实,他在《说文解字》中说:"心,人心""在身之中,象形"。② 心,"在身之中",这里的"中"是"中心、当中"的意思。

《素问·痿论》:"心主身之血脉。"《灵枢·邪客》:"心者,五脏六腑之大主也,精神之所舍也。"《素问·灵兰秘典论》:"心者,君主之官也,神明出焉。"综上所述,"心"在《黄帝内经》中被赋予两个重要的功能,一是主血、主脉,二是主神明、藏神。主血、主脉表达出心的"形"与"脏"的属性;主神明、藏神,表达出心的"神"与"象"属性。

2."心"有时是指主血脉,主神明的心

在仲景书中,"心"这个字根据文理、义理与医理,是指《黄帝内经》藏象中的"心"。如《辨脉法》:"阳反独留,形体如烟熏,直视摇头者,此为心绝也。"此处的"心"是指主血藏神,形神俱蕴的"心";如太阳病篇第 29 条"伤寒脉浮,自汗出,小便数,心烦";第 169 条"伤寒,无大热,口燥渴,心烦";第 221 条"若发汗则躁,心愦愦,反谵语";第 303 条"少阴病,得之二三日以上,心中烦";第 310 条"少阴病,下利,咽痛,胸满,心烦";第 319 条"少阴病,下利六七日,咳而呕渴,心烦不得眠";第 88 条"汗家得重发汗,必恍惚心乱"。这几处"心烦""心乱"的"心"是讲主神明的心。

《平脉法》曰:"肾沉心洪。"此处的"心"是讲"脉有三部,尺寸及关",是指主血脉的"心"。第 49 条"若下之,身重、心悸者,不可发汗";第 177 条"伤寒脉结代,心动悸,炙甘草汤主之";第 102 条"伤寒二三日,心中悸而烦";第 82 条"太阳病发汗,汗出不解,其人仍发热,心下悸";第 356 条"伤寒,厥而心下悸"。这几处的"心悸""心动悸""心中悸""心下悸"中的"心"是主血主脉的心。

细究上述这些"心"的本义,首先都属于"君主之官",有的倾向于"形"

---

① 李心机.伤寒论疑难解读[M].2 版.北京:人民卫生出版社,2009:30.

② 李心机.伤寒论疑难解读[M].2 版.北京:人民卫生出版社,2009:25.

"藏",有的倾向于"神""象",有的包含了"形"与"神"两层含义。

3."心"有时是指藏象中的"胃"

在《伤寒论》条文中,"心"字的后面多缀有表达范围的词如"中""下""内",泛指被称为"水谷之海"的胃。

如《平脉法》"里实护腹,如怀卵物者,心痛也";《平脉法》"卫为气,气微者心内饥";《辨脉法》"邪气独留,心中则饥,邪热不杀谷";第 326 条"心中疼热,饥而不欲食,食则吐蛔";《辨不可发汗》"咳者则剧,数吐涎沫,咽中必干,小便不利,心中饥烦";《金匮要略·五脏风寒积聚病脉证并治》"心中饥,食即呕吐"。又如太阳病篇第 123 条"太阳病,过经十余日,心下温温欲吐";第 324 条"少阴病,饮食入口则吐,心中温温欲吐";第 148 条"伤寒五六日,头汗出,微恶寒,手足冷,心下满";《金匮要略·中风历节病脉证并治》中引"侯氏黑散"所治的"大风、四肢烦重,心中恶寒"等。上述"心内饥""心中饥""心痛""心下温温欲吐""心下满""心中恶寒"等,把"心"理解为"水谷之海"的"胃"更合乎医理。

再如太阳病篇第 134 条"阳气内陷……短气躁烦,心中懊恼";第 76 条"心中懊恼";第 78 条"身热不去,心中结痛";第 79 条"伤下后,心烦腹满";第 96 条"伤寒五六日,中风,往来寒热,胸胁苦满,嘿嘿不欲饮食,心烦喜呕";第 58 条"干呕心烦,不得安";第 147 条"但头汗出,往来寒热,心烦";第 282 条"少阴病,欲吐不吐,心烦,但欲寐"。上述条文中的"心中懊恼""心中结痛""心烦"中的"心"也是指胃。而"心中懊恼"则是恶心、搅扰、嘈杂、灼热感。①

特别要强调的是,根据文理、义理与医理,在不同的语境下,这里的"心烦"与前文的"心烦"含义不同。前文的"心烦"是"心"主神明的功能失调,此处的"心烦"是胃内搅扰纠结,恶心欲吐的感觉。

4."心"有时是指胸脘部位

在今本仲景书的条文中,"心"不只是指主血藏神的心,也不只是指"水谷之海"的胃,有时泛指胸脘部位。从文理与医理上看,更多的是用"心下""心中"泛指胸脘部位,同时,又在字里行间蕴涵藏象之"心"与受纳之"胃"。

如《辨脉法》"脉浮而大,心下反硬""阴气前绝,阳气后竭者,其人死,身色必赤,腋下温,心下热也";《平脉法》"奔气促迫,上入胸膈,宗气反聚,血结心下";太阳病篇第 28 条"翕翕发热,无汗,心下满微痛";第 40 条"伤寒表不解,心下有水气";第 67 条"伤寒,若吐,若下后,心下逆满,气上冲胸";第 75 条"未持脉时,病人叉手自冒心";第 165 条"伤寒发热,汗出不解,心中痞硬";第 251

---

① 李心机.伤寒论疑难解读［M］.2 版.北京:人民卫生出版社,2009;352 - 356.

条"无太阳柴胡证，烦躁，心下硬"；第 103 条"呕不止，心下急，郁郁微烦"；第 127 条"太阳病，小便利者，以饮水多，必心下悸"；第 134 条"阳气内陷，心下因硬，则为结胸"；第 135 条"心下痛，按之石硬"；第 137 条"从心下至少腹，硬满而痛不可近"；第 138 条"小结胸病，正在心下，按之则痛"；第 142 条"太阳与少阳并病，头项强痛，或眩冒，时如结胸，心下痞硬"；第 146 条："伤寒六七日，发热，微恶寒，支节烦疼，微呕，心下支结"；第 149 条"心下满而硬痛"；第 152 条"发作有时，头痛，心下痞硬满，引胁下痛"；第 154 条"心下痞，按之濡"；第 155 条"心下痞，而复恶寒"；第 156 条"本以下之，故心下痞"；第 157 条"胃中不和，心下痞硬"；第 158 条"医见心下痞，谓病不尽"；第 159 条："伤寒服汤药，下利不止，心下痞硬"；第 163 条"协热而利，利下不止，心下痞硬"；第 164 条"伤寒大下后，复发汗，心下痞"；第 205 条"阳明病，心下硬满"；第 321 条"少阴病，自利清水，色纯青，心下必痛"；第 355 条"心下满而烦"；《金匮要略·胸痹心痛短气病脉证治》"心中痞，诸逆，心悬痛"等。上述这些"心下""心中""心"从文理、义理与医理上看，理解为胸膈脘部位更贴切。

第 64 条："发汗过多，其人叉手自冒心，心下悸，欲得按。"本条讲发汗过多，伤及心阳，心阳虚则心气不宁，心惕惕然而动悸，慌慌然而空虚，故文曰"欲得按"，病人本能地以双手交叉按"悸"的"部位"，而不是在主观上寻求按主血、藏神的"心"。

这里也说明了一个问题，就是包括《伤寒论》在内的中医学经典中，没有发现"虚里"的搏动与脉结代、心动悸的关联。因此，"叉手自冒"的部位与"悸"的部位只是一个范围。这个范围可以在胸，可以在脘，也可以在胸脘，从临床角度看，这个位置或范围可以因人而略有差异。

若与太阳病篇第 65 条的"脐下悸"、《金匮要略·痰饮咳嗽病脉证并治》篇的"脐下有悸"、《五脏风寒积聚病脉证并治》篇的"心伤者，当脐跳"，以及《伤寒论》第 386 条理中丸方后注中的"脐上筑"、《辨不可下病脉证并治》的"脐周动气"比较，那么，"心下"二字对"悸"的"位置"的认定则有更重要的意义。

另外，《伤寒论》第 154 条："心下痞，按之濡，其脉关上浮者，大黄黄连泻心汤主之。"在这里，心下满塞不通，属邪热壅滞胃脘，用大黄黄连泻心汤泻胃中的壅热，胃和则壅开痞散。

《金匮要略·惊悸吐衄下血胸满瘀血病脉证并治》："心气不足，吐血，衄血，泻心汤主之。"在这一条中，吐血、衄血是心火亢盛，迫血妄行，同样是用大黄黄连泻心汤在这里泻的是心火。从这两条对比中，似可以看出，泻心汤的"心"也有两重性，在不同的语境下，依据文理与医理，有时可以理解为主血藏神的"心",有时应当理解为"水谷之海"的胃。

"血室"不见于《内经》《难经》,据现有可检索文献,当首见于仲景书。《伤寒论》太阳病篇第 143 条:"妇人中风,发热恶寒,经水适来,得之七八日,热除而脉迟身凉,胸胁下满,如结胸状,谵语者,此为热入血室也。当刺期门,随其实而取之。"第 144 条:"妇人中风七八日,续得寒热发作有时。经水适断者,此为热入血室,其血必结,故使如疟状,发作有时,小柴胡汤主之。"第 145 条:"妇人伤寒,发热,经水适来,昼日明了,暮谵语,如见鬼状者,此为热入血室。无犯胃气及上二焦,必自愈。"《金匮要略·妇人杂病脉证并治》除了重见上三条之外,还另见"妇人少腹满如敦状,小便微难而不渴,生后者,此为水与血俱结在血室也,大黄甘遂汤主之"。

以上原典条文,均明言是妇人发病,热入血室或水与血结于血室。

第 216 条:"阳明病,下血、谵语者,此为热入血室。但头汗出者,刺期门,随其实而泻之,濈然汗出则愈。"本条虽然只说是阳明病,没有明言妇人发病,但本条另见于《脉经·卷九》,卷九系由妇人妊娠、产后、杂病及小儿杂病等九篇组成。本条在《金匮要略》中标明属"妇人杂病"范围。由此可见,第 216 条虽然没有明言是妇人发病,但在仲景的思路中,原文中的"下血"是阴道下血无疑。

在《伤寒论》中,原本"血室"就是"血室"。这就像心、肝、脾、三焦、血海、命门一样,在藏象体系中,"它"就是"它",这不能掉进"实质"的陷井。翻开近 60 年来中医学研究史,有哪一项研究"实质"的课题找出了"实质"?毫无例外地都是堂而皇之地不了了之,毫无结果。学习中医学的藏象,不能以现代解剖学的"内脏器官"作为参考系,若这样,一定是前仆后继地陷进"实质"的"死胡同"。

成无己说血室是冲脉,他在《伤寒明理论》说:"人身之血室者,营血停止之所,经脉留会之处,即冲脉是也。"成无己引王冰的话说:"冲为血海,言诸经之血朝会于此,男子则运行生精,女子则上为乳汁下为月水。""阴静海满而去血,谓冲脉盛,为海满也。即是观之,冲是血室可知矣。"从这一段话中可知,他认为血室是冲脉,因为冲脉不分男女,所以男子也有血室。成无己的男女都有血室的说法,不符合《伤寒论》原典本意。

有学者说,张介宾认为血室是子宫。其实张介宾的说法有些混淆不清。他在《类经附翼》三焦包络命门辨一文中说:"所谓子户者,即子宫也,即玉房之中也,俗称子肠,居直肠之前,膀胱之后,当关元气海之间,男精妇血皆存乎此,而子由是生,故子宫者,实又男女通称也。""医家以冲任之脉盛于此,则月事以时下,故名曰血室。""子宫之下有一门,其在女者,可以手探而得,俗人名为产门;其在男者,于精泄之时,只有关阑知觉。"张介宾把这个"门"称为命门。张介宾虽然说血室是子宫,但又和命门混淆在一起,说"子宫者,实又男女通称也",实际上还是没有讲清楚血室与子宫的关系。另有柯韵伯把血室说成肝脏,也只是依据医理上的间接推测,而缺少文理、文义与医理上的直接支持。

关于血室,诸说纷纭,都难以与原典相符。血室,仲景亦称子脏(见《金匮要略·妇人妊娠病脉证并治第二十》),另见《神农本草经》槐实条下。

子宫一词,初见于《神农本草经》紫石英条"女子风寒在子宫,绝育十年无子"。《金匮要略·妇人杂病脉证并治第二十二》:"妇人少腹满如敦状,小便微难而不渴,生后者,此为水与血俱结在血室也。"本证的"少腹满如敦状"是水与血结于血室的局部症状。就本条本证而言,"少腹满如敦状",只能发生在子宫或子脏,而不可能发生于冲脉、肝或血海。从这里可以看出,在仲景的理论思路中,血室即子宫而不是其他。而依据文理、文义与医理,《素问·五脏别论》中的女子胞当是与血室、子宫同一含义,只是表达方式不同罢了。

《神农本草经》紫石英条下的"子宫",是主妊、主生,藏天癸,形神俱蕴的藏象,这正是仲景书中的血室。

【原文】

强

强,亢进的意思,是病理现象。如"营弱卫强""浮则胃气强"都是。

少气

《灵枢·五味》篇:"故谷不入,半日则气衰,一日则气少矣。"是气息微弱,不是短气。

【述义】

"强",在仲景书中是比较常用的词汇。它的一般含义是健壮,有力,如《平脉法》说:"肌肉紧薄鲜硬,阴阳相抱,营卫俱行,刚柔相得,名曰强也"。这里的"名曰强也"是讲人体阳生阴长、营卫谐和、阴平阳秘。在此气和血运,五脏藏精气而不泄,六腑传化物而不藏,刚柔相得状态下,人体精、血、气、津,外滋颜色,内润肌腠,养骨生发,气宏声扬。故色鲜颜光,声清发长,肌坚骨壮。又如太阳病篇第29条"强人可大附子一枚"等,这里"强"表达的是身体健壮的意思。

其次,强,过极也,太过的意思,表达"极度的盛"。如《平脉法》:"趺阳脉滑而紧,滑者胃气实,紧者脾气强,持实击强,痛还自伤,以手把刃,坐作疮也。"这里的"脾气强"是讲脾家邪盛。趺阳脉紧，反映出气机壅塞，脾络不通。此处的"脾气强"是讲脾的实证。又如太阳病篇第 95 条："太阳病，发热汗出者，此为营弱卫强，故使汗出，欲救邪风者，宜桂枝汤。"此处的"营弱卫强"是表达营卫失和的病机。卫强，是表达卫气被邪所引，浮盛于外，这是卫气病理性亢进。卫气的功能虽然卫外而为固，但过度浮盛则属"亢乃害"。阳明病篇第 247 条："趺阳脉浮而涩，浮则胃气强，涩则小便数，浮涩相搏，大便则硬。"这一条中的"胃气强"，是说阳明热盛、燥化功能亢奋，这也是一种"极度的盛"，也是病理性亢进。

再次，强，勉也，劝也，有强制、强迫、勉强的意思。如《伤寒例》："不晓病者，但闻病饮水自愈，小渴者乃强与饮之，因成其祸，不可复数也。"少阴病篇第 284 条："少阴病，咳而下利。谵语者，被火气劫故也，小便必难，以强责少阴汗也。"第 294 条："少阴病，但厥无汗，而强发之，必动其血。"第 398 条："病人脉已解，而日暮微烦，以病新差，人强与谷，脾胃气尚弱，不能消谷，故令微烦，损谷则愈。"这里"强与饮之""强责少阴汗""强发之""强与谷"中的"强"都是勉强而行之的意思。

另外，强，音 jiàng，僵硬的意思，身强难以伸屈，不柔和的样子。如《辨痓湿暍脉证治》："病身热足寒，颈项强急，恶寒，时头热面赤，目脉赤，独头面摇，卒口噤，背反张者，痓病也。"太阳病篇第 1 条："太阳之为病，脉浮，头项强痛而恶寒。"又如，《不可发汗》篇："发汗则致痓，身强难以伸屈。"这里的"强"音 jiàng，都是表达躯体局部僵硬不柔和的样子。

"少气"这个术语在《伤寒论》中的出现率不是很高，但为什么先生在《伤寒解惑论》中把它拿出来进行解释呢？实际上，在《伤寒解惑论》中，对这些"名词术语"单独进行诠解都是有针对性的。这些"名词术语"在当时先生所接触到的《伤寒论》学术界主流认识中，普遍存在着错误的解释，而且这些错误的解释在当时刚刚开办的高等中医学教育中还有着广泛的影响。因此，先生把这些多年来积攒的问题在《伤寒解惑论》中集中进行"解惑"。"少气"这个术语则更典型，更具有针对性。

"少气"最早见于《黄帝内经》。《灵枢·癫狂》："少气，身漯漯也，言吸吸也，骨酸体重，懈不能动，补少阴。"《始终》："少气者，脉口、人迎俱少，而不称尺寸也……如此者弗灸。"《五味》："天地之精气，其大数常出三入一，故谷不入，半日则气衰，一日则气少矣。"又见《素问·脏气法时论》："病者，虚则少气，不能报息。"上述这些"少气"表达的都是气息微弱的意思。

"少气"在《伤寒论》中见于第 76 条："发汗、吐下后，虚烦不得眠，若剧者，必反复颠倒,心中懊侬,栀子豉汤主之;若少气者,栀子甘草豉汤主之。"第397条:"伤寒解后,虚羸少气,气逆欲吐,竹叶石膏汤主之。"第392条:"伤寒,阴易之为病,其人身体重,少气,少腹里急。"

1958年5月由江苏省中医学校伤寒论教研组编著、江苏人民出版社出版的《伤寒论释义》在解释第76条栀子甘草豉汤证时,把文中的"少气"说成"呼吸浅急促迫的意思"[①]。1958年任应秋先生编著、上海卫生出版社出版的《伤寒论语译》,把同一条"少气"解释为"呼吸浅表的急迫现象"[②]。任应秋先生在解析第48条"其人短气但坐,以汗出不彻故也"时说:"短气,即呼吸浅表的喘促。"这样,任先生就把"少气"与"短气"混同了。

上面所提到的江苏省中医学校伤寒论教研组编著的《伤寒论释义》与任应秋先生编著的《伤寒论语译》,是20世纪50年代末60年代初《伤寒论》学术界与中医学术界都极具影响力的教科书和教学参考书。因此,《伤寒解惑论》特别把这个问题提出来予以辨误。这是先生在教学中发现的问题,特地在这里明确指出"少气",是"气息微弱,不是短气"。尽管《伤寒解惑论》于1978年10月出版,但是至1979年7月由湖北中医学院主编的《伤寒论选读》仍然把"少气"解释为"短气"。这说明上述两本书的影响力之大,从中也显示出误读传统势力的强大。直到1985年8月上海科学技术出版社出版李培生先生任主编、刘渡舟先生任副主编的《伤寒论讲义》(俗称5版教材)中,在第76条的解词中,才把"少气"的解释改为"气不足以息"。但是,"气不足以息"可有两种状况,一是如同《金匮要略·胸痹心痛短气病脉证并治》篇所讲"短气不足以息",这仍是短气喘息的表述,另一种是对气息微弱的表述。从误读传统的影响力来看,这里的"气不足以息"仍然没有讲清楚"少气"的含义,或仍是"短气不足以息"。

【原文】

能食

能食是对不能食而言,是食欲正常。如"下利后当便硬,硬则能食者愈""阳明病,若能食,名中风"。

颇能食

颇能食是较能食,略能食,食欲尚可的意思。如"到后经中颇能食"。

---

① 江苏省中医学校伤寒论教研组.伤寒论释义[M].南京:江苏人民出版社,1958:84.
② 任应秋.伤寒论语译[M].上海:上海卫生出版社,1958:93.

消谷善饥

消谷善饥即食欲亢进,是病理现象。如"合热则消谷善饥"。

不能食

不能食有二意,一是指食欲减退,如"阳明病,若中寒,不能食";一是指厌食,如"反不能食者,胃中必有燥屎五六枚也"。

【述义】

《伤寒解惑论》集中讨论"能食""颇能食""消谷喜饥""不能食"的是与非。20 世纪 80 年代之前,中医学术界对《伤寒论》中"能食"的理解存在不少误区。先生提出这个问题是有一定针对性的。如任应秋先生在讲到第 190 条"阳明病,若能食,名中风"时说:"患阳明病而食欲强的,这是中风实证。"(《伤寒论语译》,1958 年,人民卫生出版社)把这里的"能食"讲成"食欲强"是不合医理的。

"能食"在《伤寒论》中见于以下条文。

《辨脉法》:"脉数而解者,必能食也;脉微而解者,必大汗出也。"

第 175 条方后注,甘草附子汤"初服得微汗则解。能食,汗止复烦者,将服五合。"

第 190 条:"阳明病,若能食,名中风。"

第 198 条:"阳明病,但头眩,不恶寒,故能食而咳,其人咽必痛。"

第 215 条:"阳明病,谵语有潮热……若能食者,但硬耳。宜大承气汤下之。"

第 227 条:"脉浮发热,口干鼻燥,能食者则衄。"

第 251 条:"得病二三日,脉弱,无太阳柴胡证……至四五日,虽能食,以小承气汤,少少与,微和之。"

第 270 条:"伤寒三日,三阳为尽,三阴当受邪。其人反能食而不呕,此为三阴不受邪也。"

第 332 条:"凡厥利者,当不能食,今反能食者,恐为除中。"

第 333 条:"伤寒脉迟六七日,而反与黄芩汤彻其热……腹中应冷,当不能食,今反能食,此名除中,必死。"

第 384 条:"伤寒,其脉微涩者,本是霍乱,今是伤寒。却四五日,至阴经上,转入阴必利,本呕下利者,不可治也。欲似大便,而反失气,仍不利者,此属阳明也,便必硬,十三日愈,所以然者,经尽故也。下利后,当便硬,硬则能食者愈,今反不能食,到后经中,颇能食,复过一经能食,过之一日当愈。不愈者,不属阳明也。"

归纳上述条文中的"能食",根据文理、义理、医理,可见在多数情况下,"能食"与"不能食"是相对应的。"能食"是表述食欲正常,有饥饿感,饮食过程如常人。"颇能食",略微能食;颇,少也,略微的意思。"颇能食"是"不能食"与"能食"之间的状态。

此处的"能"与"不能",在表达形式上与"中"与"不中"一样,有明显的河南南阳地区方言特色。

在《伤寒论》中,表达食欲正常的除了"能食"之外,还有如第 129 条"饮食如故"、第 192 条"欲食"等。第 339 条从"嘿嘿不欲食"到"欲得食",也是表达食欲恢复正常。

在《伤寒论》中表达食欲比正常更显得旺盛的如第 122 条"消谷引食"、第 257 条"假令已下,脉数不解,合热则消谷喜饥"。此处的"消谷引食""消谷喜饥"都是表达病人不仅有饥饿感,而且食欲更旺盛一些。

在《伤寒论》中,"能食"除了表达食欲正常之外,有时在条文的特定文理、义理与医理中,"能食"还能表达特殊的食欲亢进,如第 332 条、第 333 条中的"除中",其时可见病人突然从"不能食"转变为"能食"。这两条中的"能食",是表述久病精竭神衰的病人,本已不能进食,突然有进食的欲望,并且食量比正常人略大,这是一种反常的表现,属胃气败绝,垂危之象,俗称"回光返照"。

纵观《伤寒论》有关"不能食"的条文,根据文理、义理与医理可分为两大类。

一是病人没有进食的欲望,主观上不愿意进食,这是《伤寒论》中典型意义上的"不能食"。如第 120 条:"腹中饥,口不能食。"本条所说的伤寒,在发病早期误用吐法,胃阴耗伤,虚火客胃,病人虽然感觉"腹中饥",但没有食欲,不想食,"不能食"。如第 190 条"不能食,名中寒",第 191 条"若中寒者,不能食",第 194 条"阳明病,不能食,攻其热必哕",第 226 条"若胃中虚冷,不能食者,饮水则哕"。这几条讲的阳明病中寒,病机是感受外邪之后,化热化燥迟缓,胃阳相对不足,病人表现以食欲不振为特点。

又如第 215 条:"阳明病,谵语有潮热,反不能食者,胃中必有燥屎五六枚也。"这一条讲的是在阳明燥热的煎灼下,肠道形成干涩坚硬的粪块,此属燥屎。因为燥屎内阻,腑气不降,浊气上熏,其人恶闻食臭,所以"不能食",也属食欲不振。

再如第 332 条、第 333 条所讲的"除中"证中的"不能食",属久病精竭神衰的病人,处于胃气衰败、毫无食欲的状态,条文中用"本""不能食"表达其病机与症状的一致性。

　　二是不论病人有没有进食的欲望,因为有客观上"硬因素"的干扰,所以也不能进食。在这些"硬因素"的干扰下,或因为不适感而不能进食,或因为进食后有不适感,而被动地不能进食,这两种情况也表现为"不能食"。

　　如第 96 条:"伤寒五六日⋯⋯嘿嘿不欲食,心烦喜呕。"这里的"心烦"是恶心的意思,因有恶心欲呕的感觉,再加上原本就"嘿嘿不欲食",所以病人就更加"不能食"。

　　如第 98 条:"医二三下之,不能食而胁下满痛,面目及身黄。"本证因误下,耗伤中阳,胃虚纳呆而不能食,同时,因"胁下满痛",病人就更加"不能食"。

　　如第 185 条:"伤寒发热,无汗,呕不能食。"此处属因呕而不能食。

　　如第 209 条:"阳明病⋯⋯若不转失气者,此但初头硬,后必溏,不可攻之,攻之必胀满不能食也。"此处属因腹"胀满"而"不能食"。

　　如第 228 条:"阳明病,下之⋯⋯心中懊憹,饥不能食,但头汗出者。"此处因胃中嘈杂、搅扰,虽有饥饿感,但不能进食。若进食,胃中嘈杂会更加严重。按:懊憹,嘈杂的意思;心中,此处指"胃"而言。

　　如第 266 条:"本太阳病不解,转入少阳者,胁下硬满,干呕不能食。"此因"干呕"而"不能食",若强进食,必呕吐更加严重。

　　如第 355 条:"病人手足厥冷,⋯⋯心下满而烦,饥不能食。"本证因"心下满而烦",胃脘满闷而恶心,这里的"烦"是"恶心"的意思。所以病人虽有饥饿感,但仍"不能食"。

　　在《伤寒论》中,除了用"不能食"表述没有进食的欲望或被动地不能进食之外,有时还用以下方式表达"不能食"。

　　"食难用饱",如第 195 条:"阳明病,脉迟,食难用饱。饱则微烦头眩。"本条所讲的阳明病,虽能食,但食不能饱,食饱则微"烦"。"烦"在这里是"恶心"的意思。病人还伴有头目昏蒙,这是阳明中寒证,中阳不足。寒则生满;中阳虚则不能化谷,所以"食难用饱","饱"则更加腹满,而导致恶心(烦),所以也是"不能食"。

　　"食入口即吐",如第 359 条:"伤寒本自寒下,医复吐下之,寒格,更逆吐下,若食入口即吐⋯⋯"这里是讲误治后形成上热下寒的病机,上热被下寒格拒,气机逆乱。病人进热食,为下寒格拒,所以热食随气逆而即吐。这是被动的"不能食"的另一种表现。

　　另外,第 243 条"食谷欲呕"也属于被动的"不能食"的一种表现。

　　"不受食",如第 251 条:"若不大便六七日,小便少者,虽不受食,但初头硬,后必溏。"这一条中的"不受食"是表述本证病人六七日不大便,腑气不降,浊气上冲,病人没有食欲。

"不欲食",如第 326 条:"厥阴之为病,消渴,气上撞心,心中疼热,饥而不欲食……"这里所说的"不欲食",是表述厥阴病发病,病人胃脘部热辣、疼痛,自下而上顶撞翻腾,阵阵发作;这是由阴虚津亏,虚火冲逆引发的。由于虚火客胃,所以病人有饥饿感;又因为胃阴不足,失于濡养,所以虽饥而不欲食。这里的"不欲食",既有食欲不振的因素,又有"气上撞心,心中疼热"所引发的食后疼痛加重而被动"不能食"的因素。

"食不下",如第 273 条"太阴之为病,腹满而吐,食不下,自利益甚";《辨不可下病脉证治》"动气在左不可下,下之则腹内拘急,食不下,动气更剧……"第 273 条是讲素体太阴阳气不足,运化无能,又感受了外邪,症见腹满、腹痛、吐利。这是阳虚里寒,运化失调,寒湿内停。寒凝湿滞,湿阻脾络,所以腹满时痛隐隐。寒湿内停,气机逆乱,所以病人恶心呕吐,不欲食。这里的"食不下"也有两个方面的因素,一是脾阳虚,运化无力而食欲不振,二是"腹满而吐",更是"不能食"的一个重要因素。后者《辨不可下病脉证治》是讲阴寒剧凝,寒滞脾络,脾络不通,则腹内拘急。拘急就是痉挛疼痛。中阳骤虚,脾困胃呆,所以这里的"食不下"也包含两个因素,一是腹内痉挛疼痛,被动"不能食";二是中阳骤虚,脾困胃呆而引发的食欲不振。

另外《伤寒论》中还有个唯一的表述叫"不嗜食",如《辨不可下病脉证并治》:"伤寒,发热,口中勃勃气出……恶水者,若下之,则里冷不嗜食,大便完谷出……"这一条中的"不嗜食"是讲"恶水者"误下后出现的变证。所谓"恶水者",多是湿重于热,湿邪从阴化寒。这种情况下,若误下,必更伤中焦脾胃之阳,故"里冷不嗜食"。嗜,《说文》:"欲喜之也。"嗜还有"贪求"的意思。根据文理与医理,这里的"不嗜食"是不能食、不欲食的意思,也就是不想进食,没有食欲。

先生在为 1962 级本科讲授《伤寒论》时,一再强调关于"能食"与"不能食"的理解问题。先生在其自编的《伤寒论讲义》中凡讲到"能食"时,都反复强调"能食"不是食欲旺盛。先生在讲解第 384 条最后一段"今反不能食,到后经中,颇能食,复过一经能食,过之一日当愈"时说:"由于下利,肠道中的水气缺乏而便硬,不是胃气旺盛,便虽硬,但不能食,必须胃气逐渐恢复,才逐渐能食,故经过一周后,胃阳渐强,就略能进食,经尽两周后,胃阳充实,食欲就可以恢复正常。"先生在讲到第 190 条"阳明病,若能食,名中风,不能食,名中寒"时说:"本论中的能食,是和不能食相对说的,食欲比较正常的就是能食,和消谷善饥不同。"

时隔50年后的今天,再回顾先生在课堂上"面命之,提其耳"再三强调的那些与教材不同的学术见解,才体会到原来先生是对当时《伤寒论》学术界关于这些具体问题误读误解的奋力驳正。

【原文】

小便利

小便利即小便正常;与小便难,小便少相区别。如"若其人大便硬、小便自利者,去桂枝加白术汤主之""小便利者,大便当硬"。

大便硬

大便硬即较坚硬的大便。有时是对大便溏而言,即大便正常,不溏不薄,能够成条。如"下痢后当便硬"就是。

初头硬

初头硬即大便头尚能成硬,而后部则是溏粪。

燥屎

燥屎是坚结干硬的粪块,极易致成肠梗阻,导致自身中毒等危症。如"烦不解,腹满痛者,此有燥屎也"。

下利、下利清谷

下利即腹泻。虚寒性腹泻,并泻下未消化的食物,叫"下利清谷"。

热利下重

热利下重即里急后重的痢疾。

【述义】

关于"小便利"。小便是人体气化过程的外在表现之一,它显示出人体阳气与津液的动态关系。"小便利"是仲景书对小便状况的常见表述之一,在不同条文中,在不同的语境下,根据文理、文义与医理可有不同的含义。

其中最常见的含义是与"小便不利""小便难""小便涩""小便少"比较,表达小便正常(有时也称作"小便自可",如第229条),或是由小便不甚通畅逐渐变化为小便通畅,由小便量少逐渐增加并趋向正常的动态过程,不是表达小便量特别多。如太阳病篇第28条,温服桂枝去桂加茯苓白术汤一升之后,"小便利则愈";第59条"勿治之,得小便利,必自愈";如第109条"伤寒发热,啬啬恶寒,大渴欲饮水,其腹必满;自汗出,小便利,其病欲解";第125条"太阳病,身黄,脉沉结,少腹硬;小便不利者,为无血也;小便自利,其人如狂者,血证谛也,抵当汤主之";第126条"伤寒有热,少腹满,应小便不利,今反利者,为有血也,当下之,不可余药,宜抵当丸";第251条"若不大便六七日,小便少者,虽不受食,但初头硬,后必溏,未定成硬,攻之必溏;须小便利,屎定硬,乃可攻之,宜大承气汤";第395条"大病差后,从腰以下有水气",白饮和服牡蛎泽泻散后,"小便利,止后服"。这些表述都是随着气机调达,小便由不利而逐渐恢复畅利,小便由量少而变为正常。

又,第236条茵陈蒿汤证,服汤,"小便当利,尿如皂荚汁状,色正赤,一宿腹减,黄从小便去也";第329条,阴阳易,服烧裈散后,"小便即利";《金匮要略·痰饮咳嗽病脉证并治》的茯苓桂枝白术甘草汤证,服汤后,"小便则利";《消渴小便不利淋病脉证并治》的栝蒌瞿麦丸证,"小便不利者""栝蒌瞿麦丸主之""以小便利,腹中温为知";《疮痈肠痈浸淫病脉证并治》肠痈发病,服薏苡附子败酱散后,"小便当下"。《辨妇人妊娠病脉证并治》妊娠有水气,身重,小便不利,服葵子茯苓散后,"小便利则愈"。上述这些"小便利",也都是与"小便不利"相对而言,表达出小便由"不利"而变化为"利"的动态过程。

另外,小便利还有几种特殊含义。

一是与正常的尿量比较略有增加。如第105条"伤寒十三日,过经谵语者,以有热也,当以汤下之。若小便利者,大便当硬";又如第251条"初头硬,后必溏,未定成硬,攻之必溏;须小便利,屎定硬,乃可攻之,宜大承气汤"。在阳明病篇中,这种与"大便硬"并见的"小便利",是由于热盛肠燥,阳明燥化亢胜,强化水液泌别,所以在早期阶段,小便量比正常略多,当"大便硬"发展到一定程度而热盛津枯时,小便量又会逐渐减少。这里的"小便利",既蕴涵比较,又寓意动态。

二是在特定的条文中表述小便清长。如第316条:"少阴病,二三日不已,至四五日,腹痛,小便不利,四肢沉重疼痛,自下利者,此为有水气。其人或咳,或小便利,或下利,或呕者,真武汤主之。"本证是少阴阳衰不固,衰阳不能制水,所以此处的"小便利"是小便量多而清长。又,《辨不可发汗病脉证并治》:"咳而小便利,若失小便者,不可发汗,汗出则四肢厥逆冷"。本条"咳而小便利,若失小便者"属少阴阳虚,下焦水寒之气凌肺。少阴阳衰不固,衰阳不能制水,"小便利"也是小便量多而清长;"失小便"则是膀胱失约而小便失禁。

又,第377条:"呕而脉弱,小便复利,身有微热,见厥者,难治,四逆汤主之。"本证原本呕势急迫之时,由于气机逆上,所以小便短涩不利;今呕而脉弱,气馁无力,因此,小便由原本不利而复利。此处的"小便复利"是清长而量多,此属正气不支,阳虚不固。

三是在特定的条文中意指遗尿。如《辨痉湿暍脉证并治》:"湿家下之,额上汗出,微喘,小便利者死,若下利不止者,亦死"。湿为阴邪,尤易耗损阳气,故误用下法,骤然加速阳气耗损,虚阳急剧浮越,阳气瞬间亡于上,则额头冷汗频频;同时,孤阳拔根,肾关失固,膀胱不约而遗尿失禁。此"小便利"与"额上汗出"并见,且属死证,绝不是所谓小便清长,而是言小便失禁遗尿。

四是在特定的条文中与无尿比较。病人由无尿变化为有尿,可转危为安,如第111条:"太阳病中风,以火劫发汗,邪风被火热,血气流溢,失其常度。两阳相熏灼,其身发黄,阳盛则欲衄,阴虚小便难,阴阳俱虚竭,身体则枯燥,但头汗出,剂颈而还,腹满微喘,口干咽烂,或不大便。久则谵语,甚者至哕,手足躁扰,捻衣摸床;小便利者,其人可治。"本条讲的是误治后的危证。若病人"小便利",也就是说还有小便,说明气化虽衰竭,但还有一线转机;若其人无尿,则生机垂败,危在即刻。又,《辨不可下病脉证并治》:"若熏之,则身发黄;若熨之,则咽燥。若小便利者,可救之;若小便难者,为危殆。"上述的"小便利"达不到正常的程度,只是与"尿少""小便难"比较略有尿量,与"无尿"比较,还算是"有尿"。

关于"大便硬""初头硬""燥屎""下利""下利清谷""热利下重",这几个术语都是表述伤寒发病过程中,病人排便的不同状况。仲景书对病人排便的表述,一是从过程方面表述大便的变化,二是从形质方面表述大便当前的状况。排便的非正常过程表现在泄利或秘结两个极端,大便的状况表现在形质的"水""溏""硬""燥"等不同状态。

仲景书中的表述是来自病人的感受与病人家属、病人自己以及医生对大便的观察。

不论汉代人还是现代人,正常的大便是排便畅爽,不溏不硬,蛇形条状,光滑柔软。不正常的大便则是偏向两极,一是柱状梗挺干结,表面凸凹粗糙,或如羊屎状;二是黏糊溏薄水便,文中又称"大便反快"。

在仲景书中,"大便硬"是对大便状况的常见表述。纵观全书,根据语境与文理、文义、医理,论中的"大便硬"可从两个方面概括。

一是表述"大便正常"。而后世著书人最常犯的错误,就是把所有的大便硬都解释为大便干硬秘结。如第174条:"伤寒八九日,风湿相搏,身体疼烦,不能自转侧,不呕,不渴,脉浮虚而涩者,桂枝附子汤主之。若其人大便硬,小便自利者,去桂加白术汤主之。"从本条最后一句"若其人大便硬,小便自利"看,本证还当有"大便溏,小便不利"的症状,此属脾虚不运,中阳不健。服桂枝附子汤之后,大便由溏而变化为不溏,小便由不利而变化为自利,说明服药后,阳气振奋,脾运改善,温阳化气有效。这里的"大便硬"是表述大便不溏不薄,即大便正常。又如第384条:"下利后,当便硬,硬则能食者愈。"此处是讲霍乱吐利已止,复感伤寒,机体趋向热化燥化过程,胃气日渐复恢,大便日益成形,恢复正常。这里的"便硬"也是大便正常的意思。

论中有若干条文讲到大便"初头硬,后必溏",依据文意与医理,这里的"初头硬",有时是指大便最初始的一段比较硬结,排便有些困难,但后续排出的大便则是稀薄溏便;而在一些条文中,有时则是指初始的一段属正常大便。所以,不可把"初头硬"的大便一概而论地解释为大便硬结。

二是表述比较"坚硬的大便",如第203条:"阳明病,本自汗出,医更重发汗,病已差,尚微烦不了了者,此必大便硬故也。以亡津液,胃中干燥,故令大便硬。"第213条:"阳明病,其人多汗,以津液外出,胃中燥,大便必硬,硬则谵语,小承气汤主之。"又如第233条:"阳明病,自汗出,若发汗,小便自利者,此为津液内竭,虽硬不可攻之,当须自欲大便,宜蜜煎导而通之。若土瓜根及大猪胆汁,皆可为导。"这里的"大便硬"是指大便超越正常程度的硬结干涩。

"大便硬"通常可见大便秘结、难排,但也不可一概而论,当根据病情,观其脉症。如第237条"屎虽硬,大便反易",这属特例。原因是本证属瘀血蓄在胃肠道。本证阳明病,硬屎与瘀血混杂,瘀血性濡软,所以"屎虽硬",但"大便反易"。另外,大便秘结也不一定是"大便硬"引发的,这也必须"观其脉症,知犯何逆",此不赘述。

论中还有一个与"大便硬"有关连的术语,称作"燥屎"。"燥屎"虽然是"硬的大便",但却不是《伤寒论》中一般意义上的"大便硬"。在《伤寒论》中,"燥屎"与"大便硬"是两个不同的概念。燥屎是积存于肠道内非常干涩坚硬的粪块,容易阻塞肠道,形成粪块梗阻,严重影响气机升降与三焦水道,所以发病急重,在《伤寒论》中多采用急下之法。如论中第209条、第215条、第217条、第238条、第239条、第241条、第242条、第252条、第253条、第254条、第374条等,都从不同方面论及燥屎的形成、诊断、治疗及预后。

与"燥屎"相关的术语,还有一个称作"痼瘕",见第191条:"阳明病,若中寒者,不能食,小便不利,手足濈然汗出,此欲作固瘕,必大便初硬后溏。"此处的"痼瘕"也是大便中的硬块,它的特点是夹杂在溏便中。与"燥屎"是宿食粪便积存,在阳明燥热的煎灼下,形成干涩坚硬的粪块相比较,"痼瘕"则是胃阳相对不足,化燥迟缓,肠道中的水谷不能泌别、渗利,糟粕不能燥化为"燥屎",而只能形成溏便中的瘕块。

前文所说的"大便硬""燥屎""初头硬",虽然形成的原因与形质不同,但概括起来都属于大便干。大便不正常的另一个方面则是与大便干相对应的大便稀。

"下利""下利清谷""热利下重"是仲景书对大便稀最常见的表述。其中"下利"可以概括所有的"大便稀"。如包括以水泄为特点的第 321 条"自利清水",包括以水谷不别,泻下未消化食物为特点的第 317 条"下利清谷"。这两种状况在《金匮要略·痉湿暍病脉证治》中统称为"大便反快"。快,亦急疾也。

"下利"还概括为"利"而"不快"、不爽的腹泻,这些下利的过程与病人的感觉表现出差异,如第 371 条"热利下重"、第 318 条"泄利下重"、第 325 条"数更衣反少"等。虽然这几种腹泻的原因、病机不同,但病人都有大便滞涩、重坠不爽的感觉。

另外,仲景书中还有以"脓血便"为特点的"下利",如第 306 条、第 307 条"下利便脓血",第 363 条"清脓血"。上述这些下利,不论寒热,从形质与病人的感觉上可表现出差异。根据不同的发病与病机,有的会突出利下血便如水注,有的则是突出利而不爽,里急后重,如《金匮要略·五脏风寒积聚病脉证并治》所讲"小肠有寒者,其人下重便血"。

【原文】

经、到经、过经、再经、行其经尽

见前《伤寒传经的实质和伤寒日数的临床意义》一文。

寒

寒指寒痰、水饮。如"此本有寒分也""膈上有寒饮""此寒去欲解也"等都是。

哕

哕指膈痉挛,俗称打呃忒。与胃痉挛有呕的声音、无呕出物的干呕不同,也与噫气不同。

噫气、干噫

噫同"嗳",即嗳气。

太阳病如疟状

太阳病如疟状指发热恶寒之间歇发作者,是表邪已衰而未尽的现象。与寒时不热,热时不寒的往来寒热不同。

【述义】

"经""到经""过经""再经""行其经尽"有关内容,见前第二章《伤寒传经的实质和伤寒日数的临床意义》一文。

"经",在《伤寒论》六病诸篇中,见于 14 个条文,它的含义在不同的条文中,在不同的语境下所指不同,经过疏理归纳大体可有以下几个方面的含义。

①表述过程。"经"表述"过程",这在《伤寒论》中是特殊用法。《伤寒解惑论》用了很多的笔墨,从不同的角度强调这种特殊用法的意义(见《伤寒传经的实质和伤寒日数的临床意义》一文)。这种用法还见于《伤寒论》六病诸篇中的第 103 条"太阳病,过经十余日";第 105 条"伤寒十三日,过经谵语";第 114 条"太阳病,以火熏之,不得汗,其人必躁,到经不解";第 123 条"太阳病,过经十余日,心下温温欲吐";第 217 条"汗出谵语者,以有燥屎在胃中,此为风也。须下者,过经乃可下之";第 384 条"欲似大便,而反失气,仍不利者,此属阳明也,便必硬,十三日愈。所以然者,经尽故也。下利后,当便硬,硬则能食者愈。今反不能食,到后经中,颇能食,复过一经能食,过之一日当愈,不愈者,不属阳明也"。上述这些条文中的"经"字,都是表述"过程",这是张仲景观察外感病的变化,从中总结出来的规律是以六天为一个过程,这个过程称为"经"。

自朱肱把三阳三阴称为经络之后,又通过成无己等的发挥,在这千余年的《伤寒论》阐释中,臆造了一个"日传一经"的说法,于是这个"经"就演化为"经络"了,进一步又把三阴三阳六病称为"六经"病了。这是谬解误传。

"日传一经"的说法一直影响到近现代。如《伤寒论释义》(江苏省中医学校伤寒教研组编著,江苏人民出版社 1958 年 6 月第 1 版)在解释第 103 条"伤寒十三日,过经谵语者"时说:"本条叙述太阳病过经,初传少阳。"《伤寒论译释》(南京中医学院编著,上海科学技术出版社 1959 年 4 月第 1 版)在讲到这一条时说:"过经,此处是病已离开太阳经的意思。"又说:"伤寒十三日,病离开太阳传入阳明。"《伤寒论语译》(中华人民共和国卫生部中医研究院编,1959 年 9 月第 1 版)在解释这一条时说:"太阳病,表证已经解除十多天,这时病已传少阳。"《冉注伤寒论》(冉雪峰遗著,科学技术文献出版社 1981 年 1 月第 1 版)在讲到这一条时说:"太阳病十余日,已过发阴六日,发阳七日正数,是为过经。过经,不得再称太阳病。"1984 年湖北中医学院主编的《伤寒论选读》(上海科学技术出版社)讲到这一条时说:"太阳病传入少阳,而太阳病已罢,谓之过经。"这类关于"传经"的大同小异的解释,一直延续到 1985 年由李培生先生主编的《伤寒论讲义》的出版。由此可见,成无己的"传经论"思想影响之深远,已成为那个时代《伤寒论》学术界的主流认识。

20 世纪 50 年代末、60 年代初,李克绍先生刚开始从事《伤寒论》教学工作,即面临这样一个问题:一个根深蒂固、影响深远、脱离临床的错误认识为什么会这样牢牢地笼罩着学术界,而成为主流认识? 先生在《伤寒解惑论》中指出:"在封建社会里的知识分子,很多人对于祖国的文化遗产包括医学在内,不是以进步的科学真理为根据,而是保持着'注不破经,疏不破注'这样的守旧思想。他们不但对于所谓'经文'不敢持否定态度,甚至连注经的所谓'名家'也只能服从,不可对抗,譬如有人对某些问题提出新的见解和看法,就有人会问,'你见过哪一注家是这样说的?'他们不是从道理上来说服,而是以权威的言论相压服。"在这一点上,先生有深深的感触,并逐渐形成了自己的思想方法。先生认为:"凡是越解释就越神秘、越难懂,这样的注解就必有问题,就应当撇开旧注,改弦易辙,另找新的论据。譬如,前面所说的'传经',就是这样。"①

关于"经"字,王朴庄曾在《伤寒论注》中说:"经者,常也。""若过一经未愈,则为作再经,又当以六七日为期也。"近人章太炎先生亦有论述:"若其云'过经不解''使经不传''欲作再经者',此以六日、七日为一经,犹女子月事以一月为经,乃自其期候言,非自其形质言矣。"(《章太炎医论》)②如第8条"太阳病,头痛至七日以上自愈者,以行其经尽故也""若欲作再经者,针足阳明,使经不传则愈"。这里的"以行其经尽故也"就是讲发病六日了。"若欲作再经者",则是讲太阳病经过七日未能自愈,且仍有发展之势,可针刺足阳明经的穴位。《灵枢·经水》讲:"足阳明,五脏六腑之海也,其脉大血多"。由于阳明经多气多血,故针刺足阳明经的穴位,可调诸经之气血;气平血和,正胜而邪衰,邪气不能继续深入,故病可自愈。

根据文理、文义与医理,《伤寒论》中某些"经"字如"到经""过经""再经""行其经尽""到后经中""复过一经"等,这些"经"字都是表述"过程",也就是六天为一经。

②表述经络。"经"字在《伤寒论》中也不是全部都在表述"过程",根据文理、文义与医理,也有表述经络的,如第67条"伤寒,若吐、若下后,心下逆满,气上冲胸,起则头眩,脉沉紧,发汗则动经";第60条"伤寒吐下后,发汗,虚烦,脉甚微,八九日心下痞硬,胁下痛,气上冲咽喉,眩冒,经脉动惕者,久而成痿";第124条"所以然者,以太阳随经,瘀热在里故也"。这些条文中的"经"都是表述经脉或经络。

③表述月经。如第143条"妇人中风,发热恶寒,经水适来";第144条"妇人中风七八日,续得寒热,发作有时,经水适断者,此为热入血室";第145条"妇人伤寒,发热,经水适来";在《金匮要略·妇人妊娠病脉证并治》"妇人宿有

①　李克绍.伤寒解惑论[M].济南:山东科学技术出版社,1978:63.
②　章太炎.章太炎医论[M].北京:人民卫生出版社,1957:2.

癥病,经断未及三月,而得漏下不止"。这里的"经"字,都是表述月经无疑。

④在特定语境下,泛指特定"方向"。如第30条"因加附子参其间,增桂令汗出,附子温经,亡阳故也";第384条"伤寒,其脉微涩者,本是霍乱,今是伤寒,却四五日,至阴经上,转入阴必利"。这里的"温经"之"经"与"至阴经上"之"经",从文理、文义与医理上难以确定具体含义,这里如若把"附子温经"讲成附子温"太阳经络",这不符合附子的应用,附子在此的作用是回阳救逆,是治疗误汗引发的卫阳不固。因此,"附子温经"之"经",应当是指太阳经络以及太阳经络所联系的脏腑与营卫气血。

第384条"至阴经上"之"经",从文理、文义与医理上也难以确定具体含义,如若把"阴经"理解为"太阴经络"也不符合"本是霍乱,今是伤寒,却四五日,至阴经上,转入阴必利"的医理,所以病由"其脉微涩"的虚证伤寒,经过四五日,若转入"阴经"时,症必下利。这时的病情有如第358条所讲:"伤寒四五日,腹中痛,若转气下趋少腹者,此欲自利也。"第384条所讲的伤寒发病之前,原本是霍乱,所以"本呕下利",上吐下泻必重伤阴津;今又伤寒"转入阴经"而下利,更加损伤已匮乏的津液,引发阴竭阳脱的危证。在这样的语境下,"阴经"是指太阴经络以及太经络所联系的脏俯气血津液。

从上文的"温经"与"阴经"可以联想到后世的"温经汤"和常用术语"温经散寒"。试想,这里"温"的具体"地方"是哪里呢? 难道只是经络吗? 显然这样回答不够确切,不够恰切。根据语境与医理,"温经"的"经"应当是以经络所联系的脏腑与气血。

寒,"冻也",是人知觉到冷的一种感受。《伤寒解惑论》中把这个"寒"字单独地标出来,强调是"指痰、水饮"。如第139条"太阳病,二三日,不能卧,但欲起,心下必结,脉微弱者,此本有寒分也";第324条,少阴病"若膈上有寒饮,干呕者,不可吐也,当温之,宜四逆汤"。这里的"寒"字后面缀"分"字与"饮"字,此"寒"不是无形的寒冷,而是指有形的水饮。第41条:"此寒去欲解也。小青龙汤主之。"这里的"寒"字也是指水饮、水气而言。又,第166条:"此为胸有寒也,当吐之,宜瓜蒂散。"此处的"寒"是"痰"的意思。《说文》中无"痰"字。晋代王羲之的《干呕帖》:"匈中淡闷,干呕转剧。"古"淡"作痰,"痰"是后起字。因此《伤寒论》中的"寒"字有时作"痰"讲。《金匮要略》中的"痰"字是后世人传抄过程中的改动。

"寒"字除了上述的特殊用法之外,在《伤寒论》中更多的是一般含意的用法。纵观赵刻宋本《伤寒论》六病诸篇正文,包括方后注(不含小字注文)中的"寒"字计有200个左右。依据文理、文义与医理,大体可分理出三个方面的含义。

①表述病因，如第 117 条"针处被寒"；《金匮要略·脏腑经络先后病脉证》"风中于前，寒中于暮，湿中于下，雾中于上"；《金匮要略·痉湿暍病脉证治》"病在头，中寒湿，故鼻塞"。上述这些"寒"字是表述病因。

②表述病机，如第 89 条"病人有寒"；第 140 条"寒实结胸"；第 116 条"胸有寒"；第 317 条"里寒外热"；第 333 条"脉迟为寒"；第 338 条"脏寒"；第 351 条"其人内有久寒"。此处这些"寒"字，是表述病机。

③表述症状，如第 1 条"恶寒"；第 11 条"身大寒"；第 22 条"微寒"；第 87 条"寒栗"；第 324 条"手足寒"；第 339 条"指头寒"。这几处的"寒"字是表述症状。

哕，在《伤寒论》六病诸篇中首见于第 98 条"本渴饮水而呕者，柴胡汤不中与也。食谷者哕"；另见于第 111 条"腹满、微喘，口干、咽烂，或不大便，久则谵语，甚者至哕"；第 194 条"阳明病，不能食，攻其热必哕"；第 209 条"欲饮水者，与水则哕"；第 226 条"若胃中虚冷，不能食者，饮水则哕"；第 231 条"一身及目悉黄，小便难，有潮热，时时哕"；第 232 条"若不尿，腹满加哕者，不治"；第 380 条"复与之水以发其汗，因得哕"；第 381 条"伤寒，哕而腹满"。本条又见于《金匮要略·呕吐哕下利病脉证治》"干呕、哕，若手足厥者，橘皮汤主之"。

后世有以哕为咳逆者，代表人物是朱肱，他在《类证活人书·卷十一》中说："咳逆者，仲景所谓哕者是也。"朱肱在这里把"哕"与咳逆等同起来，这是朱肱的臆断，是缺少文献根椐的。成无己在《伤寒明理论》中说："哕者，俗谓之咳逆者是也。"这是成无己的臆断，也缺少文献根椐。朱丹溪在《丹溪心法·卷三》中一方面认为"有声有物谓之呕吐，有声无物谓之哕"，同时又讲"咳逆为病，古谓之哕，近谓之呃"，自相矛盾。在很长一段历史时期，哕与干呕、咳逆分不清。

哕在秦汉以前是和"噫、嚏、咳"并列的不同症状，《礼记·内则》曾讲："不敢哕、噫、嚏、咳"。这只说明在那个时代哕、噫、嚏、咳是并列的症状。

"哕"不是"干呕"，把"哕"讲成是"干呕"还见于李东垣。这种用"干呕"解释"哕"，对后世影响很大。

但是，在仲景书中"哕"和"干呕"是两个不同的症状，反映出不同的病机。如《伤寒论》第 40 条"伤寒表不解，心下有水气，干呕……"；第 12 条"啬啬恶寒，淅淅恶风，翕翕发热，鼻鸣干呕"；第 152 条"心下痞硬满，引胁下痛，干呕短气……"；第 317 条"或腹痛，或干呕，或咽痛，或利止脉不止者"等。这些条文中的干呕都是一个独立的、有特色的症状。

纵观《伤寒论》六病诸篇，"哕"和"干呕"是并列的两个不同的症状。尤其在《金匮要略·呕吐哕下利病脉证治》中："干呕，哕，若手足厥者，橘皮汤主之。"干呕和哕作为两个症状，在同一条中并列出现，就更能说明二者之间的不同。

哕的本意是气逆，但却不是一般的气逆，它有自己的特点。这可以从《灵枢·杂病》对哕的三种不同治法中得到启示。《灵枢·杂病》说："哕，以草刺鼻，嚏，嚏而愈；无息而疾迎引之，立已；大惊之亦可已。"从这段文字中可以看出，第一种治法是以草刺鼻，令打喷嚏而哕愈；第二种治法是屏气片刻，待气逆将发时，以快而深的吸气迎之则哕愈；第三种治法是出其不意，突然惊吓之则哕愈。可以肯定，这三种治法既不可以用来治疗咳嗽气逆，也不能治疗干呕。它所治疗的气逆是气上冲声门，发出"呃呃"声者。"呃呃"，以声象意，以此声来表述这种气逆的特点十分恰切。

在不同时期的医学著述中，哕的概念几经有变，或以哕作干呕，或以咳逆作哕，从而致使哕、干呕、咳逆乃至于噫、噎互相牵混。正本清源，哕的本意是呃呃有声之气逆，也就是现在人们所说的"打呃忒"。

"太阳病如疟状"是用"如疟状"表达太阳病发病过程中，病人"发热恶寒"的间歇发作，也就是一阵一阵的发热恶寒。这是太阳病表邪已衰而未尽的现象。这里的"如疟状"，强调的是"发热恶寒"这个症状时有时无的"间歇"，与病人自己感觉的发热与恶寒交替发作的往来寒热不同。

这里所说的"疟状"是指"疟"的症状。中医学关于"疟"的论述首见于《素问·疟论》。疟有"日作"，有"间日而作"与"时有间二日或至数日发"的不同。无论什么类型的"疟"，发作起来的症状都是间歇出现，此即《素问·疟论》所说的"病以时作"。关于"疟"的症状，《素问·疟论》又说"先起于毫毛，伸欠乃作，寒慄鼓颔""寒去，则内外皆热""先寒而后热""先热而后寒""疟者之寒，汤火不能温也；及其热，冰水不能寒也"。从中可见，疟的症状是病人感觉"寒"与"热"交替出现。

仲景用这种"间歇"性发作的特点，来比喻太阳病表邪虽衰但还没有完全消散时，病人出现"间歇"性轻微的发热恶寒，论中称为"发热恶寒如疟状"。如第 23 条"太阳病，得之八九日，如疟状，发热恶寒，热多寒少，其人不呕，清便欲自可，一日二三度发……"；第 27 条"服桂枝汤，大汗出，脉洪大者，与桂枝汤如前法。若形似疟，一日再发者……"

这种"发热恶寒如疟状""若形似疟"与第 96 条的"往来寒热"不能混淆。前者"发热恶寒"被看作是一个症状，后者是病人自己感觉"发热"与"恶寒"

"往来",所以,"恶寒"与"发热"被看作两个症状。

恶寒是病人自己感到怕冷,严重者可有寒战。这里强调的是病人自己的感觉。因为是"感觉",所以,病人在"感觉"恶寒时就不可能同时再"感觉"到发热;同样道理,如果病人"感觉"发热时,也是不可能同时再"感觉"到恶寒。明白了这个道理,就容易理解什么是"发热恶寒"了。

当表述一个病人的症状是"发热恶寒"时,"发热"与"恶寒"其实有主体与客体的不同。当病人自己感觉恶寒怕冷时,医生或病人家属能从病人的肌肤感知其正在发热。

因为病人在恶寒怕冷的同时,自己不可能再同时感觉到发热,因此,通常所说的"发热恶寒"的"发热",不是病人的自我感觉,而只能是客体的感觉,是医生的触诊或病人家属抚摸时的感觉。

当病人开始感到自身发热时,周身会有一种烘热感,这时病人体表的灼热程度会加剧,医生用手切抚病人的肌肤,能感受到病人的皮肤灼热,这时的病人已不再感到恶寒怕冷了。

发热与恶寒,这种主、客体不同的感觉并存,如果间断性出现,就会有一天发作一次"发热恶寒",也有发作二次、三次,这就是所谓的"如疟状"或"形似疟"。

"往来寒热"完全是病人自己的感觉。它的表现形式是虽然作为客体的医生切其肌肤而觉发热或灼热,但"病人自己感觉"却是周身寒冷,自身感觉不到发热,此时属"恶寒"阶段;而当"病人自己感觉"身体发热时,则已不感觉寒冷,此属发热阶段。这时病人自己的感觉是"寒时不热、热时不寒",而医生的触诊则是病人始终在发热,通过望诊,病人可表现出阵阵恶寒、阵阵发热的症状,通过问诊,病人可有阵阵恶寒、阵阵发热的感觉。这种发热恶寒与发热不恶寒的交替,即形成了"往来寒热"的状态。在这种状态下,持续发热的病人感到阵阵恶寒。往来寒热是发热恶寒的特殊表现形式。

病人自身的这种"寒"与"热"交替出现的"感觉",是由于伤寒发病,邪气由表深入,与正气相搏。正邪纷争于"半在里半在外"(第 148 条),互为进退;正胜邪退,邪退于"半在外"则(发热)恶寒,正退邪进,邪进于"半在里"则(不恶寒)反发热。如此进退交互,寒热休作,故表现为往来寒热。①

除了上述这些术语之外,还有一些术语需要格外注意,不能盲目依赖旧注的解释,需要自己结合文理、医理去挖掘、疏理。

---

① 李心机. 伤寒论疑难解读[M]. 2 版. 北京:人民卫生出版社,1999:376 – 382.

二、读于无字处和语法上的一些问题

【原文】

读于无字处，就是说要从原文的简略处下功夫，找问题。因为古人的著作，有时略去人所共知的一面，而只写人们所不知的一面，有时只写突出的一面，而略去普通的一面；有时只写其中的某一面，而那一面由读者自己去体会。例如阳明篇三急下症和少阴篇三急下症，有几条都略去了腹满、腹痛等大承气汤的主症，却突出地描述了"目中不了了、睛不和""下利清水""发热汗多""口燥咽干"等症状，就是因为，既然说"大承气汤主之"，那么大承气汤的主症腹满、腹痛必然在内，这是人所共知的，所以略而不提。但是大承气汤症的腹满、腹痛等症，在一般情况下，并不构成急症。急在哪里？急就急在"目中不了了，睛不和"，因为这已是自身中毒。急就急在"发热汗多""自利清水，色纯青""口燥咽干"，因为这将导致严重脱水，或已接近脱水。至于"发汗不解"更加"腹满痛"和"腹胀"极重而仍"不大便"，更是肠梗阻的危急症状，所以必须急下。如果不了解这一点，忽视了条文中所略去的腹满、腹痛，而只从文字的表面上找问题，就会对于"发汗热多"和"口燥咽干"这样的症状竟用峻剂大承气汤表示怀疑。陈修园著《伤寒论浅注》就曾怀疑过，并且强解为这是下的水谷之"悍气"。"悍气"这一名词，见于《灵枢·动输》篇和《灵枢·邪客》篇，本来用以形容卫气性质的剽悍，以与营气性质的冲和相区别，并不是卫气、营气之外，还另有一种什么"悍气"。陈氏由于不明白大承气汤的主症就在于无字处，所以不能正确的理解原文，而且为强使原文符合自己的意见，就又曲解了"悍气"。

再举一例

187条（条文序号是根据明代赵开美复刻宋治平本，下同）"伤寒脉浮而缓，手足自温者，是为系在太阴。太阴者，身当发黄；若小便自利者，不能发黄；至七八日，大便硬者，为阳明病也。"

读这样的条文，从"若小便自利者……七八日，大便硬者"应当想到"是为系在太阴"句之前，是略去了"小便不利，大便不硬"这两个症状，只有把略去的这两个症状，同"脉浮缓，手足自温"结合起来，才能对伤寒系在太阴的病理认识得更清楚。对于"至七八日，大便硬者，为阳明病也"和278条

"至七八日,虽暴烦下利日十余行,必自止"。这同一疾病的两种不同机转,就更容易理解了。

又如,论中有好多变症,是由于太阳病下之后出现的。太阳病为什么竟采用下法?这可能是在太阳病未解的同时,又出现了可下的里症,或者出现了容易误诊为可下的其他症状(如28条的"心下满、微痛",少阳中风的"胸中满而烦",太阴病的"腹满"等),也应当根据下后变症的轻重和特点,来推测其未下之前的具体症状,这也是读于无字处的方法之一。

【述义】

先生在这里强调"读于无字处",这是有前提的。这个前提就是必须先把"有字处"读透读好,如果连"有字处"都没有读透读好,你怎么能发现"无字处"的问题呢?只有在"有字处"下足了功夫才能发现"无字处"的深层奥义。

"无字处"毫无例外地都是深藏在"有字处"的字里行间。

少阴病篇第318条四逆散证:"少阴病,四逆,其人或咳,或悸,或小便不利,或腹中痛,或泄利下重者,四逆散主之。"关于本条中的"四逆",有人认为这是"主症中但言四逆",是以"四逆"为标志,提示类证鉴别。那么请问,本证只根据这个所谓"主症"的"四逆",就能选用四逆散吗?显而易见,这是谬解。

本条原文中"四逆"这个症状前面虽然没有"或"字,但是,李克绍先生却断然指出,没有"或"字"也是或然症"。因为对少阴病来说,"四逆"这个症状不具有特异性,更不是应用四逆散的主症和指征。先生说:"本证五个'或'字,其中'咳'和'悸'是可有可无的兼症。小便不利,虽然也是兼症,但临床一般常见。唯有腹中痛和泄利下重,才是本证的主症,二者至少必见其中之一。至于'四逆',只有在阳郁过甚时才出现,如果阳郁不重,也可能不四逆。因此,临证时只要具备了主症,即使不四逆,也要用本方。"①

就本条来说,四逆散的应用指征是"腹中痛"与"泄利下重"。在本条中,只有明白了方后注的"腹中痛者,加附子",才能真正理解四逆散证的本质。四逆散的核心是方后加减,因此,在《方剂学》中讲"四逆散"不讲方后加减,并不能称之为真正的《伤寒论》中的"四逆散"。那些所谓用"柴胡芍药枳实甘草"的四逆散治男科病,就像标榜用芍药甘草汤治一切阴虚证,用桂枝甘草汤治一切阳虚证一样,那只是噱头。

《伤寒论》第18条:"喘家作桂枝汤加厚朴杏子佳。"这一条,先生的句读是

---

① 李克绍. 伤寒论语释[M]. 济南:山东科学技术出版社,1982:259.

"喘家作桂枝汤,加厚朴杏子佳",错误的句读是"喘家作,桂枝汤加厚朴杏子佳"。条文中的"作"是"用"的意思,不当"发作"讲。如果按错误的句读"喘家作,桂枝汤加厚朴杏子佳"来理解,这是说病人发作喘息时,用桂枝汤加厚朴杏子治疗效果最好。意思是说用桂枝汤加厚朴杏子的目的是治疗喘家之"喘",而且效果最好(佳)。实际上,有这种理解的人若真遇到喘家发作"喘"证,也不会使用"桂枝汤加厚朴杏子"。喘家发作之喘,既有寒热之分,又有虚实错杂,因此,怎么可能只有一种使用"桂枝汤加厚朴杏子佳"之"喘"呢?由此看来,把本条句读为"喘家作,桂枝汤加厚朴杏子佳"既不符合原典本意,也不符合仲景用"桂枝汤加厚朴杏子"的思路。本条所讲的"喘家",之所以要用桂枝汤加厚朴杏子,不是因为喘证发作,而是因为这个"喘家"感受了外邪,具有桂枝汤的适应证。因为"喘家"感受外邪容易引发喘息,但不是必发喘息。这里的"喘家"二字只是表达出这个病人既往有喘息的病史,而不是说现证是喘息。就本条而言,本证病人只有桂枝汤证,而并没有发作喘息。因此,本证用桂枝汤的目的在于解表。之所以要加用厚朴、杏仁,这是因为本证病人素有喘息宿疾,加厚朴、杏仁降气,以防宿疾发作,此有未病先防之意,所以文曰"桂枝汤加厚朴杏子佳"。对比而言,即使不用"桂枝汤加厚朴杏子",而是直接使用"桂枝汤",这也不算是错误,只是不能说是"佳"罢了。小小的","号,差之毫厘,谬以千里!

"读于无字处"是几千年来先贤总结出来的读书治学经验。《伤寒杂病论》实际上是以医疗记录为主线,以个案的病情、诊断、选方用药为环节,用归纳、分析、提炼、升华的方法做出带规律性的总结。如第 42 条:"太阳病,外证未解,脉浮弱者,当以汗解,宜桂枝汤。"这一条总结了第 12 条:"太阳中风,阳浮而阴弱,阳浮者,热自发,阴弱者,汗自出,啬啬恶寒,淅淅恶风,翕翕发热,鼻鸣干呕者,桂枝汤主之。"第 13 条:"太阳病头痛、发热、汗出、恶风,桂枝汤主之。"第 51 条:"脉浮者,病在表,可发汗,宜麻黄汤。"读第 42 条时,应当知道,本条一方面省略了第 12 条与第 13 条的具体症状,同时又指出诊断一个桂枝汤证也不必面面俱到,而是"外证未解"。什么是"外证未解"?这就需要从"无字处"去思考。

第 51 条"脉浮"与第 12 条"脉浮弱"比较,也需要从无字处着眼,第 51 条的"脉浮"是"浮而不弱"的意思。

又如茯苓甘草汤,在《伤寒论》中,一是见于第 73 条:"伤寒汗出而渴者,五苓散主之,不渴者,茯苓甘草汤主之。"二是见于第 356 条:"伤寒厥而心下悸,宜先治水,当服茯苓甘草汤,却治其厥,不尔,水渍入胃,必作利也。"

第 73 条:"不渴者,茯苓甘草汤主之。""口渴"是症状,"口不渴"不是症状。既然不是症状,就不能把这里的"不渴"看作应用茯苓甘草汤证的指征。这就需要从无字处寻求。

第73条是用对比的方法阐述五苓散证与茯苓甘草汤证的不同,这种对比方法的特点是把相同之处有意识地进行忽略而突出不同之处,从而形成较明显的反差,以达到鉴别的目的。第73条的茯苓甘草汤证作为一个证的系统症状,不应当简单、勉强地从厥阴病篇中的第356条中去生拉硬扯,硬把"心下悸"拉进来,而应当遵循条文表述过程中所蕴含的思路,从无字处去求索。

五苓散证,论中第71条"太阳病,发汗后,大汗出,脉浮,小便不利,微热,消渴",用五苓散治疗。概括起来,五苓散证应当是微热,消渴,脉浮或浮数,小便不利。而第73条"伤寒汗出而渴者,五苓散主之,不渴者,茯苓甘草汤主之",是把五苓散证和茯苓甘草汤证相同的症状加以省略,从而突出渴与不渴的反差,用渴与不渴鉴别五苓散证和茯苓甘草汤证的不同。由此可以得出这样的结论:茯苓甘草汤证应当是脉浮,微热,小便不利。

但是,从"无字处求"也不能违背医理,违背"医学逻辑"。有人常说"以方测症"或"以药测症",这种"测"的思路是错误的,辨证的大方向也是错误的,违背了同病异治、异病同治的原则。同样,"以脉测症"也是错误的,这一点前人早有论述。如张景岳在"从舍辨"中就曾说过"治病之法,有当舍症从脉,有当舍脉从症,凡脉症不相合者,必有一真一假隐乎其中矣"。

所以,第356条伤寒厥而心下悸用茯苓甘草汤,但并不能以此推论第73条之不渴者用茯苓甘草汤治疗,就一定有心下悸这个症状。这就像第96条"往来寒热"用小柴胡汤,而第379条"呕而发热"用小柴胡汤则不一定必有"往来寒热"这个症状。又如第74条"渴欲饮水,水入则吐之水逆证"用五苓散,而第71条及第72条用五苓散则并没有水入则吐的症状。第73条是茯苓甘草汤证,而第356条运用茯苓甘草汤是针对厥而心下悸做出的一种用药上的选择,选方与用药思路是不同的。

【原文】

还有一些问题,也是由于不能正确理解《伤寒论》的语法而产生的,兹举两例如下。

(一)不注重句法的简化所引起的错误

例如243条:"食谷欲呕,属阳明也,吴茱萸汤主之。得汤反剧者,属上焦也。"

《医宗金鉴》认为:"得汤反剧,非中焦阳明之胃寒,乃上焦太阳之表热。吴茱萸气味俱热,药病不合,故反剧也。"程郊倩则认为,得汤反剧者,是上焦寒盛格阳,以致药不能下达中焦之阳明。这样,都把上焦和阳明分割开来,其实呢,阳明是指整个胃肠道而言,胃肠道本身就可以分为上、中、下三焦。譬如《难经》就说,上焦当胃上口,中焦当胃中脘,下焦当胃下口。《金匮要略》云"上焦有寒,其口多涎",就是胃上口。《伤寒论》中也有"此利在下焦,赤石脂禹余粮汤主之",就是指的大肠。本条的"得汤反剧",明明是寒涎聚在胃上口,未服药之前食谷欲呕,是寒涎得热欲散的缘故。服吴茱萸汤之后,辛燥之性,使邪从上溃,所以反而吐剧。这也是药已中病的好现象。如果寒涎不在上焦胃上口,而在中焦胃中脘,那么服药后寒涎就会温散下降,不至于呕吐,病也会好的。所以属上焦也好,属中焦也好,都未离开阳明。可见六经不是三焦,而又离不开三焦。"属上焦也"是"属阳明之上焦也"的简化语。注者不知是简去了"阳明"二字,强把阳明和三焦分家,就造成了上述错误。

【述义】

句法的简化是《伤寒论》中常见的表述方式。被"简化"掉的内容是另一种"无字处"。不探求"简化"掉的内容,就不能正确理解原文的本义,从而产生错误的解读、错误的结论。

如《伤寒论》第 19 条:"凡服桂枝汤吐者,其后必吐脓血也。"总共 14 个字,但自成无己全面注释《伤寒论》以来,几乎从未讲清楚过。

这一条的历来注释者都没有把"吐"字讲清楚,就是因为"不注重句法的简化"。这一条的"吐"字不是指"呕吐",而是指"因咳而吐"。

"吐"这个字,泛泛地讲,凡从口排弃都称为吐。这个吐就包括了"因呕而吐"与"因咳而吐"。

呕吐是指有声有物,呕吐物来自于胃,如《伤寒论》第 173 条:"伤寒,胸中有热,胃中有邪气,腹中痛,欲呕吐者,黄连汤主之。"有时,又把"呕吐"简化为"呕",如《伤寒论》第 33 条"太阳与阳明合病,不下利,但呕者……"

"呕吐"有时还被简称为"吐",如《伤寒论》第 74 条"中风,发热六七日不解而烦,有表里证,渴欲饮水,水入则吐者,名曰水逆……";第 324 条"少阴病,饮食入口则吐……"

咳,若既无痰涎,也无脓血,只是咳逆上气,这就是后世所说的干咳。若咳而伴有痰涎、脓血,这就是咳吐。

《伤寒论》中虽然经常以"吐"来泛指呕吐和咳吐,但是,吐、呕吐和咳吐是有区别的。

《伤寒论》第 19 条:"凡服桂枝汤吐者,其后必吐脓血也。"成无己、方有执、喻昌都认为本证是湿热素盛,而桂枝又辛甘大热,以热及热,两热相搏,蒸为败浊,故吐脓血。这种讲法乍听起来也似乎有些道理,但就"吐"而言,两热相搏也只能热迫血行,若吐血则似通,若吐脓则不通,不合医理。所以舒驰远(名诏)说他"从未之见也"。

那么,"脓"从何而来呢?叶天士《临证指南医案》中曾有一条服桂枝汤失血案,并被某些人搬进《伤寒论》讲义,附在第 19 条后,以作印证"服桂枝汤吐者,其后必吐脓血也",但是本案病人只吐血不吐脓,所以"案不对题"。

《金匮要略·肺痿肺痈咳嗽上气病脉证治》讲:"咳而胸满,振寒脉数,咽干不渴,时出浊唾腥臭,久久吐脓如米粥者,为肺痈。"又曰:"若口中辟辟燥,咳即胸中隐隐痛,脉反滑数,此为肺痈,咳唾脓血。"上述脉症为肺痈热聚成脓之期。而肺痈之早期表现,则是"寸口脉微(浮)而数,微(浮)则为风,数则为热;微(浮)则汗出,数则恶寒""风伤皮毛,热伤血脉,风舍于肺,其人则咳,口干喘满,咽燥不渴,多唾浊沫,时时振寒"。如果对上述脉症进行归纳,肺痈的早期或表证期表现应当是"风伤皮毛",恶寒发热,时时振寒,汗出,咽燥口干,咳喘,多唾浊沫,脉浮而数。从中可以看出,这样一个"风伤皮毛"的早期肺痈与太阳中风桂枝汤证有很多的相似之处。

从这里可以看出,《伤寒论》第 19 条"凡服桂枝汤吐者,其后必吐脓血也"所表述的过程,是肺痈早期"风伤皮毛"的阶段,反被误诊为太阳中风,误服了桂枝汤所引发的变证。

《金匮要略·肺痿肺痈咳嗽上气病脉证治》讲:"热之所过,血为之凝滞,蓄结痈脓,吐如米粥。"这样一个风热初客,发热、恶寒、汗出、咳喘、脉浮数之早期肺痈,误服桂枝汤,必助其热,热伤脉络,则必动其血,加速血热结聚蓄毒酿脓之过程。因此第 19 条误服桂枝汤之证,咳吐脓血是在必然之中。

这样一个"风伤皮毛""时时振寒"的肺痈早期病人,误服桂枝汤之后,在病情变化上由"时时振寒""多唾浊沫"而变生"时出浊唾腥臭,久久吐脓如米粥",进而变生咳吐脓血的过程,在病机上则是血热结聚蓄毒酿脓的过程。所以服桂枝汤之后,不是即时咳吐脓血,而是"其后""必(咳)吐脓血"。[①]

【原文】

(二)分不清句法中的宾和主所引起的错误

例如 131 条:"病发于阳,而反下之,热入因作结胸。病发于阴,而反下

---

① 李心机. 伤寒论疑难解读[M]. 2 版. 北京:人民卫生出版社,2009:334 - 342.

之,因作痞也。"

舒驰远认为,病发于阳,阳指风伤卫;病发于阴,阴指寒伤营。柯韵伯谓:"阳者,指外而言,形躯是也;阴者,指内而言,胸中、心下是也。"论中第7条已经明白指出:"病有发热恶寒者,发于阳也;无热恶寒者,发于阴也。"注家们为什么偏偏避开这一前提而却另作猜测呢? 其原因就在于:如果把"发于阴"与"发于阳"指为"发热恶寒"和"无热恶寒"的话,那么"发于阳,下之成结胸"是说得通的;但是"发于阴,下之因作痞",在他们看来就存在问题。因为五泻心汤症,都是在发热的基础上误治而成,没有一个是在无热恶寒的情况下出现的。因此只好把"发于阳""发于阴"另作解释,以求与"作痞"相适应。

其实,本条的"成结胸"和"因作痞"二者,并不是相提并论的。其重点是阐明"病发于阳,而反下之,热入因作结胸"。突出的关键是"热入"。至于"病发于阴,而反下之,因作痞也",只是陪衬句法。是说如果不是病发于阳,而是病发于阴的话,即使下之,也无热可入,充其量只能作痞而已,是决不能成结胸的。这在古代语法上,叫做"借宾定主"。

正由于上句是主,下句是宾,所以下文接着就说:"所以成结胸者,以下之太早故也"。接着又提出结胸的症状和治法是:"结胸者,项亦强,如柔痓状,下之则和,宜大陷胸丸。"而没有再提痞的治法。

痞,虽然不是本来的主题,但总还需要说明一下,在无热恶寒的情况下,下后能不能作痞,才能证实"发于阳""发于阴"是指发热和无热的可靠性。

无热恶寒,而反下之,能不能作痞呢? 成五泻心汤症那样的热痞,当然是不可能的。但是痞的种类太多了,除了热陷致痞之外,还有停水之痞、痰壅之痞、胃寒之痞、胃虚气逆之痞。《金匮要略·腹满寒疝宿食》篇云:"夫瘦人绕脐痛,必有风冷,谷气不行,而反下之,其气必冲,不冲者,心下则痞也。"这类的痞,难道其作痞之前,还必须发热恶寒吗?

其实,病发于阳,下之并不仅限于成结胸,痞、虚烦、挟热利、发黄等症,都有出现的可能。痞的成因,也不一定都是下后所促成,发汗、催吐或未经治疗,都能成痞。论中149条就说:"伤寒五六日,呕而发热者,柴胡汤症具,而以他药下之,柴胡症仍在者,复与柴胡汤,此虽已下之不为逆,必蒸蒸而振,却发热汗出而解。若心下满而硬痛者,此为结胸也,大陷胸汤主之。但满而不痛者,此为痞,柴胡不中与之,宜半夏泻心汤。"张仲景并没有把痞的成因固定在病"发于阴上",而这里却指出"病发于阴,下之因作痞也",显然是为了从对面烘托、证明结胸之因下而成者,必是"病发于阳",必是"热入"。张隐庵云:"病发于阳者,发于太阳也,太阳主表,宜从汗解,而反下之,则胃中空虚,邪热内入,而结于胸膈之阳分,因作结胸。病发于阴者,发于少阴也,少阴上火下水,而主神机出入,治当助其君火之阳,而反下之,则邪入胸膈之阴分,因作痞也。"这段解释,把阳指为太阳,阴指为少阴,亦即发热恶寒和无热恶寒之意,这点还是正确的。但仍然不知"因作痞"是陪衬句法,竟和"成结胸"列于互相对比的同等地位,这就势必要在"发于阴"上找作痞的论据,而痞的成因,实际又不限于病发于阴,所以他对于作痞的这段解释,也不可能词通理达,而只能是模糊不清和不切实际罢了。

【述义】

"借宾定主"本是古人写文章、诗词时用衬托、对照的形式表达主题的手法。这种用"宾"反衬"主"的手法,是先写非主题的背面或侧面,以衬托后写的主题正面;或者以表面的内容,衬托底面的内涵。如苏轼的《念奴娇·赤壁怀古》,词中写于表面的潇洒从容,儒雅淡定的周郎公瑾只是"宾",衬托的"主"却是底面隐形的坎坷不遇的作者自己。这种表达手法古来有之,早在《诗经》时代即有应用。如《采薇》中"昔我往矣,杨柳依依。今我来思,雨雪霏霏",这里既有意象比拟,又寓借宾定主的意蕴。

《伤寒解惑论》举出《伤寒论》条文中若干"借宾定主"的例证,以指导读者正确读书。这种"借宾定主"的表述方式是仲景书中的常见方式。如第70条:"发汗后,恶寒者,虚故也。不恶寒,但热者,实也,当和胃气,与调胃承气汤。"在这一条中,"发汗"之后的正面强调主题是调胃承气汤证,是"不恶寒,但热者",这是实证。条文是用"恶寒者",这个"虚证"来衬托。

又如第125条:"太阳病,身黄,脉沉结,少腹硬;小便不利者,为无血也;小便自利,其有如狂者,血证谛也,抵挡汤主之。"本条正面强调的主题是热与血互结于下焦血分的"小便自利",用自注句"小便不利者,为无血也"反衬湿热互结于下焦的气分。

再如第136条:"伤寒十余日,热结在里,复往来寒热者,与大柴胡汤。但结胸无大热者,此为水结在胸胁也。但头微汗出者,大陷胸汤主之。"本条看起来是大柴胡汤证与大陷胸汤证并列,但在条文的文字布局上是有偏正倾向的。本条重点强调大陷胸汤证,定位是"主",大柴胡汤证在本条是衬托大陷胸汤证,定位是"宾"。

三、内容不同的条文要有不同的阅读法

【原文】

《伤寒论》的条文,共有三百九十七条。这些条文,有属于病理说明的,有属于鉴别对比的,有属于具体治疗的,有属于原则指导的,更有一些是临床的病案记录。总而言之,有原则,有具体,有主题,有旁证,内容广泛,各不相同。因此,读起来其侧重点也不能一致。

譬如第29条的"伤寒脉浮,自汗出,小便数,心烦,微恶寒,脚挛急,反与桂枝欲攻其表,此误也。得之便厥……"就是一段很详细的临床记录,其下一条就是这一条的病案讨论。所以读这样的条文,就应当像讨论病案一样,务求分析透彻,排除疑似,而不是要求背得熟、记得牢。

又如97条:"血弱气尽腠理开,邪气因入,与正气相搏,结于胁下……"这是对于小柴胡汤症的病理解释,读这样的条文,只要求理解柴胡诸症的发病机制,不是要求别的什么,如果原文不易理解的话,也可以撇开原文,另找浅显易懂的说明。目的是只要能弄明白道理就好。

还有一些是属于具体治疗,临床应用的。如"太阳病,头痛,发热,汗出,恶风,桂枝汤主之""若脉浮,发热,渴欲饮水,小便不利者,猪苓汤主之""发汗吐下后,虚烦不得眠,若剧者,必反复颠倒,心中懊憹,栀子豉汤主之"等。这些最好是能够牢固地掌握起来。但是能够牢固掌握起来的一个先决条件,仍要先理解其病理。

至于鉴别对比,是从相似的共同现象中,找出其本质上的差别,所以理解更重于记忆。例如"下之后,复发汗,必振寒,脉微细,所以然者,以内外俱虚故也。"这与表症未解都有恶寒的症状,对比一下,这是脉微细,并且恶寒出现在发汗热退之后,所以是内外俱虚。这和表症未解,脉浮发热的恶寒是不同的。又如"呕而发热者,柴胡汤症具",可是"本渴饮水而呕者,柴胡不中与之也"。"伤寒脉浮而缓,手足自温者,是为系在太阴",可是"伤寒四五日,身热恶风,颈项强,胁下满,手足温而渴者,小柴胡汤主之"。通过这样的鉴别对比,胃虚停水之呕和柴胡症之呕,太阴的手足温和柴胡症的手足温,似同实异。越辨越细,越辨越明,才是学习的目的。

又如148条:"伤寒五六日,头汗出,微畏寒,手足冷,心下满,口不欲食,大便硬,脉细者,此为阳微结,必有表复有里也。脉沉,亦在里也。汗出为阳微,假令纯阴结,不得复有外症,悉入在里,此为半在里半在外也。脉虽沉紧,不得为少阴病。所以者然,阴不得有汗,今头汗出,故知非少阴也,可与小柴胡汤。设不了了者,得屎而解。"这一段,既有病理说明,也有鉴别对比;有具体症状,也有治疗原则;同时也是一份完整的病历和病理讨论。这样的条文,论中也有不少的,不要忽略过去。

以上这几类条文,除了有关某一汤症的具体症状需要重点掌握以外,其余的只求理解,不必强记。只有属于治疗原则那样的条文,才既要理解,又要强记。因为这类条文,是从有关治疗的条文中综合、归纳而得出来的结论,反过来又能指导临床,并能帮助理解与之有关的原文。现举几条这样的原文如下。

42 条:太阳病,外证未解,脉浮弱者,当以汗解,宜桂枝汤。

这是从论中所有用桂枝汤解外的条文中归纳出来的一条重要原则。是说,凡是太阳病,要采用桂枝汤的依据,就是外证未解,脉象浮弱。只要合乎这一原则,就不管有汗无汗,已未汗下,只要还有一两个太阳症状,如身痛、脉浮等,说明是外症未解,同时又脉象浮弱,不能峻汗,就是桂枝汤所主。根据这一原则,就可以推知,下后脉促(指脉象上壅两寸,仍属浮脉的范畴)、胸满者,微喘者,其气上冲者,都是外症未解,脉象都应浮弱。有的注家认为,本条也应当有"汗出"一症,这不但把本条从指导意义上降低为一般的具体的用法,而且还把桂枝汤的应用,局限在狭小的圈子里。

265 条:伤寒,脉弦细,头痛发热者,属少阳。

这已把少阳伤寒的主脉主症简单扼要地点了出来。根据这一原则来运用小柴胡汤,就不必口苦、咽干、目眩,不必寒热往来,不必具有所谓柴胡四大主症,只要发热却脉不浮紧、浮缓而是弦细,就属于少阳范畴,就应以小柴胡汤主治。根据这一原则,那么读《伤寒论》"伤寒阳脉涩,阴脉弦,法当腹中急痛者",服小建中汤后不差,脉已不涩而仍弦者,就当然会想到用小柴胡汤了。读"伤寒五六日,头汗出,微恶寒,手足冷,心下满,口不欲食,大便硬",而同时又"脉细者",也当然会想到用小柴胡汤了。

222 条:渴欲饮水,口干舌燥者,白虎加人参汤主之。

这就是白虎汤所以要加人参的重要原则。口干舌燥,是包括裂纹、起刺在内。渴欲饮水到了口干舌燥的程度,这表示热炽津伤,非加人参以救气阴不可。从这点也可以推知,五苓散之渴,猪苓汤之渴,以及加花粉、乌梅、文蛤之渴,都只是口干,而舌不会燥,不会裂纹,不会起刺。也可知白虎汤症,虽然表里俱热,但只是口不仁,还不渴,或虽渴而尚未到口干舌燥的程度。还有,热盛津伤的渴欲饮水、口干舌燥,既然是白虎加人参汤的主症,那么只要具备了这一主症,其余的症状都是次要的了。什么大热、大汗、脉洪大等,都可能不典型。因此,读到"伤寒无大热""背微恶寒""时时恶风"等,白虎汤症俱不典型,但却"舌上干燥而烦,欲饮水数升者",自然就会想到是白虎加人参汤症了。

351 条:手足厥寒,脉细欲绝者,当归四逆汤主之。

这就是运用当归四逆汤的原则。只要肢寒脉细是由于阳虚血少,就不管是"腹濡、脉虚、复厥者""小腹满、按之痛,冷结在膀胱关元"者,都可以用当归四逆汤为主,随症加减治疗。

除了上述各类条文以外,还有一些价值不大,甚至落后错误的东西,则以删去不读为是。

【述义】

纵观赵刻宋本《伤寒论》六病诸篇 397 条,可以看出不同的条文在设定布局与表述形式上各有特点。这就决定了学习、研究《伤寒论》时,不是简单地背诵熟谙就算是掌握了。因为条文的设定布局与表述形式由不同的内容决定,所以可以从条文表述的不同节点切入,有助于对不同条文的重点、难点更深入的理解。因此,读者在学习的过程中,要根据条文的内容特点,采用不同的读法。

为此,《伤寒解惑论》列举了"临床记录""病理解释""具体治疗""鉴别对比""治疗原则",以及综合性的"既有病理说明,也有鉴别对比,有具体症状,也有治疗原则"的条文,来解说"不同的读法"。

在以"临床记录"为主的一类条文中,《伤寒解惑论》列举了第29条和第30条。其实,从《伤寒论》中还可以举出许多这样的条文,如第 208 条:"阳明病,脉迟,虽汗出不恶寒者,其身必重,短气,腹满而喘,有潮热者,此外欲解,可攻里也。手足濈然汗出者,此大便已硬也,大承气汤主之。若汗多,微发热恶寒者,外未解也,其热不潮,未可与承气汤。若腹大满不通者,可与小承气汤,微和胃气,勿令至大泄下。"又如第338条:"伤寒脉微而厥,至七八日肤冷,其人躁无暂安时者,此为脏厥,非蛔厥也。蛔厥者,其人当吐蛔。今病者静,而复时烦者,此为脏寒。蛔上入其膈,故烦,须臾复止,得食而呕,又烦者,蛔闻食臭出,其人常自吐蛔。蛔厥者,乌梅丸主之。又主久利。"这些条文的特点是把发病的过程、症状、病机分析、诊断,以及治疗方药一步一步地加以记录,时有夹叙夹议,内容丰富。学习这一类条文的重点是熟读、理解,掌握条文的层次,并做到与相关的条文相互印证。

以"病理解释"为主的条文,如第 111 条:"太阳病中风,以火劫发汗,邪风被火热,血气流溢,失其常度。两阳相熏灼,其身发黄,阳盛则欲衄,阴虚小便难,阴阳俱虚竭,身体则枯燥。但头汗出,剂颈而还,腹满微喘,口干咽烂,或不大便。久则谵语,甚者至哕,手足躁扰,捻衣摸床,小便利者,其人可治。"

第 116 条:"微数之脉,慎不可灸。因火为邪,则为烦逆,追虚逐实,血散脉中,火气虽微,内攻有力,焦骨伤筋,血难复也。脉浮,宜以汗解,用火灸之,邪无从出,因火而盛,病从腰以下,必重而痹,名火逆也。欲自解者,必当先烦,烦乃有汗而解,何以知之? 脉浮,故知汗出解。"

又如第 134 条:"太阳病,脉浮而动数,浮则为风,数则为热,动则为痛,数则为虚。头痛发热,微盗汗出,而反恶寒者,表未解也。医反下之,动数变迟,膈内拒痛,胃中空虚,客气动膈,短气躁烦,心中懊恼,阳气内陷,心下因硬,则为结胸,大陷胸汤主之。若不结胸,但头汗出,余处无汗,剂颈而还,小便不利,身必发黄。"

这一类条文的重点是对发病的病机或具体症状的病机进行分析。如第 111 条用"火劫发汗"的方法治疗"太阳病中风",引发的病机变化是"邪风被火热,血气流溢,失其常度"。而具体症状"其身发黄"是由于"两阳相熏灼";"衄"是因为"阳盛","小便不利"是因为"阴虚"。第 116 条中的"追虚逐实,血散脉中,火气虽微,内攻有力,焦骨伤筋,血难复也"讲的都是病机。

以"具体治疗"为主的条文在《伤寒论》中所占的比例最多,除了书中列举的第 13 条、第 223 条和第 76 条之外,还可以举出更具代表性的条文,如第 71 条:"太阳病,发汗后,大汗出,胃中干,烦躁不得眠,欲得饮水者,少少与饮之,令胃气和则愈。若脉浮,小便不利,微热消渴者,五苓散主之。"又如第 107 条:"伤寒八九日,下之,胸满烦惊,小便不利,谵语,一身尽重,不可转侧者,柴胡加龙骨牡蛎汤主之。"再如第 351 条:"手足厥寒,脉细如绝者,当归四逆汤主之。"第 378 条:"干呕,吐涎沫,头痛者,吴茱萸汤主之。"这一类条文的特点是或按照发病与早期的治疗过程,或直接把现症与脉象一一列举出来,最后列出方药与服用方法。这一类条文对初学者有一定的示范性,可以效法。

"鉴别对比"在形式上包括两个方面。有以"鉴别对比"为重点的条文,如第 7 条:"发热恶寒者,发于阳也,无热恶寒者,发于阴也。"又如第 70 条:"发汗后,恶寒者,虚故也;不恶寒,但热者,实也。"再如第 149 条:"若心下满而硬痛者,此为结胸也,大陷胸汤主之;但满而不痛者,此为痞,柴胡不中与之,宜半夏泻心汤。"这其中不仅有症状与病机的比较,还有诊断与治疗的比较。这是在同一个条文中进行症状与病机的比较。

还有不同条文之间的"鉴别对比",书中列举了第 60 条"下之后,复发汗,必振寒,脉微细"与表症未解都有恶寒对比;第 149 条"呕而发热者,柴胡汤症具"与第 98 条"本渴饮水而呕者,柴胡不中与之也"进行比较;第 187 条"伤寒脉浮而缓,手足自温者,是为系在太阴"与第 99 条"伤寒四五日,身热恶风,颈项强,胁下满,手足温而渴者,小柴胡汤主之"进行对比。这些不同条文可有相同或相似的症状,但病机不同。

另外,还有不同的条文表述和症状不同,但有相同的病机和治疗。如第 96 条讲典型的小柴胡汤证,而第 101 条:"伤寒中风,有柴胡证,但见一证便是,不必悉具。"这两条放在一起,也就有了比较的意义。

"治疗原则"一类的条文在《伤寒论》中为数不多,是从临床中总结出来的概括诊断与用药的原则。除了书中列举的第 42 条、第 265 条、第 222 条、第 351条,还可列举第 51 条"脉浮者,病在表,可发汗,宜麻黄汤",第 52 条"脉浮而数者,可发汗,宜麻黄汤",第 277 条"自利不渴者,属太阴,以其脏有寒故也,当温之,宜四逆辈",第 323 条"少阴病,脉沉者,急温之,宜四逆汤"等。这一类条文对学术熏陶、训练专业学养与临床诊病都具有指导意义,对初学者来说,既要理解,又要强记、背诵。

前面所说的分类只是从主要方面而言,并不是绝对的。更多的条文是夹叙夹议的,如第 12 条,先表述太阳中风的脉象为"阳浮而阴弱",之后紧跟着对脉象进行分析,即"阳浮者热自发,阴弱者汗自出"。又如第 282 条,先叙述少阴病的症状"欲吐不吐,心烦但欲寐,五六日自利而渴",下文紧接着讲述病机"虚故引水自救";继续叙述症状"小便色白",紧接着又对这个症状进行分析,即"小便白者,以下焦虚有寒,不能制水,故令色白也"。这种夹叙夹议形式的条文在《伤寒论》中是常见的重点条文,都应当深入地钻进去一句一句的精读、理解、记忆。

另外,《伤寒论》中还有一些综合性极强的"既有病理说明,也有鉴别对比,有具体症状,也有治疗原则"的条文。这一类条文也是夹叙夹议,其中有表述,有分析,有结论,有注意事项。这一类条文中有的句子比较长,文辞有些晦涩,所以更应当多下功夫理解、强记,如第 48 条、第 134 条等。

四、要有机地把有关条文联系在一起

【原文】

《伤寒论》的条文，虽然在形式上是逐条分列，节段分明，但实际是互相联系，互相对照，互相启发，互相补充，是不可分割的一个大整体。因此读《伤寒论》时，不能条条孤立，必须有机地互相联系在一起，才能领会得更为全面，更为深透。现举三阴中风为例，说明如下。

《伤寒论》三阴篇的中风症，只有太阴中风指出是"四肢烦疼，阳微阴涩而长者，为欲愈"，有脉象，也有症状。至于少阴中风，是"脉阳微阴浮者为欲愈"，厥阴中风是"脉微浮，为欲愈，不浮，为未愈"，都只有脉象，并无症状。因此，注家们或顺文敷衍，只解脉象，干脆不提应当是什么症状（如钱璜）；或抱怀疑态度，认为这可能是另一派古医家的传说，张仲景有意无意地记录下来；也可能是王叔和强掺在里面（陆渊雷）；也有人根据太阳中风的症状来推测，认为也应当是发热汗出。众说纷纭，莫衷一是。

究竟应当怎样解决这个问题呢？我认为首先应从"中风"这一名词的涵义入手。

"中风"和"伤寒"是相对而言的。这在前面名词术语的解释中，已做了较详细的说明。并在那一节里也提出了少阴病和厥阴病是以热化症为中风，寒化症为伤寒。

以少阴病和厥阴病的热化症为中风，这是把三阳病和太阴病的中风、伤寒各条条文有机地联系在一起，又加以对比、综合、推理而得出来的结论，《伤寒论》原著中并没有这样的明文。因此，对这一结论是否正确，还需要来一次检验。检验的方法，仍然是把这二经热化症的病理、症状，和其同经的中风所标明的脉象，各自有机地联系起来，看看脉症是否一致，才有说服力。下面先探讨少阴中风。

少阴中风是脉"阳微阴浮者，为欲愈"。我们试从欲愈的脉象，推寻其未愈的脉象，就应当是阳脉不微，阴脉不浮。少阴是心肾水火之脏，阳脉不微，就表示心火不降，阴脉不浮，就表示肾水不升。水不升，火不降，就必然水亏火炽，心肾不交，而导致"心中烦，不得卧"，这正好是少阴热化症。少阴热化症的病理、脉象、治则与发展变化，是怎样的呢？如果把与热化症有关的条文都联系在一起,就可以看出一个非常清楚的轮廓是:"少阴病,心中烦,不得卧",舌赤少苔,"脉细沉数,病为在里,不可发汗""黄连阿胶汤主之"。若"但厥无汗,而强发之,必动其血,未知从何道出,或从口鼻,或从目出者,是名下厥上竭,为难治"。如果未治,而脉"阳微阴涩而长者,为欲愈"。亦有"八九日,一身手足尽热者,以热在膀胱,必便血也"。这就是把与热化症有关的条文组织在一起。这不但可以确凿看出少阴中风就是少阴热化症,而且把少阴中风症的具体症状和脉象、治则、应用方剂、禁忌和预后,组成了一个完整的描述。这就说明,把有关条文有机地联系在一起,是非常重要的。

再探讨一下厥阴中风。厥阴是风火之脏,其为病是风火郁闭于里,所以出现"消渴、心中疼热"等一系列风扇火炽,火盛灼津的症状。这属于阳邪,自然也就是中风。其脉象和预后怎么样呢?在下一条紧接着就说:"厥阴中风,脉微浮为欲愈,不浮为未愈。"就是说,脉微浮是风火有出表之意,消渴、心下疼热等症即将消失。如果不浮,是风火仍郁于里,即为未愈。三阴病最怕亡阳,所以多死于寒化症。至于热化症,基本无死症,所以"脉不浮",亦只不过是"未愈"而已。

这两条紧密相连,一述症,一述脉,互相联系,互相补充。不但补充了厥阴病提纲那条的脉象是"不浮",而且启示了三阴热化症无死症,这又一次说明读《伤寒论》要把有关条文有机地联系在一起的重要性。

不能把《伤寒论》的条文有机地联系起来看,却孤伶伶地去钻研某一节段,就容易走入死角,既不能正确地理解原文,也不会筛选旧注。沈明宗在所著《伤寒六经辨症治法》中就已经提到,"且如阴亏者,风邪传里,以挟肾中相火而发,阳邪炽盛,治当养阴抑阳"。这明明指出少阴中风就是少阴热化症。但至今没有被人所重视,其原因就在这里。

【述义】

《伤寒解惑论》提出,要想深入地学习和理解《伤寒论》的条文精神,还必须"有机地把有关条文联系在一起"阅读。要做到这一点是有一定难度的。首先,必须先熟悉条文,只有非常地熟悉才能做到前后连系,上下文贯通、互相印证。《伤寒解惑论》列举了三阴中风,从少量的线索中深挖出三阴中风的脉症特点。

这里再举出几例。如学习第96条的小柴胡汤,若只是知道这一条中的小柴胡汤的药物用量、用法还不够全面。第96条中小柴胡汤的黄芩三两、人参三两、甘草、生姜各三两,而第 394 条中小柴胡汤的黄芩、人参、甘草、生姜是各二两。之所以同是小柴胡汤而药物用量会有不同,是因为证候不同。第 394 条是"伤寒差以后更发热",此"更发热"是伤寒初愈,阴阳初和,气血尚弱,复感风寒,阳气张,阴气泄。在这里用小柴胡汤而小其剂,目的是轻疏、微调气机,所以用小柴胡汤的轻剂,虽方药同,但药量不同。

又如第 12 条桂枝汤的方后注中,对服药后有严格的要求,既要啜热稀粥,又要温覆,还必须"遍身漐漐微似有汗""不可令如水流漓"等。如果与第 387 条对看,就可以了解桂枝汤还可以"消息和解其外",可以灵活运用,不必啜热稀粥,不必温覆,也不用发汗,而是顺其自然,以达到在外和表以散残邪,在内和气血以调阴阳。

当今有人说"将《伤寒论》中的方证对应概括为'主之''宜''可与''不可与'等几种关系",并根据这几种关系"确定方证对应的'肯定''次之''再次之'等不同程度,而对于'再次之'甚至'不可与之'这些不太肯定的对应才提出'观其脉证,知犯何逆,随证治之'的辨证论治之法"。能得出这样一个荒谬的论点,是因为没有前后连贯地读《伤寒论》。

在赵开美翻刻宋本《伤寒论》的六病诸篇中,有关"主之"与"宜"的条文,在"另半部《伤寒论》"的"可"与"不可"八篇中多作"属"。如第 35 条"麻黄汤主之",本条在《辨可发汗病脉证并治》中,作"属麻黄汤"。第 36 条"宜麻黄汤",在《辨可发汗病脉证并治》中,作"属麻黄汤"。

在六病诸篇中"主之"的条文,在"可"与"不可"诸篇中亦有作"宜"者。如第 14 条:"太阳病,项背强几几,反汗出恶风者,桂枝加葛根主之。"本条在《辨可发汗病脉证并治》中,作"宜桂枝加葛根汤"。第 34 条:"太阳病,桂枝证,医反下之,利遂不止,脉促者,表未解也,喘而汗出者,葛根黄芩黄连汤主之。"在《辨可发汗病脉证并治》中,本条作"宜葛根黄芩黄连汤"。

前后连贯起来看,《伤寒论》选方用语形式"主之""宜""可与""不可与",在不同的卷帙中各有差异。这是仲景书在千年的流传中几经隐显、几经分合、几经传抄的历史痕迹,并不是《伤寒论》中的学问,没有特别刻意的含义。

通过联系起来比较可以看出,所谓"概括为'主之''宜''可与''不可与'等几种关系",并跟据这几种关系"确定方证对应的'肯定''次之''再次之'等不同程度"的论述,根本不是《伤寒论》原典本旨,只是没有根据的臆造,贻误后学。

五、解剖方剂注意方后注

【原文】

　　全部《伤寒论》只用了八十几种药物,而组成的方剂却有一百多个。这突出地说明伤寒方的灵活、简练、严格。要学习这种灵活、简练、严格,就要善于解方剂,譬如就其药物的组合举例来说吧,桂枝汤实即桂枝甘草汤和芍药甘草汤的合方再加姜、枣。四逆汤实即甘草干姜汤和干姜附子汤的合方。这些合方的作用,也就是各个单方作用的总和。又如大青龙汤,可以看作是麻黄汤和越婢汤的合方。桂枝二越婢一汤,也可以看作是小剂量的大青龙汤去杏仁加芍药。黄连汤可以看作是半夏泻心汤去黄芩加桂枝。这样就可以看出大青龙汤和桂枝二越婢一汤,虽有轻重之分,却都是辛凉解表之剂,共同的主药是麻黄配石膏。半夏泻心汤和黄连汤,虽然主症不同,但关键都是苦辛并用,寒热合用,因而骨干药物是干姜配黄连。这样分析其药物的组合,就可以掌握其特点,以便更灵活、更恰当地运用于临床。

　　研究伤寒方的加减法,也是解剖的方法之一。譬如同是腹痛,理中汤是"加人参足前成四两半",四逆散是加附子,小柴胡汤是去黄芩加芍药,"阳脉涩,阴脉弦"用小建中汤,太阳病下后,时腹自痛,是桂枝汤加芍药或加大黄。同是口渴,理中汤是"加白术足前成四两半",白虎汤是加人参,小柴胡汤是去半夏加栝蒌根,柴胡桂枝干姜汤是干姜、花粉并用,厥阴消渴是用乌梅丸。这些症同病异、症同药异的特点,有助于加深对病理的理解,有助于启发思路,促进临床时心灵手活。

　　从方剂的加减法中,不但可以加深理解所以出现这些症状的内在因素,而且还可以把有关方剂系统起来,更便于记忆和掌握。譬如就小柴胡汤的加减法,来看整个柴胡系诸方,小柴胡汤根据条文中七个或然症来加减,方中的人参、半夏、黄芩、生姜、大枣,都可以减掉不用,只有柴胡、甘草不减。而在大柴胡汤和柴胡加龙骨牡蛎汤中,连甘草也减掉了,只有柴胡不减。所以这些方剂连同四逆散、柴胡桂枝干姜汤在内,都是正宗的柴胡加减方。

　　方中不减柴胡,固然是柴胡汤的加减方,而有的方中没有柴胡,也仍然是柴胡汤的加减方,譬如黄芩汤就是。尤其是黄芩加半夏生姜汤,可以清楚地看出是小柴胡汤去柴胡、人参加芍药而成。去了柴胡,黄芩就成了主药,这已不仅仅是加减方,而是小柴胡汤的衍化方了。

黄芩汤从小柴胡汤衍化而来,实际上是减去了小柴胡汤解半表的那一半,而留下其清半里的那一半。所以主症就不是胸胁苦满和往来寒热,而是口苦、咽干或下利兼呕了。

再以桂枝汤而论,其加减方和衍化方就有桂枝加葛根汤、葛根汤、桂枝加厚朴杏子汤、桂枝去芍药汤、桂枝去芍药加附子汤、桂枝加附子汤、桂枝加芍药汤、桂枝加大黄汤、桂枝加桂汤、桂枝去桂加茯苓白术汤、桂枝去芍药加蜀漆牡蛎龙骨救逆汤,以及桂枝新加方、小建中汤等。这一加一减,有时是为了加强其解表的作用,有时是照顾其兼症,更有时使方剂的作用全盘变了。

更有意义的是,有的方药味完全相同,只是用量稍有不同,作用就变了,方名也变了。例如桂枝汤和桂枝加桂汤、桂枝加芍药汤,三方的药物完全相同,而桂枝汤的作用是调和营卫、解肌发汗,重用桂枝就平肾邪、降奔豚,重用芍药就破阴结、治腹痛。又如桂枝去芍药加附子汤和桂枝附子汤,药物也完全相同,前者治误下后脉促胸满兼阳虚恶寒者,而后者桂枝和附子的用量都稍重一些,就祛风湿治身疼烦。这说明药物的加减,甚至用量的加减,也有不少学问,大有学头。

下面再谈谈方后注。方后注,读者往往忽略过去,其实有好多问题——如用药目的及病理特点等,都可以在方后注中得到启发。例如柴胡桂枝干姜汤方后注云:"初服微烦,复服汗出便愈。""初服微烦"好像药不对症,但复服"汗出便愈",说明初服之烦,是将要汗解的先兆,这就是"烦乃有汗而解"的道理。这在临床时能使思想有所准备,不至于见到病人服药后发烦而引起怀疑。另一方面,"汗出便解"不但是"胸胁满微结,小便不利,渴而不呕,但头汗出,往来寒热"等解了,连初服的"微烦"也解了。又因"初服微烦",可知服药之前,可能连"微烦"也没有,这又说明柴胡桂枝干姜汤的一系列症状,只有"小便不利""渴"和"往来寒热"等水饮内结的特点是主症,而"心烦"一症,则是可有可无,可轻可重的。

又如通脉四逆汤方后注云:"其脉即出者愈。"这和服白通加猪胆汁汤的"脉暴出者死,微续者生"是不同的。从一是"脉暴出者死"、一是"即出者愈"两相对照,可知二症虽然都是阳气即将脱散,或即将渐灭的病危重症,但是通脉四逆汤症的关键,在于寒邪内闭,迫使脉道不通。服通脉四逆汤后"脉即出"说明是寒邪已开,脉道即时通畅,阳已返舍。而白通加猪胆汁汤症,已无阳可格,生机即将渐灭,服汤后只有脉搏微微续出,才是生机未漓。如果脉暴出,便是反常现象,这叫做"回光返照",是必死之症。这就说明,白通汤症比通脉四逆汤症更为严重,临床必须注意。

又如茵陈蒿汤方后注云:"一宿腹减,黄从小便去也。"可知茵陈蒿汤症,常兼有腹满这一症状。

又如桂枝去桂加茯苓白术汤方后注云:"小便利则愈。"这可见本方的目的,是化水饮,利小便,而不是发汗。这就可以对于注家们"去桂""去芍"的争论,有一个初步的分析和看法。

【述义】

"解剖方剂"的目的不只是纵向研究正在被解剖方剂的结构与药物之间的关系,而且还需要横向研究与这个方剂相关联的方剂。《伤寒论》中的许多方剂之间具有"亲缘关系",《伤寒解惑论》列举桂枝汤、四逆汤、大青龙汤与黄连汤的结构特点与相关方剂的演化痕迹。

书中对小柴胡汤的七个或然症的药物加减进行分析,找出小柴胡汤加减药物的规律。书中特别举黄芩汤为例,指出"方中不减柴胡,固然是柴胡汤的加减方,而有的方中没有柴胡,也仍然是柴胡汤的加减方。"

《伤寒论》113方,每一方的方后都有一段文字,后世人称它为"方后注"。研究"方后注"是"解剖方剂"的重要内容之一。

"方后注"在文字上有多有少,内容有简单的,有复杂的。从形式与内容上大体可以分为三个类型。

一是文字少、内容简单的"方后注",如第82条真武汤方后注:"右五味,以水八升,煮取三升,去滓,温服七合,日三服。"这一小段文字交待了以下几问题。①用水量:八升;②煮取量:三升(间接表达煎药的时间)及去滓取汁;③服药的量:七合;④每日服药的次数:三次;⑤注意事项:温服。这可以说是必须遵守的常规煎药、服药的规距。这样一小段文字所确立的规距,成为了1800年来的业内规范。

二是文字比较多、内容比较复杂的"方后注",如十枣汤方后注:"右三味,等分,各别捣为散。以水一升半,先煮大枣肥者十枚,取八合,去滓,内药末。强人服一钱匕,羸人服半钱,温服之,平旦服。若下少,病不除者,明日更服,加半钱。得快下利后,糜粥自养。"这一段"方后注"除了前面讲过的简单内容,又有了更多的内容,包括:①煎煮的药不是普通的药材或"饮片",而是先把"芫花、甘遂、大戟""各别捣为散";②先煮大枣肥者十枚,取八合;③后入"芫花、甘遂、大戟"的"药末";④根据病人的具体情况,可调节用药量:"强人服一钱匕,羸人服半钱";⑤规定服药时间:"平旦服";⑥根据服药后病情的变化调节药量:"若下少,病不除者,明日更服,加半钱";⑦嘱咐药显效后的注意事项:"得快下利后,糜粥自养"。

《伤寒论》中这一类比较复杂的方后注还有若干条,表述的内容同中有异。如第 12 条桂枝汤"方后注"也是一种具有特点的复杂的方后注,其中还特别列出服药时的禁忌。有的方后注还标明服药后病情的反应,如第 76 条栀子豉汤"方后注"标明"得吐者,止后服";第 147 条柴胡桂枝干姜汤"方后注"标明"初服微汗,复服汗出便愈";第 28 条桂枝去桂加茯苓白术汤"方后注"标明"小便利则愈";第 236 条茵陈蒿汤"方后注"标明服后"小便当利,尿如皂荚汁状,色正赤,一宿腹减,黄从小便去也"等。

在这一类方后注中,还强调煎药用的水一般是井水或长流水,有时特殊情况下又有特殊要求。如第 65 条茯苓桂枝甘草大枣汤用"甘澜水",第 154 条的大黄黄连泻心汤与第 155 条附子泻心汤用"麻沸汤",第 262 条麻黄连翘赤小豆方用"潦水"等。

另外,除了用普通的水,有时候煎药还有特殊的要求,如第 393 条枳实栀子豉汤用"清浆水",如第 177 条炙甘草汤、第 352 条当归四逆加吴茱萸生姜汤煎药用不同比例混合的水和清酒。

前面讲的是用水或水与酒混合后煎成的汤剂,除此之外还有丸剂,如第126 条的抵当丸、第 131 条的大陷胸丸等;有散剂,如第 71 条的五苓散、第 141条的白散;有栓剂,如第 233 条的蜜煎;还有渍剂,如第 154 条的大黄黄连泻心汤、第 155 条的附子泻心汤等。上述这些内容包括不同剂型的制作、使用方法、服用时注意事项等,这在"方后注"中都有详尽的说明。

在今存赵开美翻刻的宋本《伤寒论》中某些条文的方后注中,还有仲景书在漫长的流传过程中,留下的后世人包括王叔和、宋臣林亿等的简短校语,如第14 条、第 23 条、第 25 条、第 27 条、第 40 条等均有"臣亿等谨按"。另有大字"疑非仲景方""疑非仲景意"以及"本云"等后世人留下的痕迹,这些大字痕迹可能是王叔和留下的。

三是在《伤寒论》的方后注中除上述内容之外,有时还标明本方可以根据不同症状对药物进行加减,这一类的方后注累计有 7 个,分别是小青龙汤、小柴胡汤、四逆散、通脉四逆汤、真武汤、理中丸及枳实栀子豉汤。

《伤寒解惑论》通过对小柴胡汤的"解剖",向读者演示了分析"方后注"的方法,揭示出"方后注"中药物加减所蕴含的方法论。

　　如第 96 条小柴胡汤方后注中有一句"若不渴,外有微热者,去人参,加桂枝三两,温覆微汗愈"。从"外有微热","加桂枝"中,能够悟解原文中没有表达的意蕴。

　　往来寒热是小柴汤证的主要症状之一,具有往来寒热症状的病人,不论处在"寒"的阶段,还是处在"热"的阶段,病人的肤表都是"热"的。这就是说,一个正处在"往来寒热"状态下的病人肯定有"发热"这个症状,而且这个发热症状不只是"微热",也可能是"大热"。

　　从"若不渴,外有微热者,去人参,加桂枝三两,温覆微汗愈"一句中深思,可以发现文中强调的"不渴"二字不可以轻易滑过。"渴"是症状,"不渴"不属于症状。在这里之所以强调"不渴",是表达病人热势不明显,若热盛则是必渴的。"不渴"与"微热"并见,强调的是"微热",不是里热而是表热。这里的"热"是与往来寒热中的"发热"对比而显得"微",而不是与"无热"对比。

　　小柴胡汤证原来有往来寒热,而在或然症中又突出"微热",说明正邪相争,正胜邪馁,所以在症状表现上不再是寒热进退。具有"微热"这个或然症的小柴胡汤证,已不再显示往来寒热,而只是"微热""微恶寒",这是一种轻微的发热恶寒。所以在小柴胡汤中去扶正气的人参,加解散表邪的桂枝。服药后"温覆微汗",邪随汗解。"方后注"中的"微热",蕴含的却是"微恶寒"。

　　又如"渴去半夏",见于小青龙汤方后注。后世人都知道半夏化痰涤饮,小青龙汤证水饮内停引发的咳,应当是药证相符,为何去掉呢? 这是很多人提出来的疑问。

　　《金匮要略·痰饮咳嗽病脉证并治》:"支饮者,法当冒,冒者必呕,呕者复内半夏,以去其水。"仲景在这里"内"半夏治水的目的不是治渴,而是治呕。

　　在仲景书中,呕加半夏是常见的用法,如《伤寒论》第 33 条"不下利但呕者",葛根加半夏汤主之;第 146 条柴胡桂枝汤证"微呕",方中用半夏;第 172 条太阳与少阳合病,"若呕者",黄芩加半夏生姜汤主之。

　　不呕则不用半夏。如第 96 条小柴胡汤证,若胸中烦而"不呕",去半夏;第 147 条,柴胡桂枝干姜汤证渴而"不呕",也不用半夏。

　　仲景书内服汤剂中用半夏的方约 37 首,这些方中的半夏后面只标注一个"洗"字。洗的目的是"令滑尽,不尔戟人咽喉"。这就是说,仲景用的是洗过的生半夏。这种只是洗过的半夏有麻辣味。尽管半夏能化饮治水,但仲景只用其止呕,而不用其治渴。若在"渴"的情况下,用有麻辣味的生半夏会更加刺激口咽,适得其反,所以仲景书中反复强调"渴去半夏"。

　　通过对小青龙汤"方后注"中"渴去半夏"的分析,读者能更加了解水饮内停引发的咳与渴的不同治疗原则,还能联系、综合《金匮要略》与《伤寒论》的相关条文。

小青龙汤"方后注"中还有一句话是"喘去麻黄,加杏仁半升"。《神农本草经》讲麻黄主治中风、伤寒、头痛,发表出汗,去邪热气,止咳逆上气,除寒热。麻黄本是小青龙汤的主要药物之一,但在方后注中则要求"微利""噎""小便不利、小腹满""喘者"分别去掉麻黄,这让后世人多有不解。所以在"方后注"中留下了后世人"麻黄主喘,今此语反之,疑非仲景意"的按语。

"喘去麻黄"到底有没有道理?是不是仲景本意?

小青龙汤证虽属太阳伤寒,但明显是内外合邪,外感风寒牵动在里久积水寒邪气,阴寒凝滞,易伤下焦阳气。虽然条文中没有明言阳虚的脉症,但是"方后注"中有一句很重要的话"噎加炮附子一枚",这说明本证有阳虚的因素。

《金匮要略·痰饮咳嗽病脉证并治》曰:"咳逆倚息不得卧,小青龙汤主之。"本证外寒内饮,咳逆不得卧,治以小青龙汤,解表散寒化饮,本来应当表邪散,内饮化,咳逆平息。但是,服小青龙汤之后,"多唾口燥,寸脉沉,尺脉微,手足厥逆,气从小腹上冲胸咽,手足痹,其面翕热如醉状,因复下流阴股,小便难,时复冒者,与茯苓桂枝五味甘草汤治其气冲"。茯苓桂枝五味甘草汤实际上是在前方小青龙汤去麻黄基础上的加减变方。从上述两条可以看出,初证虽然是小青龙汤证,但初服小青龙汤后不仅没有治愈咳逆,反而引发了一系列的变证:一是寸脉沉、尺脉微,手足厥逆,二是气从小腹上冲胸咽。前者说明了服小青龙汤发散之后,潜在的里阳不足病机通过脉症显露出来;后者说明了服小青龙汤之后,虽然咳逆暂息,多唾口燥,水饮有将去的趋势,但是由于小青龙汤能发越阳气,所以引发虚阳冲逆,说明本证潜存下焦阳虚,水饮上犯的病机,这是一种下虚上实证。对于所产生的这些变证,仲景给予桂苓五味甘草汤。服桂苓五味甘草汤之后,"冲气即低,而反更咳、胸满",在此情况下,仲景随证治之,对方药再次加减,前方去桂加干姜细辛,即成苓甘五味姜辛汤,以治其咳满,此仍不离小青龙汤之藩篱。服汤已,"咳满即止,而更复渴",此为水饮将去,而终未能去,"渴反止者,为支饮也,支饮者,法当冒,冒者必呕,呕者复内半夏以去其水""渴去半夏,呕内半夏,仍属小青龙汤之加减""水去呕止,其人形肿者,加杏仁主之"。

在此,仲景特别自注加以说明,"其证应内麻黄,以其人遂痹,故不内之,若逆而内之者,必厥"。为什么呢?仲景指出:"以其人血虚,麻黄发其阳故也。"本证上盛下虚,通过这一段治疗过程以及所出现的各种变证,仲景对不宜用麻黄动其阳,是深有感触的。

正面是伤寒表不解,心下有水气,而在其底面则是下焦阳气不足,具有下虚上实之势,这正是"喘""噎""小便不利""少腹满"去麻黄的根本原因。①

六、要和《内经》《本草经》《金匮要略》结合起来

【原文】

为什么学习《伤寒论》还要和《内经》《本草经》《金匮要略》等古代作品结合起来呢?这是因为既然要研究《伤寒论》,就先要了解《伤寒论》的观点和论据,而《伤寒论》的写作是和这些古籍有关的。

张仲景在《伤寒论》的序言中,明明指出是"撰用《素问》《九卷》《八十一难》《阴阳大论》《胎胪药录》",《素问》和《九卷》就是现在的《内经》。《胎胪药录》虽然不一定就是《本草经》,但是《本草经》成书在《伤寒论》之前,比起其他中医典籍为早,因此,《本草经》即使不是《胎胪药录》,但它的观点至少也是接近于《胎胪药录》的。尤其是《金匮要略》,它和《伤寒论》不但是同出于张仲景之手,而且最初还是一部书。因此《伤寒论》中的一些名词、术语、理论观点,在《金匮要略》中,更容易互相印证。

举例说,"胃家实""承气汤",这两个词都来源于《内经》。《灵枢·平人绝谷》篇云:"胃满则肠虚,肠满则胃虚,更虚更满,故气得上下,五脏安定。"可见"胃家"是既指胃,又指肠。"实"是只能满,不能虚。只满不虚,是由于"气"不能下,"承之"使下,方名就叫"承气汤"。如果不了解这一点,就会把"胃家"局限为足阳明。有人认为,伤寒传足不传手,承气即"承亢",就是由于没有和《内经》相结合,或者结合得不恰当(如"承亢")而造成的。

又如"少气"这个词,来源于《灵枢·五味》篇的"故谷不入,半日则气衰,一日则气少矣"。又如论中的血室,有人认为是冲脉,有人认为是肝经,也有人认为是子宫,互相争论,相持不下。却不知《金匮要略·妇人杂病》篇描述"生后者"的"水与血并结在血室",已明确指出是"少腹满,如敦(音'对',古代盛食物的圆形器具)状","少腹""如敦状",不清清楚楚地说明是子宫吗?

为了综合说明读《伤寒论》需要和《内经》《本草经》《金匮要略》相结

---

① 李心机.伤寒论疑难解读[M].2版.北京:人民卫生出版社,1999:188-195.

合，并说明弄清名词术语的涵义、读于无字处、注意方后注等的重要性，再举第 174 条为例，说明如下。

174 条：伤寒八九日，风湿相搏，身体疼烦，不能自转侧，不呕，不渴，脉浮虚而涩者，桂枝附子汤主之。若其人大便硬，小便自利者，去桂加白术汤主之。

历来注家对于本条的分歧是：为什么大便硬，小便自利，还要去桂枝加白术呢？成无己认为："桂枝发汗走津液，此小便利，大便硬，为津液不足，去桂加术。"就是说，大便硬是津液不足致成的，为了保持津液，才去掉桂枝而代以白术。因为桂枝能发汗，发汗就要伤津。这样的解释，从表面看来，似乎是有道理的，但是仔细推敲，还是不能令人信服。发汗有时能伤津，这是人所共知的，但是本条服药后并不发汗，如何能伤津？何况白术是燥性药，不用桂枝反加白术，这能是为了怕伤津液吗？

尤在泾云："若大便硬，小便自利，知其人在表之阳虽弱，而在里之气自治，则皮中之湿，所当驱之于里，使从水道而出，不必更出之表，以危久弱之阳矣。故于前方去桂枝之辛散，加白术之苦燥，合附子之大力健行者，于以并走皮中而逐水气，此避虚就实之法也。"他指出加白术是为了合附子以"并走皮中而逐水气"，这与方后注合，无疑是对的。但又说"不必更出之表，以危久弱之阳"，这显然是指去桂枝说的，桂枝通阳化气，服后又不发汗，如何能危及久弱之阳？又说"皮中之湿，所当驱之于里，使从水道出""驱之于里"，也和前说"合附子并走于皮中而逐水气"相矛盾。再是论中已指出"其人小便自利"，这还需要驱之于里从水道出吗？

注家们对本条的解释，为什么矛盾重重，不能令人满意？就是因为：

1. 没有注意到《伤寒论》中的名词术语和后世①不同。不知道去桂枝加白术汤症的"大便硬"是大便不溏薄，是大便正常，"小便自利"是小便不涩不少，是小便正常。反认为大便是像燥屎那样坚硬，小便是病态的尿量太多。所以成无己就把大便硬认作是津液不足，《医宗金鉴》也怀疑"大便硬、小便自利而不议下者"，是"风燥湿去之硬"。

2. 不会读于无字处。不知道从"若其人大便硬，小便自利者，去桂加白术汤主之"的"若"字去考虑，次"桂枝附子汤主之"之上，是略去了"小便不利，大便不硬"几个字。也就是说，不知道桂枝附子汤症，还应当有小便短

---

① 后世：原作"现代"，律以上下文意"后世"义胜，据改。

少,大便溏薄这些症状。

3. 没有和《金匮要略》结合起来。《金匮要略·痉湿暍》篇说:"湿痹之候,小便不利,大便反快。"本条风湿相搏,身体痛烦和湿痹一样,大都有内湿的因素,也往往是小便短少,大便溏薄。

4. 没有结合《本草经》来认识白术的作用。《本草经》称:"术,主风寒湿痹死肌。"这明确指出术能走表,是风寒湿痹稽留肤表的必用之药,而不是像成无己所说"为津液不足,去桂加术",也不是像尤在泾所说,是为了把皮中之湿,"所当驱之于里"。

5. 没有注意方后注。其实,加白术是为了走表驱湿,方后注已经注得很明白,方后注云:"初一服,其人身如痹,半日许复服之,三服都尽,其人如冒状,勿怪,此以附子、术,并走皮内,逐水气未得除,故使之耳。"明明说"其人身如痹",明明说"附子、术并走皮内逐水气",而注家却偏要说,加术是把"皮中之湿驱之于里";偏要说"为津液不足",就是没有注意到方后注的缘故。

还有,方后注明明还说,"此本一方二法,以大便硬、小便自利去桂也,以大便不硬、小便不利,当加桂。"原来原文中所略去的"大便不硬,小便不利"已经补在方后注中。而注家们却偏偏忽略了这一点,以致费了不少笔墨,吵了不少年代。

更重要的是,"以大便硬,小便自利,去桂也;以大便不硬,小便不利,当加桂",这清楚地指出,"去桂加术"和"去术加桂"的根据,是小便利与不利,大便硬与不硬。而大便硬与不硬的关键,又在于小便利与不利。据此可知,加桂枝是为了通阳化气,温通水道,这和苓桂术甘汤、五苓散等方用桂枝一样,是阳虚湿不化的主要药物。尤其配有附子,在表里俱湿、内外阳虚的情况下,二药并用,能彻上彻下,彻内彻外,阳通湿化,表里俱解。反之若无内湿,就不需要通阳,去桂枝的辛温,改用白术走表驱湿,也就够了。有的注家,解加桂是走表祛风,加术是因为风去湿存,忘却了桂枝能通阳、白术能走表,所以怎样解释,听起来也是糊涂的。

总而言之,凡读《伤寒论》,不管是对于名词、术语的涵义不理解,或是不会从无字处找问题,或是不知与《内经》《本草经》《金匮要略》相结合,或是疏忽了方后注,都能对于《伤寒论》造成不正确的理解。但是造成这些错误的一个更为重要的原因,就是没有与临床相结合。试问,临床如果遇到大便真正结硬,其小便量又非常多的情况下,能不能加白术? 如果不能,那么注《伤寒论》注的再动听，也是纸上谈兵、毫无意义的。

【述义】

《伤寒杂病论》的成书时间为东汉末年，学术界在这一点上没有异议。关于《黄帝内经》的成书年代，却有不少不同意见。张灿玾先生认为，从书中使用的素材和引用的书名看，多系前朝医著；成书过程从西汉开始陆续成编。而书中体现出的思想则是从没有文字以前的上古开始，通过口传耳闻心授，世代递相传承。书中所传授的内容包括思想、思维方式、语言、术语等。

张仲景作为个体的人，不能脱离当时的历史文化传统，不能脱离当时的社会现实，他身不由己地根植于汉代社会文化土壤中。当他处在疫病流行这个现实的大环境下，既有现实的需求，又有他个人主观中所具有的"感往惜之沦丧，伤横夭之莫救"情怀。这样，继承与创造就有了必然的逻辑，于是才有了"勤求医经之古训，博采经验之众方"，"撰用《素问》《九卷》《八十一难》《阴阳大论》《胎胪》《药录》，并《平脉辨证》"，同时"论广伊尹《汤液》为十数卷"。张仲景对《素问》《九卷》《八十一难》《阴阳大论》《胎胪》《药录》的继承和发扬是历史与逻辑的统一。在这一点上，后世人不能盲目地陷入虚无主义。

正因为如此，后世人要深入地学习《伤寒论》，则自然而然地从更早问世的包含《素问》《九卷》《八十一难》《阴阳大论》《胎胪》《药录》等内容的《黄帝内经》《难经》《神农本草经》中，去寻找思想的源流。所以学习《伤寒论》时，联系《黄帝内经》《难经》《神农本草经》不仅仅是具体的方法，更重要的是方向，是理论归宿。

比如，要想深入地理解《伤寒论》中的阴阳、三阴三阳，必须认真地学习《素问》中有关阴阳与三阴三阳的论述。只有研读透彻《素问》中的《阴阳应象大论》《阴阳离合论》《阴阳别论》以及其他有关阴阳的论述，才能理解阴阳意蕴，在这个基础上，才能理解《伤寒论》中的阴阳与三阴三阳。这是学习《伤寒论》根本性的大方向。再如，学习《伤寒论》第53条："病常自汗出者，此为营气和。营气和者，外不谐，以卫气不共营气谐和故尔。以营行脉中，卫行脉外，复发其汗，营卫和则愈。"这一条中的术语"营气"与"卫气"，以及"营行脉中，卫行脉外"的医学思想，不是仲景的原创，也是来自《黄帝内经》。《灵枢·营卫生会》中说："人受于谷，谷入于胃，以传于肺，五脏六腑皆以受气。其清者为营，浊者为卫，营行脉中，卫行脉外。"结合《灵枢·本脏》就理解了"营卫和则愈"的道理。

联系与结合《黄帝内经》学习《伤寒论》，不仅要寻章摘句，更重要的是医学思想的渗透与参悟。

《神农本草经》成书于西汉，比《伤寒杂病论》要早，这已成为学术界的共识。但成书之前，对药物的认识与应用实践则始于上古。因此，仲景对药物的认识与用药思想源自于《神农本草经》，从认识论上讲是毋庸置疑的。仲景不能超越时代，后世人对《伤寒论》中方药的分析也不能脱离时代。研究《伤寒论》的用药思路，与学习近现代《方剂学》的思路不同，不可混淆。

比如第 318 条中的四逆散，方中的柴胡只能从"味苦平，主治心腹，去肠胃中结气，饮食积聚，寒热邪气，推陈致新。久服轻身，明目，益精"去思索。在《伤寒论》中讲柴胡，不宜讲疏肝，因为在张仲景那个时代，医学界还没有认识到柴胡有疏肝的作用，讲柴胡疏肝是后世人的理解。因此，在这里讲柴胡离不开"肠胃中结气，饮食积聚，寒热邪气，推陈致新"这几句话。从中挖掘柴胡除寒热、开结气、散积聚的功效。在这里若讲柴胡疏肝和胃就违背了历史，违背了《伤寒论》的本意。而在《方剂学》中讲四逆散则有很大的自由度，可以讲后世人的认识。

又如，学习研究《伤寒论》怎样用白芍，就必须对照《神农本草经》中关于芍药的记述："味苦平，主治邪气腹痛，除血痹，破坚积，寒热，疝瘕，止痛，利小便，益气。"而且在《神农本草经》时代，芍药不分赤白，讲芍药味酸是后世人的理解。关于芍药的"味"，先生在早年讲到芍药时也说其味酸，但到后期则自己更正为味"苦"。如 1984 年由先生撰著的《伤寒串讲》作为当时的《山东中医杂志》丛书之二出版时，则说"芍药配甘草，苦甘化阴"。芍药味苦，虽性平，却属阴性之品。所以所谓"益气"只能是益阴气，不可能助阳气。因此，在桂枝汤中用芍药的目的是"益阴气"，在真武汤中是"利小便"，在桂枝加芍药汤中是"除血痹，破坚积"，以治"邪气腹痛"。

再如，第 386 条理中丸方后注中，"若脐上悸者，肾气动也，去术加桂四两"，要理解为什么去"术"，还得从《神农本草经》中寻求"钥匙"。在《神农本草经》与赵刻宋本《伤寒论》中，"术"是不分赤白的。《神农本草经》在"术"的条目下说："味苦温，主治风寒湿痹、死肌、痉、疸，止汗，除热，消食。""久服轻身，延年，不饥。"联系"味苦温，主治风寒湿痹、死肌、痉、疸""消食"，结合第174 条桂枝附子去桂加白术汤方后注"初一服，其身如痹，半日许复服之，三服都尽，其人如冒状，勿怪，此以附子、术并走皮内，逐水气未得除"，可以领悟"术"这味药是"动"而不"静"的。所谓"动"，一是表现在"散"，散水湿之气；二是表现在"升"，升阳气。所以"肾气动"要去掉有升散之性的"术"加平冲降逆的桂枝。因为"术"能升阳散湿，所以能够健旺以阳为贵、恶湿喜燥的脾。因此在第 67 条中的茯苓桂枝白术甘草汤中,"术"的功效重在健脾除湿。

《金匮要略》与《伤寒论》本是同一部著作,只是流传的过程中析为二书。因此,读《伤寒论》不能孤立地只学习《伤寒论》,还应当密切联系、结合《金匮要略》。

比如,要理解第 38 条大青龙汤证中"不汗出而烦躁"应用石膏,当联想《金匮要略·肺痿肺痈咳嗽上气病脉证治》中的小青龙加石膏汤证"烦躁而喘"应用石膏的异同。

学习第 40 条、第 41 条小青龙汤证,应当联系《金匮要略·痰饮咳嗽病脉证并治》中的茯苓桂枝五味甘草汤、茯苓五味去桂加干姜细辛汤、茯苓五味去桂加干姜细辛半夏汤、苓甘五味加姜辛半夏杏仁汤、苓甘五味加姜辛半杏大黄汤的用法。结合起来研读,就明白了为什么《金匮要略·痉湿暍病脉证治》的防己黄芪汤方后注中有"喘者加麻黄半两",而小青龙汤方后注又讲"喘去麻黄"的道理。仲景之所以告诫要"去麻黄",是因为小青龙汤证有潜在阳虚的因素,"麻黄发其阳故也",麻黄有拔根之虞,可误伤下焦阳气而引发"气从小腹上冲胸咽"。

防己黄芪汤方后注说"喘加麻黄半两",这是因为本证的喘是上焦肺气不宣,所以必须用麻黄。这样结合起来读才能明白一个大道理,即"用麻黄者,发其阳故也,不用麻黄亦发其阳故也"。明白了这个道理,在临床上才能放手应用麻黄和麻黄汤。

七、要与临床相结合

【原文】

现代去阅读钻研千多年前的古医书,这必然会遇到不少困难的。但是只要与临床相结合,从实践中找正确的答案,总是可能的。不然的话,撇开临床,单从文字上抠字眼,断章取义,牵强附会,或画蛇添足,强使古书符合自己的意见,就必然走入迷途。历代《伤寒论》注家,有时争论不休,纷歧百出,往往就是这些原因造成的。现举几例条文如下。

少阴篇 309 条:少阴病,吐利,手足逆冷,烦躁欲死者,吴茱萸汤主之。

又,296 条:少阴病,吐利,躁烦,四逆者死。

两条都有吐利,都有四逆,都有烦躁,却一是可治的吴茱萸汤症,一是严重的濒死之症。为什么呢?周禹载认为,关键在于"四逆"重于"厥冷"。吴茱萸汤症是厥冷,厥冷只是手足发凉,凉不过肘膝。而296条是"四逆",是已凉过肘膝,所以前者可治,而后者则是死症。程郊倩认为,应从躁、逆的先后上找问题。他认为,从文字上看,309条厥冷写在烦躁之前,是由吐利、四逆转为烦躁,这是由阴转阳,所以可治,用吴茱萸汤。而296条的四逆,写在吐利躁烦之后,是由躁烦转入四逆,是脾阳已绝,所以是死证。就连名家柯韵伯、张路玉也都未离开上述认识。

以上这些解释,就是撇开临床,死抠字眼。这两条,如果结合临床来看,病理不同,其临床表现也并不相同。吴茱萸汤症是寒浊阻塞在胸膈,阴阳被阻,不能相交,所以烦躁难忍、呼叫欲死是主症,用吴茱萸汤温胃降浊,寒涎一开,烦躁即解,阴阳相交,厥冷、吐利等症都可好转。而296条阳光欲熄、四肢逆冷是关键,并且重病面容,濒死状态。其烦躁也是阴阳离绝,决不呼叫,也无力呼叫,与前之"欲死"者大不相同。这样的"可治"与垂死的差别,稍有临床经验的人,都可一见了然,又何必从烦躁的先后和厥冷的轻重来做这些似是而非的文章呢?

【述义】

本章前面所讲的六条中,①要正确理解当时医学上的名词术语;②读于无字处和语法上的一些问题;③内容不同的条文要有不同的阅读法;④要有机地把有关条文联系在一起;⑤解剖方剂注意方后注;⑥要和《黄帝内经》《神农本草经》《金匮要略》结合起来。这些内容基本上都是讲怎样从文理与义理上弄明白文本的真正含义,不可误读,不可曲解,更不能谬解。

本节是强调,在研读原文时,不能让文字的表面意思束缚住,误解了文字背后的蕴义而"死于句下";既要彻底地把原典文本读"透",还要与临床相结合。这就要求读原文时做到既符合文理、义理,又符合事理与医理。不符合临床的一切解释都是谬解。

这里就产生了一个问题,现在的《伤寒论》初学者连临床经历都没有,哪来的临床经验呢? 又怎么"结合临床"呢? 这就需要下更大的力气,根据字里行间的逻辑关系,从症状、病机的表述中挖掘、琢磨张仲景是如何观察和思考的。所谓结合临床只是联系生活的一部分,所有医学上的解释都必须遵循生活的逻辑、自然的逻辑和思维的逻辑,尝试把文字表述的症状形象化地置放在一个活生生的人身上,去探究事实的可能性、合理性与逻辑性。

譬如,第61条:"下之后,复发汗,昼日烦躁不得眠,夜而安静,不呕,不喝,无表证,脉沉微,身无大热者,干姜附子汤主之。"这一条中的"昼日烦躁不得眠",几乎所有的注家都解释为"白昼不能睡眠",如南京中医学院主编的《伤寒论译释》在讲到这一条时说:"病人白天心烦躁扰不安,不能够平静入睡。"①中医研究院(现中国中医科学院)编的《伤寒论语译》解释说:"白天烦躁不能安睡。"②任应秋先生则说:"白天的刺激因子多些,便感到烦躁不得眠。"③这一些解释都违背了基本的生活常识。

第61条中"昼日烦躁不得眠"表述的是烦躁程度和烦躁发作的时间。此处之"眠"作"睡眠"解,被历代注家及今人所接受。但是,人类自直立行走后,先民们便在劳作生息中逐渐形成了日出而作、日落而息的生活习性。因此,仲景时代正常的人即使白天不烦躁也是不睡眠的,而病人白天烦躁是症状,是不正常的表现。但是不能把病人白天不睡眠看作不正常。

因此,本条的"眠"不应当解释为"睡眠",而应当解作"偃卧""卧息"。《类篇》:"眠,偃息也"。《三辅旧事》有云:"汉苑中有柳,状如人形,号曰人柳,一日三眠三起。"本条是说,这个卧床的病人白天烦躁,辗转反侧,卧不安席。④

第296条:"少阴病,吐利,躁烦,四逆者死。"第309条:"少阴病,吐利,手足逆冷,烦躁欲死者,吴茱萸汤主之。"这两条描述的是少阴病,都具有吐利、四逆、烦躁的症状。为什么第296条的证是死证,而第309条的证可用吴茱萸汤治疗呢?

后世注家咬文嚼字地在"烦躁"和"躁烦"上"抠字眼"。成无己说:"所谓烦躁者,谓先烦渐至躁也,所谓躁烦者,谓先发躁而迤逦复烦者也。"⑤成无己的说法属于典型的脱离临床。从临床上看,不论是病人、医生还是成无己本人,谁都讲不清楚"先烦后躁"与"先躁后烦"的感受有哪些具体差异。但是成无己的说法影响至今。《伤寒论释义》转引清代舒驰远的见解,认为本条有阙文,因为本条与第309条吴茱萸汤证无异,"彼证未言死,此证明言死,此证胡为不主吴茱萸汤,而断之曰死,是何理也? 其中疑有阙文"。《伤寒论释义》认为:"309条所出现的症状是先吐利厥逆而后有烦躁,烦躁的出现是正气来复与邪气相争的表现。此条是先烦躁而后见四逆,正不胜邪,有阴无阳,故曰死也。"⑥

《伤寒论译释》在解释这一条时,先援引程郊倩的一段话:"由吐利躁烦,阴阳离脱而扰乱可知,加之四逆,胃阳绝矣,不死何待,使早知温中而暖土也,宁有

---

① 南京中医学院伤寒教研组. 伤寒论译释[M]. 上海:上海科学技术出版社,1959:449.
② 中国中医研究院. 伤寒论语译[M]. 北京:人民卫生出版社,1959:27.
③ 任应秋. 伤寒论语译[M]. 上海:上海卫生出版社,1958:77.
④ 李心机. 伤寒论疑难解读[M]. 2版. 北京:人民卫生出版社,1999:314.
⑤ 成无己. 伤寒明理论[M]. 上海:上海科学技术出版社,1959:20.
⑥ 江苏省中医学校伤寒教研组. 伤寒论释义[M]. 南京:江苏人民出版社,1958:235-236.

此乎。此与吴茱萸汤证只从躁逆先后上辨,一则阴中尚现阳神,一则阳尽唯存阴魂耳。"《伤寒论译释》认为:"程氏指出吴茱萸汤证,先吐利逆冷,而后烦躁欲死,是阳气尚足与阴邪相争,所以可治。本节先烦躁而后四逆,是阳气已绝,所以不治。此种说法切中情理,精当可从。"①

不论是从先烦后躁、先躁后烦,还是先烦躁后吐利、先吐利后烦躁,都没有切实地从临床病人的发病去认识。尤其《伤寒论》中的烦躁与躁烦,且不说询问一个有烦躁症状的普通病人,即使询问一位坚持认为"烦躁与躁烦意义不同"的《伤寒论》专家,恐怕也是难以回答出其自身的"先烦后躁"或是"先躁后烦"的不同体验。

其实,这并非深奥的学问。"烦躁"和"躁烦"在《伤寒论》中常常是两个字颠倒混合使用,意义是相同的,这在《伤寒论》中并不是孤例。如第48条原文在《伤寒论·辨发汗后病脉证并治》中复出时,"其人躁烦"变成了"其人烦躁"。第239条:"病人不大便五六日,绕脐痛,烦躁发作有时,此有燥屎,故使不大便也。"本条在《金匮玉函经·卷三》中"烦躁"变成了"躁烦"。而恰恰是第296条"少阴病,吐利,躁烦,四逆者,死"在《金匮玉函经·卷四》中也变成了"烦躁"。这种一个词汇前后两个字相互置换混用的现象,不仅仅只见于烦躁和躁烦,其他词汇里也有这样的现象如"眩冒"与"冒眩"等。

第309条"少阴病,吐利,手足逆冷,烦躁欲死",是病人"欲死"而未死。"欲死"只是表述病人痛苦难忍,呼号"欲死"。而第296条的少阴病濒危之际的死证,病人已经无力呼喊。

这样理解才能既符合文理、事理,又符合临床的合理性与逻辑性。

【原文】

再举一例

67条:伤寒若吐若下后,心下逆满,气上冲胸,起则头眩,脉沉紧,发汗则动经,身为振振摇者,茯苓桂枝白术甘草汤主之。

82条:太阳病发汗,汗出不解,其人仍发热,心下悸,头眩,身𥆧动,振振欲擗地者,真武汤主之。

钱天来注后一条云:"方氏引《毛诗》注云,擗,拊心也;喻氏谓,无可置否,欲擗地而避处其内,并非也。愚谓振振欲擗地者,即所谓'发汗则动经,身为振振摇'之意。"钱氏这段解释,驳斥了方、喻二家对"振振欲擗地"的解

---

① 南京中医学院伤寒教研组.伤寒论译释[M].上海:上海科学技术出版社,1959:917.

释,这是对的。但却把前条的"身为振振摇"和下条的"振振欲擗地"等同起来,则是错误的。论中明明说"发汗则动经",才导致了"身为振振摇",可知其所以身为"身为振振摇",是由于本不应发汗,却强发其汗,耗伤了周身经络的气血津液,使经脉失于濡养,不能自主而造成的。而82条的"振振欲擗地"则是由于头眩,使身体失去平衡,欲找寻外物支持,所以才两手伸出,形成振振欲擗地的样子。二者在病理上与外观表现上都基本不同。伤动经气的"身为振振摇",并不关系头晕;不管头晕与否,静养几天,经气恢复,至少"振振摇"是会好的。而82条的"欲擗地",主要是头眩所致,治不好头眩,"欲擗地"就不会自愈。而头眩是阳虚水泛所致,所以只有用真武汤扶阳镇水,一切症状,才都会消失。像这样的筋脉无主和平衡失调,也是稍有临床经验的人,都可以作出正确诊断和适当治疗的,而旧注却偏偏离开临床,咬文嚼字,甚至搬出"毛诗",这是何等荒唐啊!

【述义】

第67条:"心下逆满,气上冲胸,起则头眩,脉沉紧。发汗则动经,身为振振摇者。茯苓桂枝白术甘草汤主之。"本条在文理上有两个特点,其一是强调"起则头眩",从"读于无字处"理解,强调的是"不起,不头眩"。在这里,"起"这个字是"动"的意思。这是误治后心脾阳虚,阳不能化气散精,水停为饮,水饮上逆则心下满而逆。其二是"发汗则动经,身为振振摇者"是自注句,不是与"心下逆满,气上冲胸,起则头眩,脉沉紧"并列的症状,而是对"心下逆满,气上冲胸,起则头眩,脉沉紧"一句的解释。自注句指出,虽然"气上冲胸",但与第15条"下之后,其气上冲者,可与桂枝汤"不同,所以强调,不可发汗,若"发汗则动经"。"动经"就是损伤经气,经气虚损则肌肉、筋骨不能支持身体。与临床结合起来,用形象思维的方法,把条文中比较抽象的内容如"身为振振摇",形象化、具体化为生活与临床中的战战兢兢、颤颤巍巍、摇曳不稳的样子。从整个条文看,这是一则夹叙夹议的条文。

同样,用形象思维的方法琢磨第82条的"振振欲擗地",就能理解这是形象化的头眩,是持续地天旋地转而站立不稳、欲倒仆地的样子。擗,捶打的意思。

与临床结合起来就能发现,第67条的"身为振振摇"的病人与第82条"振振欲擗地"的病人的临床症状有明显区别。因此,把二者等同起来是不符合临床的,也是不符合原典本旨的。但是,把这二者等同起来的讲法仍泛滥于当前的教材、讲义之中。

【原文】

例三

318 条:少阴病,四逆,其人或咳,或悸,或少便不利,或腹中痛,或泄利下重者,四逆散主之。

本条如果撇开临床,只根据现代行文的常例来领会,就会认为:"四逆"上无"或"字,是主症。其余如咳、悸、小便不利、腹中痛、泄利下重等症状之上,都有"或"字,都是可有可无的或然症。这样的认识就是错误的。因为如果这些或然症都是可有可无的,那么当"四逆"出现在这几个症状全然不在的情况下,还根据什么来用四逆散呢?四逆散的作用是疏泄导滞,发越郁阳。当木郁乘土,肠胃结气,饮食积聚,阳郁气滞时,是会出现腹中痛或泄利下重的。由于腹痛和泄利下重虽然必见,但不一定全见,有时只出现其中之一,所以这两个主症上也都加有"或"字。至于小便不利,是阳不宣而水不化,虽然不一定必见,但却是常见。只有咳、悸、四逆,才是真正的或然症。因为咳和悸是水不化之后,上凌心肺才出现的,不上凌心肺,就不出现咳和悸。四逆也只有在阳郁太重时才出现,一般情况下并不出现四逆。那么为什么"四逆"之上不加"或"字呢?这是因为本篇讲的是少阴病,少阴病常见症状就是四逆,本条既然要编入在少阴篇和少阴病相对照,当然就要突出"四逆"了。

柯韵伯认为:"泄利下重"四个字应该列在"四逆"句之后,不应当列入或然症中,这对于四逆散的作用,确有临床体会。但是证之临床,四逆也不是必然之症,只有把腹中绵绵坠痛和泄利下重,并列为主症,才更合逻辑。

【述义】

第318 条:"少阴病,四逆,其人或咳,或悸,或小便不利,或腹中痛,或泄利下重者,四逆散主之。"从文理上看,四逆是主症,若结合临床看,则不符合医理。为什么呢?一个简单的道理,咳、悸、小便不利、腹中痛、泄利下重都是或然症,可有可无,一个少阴病仅以"四逆"这个症状判断,不足以揭示本证的病机,所以不能用四逆散。

李克绍先生从临床出发,断然否定"四逆"是主症,从四逆散方后加减中进行挖掘,先生认为"腹中痛"或"泄利下重"才是本证的必见症状。从腹痛加附子温阳散寒化湿以治腹痛中可见,本证病机中有阴寒水湿的一面。从四逆散用柴胡和泄利下重加薤白可见,本证病机还有阳气郁结不得宣通的一面。结合临床可见,本证的"四逆"只是表象,是因为阳气被阴寒水湿郁遏不能外达以温四末而引起的。

因此,四逆散证的"四逆"与四逆汤的"四逆"在病机上有本质的不同。

【原文】

例四

38 条:太阳中风,脉浮紧,发热恶寒,身疼痛,不汗出而烦躁者,大青龙汤主之。

39 条:伤寒脉浮缓,身不疼,但重,乍有轻时,无少阴证者,大青龙汤发之。

以上两条,都是用大青龙汤主治,因为 38 条有"不汗出而烦躁"一症,所以大多数注家认为第 39 条也应当有"烦躁"一症,这就是画蛇添足。大青龙汤是辛凉重剂,能清透肌表之邪,但是肌表有邪,却不一定都兼烦躁。《金匮要略·痰饮咳嗽》篇云:"病溢饮者,当发其汗,大青龙汤主之,小青龙汤亦主之。"证之临床,溢饮一般是不出现烦躁的。再看大青龙汤的药物组成,接近于越婢汤,而越婢汤就不是为烦躁而设。尤在泾注下一条是这样说的:"伤寒脉浮缓者,脉紧去而成缓,为寒欲变热之征,经曰'脉缓者多热'是也。伤寒邪在表则身疼,邪入里则身重,寒已变热则脉缓,经脉不为拘急,故身不疼但重。而其脉犹浮,则邪气在或进或退之时,故身体有乍重乍轻之候也。"这一解释,除了说身重是"邪入里",脉缓是"寒已变热",还不够理想(可能是词不达意)之外,其可取之点是排除了烦躁这一症状,并且指出了缓脉是从紧脉变来,身重是从身疼变来,这些都和别的注家不同,而且也是很有道理的。现将"身重""脉缓"的解释,稍作更正,并把这段文字更通俗、更详细地语释如下。

太阳伤寒,一般是脉浮紧、身疼痛。但如果不及时治疗,旷持多日,表邪不退,就可能脉由浮紧逐渐变为浮缓,身疼也逐渐变为身重。其所以紧去变缓,是营卫更加滞涩所致,所以是迟缓有力,和太阳表虚证的浮缓不同。脉不紧了,身也就不疼而变成身重了。但是营卫滞涩的身重,和阳明病热在肌肉的身体沉重不同,也和少阴病身体倦懒的身重不同,它是不"轻跷",不灵活,周身有拘束感。这种表症表脉的变化,虽然也给诊断带来困难,但是这一身重的特点是"乍有轻时"。根据这一特点,同时其脉犹浮,仍能说明是太阳表症。为什么能乍有轻时呢?因为人身的阳气,一日二十四小时之内,是随着天阳的强弱而变化的。"日中而阳气隆",人体得天之助,外抗力强,正胜邪衰,就能乍有轻时。其余时间,正气处于守势,就身重如故。这和论中所说"太阳病欲解时,从巳至未上"是一个道理。这也就是尤氏所说"邪气在或进或退之时"的实际意义。

从尤在泾这一解释来看,不但没有把烦躁一症强加在本条之上,而且从他说的"脉紧去变缓""身痛变重"中,可以体会出营卫极滞涩,表邪已有顽固难拔之势,这就不是麻黄汤所能解决的问题,因此必须改用大青龙汤。论中说,"大青龙汤发之""发之"一词,不用在上条,而用在本条,就是表示表邪,已很顽固的意思。

再从方药上加以说明。38 条的特点是烦躁,要清热除烦,必须加入石膏。为了防止发越不透,恐石膏有寒中致泻之弊,所以又倍加麻黄。而 39 条的特点是身重,必须大力发泄,所以倍用麻黄。又嫌麻黄过于辛热,也必须加入石膏。这样,就可以把大青龙汤从"不汗出而烦躁"里解放出来,在临床上用得更活。

前已说过,张仲景划分"伤寒"和"中风"这两个名词的依据,大都是对比之下,以阴邪和阳邪来划分的。同是无汗的太阳病,38 条有烦躁,为阳邪,叫"太阳中风";39 条无烦躁,对比之下为阴邪,叫"伤寒"。这和其他各经的中风、伤寒,也包括《金匮要略·五脏风寒积聚》篇的风、寒在内,其涵义是明显一致的。如果把 39 条也硬加上烦躁一症,就不但在临床上把大青龙汤塞进狭小的圈子,而且在术语上也搅乱了风和寒的涵义。有的注家,指这两条一是风中兼寒,一是寒中兼风,就是由于弄不清风和寒的涵义而作出的牵强解释。

【述义】

《伤寒解惑论》在这里重点解说大青龙汤证是有所指。20 世纪 50 年代至 70 年代末,《伤寒论》学术界对第 38 条与第 39 条所表述的大青龙汤证有掩饰不住的困惑。

困惑就在第 38 条"太阳中风,脉浮紧"、第 39 条中"伤寒,脉浮缓"与《伤寒论》中的麻黄汤证、桂枝汤证的表述相矛盾,所以注家们费尽心思也难圆其说,成为《伤寒论》研究的难点。

成无己解释第 38 条时说:"此中风见寒脉也。浮则为风,风则伤卫;紧则为寒,寒则伤营。营卫俱病,故发热恶寒,身疼痛也。风并于卫者,为营弱卫强;寒并于营者,为营强卫弱。今风寒两伤,则营卫俱实,故不汗出而烦躁也。与大青龙汤发汗,以除营卫风寒。"在解释第39条时则讲:"此伤寒见风脉也。伤寒者身疼,此以风胜,故身不疼;中风者身重,此以兼风,故乍有轻时;不发厥吐利,无少阴里证者,为风寒外甚也。与大青龙汤,以发散表中风寒。"①成无己的解释为后世注家提供了一个能够借以支撑的拐杖,所以在此后《伤寒论》研究史的很长一个阶段,注家们的解释都未能脱离"三纲鼎立"这个框架,成无己的解释影响了数百年。

直至现代,注家们越来越感到成无己的解释"好听,不管用",看起来很有条理,但"中风见寒脉""伤寒见风脉"还是没有讲清楚,因此对这一解释逐渐产生了动摇。到了近现代,完全遵循成无己说法的人已不多。原因在于很多人都觉得三纲鼎立脱离了临床,于是采用模糊的处理方式。如《伤寒论释义》在讲到第38条时说:"桂枝、麻黄、大青龙三方,是太阳病中的代表方剂,有部分注家以桂枝证为风伤卫,麻黄证为寒伤营,大青龙汤证为风寒两伤营卫来作辨别。这样说法,似乎条理分明,其实模糊不清,令人费解。"②这种说法有一定的代表性,此处的"部分注家"就是指以成无己为代表的历代注家。现代注家的心中都明白成无己的解释行不通,但又苦于无法给出令人信服的说法。

任应秋先生编著的《伤寒论语译》是20世纪50年代在《伤寒论》学术界中少有的较有影响的研究专著之一。在对第38条的解释中,他引用了柯韵伯的一大段文字,在对第39条的解释中又大段引用陆渊雷的文字,避开了长期以来引用成无己解释的惯例,通过几句"串解"一带而过,实际上还是没有讲清后学者迫切想弄明白的"太阳中风脉浮紧"与"太阳伤寒脉缓"问题。③ 这也是一种模糊的处理方式,此后几十年的《伤寒论》讲义或教材几乎都采用这种方式处理。

另外,还有一个核心问题,就是几乎所有注家都认为,第38条的证候特点是"烦躁",所以第39条证候用大青龙汤治疗,也应当有"烦躁"这个症状。这个解释也是当时的主流观点。在《伤寒论语译》的串讲中,任应秋先生引用了陆渊雷先生的话:"发热恶寒,不汗出而烦躁口渴者,是大青龙汤之主症也,身疼非必见之症。因汗不出,热不减所致。""虽不疼但重,且有发热恶寒,不汗出,烦躁口渴,则主症已具,仍是大青龙汤所主。""论中多有但言副症,不言主症者,盖一方必具一方主症,举方名则主症可知,故可不言,言副症以辨析疑似

①　成无己.注解伤寒论[M].北京:人民卫生出版社,1963:69–70.
②　江苏省中医学校伤寒教研组.伤寒论释义[M].南京:江苏人民出版社,1958:49.
③　任应秋.伤寒论语译[M].上海:上海卫生出版社,1958:58–60.

而已。"①任先生引证陆渊雷先生的这一段文字是表达"烦躁"是大青龙汤的主症，第39条所讲的只是副症。因为"一方必具一方主症，举方名则主症可知"，所以只要一提到大青龙汤，那么"烦躁"作为"主症"是一定具有的。第39条原文中虽不言"烦躁"，但为必有之症。

又，《伤寒论释义》在解释第39条时说："本条系承接上文（本作者注：指第38条），补叙大青龙汤证的副症。发热恶寒，汗出而烦躁，为大青龙汤的主症，上文已经详细说明，本条所不同的就是有'身不疼，但重，乍有轻时'的见证。"②这一段话的意思也是表明第39条中也应当有"烦躁"这个症状。中国中医研究院（现中国中医科学院）编《伤寒论语译》在解释这一条时也说："本条既表明用大青龙汤治疗，就一定有大青龙汤的主症，如发热、怕冷、不出汗、口渴烦躁等。"③此书中的这一段话所表达的含义与任先生所引用的陆渊雷先生的文字同出一辙。

原南京中医学院伤寒教研组编著的《伤寒论译释》在解释同一条时说："发热恶寒，不汗出而烦躁为大青龙汤证的主症，上文（本作者注：指第38条）已详细说明。本条更指出大青龙汤证的另一变局，就是脉不浮紧而浮缓，身不疼而但重。""本条所述脉浮缓，身重，则属于间有的变局，然而也是举其副症以资鉴别，至于不汗出而烦躁等主症，那还是应该具有的。"从"那还是应该具有的"语气中可以看出作者在认识上的勉强态度，但最终还是认为第39条大青龙汤证必有"烦躁"这个症状。④ 而中医学院试用教材重订本《伤寒论讲义》（2版教材）在解释第39条时则用极肯定的口气说："用大青龙汤，必具发热恶寒，不汗出而烦躁等大青龙汤主症。至于脉之浮缓，身疼痛之有无，则不必悉具。如果主证不备，仅有身疼痛，或身重、乍有轻时症状，还不足以为用大青龙汤的依据。"⑤列举上述当时极有代表性的有影响的论述，可以管窥那个时代"伤寒论"学术界的学术氛围，通过这些论述可以大体了解当时学术界主流对第39条的基本认识。

20世纪60年代初至80年代末，正是李克绍先生在山东中医学院讲授《伤寒论》的时期。先生正是在这样一个大的学术氛围中从事《伤寒论》教学，不可避免地面临着第38条与第39条的困惑。但是，先生直面困惑，首先在文理上

---

① 任应秋.伤寒论语译[M].上海：上海卫生出版社,1958：60.
② 江苏省中医学校伤寒教研组.伤寒论释义[M].江苏人民出版社,1958：50.
③ 中国中医研究院.伤寒论语译[M].北京：人民卫生出版社,1959：20.
④ 南京中医学院伤寒教研组.伤寒论译释[M].上海：上海科学技术出版社,1959：404.
⑤ 成都中医学院.伤寒论讲义（全国中医教材会议审定）[M].上海：上海科学技术出版社,1964：48.

理顺,更为重要地是从临床角度切入"身不疼但重""伤寒脉浮缓",从中找出"伤寒脉浮缓""中风脉浮紧"的根源;从"发之"二字切入,指出第39条的大青龙汤证中,必没有"烦躁"这个症状的原因。

在原山东中医学院于1962年内部印刷、先生独立编著的《伤寒论讲义》中,他另辟蹊径地对第38条与第39条做出了全新的阐释。

在第38条的解析中说:"脉浮紧,发热,恶寒,身疼痛,无汗,是表实证,宜麻黄汤;但同时出现烦躁,是表邪郁闭太重,阳欲外出作汗而不能,扰于胸中所致。此虽应发汗,但麻黄汤已嫌力量不足,且又过于辛热,与烦躁不宜,故以大青龙汤主之。"先生又在按语中说:"风为阳邪,善行数变,化热最速,本条虽是表实证,但有烦躁一症,故仍名曰太阳中风,这是仲景对于六经风寒命名的概念。"第39条的解释为:"太阳伤寒,本当脉浮紧身疼痛,但有时因阳闭不解,以致营卫滞涩,脉可能由浮紧变为浮缓,身痛可能变为身重。这是由于表邪郁闭过重所致,当以大青龙汤发之。"先生对"脉浮缓"与"身重"又进一步做出解释:"本条的脉浮缓,是由浮紧变来,必滞涩有力,与太阳中风之弛缓不同。身重是由身痛变来,有拘束不舒木钝的感觉,与阳明病之沉重,少阴病之倦怠,都有所不同。尤其是因表阳时通时滞,而乍有轻时,与阳明病少阴病之持续性身重不同,为病在太阳的特征。"这一段阐释破除了成无己以降《伤寒论》诸多注家对第38条、第39条"中风浮紧""伤寒脉浮缓"的谬解。

时隔15年后,先生在1978年出版的《伤寒解惑论》中对这个问题展开了系统的论述。实际上,从1958年在济南市灵岩寺山东省中医进修学校学习、研究《伤寒论》,讲授《伤寒论》时期,先生就已经开始了对这个问题的思考。他在1962年编著《伤寒论讲义》时,对这个问题的思考已经有了头绪。现在看来,1962年编著的《伤寒论讲义》中有关第38条、第39条的解释,可以说是先生对这个问题的早期论述。

先生既否定成无己"三纲鼎立"的说法,又不愿意随波逐流、模棱两可的糊涂搪塞,而是从临床上入手研究发病过程,着眼分析"伤寒脉浮缓"与"身不疼,但重"的动态变化。

先生受到尤在泾对这两条解释的启发:"伤寒脉浮缓者,脉紧去而成缓,为寒欲变热之征,经曰'脉缓者多热'是也。伤寒邪在表则身痛,邪入里则身重,寒已变热则脉缓,经脉不为拘急,故身不疼,但重。而其脉犹浮,则邪气在或进或退之时,故身体有乍重乍轻之候也。"[1]先生说:"这一解释,除了说身重是'邪

① 尤在泾.伤寒贯珠集[M].上海:上海科学技术出版社,1959:23.

入里',脉缓是'寒已变热',还不够理想(可能是词不达意)之外,其可取之点是排除了'烦躁'这一症状,并且指出了缓脉是从紧脉变来,身重是从身痛变来,这些都和别的注家不同,而且也是很有道理的。"

关于第 38 条与第 39 条,《伤寒解惑论》有一段很重要的论述,体现出先生的思路与思维方法。先生说:"张仲景划分'伤寒'和'中风'这两个名词的依据,大都是对比之下以阴邪和阳邪来划分的。同是无汗的太阳病,38 条有烦躁,为阳邪,叫'太阳中风',39 条无烦躁,对比之下为阴邪,叫'伤寒',这和其他各经的中风、伤寒,也包括《金匮要略·五脏风寒积聚》的风、寒在内,其涵义是明显一致的。"先生在这里所强调的"一致性",体现出伤寒、中风作为疾病的分类方法在《伤寒论》中应用的普遍性,就和《黄帝内经》中的阴阳一样,是古代的辩证法在医学领域中的应用。具体到第 38 条与第 39 条则是动者属阳,属中风;静者属阴,属伤寒。明白了这个道理,就能理解第 38 条"伤寒脉浮缓,身不疼,但重"情况下是不会有"烦躁"这个症状的;也就理解了"发之"这个"词"在语意上只能用于第 39 条"营卫滞涩"的"身不疼,但重",而不能用于第 38 条的"烦躁"。

【原文】

例五

16 条:桂枝本为解肌,若其人脉浮紧,发热,汗不出者,不可与之也。常须识此,勿令误也。

"脉浮紧,发热,汗不出",明明是麻黄汤证,如果误用了桂枝汤,由于桂枝汤开毛空窍的力量太弱,对于脉浮紧的表实重症,往往发不出汗来,却鼓舞血行,容易导致斑黄、吐衄等变症。所以谆谆告诫:"不可与之也。"但是,本条的"脉浮紧""发热"和"汗不出"是紧密相连的,不能断章取义,割裂开来。后世注家,往往摘取"汗不出"这一个症状,来作为论中一切用桂枝汤的禁忌证,甚至连"太阴病,脉浮者,可发汗,宜桂枝汤"一证,也认为应当是"汗自出",这是非常错误的。

论中 42 条云:"太阳病,外证不解,脉浮弱者,当以汗解,宜桂枝汤。"这条对于用桂枝汤的标准,只提出"脉浮弱",而没有提出必须"自汗出",这就证明,汗不出而禁用桂枝汤,是在"脉浮紧"的情况下才适用,是有条件的。

临床证明,表症未解而脉浮弱者,不一定都汗自出。例如年老体弱,营卫不足的外感病人;太阳表实证,过经未解,表邪渐衰者;已经汗、下,但表邪仍未尽者,都能脉转浮弱。但除非过汗过下促成亡阳者外,很少有自汗的。

在这种情况下,如果不用桂枝汤,难道还能用麻黄汤吗?

在脉不浮紧的情况下,不但"无汗"不能禁用桂枝汤的条件,就连"脉浮""发热"也不是必要的症状。如第91条云:"伤寒医下之,续得下利,清谷不止,身疼痛者,急当救里,后身疼痛,清便自调者,急当救表。救里宜四逆汤,救表宜桂枝汤。"又,《霍乱》篇云:"吐利止,而身痛不休者,当消息和解其外,宜桂枝汤小和之。"大下之后,清谷不止,和霍乱剧吐剧利之后,不但"自汗"一症不可能有,就连"脉浮"也没有了,"发热"也没有了,只剩下了说明是表不和的"身疼痛"一症,就仍用桂枝汤。读《伤寒论》就应这样来认识,原则不是教条。如果把构成原则的前提,断章取义地割裂开来,变成了教条,就无异于画地为牢,作茧自缚了。

【述义】

先生的这一段文字也是有针对性的。长期以来,在《伤寒论》学术界或教学中只要讲到第16条后半段"桂枝本为解肌,若其人脉浮紧,发热,汗不出者,不可与之也。常须识此,勿令误也",或在中药学、方剂学教学中,讲到桂枝或桂枝汤时,常常会听到一句话"无汗不得服桂枝,有汗不得服麻黄"。在现代中医学教育中,这句话已成为《伤寒论》初学者或中医初学者的桎梏,紧紧地束缚着他们对桂枝汤应用的理解,其始作俑者是宋代的朱肱。朱肱在《重校证活人书·伤寒百问》中的第一问中说:"仲景所谓无汗不得服桂枝,有汗不得服麻黄,常须识此,勿令误也。"朱肱在这里明目张胆地篡改了仲景的原文,这与一些现代人所常用的"仲景认为:"的形式是一致的,"冒号"以下的内容都是作者硬塞进去的自己的见解。

朱肱的这句谬言影响很大。其实,第16条所说的"脉浮紧,发热,汗不出者"是指典型的太阳伤寒,即风寒束表,腠理闭塞,正治法是用麻黄汤开腠理,发汗以透散肤表郁热。桂枝汤虽能解表发汗,但开腠理力缓,有鼓荡阳气之虞,它的解表是和缓的氤氲过程。因此,典型的太阳伤寒若用桂枝汤治疗,则不仅不能达到开腠理发汗、宣发其外的目的,而且还有鼓荡邪热炽盛之弊端。所以,对于典型太阳伤寒来说,不宜用桂枝汤。因此仲景告诫"脉浮紧,发热,汗不出者"的太阳伤寒"勿令误也"。朱肱的"无汗不可得服桂枝"是孤立的独取"无汗"这一个症状,作为桂枝汤应用的禁例,这是对本条的曲解。

《伤寒解惑论》援引第42条"太阳病,外证未解,脉浮弱者,当以汗解,宜桂枝汤",指出在临床上不论有汗无汗,只要表证未解,脉浮弱者或浮而不紧,都可以放手应用桂枝汤。这样就把桂枝汤从有汗无汗中解放出来。

论中第 15 条:"太阳病,下之后,其气上冲者,可与桂枝汤。"第 44 条:"太阳病,其外未解,不可下也,下之为逆。欲解外者,宜桂枝汤。"以上条文都是根据这个原则应用桂枝汤的,从原文上看,这一类病人都不可能有汗。

明白了"表证未解,脉浮弱者或浮而不紧"用桂枝汤的道理,表证未解、脉浮而不弱但也不紧的病人,就可用麻黄汤。第 50 条"脉浮者,病在表,可发汗,宜麻黄汤"就是一个例子。本条所讲的脉浮者可以是浮紧,也可以是浮而不紧但也不弱者。

在《伤寒论》六病之中,不论伤寒、中风,若需要应用桂枝汤,可以从两个方面把握:一是表证仍在,在治疗原则上仍当解表;二是这些表证因各种因素决定了不宜用麻黄汤解表。掌握了这两条,在临床上就可以灵活地应用桂枝汤与麻黄汤了。

【原文】

例六

141 条:病在阳,应以汗解之,反以冷水潠之,若灌之,其热被劫不得去,弥更益烦。肉上粟起,意欲饮水,反不渴者,服文蛤散;若不差者,与五苓散。寒实结胸,无热症者,与三物小陷胸汤,白散亦可服。

柯韵伯云:"本论以文蛤一味为散,以沸汤和方寸匕,服满五合,此等轻剂,恐难散湿热之重邪。《金匮要略》云,渴欲饮水不止者,文蛤汤主之。审症用方,则此汤而彼散……"柯氏这段话的意思,是本条病重方轻,一味文蛤,不能治"益烦",不能解"皮粟",因此主张把《金匮要略》中有麻黄、石膏的文蛤汤与本方互相对调。

按,"渴欲饮水不止者"一条,见于《金匮要略·消渴》篇,下文是"文蛤散主之"不是"文蛤汤主之"。文蛤汤一条见于《金匮要略·呕吐哕下利》篇,原文是"吐后,渴欲得水而贪饮者,文蛤汤主之"。柯氏所引,误散为汤,显系粗疏。我们且撇开柯氏文字上的错误不谈,仅就《金匮要略》中汤、散两条原文作以对比,看看文蛤散和文蛤汤二方主治的主要不同点究竟在哪里,然后才能确定《金匮要略》中的文蛤汤应否与本条的文蛤散互相对调。

在《金匮要略》中,文蛤汤、散二方,虽然都主治渴欲饮水,但是二者的提法是不同的。文蛤散是主治"渴欲饮水不止者",而文蛤汤是主治"渴欲得水而贪饮者"。"不止"和"贪饮"不同。"不止"是无时或止,是时间上的持续,并不表示渴的程度严重。而"贪饮"才是渴饮无度,饮不解渴。为什么这样说呢? 这可以从药物上推断出来。文蛤散只文蛤一味,主要作用是化痰湿,其清热的作用是极其有限的。因此,其所治的"饮水不止",主要是痰湿留滞阻碍津液的输布致成的。不是热盛,就不用麻黄、石膏。一味文蛤,少与频服,是治上以缓,以渐达到湿化津生的目的。而文蛤汤症的"贪饮",是已经化热,其热远较文蛤散症重,所以其方也是越婢汤加文蛤而成,取麻黄挟石膏以清透里热。

明白了汤、散的作用不同,主治各异,再看看141条究竟是湿重热轻呢?还是湿热并重? 那么宜汤、宜散就可以不辨自明了。

原文提到病因是"热被劫不得去",主症是"弥更益烦"。但为这个"烦"的特点却是"意欲饮水,反不渴"。这就说明不是热重,而是湿重。湿邪阻遏,不但能使津液不潮而"意欲饮水",还能使胸阳不宣而"弥更益烦"。尤其在渍灌水劫,肉上粟起,三焦气化不能外通肌腠之后,烦就更会加重。因此,用文蛤散化湿为主,希望湿去阳通,就可烦解渴止,皮粟亦解。但也考虑到"此等轻剂,恐难散湿热之重邪",所以又预先提了一个补救的方法,就是"若不差者,与五苓散"。为什么用五苓散呢? 因为五苓散内通三焦,外达皮腠,通阳化气,行水散湿。所以,服文蛤散之后,湿不化而烦不差者,或湿去烦解而皮粟不消者,都可用之。

解皮粟用五苓散的温化,而不是用文蛤汤的清透,这又一次说明本症是湿重热轻。也正因为是湿重热轻,所以渍灌之后,还作了另一种设想,就是在湿更重、热更轻,或者有湿无热的情况下,那么湿结之后,不但不是"益烦",竟连饮水也不"意欲"的时候,就成了"无热症"的"寒实结胸",那时不但不能用石膏,就连文蛤也不用,而是改用辛热逐水的巴豆霜了。

总而言之,从"意欲饮水反不渴",到"若不差者与五苓散",再到"寒实结胸无热症",全文的来龙去脉,都说明是湿重热轻,决不宜用文蛤汤那样的辛寒重剂。柯氏硬要把文蛤汤搬来,实属牵强附会。

【述义】

先生在本节例六中提出来讨论的这个问题原本不属于《伤寒论》,而是对柯韵伯曲解的驳正。柯韵伯对《伤寒论》的诠解有很多独到之处,对后世也有较大的影响,但柯氏的书对《伤寒论》原典文本以己见篡改太多。他的理由就是,"《伤寒论》一书,经叔和编次,已非仲景之文,遗失者多矣,叔和之文附会者亦多矣。读是书者,必凝神定志,慧眼静观,逐条细勘,逐句研审,何者为仲景言,何者为叔和笔,其间若脱落,若倒句与讹字衍文,须一一指破。顿令作者真面目见于语言文字间,且其笔法之纵横详略不同,或互文以见意,或比类以相形,可因此而悟彼,见微而知著者,须一一提醒,更令作者精神见于语言文字之外,始可羽翼仲景,注疏伤寒。"①但是,柯韵伯的"何者为仲景言,何者为叔和笔,其间若脱落,若倒句与讹字衍文"等,并没有具体地指出何为误文、何为脱文、何为衍文、何为倒错、何为错简等,在缺少本证和旁证的情况下,以己意对《伤寒论》的某些原文进行肢解,重新编排,如根据第 244 条"太阳病,寸缓、关浮、尺弱,其人发热汗出,复恶寒,不呕,但心下痞者,此以医下之也。如其不下者,病人不恶寒而渴者,此转属阳明也。小便数者,大便必硬,不更衣十日,无所苦也。渴欲饮水,少少与之,但以法救之;渴者,宜五苓散",又编出一条"太阳病,其人发热,汗出,不恶寒者,此转属阳明也。渴欲饮水者,少少与之,但以法救之,宜五苓散"。柯氏在这样的思想指导下,以己见篡改的条文不算少数。这种研究经典的治学态度不可取。柯韵伯在《伤寒论注》中对第 141 条"病在阳,应以汗解之,反以冷水潠之,若灌之,其热被劫不得去,弥更益烦,肉上粟起,意欲饮水,反不渴者,服文蛤散;若不差者,与五苓散。寒实结胸,无热证者,与三物小陷胸汤。白散亦可服"也进行了肢解,把其中的"三物白散"一节移到了卷四的"太阴脉证"中②,在《伤寒附翼》中,把"三物白散"列在"太阴方总论"下③;同时,又用《金匮要略·呕吐哕下利病脉证治》中的"文蛤汤"替代原本的"文蛤散",列在《伤寒附翼》"太阳方总论"中④。先生在本节中指出了柯韵伯以文蛤汤替代文蛤散的篡改与曲解之误。

　　第 141 条讲的是太阳病潠灌之后,肤表之热被冷水郁遏,也就是表热被"激"着了,表热只是暂退,汗不能外泄,郁滞肤表,肌肤突起粟粒。这是水气外闭,湿停不化,所以虽欲饮水,但"渴"意并不明显,此属湿阻正津不布。本证湿滞热郁比较起来只能算是轻证,所以仲景治以文蛤散。文蛤,《神农本草经》称苦平,"主治咳逆上气,喘息烦满,胸痛,寒热"。文蛤是"骨在外"的海生物,这类海生物多咸中寓含微凉,所以能调"寒热",治"弥更益烦"。文蛤散只是清热胜湿轻剂,所以如果湿郁热重或有不瘥者,仲景又备有五苓散,以振奋三焦,通阳化气,疏表散湿清热。

①　柯琴.伤寒来苏集[M].上海:上海科学技术出版社,1959:自序.
②　柯琴.伤寒来苏集·伤寒论注[M].上海:上海科学技术出版社,1959:144.
③　柯琴.伤寒来苏集·伤寒附翼[M].上海:上海科学技术出版社,1959:52.
④　柯琴.伤寒来苏集·伤寒附翼[M].上海:上海科学技术出版社,1959:13.

【原文】

例七

279条：本太阳病，医反下之，因而腹满时痛者，属太阴也，桂枝加芍药汤主之；大实痛者，桂枝加大黄汤主之。

注家对本条的解释，虽然在某些提法上也有不同之处，但总的来说，大都认为"腹满时痛"是邪陷太阴；"大实痛"是胃肠中有腐秽、宿食，或称"结滞"。二方中的桂枝汤是解表，或者说是"升下陷之阳"；加芍药是"和太阴"，加大黄是下腐秽或宿食。总之，二方都是表里两解。只有张隐庵提出桂枝加芍药汤是取建中之义，未提表里两解；许宏认为大实痛是脾实，未言胃实，但仍未说明脾实和胃实究竟有何不同。

这里需要讨论的是，一是大实痛究竟是脾实，还是胃实？脾实和胃实有什么不同？二是桂枝加芍药汤和桂枝加大黄汤二方是否表里两解？

第一个问题，胃为阳明之腑，脾为太阴之脏。胃，如前所说，系指整个消化管道而言。脾，如《素问·太阴阳明论》所说，"脾与胃以膜相连耳"，系指连于胃肠而能"为之行其津液"的"膜"。因此，胃家实是胃肠中有宿食、粪便留滞，脾家实是肠胃外之"膜"的脉络气血壅滞，二者显然有别。本条的腹满、腹痛，究竟是肠内的事，还肠外的事？要解决这个问题，首先要看腹满、腹痛是在什么情况下促成的。论中明明说："本太阳病，医反下之，因而腹满时痛"。"因而"是什么意思呢？是因"医反下之"。可知未下之前，并没有腹满时痛。那么，之所以腹满时痛，显然是由于下后外邪内陷所促成的。

外邪内陷，只能使气血壅滞，决不会陷入肠胃而变成腐秽和硬便。所以本条的腹满、腹痛，病灶在肠胃之外。不在腹胃之内，是脾实而不是胃实，是毫无疑问的。正如原文指出的那样"属太阴也"。

邪陷肠胃之外的脉络之间，使气血壅滞所致的腹满、腹痛，也有轻重之分。轻的"寒气客于肠胃之间，脉原之下，血不得散，小络急引故痛。按之则血气散，故按之痛止。"重的"寒气客于经脉（不是小络）之中，与灵气相薄则脉满，满则痛而不可按也。寒气稽留，灵气从上则脉充大而血气乱（即充血肿胀），故痛甚不可按也"（见《素问·举痛论》）。痛不可按，就是大实痛。可见大实痛不一定是肠胃中有腐秽、宿食，邪气客于肠外的经脉，与灵火相薄，同样可以出现。

太阴大实痛,是脾实,不是胃实,是气血壅滞,不是腐秽、粪便,已经很清楚了。但是还有人引用278条"至七八日,虽暴烦下利,日十余行必自止,以脾家实,腐秽当去故也"来辩驳说,以肠中的腐秽去,称脾家实,那么本条的太阴大实痛,当然也是指肠中的腐秽了。这一提法,确实迷惑了许多读者,因此,必须指出其错误的所在。

首先,278条的脾家实,其表现为暴烦下利,而本条的太阴大实痛,却表现为痛不可按。其次,278条是腐秽去必自愈,而本条却没有腐秽可去,也不会自愈。因此可知,278条的脾家实,是正气实,指的是肠胃道阳气恢复后驱湿下出的功能。而本条的大实痛,是邪气实,指的是气血凝滞,脾络不通。两"实"字的涵义不同,因此把278条的脾家实等同于本条的大实痛,就导致了上述错误。

另一个问题是,桂枝加芍药汤和桂枝加大黄汤是否表里两解?

这首先要分析邪陷太阴出现腹满时痛,或大实痛之后,是否一定有表症存在?还能有什么样的表症存在?

按:太阳病下之后,能有以下几种情况,一是邪尚未陷,表症仍在,这时应解表。例如"太阳病,先发汗不解,而复下之,脉浮者不愈……当须解外则愈,宜桂枝汤"就是。又如"太阳病,下之后,其气上冲者,与桂枝汤,方用前法""太阳病下之,微喘者,表未解也,桂枝加厚朴杏子汤主之""太阳病下之,脉促胸满者,桂枝去芍药汤主之",这些都是邪气未陷,表症仍在,所以仍用桂枝汤解表。虽然根据情况,有时也将桂枝汤略为加减,但其所加减的药物,也总以无碍于解表为原则。

二是外邪已陷,但表症未清。这时,表兼里实的,应当先汗后下,表兼里虚的,应当先温后汗,一般是分两步走。如下后"心下痞,恶寒者,表未解也",先与桂枝汤解表,后与大黄黄连泻心汤治痞。下后"下利清谷,身体疼痛者",先与四逆汤温里,再与桂枝汤解表,都是这样。为什么要分两步走呢?因为如果里寒不先温里,里实又将桂枝汤与泻下药合用,便减弱了桂枝汤通阳的作用,达不到解表的目的。只有在表邪极轻,仅仅身热未去,或者脉象未静(如脉促),连身痛、恶寒也没有了的情况下,才一方两解,不分两步。如桂枝人参汤中用桂枝,葛根芩连汤中用葛根就是这样。

三是已算不上是表症,只能叫做表未和的,就专于治里。如"脉浮数者,法当汗出而愈,若下之身重心悸者,不可发汗,当自汗出乃解……须表里实,津液自和,便自汗出愈"就是。身只是重,而不是痛,这是下后营阴不足,阳尚未通,已不算表症了,因此不必发汗,所以等待其津液自和。也可以补养营阴,佐以通阳(如小建中汤),促其津液早日自和,以达到自汗出而愈。

四是连表未和也没有了,外邪全陷于里,这已成坏病。"桂枝不中与之也,观其脉症,知犯何逆,随证治之。"

本条下后,应当是上面所说的哪一种情况呢?外邪已陷入太阴,不可能表症表脉典型俱在。桂枝加芍药汤、桂枝加大黄汤又不是分两步走。其所加的药物,芍药酸敛,大黄苦寒,又不利于桂枝汤解表,所以也不是表邪未清。因此,据方测症,应当是已无表症。但桂枝还有一点通阳的作用,所以充其量也只不过是表未和罢了。

为了进一步说明本症不是表未解,而是表邪已解,或者充其量也只是表未和,下面再从桂枝汤谈起。

在习惯上,人们一提到桂枝汤,往往就会想到解表。其实,桂枝汤的基本作用是调和营卫。临床可以利用它调营卫这一功能来解表,但不是凡用桂枝汤都是为了解表。例如《金匮要略·妇人妊娠》篇云:"妇人得平脉,阴脉小弱,其人渴,不能食,无寒热,名妊娠,桂枝汤主之。"既是平脉,又无寒热,却用桂枝汤,这足以说明桂枝汤不是专用于发汗解表的方剂。桂枝汤本身就不应看作是解表的专用方剂,那么从桂枝汤衍化而来的方剂,就更不应看作是解表的了。譬如桂枝新加汤、小建中汤,人们都已承认不是解表剂,而从桂枝汤衍化出来的桂枝加药汤和桂枝加大黄汤,更接近于新加汤与小建中汤,却硬要说是具有解表的作用,岂不是凭空臆想,脱离临床吗?

再从加芍药谈起。

用桂枝汤解表,是可以灵活加减的。但是加减有一个重要的原则,就是必须有利于解表。试看加芍药是否有利于解表吧! 21条云:"太阳病,下之后,脉促胸满者,桂枝去芍药汤主之。"下后脉促胸满,是邪将陷而暂尚未陷,此时要解表,就连原方中的芍药也不用了。因为只有去了芍药之酸敛,才能有利于桂枝之温通,才能达到驱邪的目的。而本条不是邪陷,而邪已陷,不但不去芍药,而且倍用芍药,这还能说本方中的桂枝汤是为了解表吗?

张隐庵认为,桂枝加芍药汤即建中之义。"建中之义"是什么意思呢?就是说,二方的作用虽然有建中、和中的不同,但治疗的重点,都是中焦之太阴,而不是肤表之太阳。这一提法,排除了桂枝加芍药汤是表里两解的说法,倒很有意思。但是,"建中之义"毕竟不等于就是建中。因为小建中汤的主药是饴糖,是以建补中焦,取汁化营为目的,在里虚不宜发汗,而又有极轻微的表不和时,服小建中汤营卫充足之后,能促进人体的自然疗能,有时可能促使自汗而解,这在医学术语上叫做"寓汗于补"。而桂枝加芍药汤的主药是芍药,是以破阴结,通脾络,止痛为目的,连饴糖也没有,就只能和中,不能建中,连自汗的希望也没有了。

最后从加大黄谈起。

桂枝加芍药汤已经不能解表,那么桂枝加大黄汤就更不能解表,这已不辨自明了。但是加大黄是否为了荡涤肠胃中的腐秽呢?诚如一见用桂枝汤就想到是解表一样,人们在习惯上,往往一见加大黄,就想到是下大便。其实,用大黄固然能下大便,但是用大黄并不都是为了下大便。《本草经》称用大黄的作用是"下瘀血,血闭寒热,破癥瘕积聚,留饮宿食,荡涤肠胃,推陈致新,通利水谷,调中化食,安和五脏"。可见大黄是血分药,善破血滞,兼走肠胃。试看张仲景是怎样使用大黄的吧!治水与血俱结在血室的大黄甘遂汤用之,治热结膀胱的桃核承气汤用之,治热在下焦、少腹硬满的抵挡汤、丸用之,治吐血衄血的泻心汤用之,治肠痈的大黄牡丹皮汤用之。以上种种,都是为了祛瘀血,通脉络,而不是为了通大便。又如我们临床治两眦赤脉及血贯瞳人用之,治丹毒赤肿、水火烫伤亦常用之,都是为了祛瘀通络,也不是为了泻大便。为什么在气血凝滞,出现大实痛的情况下用一点大黄,却硬要指为通大便呢?

涤荡肠胃中留饮宿食,的确也是大黄的专长。但是如果留饮宿食在肠胃,并出现了腹满、腹痛的话,用大黄就得兼用气分药,如枳实、厚朴、木香、槟榔等。如果不用气分药,而仅靠大黄,那么气分不开,结滞不去,就会腹满不除,腹痛不止。而桂枝加大黄汤,不但没有气分药,而且大黄与辛甘、酸甘合用,大黄也只用二两,分温三服,每服合现代二钱,这样的剂量,能是为了通大便吗?

其实,用大黄不是为了通大便,本来用不着我们去争辩,《伤寒论》原文就已经提到了。试看本条之下接着就说:"太阴为病,脉弱,其人续自便利,设当行大黄芍药者,宜减之,以其人胃气弱,易动故也。""其人续自便利",就是说,在"医反下之"之后,其人不是腹泻了一两次即止,而是大便继续溏薄快利,这是如果腹满时痛或大实痛而要用桂枝加芍药汤或桂枝加大黄汤的话,就要把芍药和大黄的用量再次酌予减少。这是因为"其人胃气弱,易动",怕因此而引起腹泻。加大黄竟怕出现腹泻,这能是为了泻肠中的腐秽宿食吗？

　　那么加大黄究竟是为什么呢？很清楚，加芍药是为了破阴结，通脾络。破阴结，就是破太阴之结滞；通脾络，就是通"小络急引"。大黄是在加芍的基础上又加的，所以除了破阴结、通脾络之外，还要泻经脉的"灵气"。

　　本条在理论上，在临床上，在条文的文字上，是如此的清楚，而注家们竟然解释错误，就是因为把桂枝汤的作用和大黄的作用，撇开临床而做了硬性教条规定的缘故。

【述义】

　　对第279条桂枝加芍药汤与桂枝加大黄汤的认识，自成无己解释为"表邪未罢，医下之，邪因乘虚传入太阴，里气不和，故腹满时痛，与桂枝汤以解表，加芍药以和里"，[①]几百年来的注家们都大同小异地遵循着成无己的释义，讲成"表里双解"。这种说法一直延续到20世纪的50年代至60年代。如《伤寒论释义》在解释这一条时说："太阳表证未罢，故仍用桂枝汤解外，加重芍药而治腹痛。""本方主治太阳病误下，腹满时痛的太阴病，因其不是太阴虚寒本病，故仍用桂枝领出太阳陷入太阴之邪，但倍芍药，和脾阴而除满。"在谈及桂枝加大黄汤时说："本方用桂枝汤领出陷入的阳邪，加大黄微导其滞，以治实痛，使表里之邪各有出路。"[②]《伤寒论语译》在串解这一条时援引陆渊雷的说辞："与桂枝汤以解表，倍加芍药，以治其挛痛也。"任应秋先生在语译中说："用桂枝加芍药汤解表镇痛。"在解释桂枝加大黄汤时，引柯韵伯的一段话："若表邪未解，而阳邪陷入阳明，则加大黄以润胃通结，而除其大实之痛，此双解表里也。"[③]《伤寒论译释》在解释桂枝加大黄汤时说："本方乃表里两解之剂，用桂枝汤领出陷入的阳邪，加大黄微导其滞，以治实痛，便表里之邪，各有出路。"[④]

　　再如《伤寒论语译》在解释桂枝加芍药汤时说："本方主治太阳误下后，因表症未解而阳邪又陷入太阴，用桂枝领出陷入太阴之邪，倍芍药可以益脾调中而除满痛，是为用阴和阳法。"在解释桂枝加大黄汤时说："本方用桂枝汤领出陷入太阴之邪，加大黄微导其滞以治实痛，是为表里双解法。"[⑤]

　　成都中医学院主编的《伤寒论讲义》在解释第279条时说："太阳误下后见

———————————

①　成无己.注解伤寒论[M].北京：人民卫生出版社，1963：154.

②　江苏省中医学校伤寒教研组.伤寒论释义[M].南京：江苏人民出版社，1958：207－208.

③　任应秋.伤寒论语译[M].上海：上海卫生出版社，1958：255.

④　南京中医学院伤寒教研组.伤寒论译释[M].上海：上海科学技术出版社，1959：894.

⑤　中国中医研究院.伤寒寒论语译[M].北京：人民卫生出版社，1959：104－105.

腹满时痛,是邪陷于里,病属太阴。""下后腹满时痛时止且喜按者,证属虚寒,用桂枝加芍汤以和之;若下后大实痛者,是因腐秽积滞于肠胃不去,其痛属实,燥伤脏也,故用桂枝加大黄汤除邪以止痛。"[①]

《伤寒论选读》在解释这一条时说"太阳病""误下后,表不解而邪气内陷,每随体质差异,而有病兼太阴,或病兼阳明之不同证候。若见腹满疼痛,时轻时重,时作时止,喜温喜按者,为病兼太阴,脾虚气滞所致。故用桂枝加芍药汤解表和脾以止痛;若大实痛者,必是脾满疼痛较剧,难以缓解,揉按愈甚,大便不通,乃病兼阳明,腐秽滞于肠而成。故用桂枝加大黄汤,解表邪,通实滞,则腹痛自止"。在解释桂枝加芍药汤与桂枝加大黄汤时又说:"桂枝加芍药汤中,用桂枝汤调和营卫,以解未尽之表邪。加重芍药用量,以和脾缓急止痛,宜于下后腹满时痛之证。若大实痛者则于桂枝加芍药汤中再加大黄,名桂枝加大黄汤,以解表攻里。"[②]

上面引证的这些从 1958 年到 1979 年 20 年间在当时很有影响力的《伤寒论》研究方面的编著与教材,对当时的《伤寒论》学术界与早期阶段的高等中医学教育产生了很大的影响而成为主流见解。这一历史阶段正是李克绍先生在灵岩寺山东省中医进修学校学习、研究与初登《伤寒论》讲台的阶段,先生正是在这样一个学术背景下,开始了自己的《伤寒论》研究与教学。

李克绍先生不落窠臼,结合临床对原文的文理、医理进行全新的研究。先生发现传统的主流解释有一个明显的逻辑漏洞,显然是脱离临床所造成的一个错误。这就是"本太阳病"原本没有腐秽硬便,怎么可能"医反下之"后,腹内出现了"腐秽硬便"呢? 先生在 20 世纪 60 年代初为我所在的 1962 级本科讲授《伤寒论》时,曾在课堂上反问过这个问题:这个积滞于肠胃的腐秽硬便是从哪里来的呢? 先生就是带着这样的疑问研究和思考:长期以来对这一条中所谓"表里双解"的解释究竟错在哪里呢?

1962 年,先生在编写的《伤寒论讲义》中表达了自己的初步见解,第一次对第 279 条做出了全新解释:"太阳病误下后,出现腹满时痛,重者按之亦痛,或痛不可按,不可认为是胃家实,乃表邪内陷,脾络不通所致。当用桂枝汤和营卫,倍芍药破阴结,通脾络。大实痛者,芍药的力量犹嫌轻微,故再少加大黄。"先生又说:"实在阳明,大便硬者,腹不痛。若有燥屎,则绕脐攻冲作痛,病在肠内。实在太阴,是腹部弥漫性疼痛,痛在肠外之脾络。另外,本证之痛,有时拒

① 成都中医学院.伤寒论讲义(全国中医教材会议审定)[M].上海:上海科学技术出版社,1964:162.

② 湖北中医学院.伤寒论选读[M].上海:上海科学技术出版社,1979:120-121.

按,故与虚寒性腹痛之喜温喜按不同。"先生在分析桂枝加芍药汤与桂枝加大黄汤说:"桂枝汤调营卫畅血行;倍芍药,破阴结、通脾络。大实痛者,嫌芍药破结之力不足,故再加大黄。但只与二两,意味着多与为攻,少与为和。其目的不是泻胃家之实,而是通脾络之塞,这是治太阴和治阳明的不同处。"从这一段文字可以看出,先生的基本观点早在20世纪60年代就已经初步形成。经过近20年的积淀,至1978年他撰著《伤寒解惑论》时,对《伤寒论》学术史上这个千余年来的疑难问题进行了彻底的论述廓清。先生在《伤寒解惑论》中展开论释,首先反诘"胃家实是肠道中有宿食、粪便留滞,脾家实是胃肠外之膜的脉络气血壅滞,二者显然有别。本条的腹满、腹痛,究竟是肠内的事,还是肠外的事?"先生进一步指出:"外邪内陷,只能使气血壅滞,决不会陷入肠胃而变成腐秽和硬便。所以本条的腹满腹痛,病灶在肠胃之外,不在肠胃之内,是脾实而不是胃实,毫无疑问的。"

先生在文中说:"还有人引用278条'至七八日,虽暴烦下利,日十余行必自止,以脾家实,腐秽当去故也'来辩驳说,以肠中的腐秽去,称脾家实,那么本条的太阴大实痛,当然也是指肠中的腐秽了。这一提法,确实迷惑了许多读者。"先生的这一段话中的"还有人"是指谁呢?是指张隐庵。张隐庵说:"此承上文(指第278条,来自作者)腐秽当去之文而推言。""大实痛者,乃腐秽有余而不能去,故以桂枝加大黄汤主之。"[1]

其次,先生一环扣一环地从分析桂枝汤开始,说明"本证不是表未解,而是表邪已解,或者充其量也只是表未和",指出加芍药是"破阴结、通脾络、止痛为目的",强调桂枝加芍药汤再加大黄不是为了荡涤肠胃中的腐秽。先生反问道:"大黄只用二两,温分三服,每服合现代二钱,这样的剂量,能是为了通大便吗?"先生最后总结道:"本条在理论上,在临床上,在条文的文字上,是如此的清楚,而注家们竟然解释错误,就是因为把桂枝汤的作用和大黄的作用,撇开临床而作了硬性教条规定的缘故。"

先生的论述对《伤寒论》学术界与当时的中医院校的《伤寒论》教学产生了广泛的影响。

前文曾提到的1979年由湖北中医学院主编、上海科学技术出版社出版的全国高等医药院校试用教材《伤寒论选读》在解释这一条时说:太阳病"误下后,表不解而邪气内陷,每随体质差异,而有病兼太阴,或病兼阳明之不同证候。若见腹满疼痛,时轻时重,时作时止,喜温喜按者,为病兼太阴,脾虚气滞所致,

---

① 见于张志聪《伤寒论集注·卷第四》。

故用桂枝加芍药汤表解和脾以止痛;若大实痛者,必是脾满疼痛较剧,难以缓解,揉按愈甚,大便不通,乃病兼阳明,腐秽滞于肠而成。故用桂枝加大黄汤,解表邪,通实滞,则腹痛自止"。在解释桂枝加芍药汤与桂枝加大黄汤时又说:"桂枝加芍药汤中,用桂枝汤调和营卫,以解未尽之表邪。加重芍药用量,以和脾缓急止痛,宜于下后腹满时痛之证。若大实痛者则于桂枝加芍药汤中再加大黄,名桂枝加大黄汤,以解表攻里。"

这本《伤寒论选读》的署名是"湖北中医学院主编","参加编写者,有刘渡舟、袁家玑、杜雨茂、李培生、陈亦人、叶怡庭、王友仁、何伯苍、熊曼琪、梁柳文、关庆增、苏学卿、程协南、梅国强、鲁加法等同志"。这其中有当时《伤寒论》学术界有代表性老一辈专家,有后起的中年学者。① 因此,通过这本《伤寒论选读》能看出当时《伤寒论》学术水平之一斑。

因为署名是"湖北中医学院主编",所以可以推断执行主编、统稿者应当是著名的《伤寒论》大家李培生先生,协助李培生先生统稿者应当是梅国强先生等。《伤寒论选读》对本条的阐释正是以李培生先生为代表的当时《伤寒论》学术界的基本观点。

1983 年李培生先生任主编,刘渡舟先生任副主编,"初稿完成后,在统稿期间由梅国强副教授负责协助李培生教授定稿"的高等医药院校教材《伤寒论讲义》(习称 5 版教材),在解释这一条时修正了 1979 年湖北中医学院主编《伤寒论选读》的解释。"释义"中说:"太阳病不当下而误下,故曰反。误下伤脾,脾气滞而不运,因而发生腹满时痛,审证求因,得出这是属于太阴,治宜桂枝加芍药汤;如果腹部大实痛,又当加入大黄即桂枝加大黄汤。""本证没有自利等其他虚寒证,只有脾伤气滞络瘀的腹痛,所以治宜桂枝加芍药汤以温阳和络。至于大实痛之加大黄,则取其泻实导滞。""本条的病机,历来存在许多争论,主要有两种,一为是否兼有太阳表证之争,二为阴实与阳实之争,我们认为孰是孰非,当联系临床实际,进行客观分析,绝对不应该盲从,也不应调和折衷。""主张兼表的理由有二:一是本证是由太阳病误下而成;二是两方皆为桂枝汤加味。按条文已断定病机属太阴,并未提出'表未解',可见一个理由不够充分。再则,桂枝汤并不专属于汗剂。即使桂枝汤有发汗解表之作用,但芍药用量倍于桂枝,解表作用怎样发挥? 可见第二个理由也是不能成立的。既然如此,为什么许多注家都把桂枝加芍药汤两方作为表里两解之剂呢? 这是由桂枝'升举下陷之阳邪',引申附会而来,其实是牵强的。""如何看待阴实阳实之争,我们

---

① 湖北中医学院. 伤寒论选读[M]. 上海:上海科学技术出版社,1979:编写说明.

认为阴实之说比较合理,太阴病固然以虚证为主,但也有实证,正由于属于实证,所以不用苦寒的三承气汤。如果属于阳实证,就不须再提出'设当行大黄芍药者宜减之'的治疗禁忌了。"①

又如2003年梅国强先生主编的21世纪课程教材《伤寒论讲义》在讲到这一条时说:"误下伤脾,脾阳受损,运化失职,气机壅滞则腹满,血脉不和,经络挛急不通则腹痛。"在释文中,不再是《伤寒论选读》中强调的"表不解而邪气内陷""用桂枝加芍药汤表解和脾以止痛""大实痛者,必是脾满疼痛较剧,难以缓解,揉按愈甚,大便不通,乃病兼阳明,腐秽滞于肠而成,故用桂枝加大黄汤,解表邪,通实滞""桂枝加大黄汤,以解表攻里"等"表里双解"的观点了;而是豁达地表示"大实痛是形容腹痛比'腹满时痛'为重,尚可见拒按、便秘等症,由于无潮热、谵语、口燥咽干等燥热盛实之症,显非燥热与糟粕互结之阳明腑实证,仍为脾伤气滞,络瘀较甚,兼有形邪实,不通则痛所致。故在上方基础上加大黄二两,增强化瘀通络导滞之功""本条历来诸家争议纷纭,焦点在表证之有无。其实,就本证而言,太阳病误下,腹满时痛,病属太阴,大实痛者,更是以里证为主。至于表证之有无,似不必拘执"。②

从"至于表证之有无,似不必拘执"一句中可以看出,对桂枝加芍药汤与桂枝加大黄汤已从"表里双解"中解脱了出来。

通过上述文字的比较可以看出,《伤寒解惑论》对《伤寒论》学术界所产生的影响。

1978年《伤寒解惑论》出版之后,先生又在1985年第1期《中医杂志》上发表文章《伤寒论太阴篇几个问题的探讨》,对《伤寒解惑论》中关于第279条"大实痛"的诠解意犹未尽之处又进行了深入地阐释。文曰:"怎样才算大实痛?大实痛是属太阴还是属阳明?""从近今各地所编写的《伤寒论讲义》之类来看,几乎都认为是实在阳明。这实在是一个明显的错误。"先生指出,"大实痛是太阳病医反下之所致成的,下法本来是泻阳明之实的,岂有未下之前阳明不实,下之后反而大实的道理?""要泻下阳明,三承气汤用大黄都是四两,而且分别配伍有枳实、厚朴、芒硝等气分药,而桂枝加大黄汤只用了二两大黄,每剂分为三服,又没有枳、朴、芒硝等药相配,这样的剂量加在桂枝汤中能泻下阳明的'大便硬吗?'"③先生的连续四句诘问具有很强的逻辑性与挑战性,任何有关本条的论述都绕不过这四问。

① 李培生.伤寒论讲义[M].上海:上海科学技术出版社,1985:156.
② 梅国强.伤寒论讲义[M].北京:人民卫生出版社,2003:303.
③ 李克绍.伤寒论太阴篇几个问题的探讨[J].中医杂志,1985(1):54-57.

八、对传统的错误看法要敢破敢立

【原文】

在封建社会里的知识分子,很多人对于祖国的文化遗产,包括医学在内,不是以进步的科学真理为根据,而是保持着"注不破经,疏不破注"这样的守旧思想。他们不但对于所谓"经文"不敢持否定态度,甚至连注经的所谓"名家",也只能服从,不敢对抗。譬如有人对某些问题提出新的见解和看法时,就有人会问:"你见过哪一注家是这样说的?"他们不是从道理上来说服,而是以权威言论相压服。

我们承认,历代注家们对于《伤寒论》的注解,或从理论上予以发挥,或从临床实践上予以论证,贡献是不少的。然而也要看到,注家们的解释,也并不都是尽美尽善的。精辟独到之处是有的,牵强附会、闭门造车的,也不算少。我们如果不加分析,跟着他们的某些错误观点钻进去,或者明知不对,但慑于"名家"的权威,不敢提出异议,或者因为这已是多数人的看法,不易扭转,便随波逐流,人云亦云,这种对学术不负责任的态度,是要不得的。我们的要求是:除了分析旧注要有科学的态度以外,批判旧注还要有反潮流的精神。有分析才会有批判,敢破才能敢立。

怎样分析旧注是否正确,从而提出新的见解呢? 我认为:凡是越解释就越神秘、越难懂,这样的旧注就必有问题,就应当撇开旧注,改弦易辙,另找新的论据。譬如前面所说的"传经",就是这样。除此之外,《伤寒论》中的旧注还有一些题,虽然已为大多数学者所公认,但又确实令人难解,现在提出来重新探讨一下。

(一)风伤卫和寒伤营的问题

太阳中风是风伤卫,太阳伤寒是寒伤营,这是从成无己以来,大多数《伤寒论》注家的共同认识,几乎没有人反对了。风为什么伤卫? 寒为什么伤营? 又解释说:风属阳,卫亦属阳,寒属阴,营亦属阴,阳邪伤卫,阴邪伤营,这是以类相从。这是多么形而上学的认识啊! 这样的解释,且不说学者听不懂,就是作这样解释的本人,也不会懂,不过是在自欺欺人罢了。正因为听不懂,所以到了清末唐容川就起来辩驳说,错了! 应当是寒伤卫,风伤营。然而寒伤卫、风伤营,听者又何尝能懂? 还不是和风伤卫、寒伤营一样,在自欺欺人吗?

凡是越解释越难懂的就必然有问题,就应当另找答案。

那么风、寒,营、卫是怎样一种关系呢?《素问·皮部论》云:"是故百病之始生也,必先中于皮毛。"营是行在脉中,卫是行在脉外的。因此,无论是风是寒,既然必先中于皮毛,也就必然先伤卫。卫气伤了便怎样呢?《灵枢·本脏》篇云:"卫气者,所以温分肉、肥腠理、充皮肤、司开合者也。"尤其是"司开合"这一功能,对于体温的放散和汗液的排泄,起着极重要的调节作用。如果卫气伤了,调节的作用失灵,不是开而不合,就是合而不开。开而不合就自汗脉浮缓,就卫强而营弱;合而不开就无汗脉浮紧,就卫强而营不弱。自汗为风性疏泄,无汗为寒性凝敛,这就是中风、伤寒命名的由来。旧注不去分析风寒对卫气的不同影响,也不分析营和卫的相互关系,却强把风、寒,营、卫分了家,就造成了上述错误。

有人会反对说:"风则伤卫,寒则伤营"是《伤寒论》的原文,不能随便篡改。岂知《伤寒论》的原文,并不都是张仲景的原文。因为《伤寒论》是经过王叔和重新加工整理而成的,他为了给学者打基础,编前增入"辨脉法""平脉法""伤寒例""痉湿暍"等篇。"风则伤卫,寒则伤营"就在"辨脉法"中。他又为了学者便于检寻,编后又增入"可"与"不可"等八篇。尤其是"可"与"不可"诸篇之首,有"夫以疾病至急,仓促寻按,要者难得,故重集'可'与'不可'方治,比之三阴三阳篇中,此易见也"的说明。明明指出是"重集",不是仲景原编,王叔和整理《伤寒论》,其贡献是不可埋没的,但又辑入其他杂说,有时使《伤寒论》的本旨,欲明反晦,这一点早已有人批评过。更重要的是,学术研究,必须以真理为标准,只要有道理,任何人的意见,都应当采取。如果没有道理,不但是王叔和,即使是张仲景,同样也应当提出批评,决不应当人云亦云,盲目服从。

【述义】

"风伤卫,寒伤营"见于赵刻宋本《伤寒论·辨脉法》,文曰:"寸口脉浮而紧,浮则为风,紧则为寒。风则伤卫,寒则伤营。营卫俱病,骨节烦疼,当发其汗也。"

这一条的原文是没有问题的,问题来自成无己、许叔微、方有执等人的注解,历代注家的注解,使得原文越来越费解。

后世成无己在解释太阳病篇第 38 条与第 39 条时,援引本条"浮则为风,紧则为寒。风则伤卫,寒则伤营",提出"中风见寒脉""伤寒见风脉"①。又说:"中风脉浮紧,为中风见寒脉,是风寒两伤也。伤寒脉浮缓,为伤寒见风脉,是风寒两伤也。风兼寒,寒兼风,乃大青龙汤专主之也。"②此后许叔微据此又提出"仲景论表证,一则桂枝,二则麻黄,三则青龙。桂枝治中风,麻黄治伤寒,青龙治中风见寒脉、伤寒见风脉。"③此后方有执按照他的"三纲鼎立"说,把《伤寒论》原来的"辨太阳病篇"重新编次为上、中、下三篇:桂枝汤证及其有关条文编为"辨太阳病脉证并治上篇第一",麻黄汤证及其有关条文编为"辨太阳病脉证并治中篇第二",大青龙汤证及其有关条文编为"辨太阳病脉证并治下篇第三"。他说"中风者,单只卫中于风而病也。伤寒者,单只营伤于寒而病也。若风寒俱有而中伤,则营卫皆受而俱病。故以营卫俱中伤风寒而病者为下篇。"④这样一来,方有执用上、中、下三篇固化了许叔微所提出来的"三纲鼎立"说,把"风则伤卫,寒则伤营"原本属于"风寒俱病"的发病细微过程割裂开,把风与寒对立起来,把卫与营对立起来,从而谬解了"风则伤卫,寒则伤营"作为分解发病过程的本意。

方有执分别以桂枝汤、麻黄汤与大青龙汤为纲,把原来的辨太阳病篇分列为上、中、下三篇的形式,直影响到清代钦定的《医宗金鉴》,使"三纲鼎立"说影响至远至深。

《伤寒论·辨脉法》中的"浮则为风,紧则为寒"是把伤寒发病过程进行分解阐释。在这里"风"与"寒"不是绝对的对立与分离,只是相对比而言,表达的是在特定条件下,脉"浮"与脉"紧"的主要病机。因此,"浮则为风"一句也是相对的,是有条件的,在特定的条件下,不是"浮则为风",而是"浮则为虚",如《金匮要略·中风历节病脉证并治》云:"寸口脉浮而紧,紧则为寒,浮则为虚;寒虚相搏……"

同样的道理,"紧则为寒"也是相对的,也是有条件的,在特定条件下,也不是"紧则为寒",而是"紧则为痛",如《伤寒论》太阳病篇第135条,"伤寒六七日,结胸热实,脉沉而紧",此紧不是主寒,而是主"痛",是"心下痛,按之石硬"。同时,主"寒"者,也不仅仅是紧脉,《金匮要略·中风历节病脉证并治》另有云"迟则为寒"。明白这个道理,那么"浮则为风,紧则为寒"的不确定性及在本条中的特定含义也就不难理解了。

---

① 成无己.注解伤寒论[M].北京:人民卫生出版社,1963:69-70.
② 成无己.伤寒明理论[M].上海:上海科学技术出版社,1959:53.
③ 见于许叔微《伤寒发微论·卷上·论桂枝麻黄青龙用药三证》。
④ 见于方有执《伤寒论条辨·卷之三·辨太阳病脉证并治下篇第三》。

营与卫对举,本来是指军旅中的"营垒",是指有围墙的驻兵的兵营。营,古本作荣,荣是营的假借字,可能是古人当时写的"大白字",因此"营"或"荣"这两个字在这里没有荣养、滋营的意思。营还有护卫的意思,所以"营"的本意是保护内地的兵营。而"卫"的本意是指保护营地的卫兵。因此,与内地、中土对比,营与卫都属于"外",中土属于"内"。若"营"与"卫"对比,则"营"属于内,"卫"属于外,在外的卫兵保卫在内的大本"营"。若有来犯的敌人侵入,首先突破的是在外的卫兵,后续的大队才能侵入在内的营垒。

医学从这个事实中抽出"象",再从"象"中寻求、比拟,寻求医学中的"意",于是就有了医学中的"营"与"卫"。因此要理解《伤寒论》与中医学中的营与卫,还得从"象"中求"意"。

中医学援引"营""卫"关系的意象,来比拟人体感受风寒之后的病机。并根据医学的需要又对营与卫做了新的论述,如《素问·痹论》讲"营者,水谷之精气也,和调于五脏,洒陈于六腑,乃能入于脉也""卫者,水谷之悍气也,其气慓疾滑利,不能入于脉也"。又如《伤寒论》第53条讲"营行脉中,卫行脉外"。尽管医学给营与卫赋于了新的内容,但营为内、卫为外的基本属性不变,营与卫共为屏障、樊篱、卫外的功能不变。而这些新内容都是医学对原本的"营""卫"内涵的丰富与发展。

《伤寒论》用"营"与"卫"的关系表述风寒外袭后人体的变化。风寒袭人,因为风善行走窜多变,所以在道理上是风邪首先突破人身第一屏障的"卫",随之风挟寒长驱直捣第二屏障之"营",结果是肌腠受邪,腠理闭拒。此即所谓"风伤卫,寒伤营"。当然,这只是表述机体对"风"与"寒"来袭的反应不同,并非还有先后之差异。这只是比拟,不可死套。

总之,"风则伤卫,寒则伤营"的原文本意是"分解"表述伤寒发病的过程,并不是说"风"与"寒"分别袭人,分别致病。而"营卫俱病"正像《灵枢·五变》篇所言外邪"循毫毛而入腠理"的状态,表达的是发病的总体过程,也是发病的最终病机。

关于《伤寒论·辨脉法》《伤寒论·平脉法》《伤寒论·伤寒例》等篇,先生的基本认识可参见《伤寒解惑论》第一章《伤寒论》简介述义。随着研究的深入,先生认为"既搜仲景旧论,则亦非叔和杜撰",意为《伤寒论·辨脉法》《伤寒论·平脉法》《伤寒论·伤寒例》以及"可"与"不可"诸篇,在核心内容上是张仲景"旧论",非王叔和杜撰,因为是王叔和搜采、整理、"撰次"的,所以,在外壳上、形式上,会有王叔和的痕迹。

【原文】

（二）三阴三阳开阖枢的问题

读《伤寒论》的注解，往往会遇到"开""阖""枢"这样一些名词，它是根据《内经》"太阳为开，阳明为阖，少阳为枢""太阴为开，厥阴为阖，少阴为枢"而采入《伤寒论》的注解中的。《内经》中的三阴三阳，本来是代表人体的正常生理现象，它和《伤寒论》中用以代表疾病类型的三阴三阳，并不完全相同。因此，如果说开阖枢在《内经》中还能起到一点帮助理解的作用，那么搬到《伤寒论》中来，就可能连这一点作用也不一定有了。我们试举张隐庵对于《伤寒论》中三阴三阳开阖枢的一段说明为例，看看开阖枢对于《伤寒论》的读者，究竟起到了什么样的作用。他说："夫三阳在外，太阳主天气而常行于地中，阳明主阖而居于中土，少阳主枢而内行于三焦，此三阳在内，而内有阴阳也。三阴在内，太阴为开而主皮肤之肉理，少阴主枢而外浮于肤表，厥阴为阴中之少阳而会通于肌腠，此三阴在外，而外有阴阳也。"

像这样的解释，对于临床毫无价值且不说，就是为理论而理论，也不容易讲通，譬如厥阴是怎样为阖的，就不好讲了，笼统地称为"阴中之少阳"，这对于读者能起到多大的帮助作用，是值得怀疑的。

凡无助于临床实践，而又越解越难懂，越学越糊涂，这样的注解，必有问题。

开、阖、枢究竟是怎么一回事呢？要弄清这一问题，应当先从开、阖、枢这三个词的产生和演变说起。

原来三阴三阳的开、阖、枢，《太素》"阴阳合"篇和"经脉根结"篇都作"太阳为关……""太阴为关……"萧延平的按语说，这两个"关"字，日本抄本都写作"開"，这是关的繁体字"關"的古代简化字。那么太阳和太阴，究竟应当是"为开"呢？还是"为关"呢？据杨上善《太素》注的意思，门是门关、门阖、门枢三部分组成的。门关的作用是"主禁者也"。既然是"主禁"之义，自然当作"关"字为是。若作"开"，就说不过去了。而且无论《灵枢》《甲乙》《太素》，在这几句之前，均有"不知根结，五脏六腑，折关败枢，开阖而走"这样一段文字。既然前文是"折关""败枢""开阖"，下文就应当是"为关""为阖""为枢"了。

为了证实开、阖、枢确实是"关、阖、枢"的演变，兹再举《素问·皮部论》以作证明。

《素问·皮部论》中有"阳明之阳,名曰害蜚""少阳之阳,名曰枢持""太阳之阳,名曰关枢""少阴之阴,名曰枢儒""心主之阴,名曰害肩""太阴之阴,名曰关蛰"等语。据日本人丹波元简《素问识》的考证(文繁不录),害蜚当作"阖扉"(即门扇、门板),枢持当作"枢杼"(即门脚、门轴,门的开阖全仗此轴),关枢是"持门户"的"横木"(即门栓),枢儒当作"枢檽"(柱上承木之斗拱),害肩当作"阖"(扉上容枢之枅),关蛰当作关槷(即门槷,在门当中两扇门相合处,用以防止门过于合向里去)。由此可见,太阳、太阴为关,关指关枢、关槷,阳明、厥阴为阖,阖指阖扉、阖,少阳、少阴为枢,枢指枢杼、枢檽。这本来是古代建筑学上的一些名词,古人用于三阴三阳,其目的是用以比类、取象的方法,帮助学者领会其大体意义。诚如丹波氏所云:"且害蜚、枢持、关枢之类,为三阴三阳之称者,不过借以见神机枢转之义,亦无深义焉。"而有的注家,却偏偏就此传抄之误,在开阖枢上大做其文章,注《伤寒论》者尤其如此,结果把《伤寒论》越讲越玄妙,学者越听越糊涂。这有什么用呢? 不过是在故弄玄虚,吓唬人罢了。

【述义】

在赵刻宋本《伤寒论》中,原本没有"开阖枢"三个字,因此所谓的"开阖枢"根本就不是《伤寒论》中的问题。这是张志聪等后世人在解释《伤寒论》时,援引《内经》中的有关"开阖枢"的论述而引发的,于是就有人"顺着杆"从天地、宇宙"遇三造五六"地开始发挥了。"开合枢"什么意思,讲的人多不明白,听的人就更糊涂了。实际上这是一条歧路,是人为制造的一个死结。"开合枢"的本意与"門"(门)有关联,欲解开这个"结",还得从"开阖枢"这三个与"門"有关联的繁体字"開闔樞"说起。

"開闔樞"最早当见于王冰注《素问》的"阴阳离合论"。"自唐王冰误以'太阳为开'以来,后世注家不敢有疑。《伤寒论》注家注释太阳病的诸多条文时,纵论太阳为开而自鸣高深,至于历代医家以此而笔之于书者,更无法数记。谬种流传之广,莫此为甚。"[1]

关于"開闔樞",早在200多年前(1806年),日本人丹波元简著《素问识》时,即提出有理、有力的质疑,并认为"開闔樞"的"開"是"闔"字之误,应当是"闔闔樞"。

近人胡天雄先生著《素问补识》,在释"太阳为开"时说:"唯《太素》作'太

---

① 刘雪堂. 正百世阔阙误,响千古遗韵——读《素问补识》后书感[J]. 天津中医学院学报,1994:1.

阳为開'。"并引萧延平校语谓："太阳为開，關字《甲乙经》《素问》《灵枢》均作開，日本抄本均为開，乃關字省文。玩杨（杨上善）注"門"有三义：一者門關，主禁者也。'主禁'之义，關字最长，若開字则说不去矣。再考《灵枢·根结》篇及《甲乙经·经脉根结》篇于太阳为開之上，均有'不知根结，五脏六腑，折關败樞，開闔而走'之文，本书卷十《经脉根结》与《灵枢》《甲乙经》同，则是以關、樞、闔三者并举，后复以'为關''为闔''为樞'分析言之，足证后之为關關字，即前之折關關字无疑矣。"①

胡文引证萧延平考释论证翔实，为'太阳为關'的结论做出坚实论据。按：萧延平，字北承，湖北省黄陂人，清末举人，1923年任武昌医馆馆长。1924年，其姻弟周贞亮为其校正的《黄帝内经太素》作跋，文曰："殚精二十年，以成此本……盖自林亿、高保衡以还，数百年所无此诣精之作……尝自谓生平精力，尽于此书，而决其必传。"

丹波元简、胡天雄等用文献学方法对"關闔樞"提出全新的见解，有本证，有旁证，论据翔实确凿，认为不是"開闔樞"而是"關闔樞"。"'關闔樞'三者，言阴阳之門各有三部：關为門闩，闔为門扉，樞为門轴。离之则三阴三阳，合则是一阴一阳，故谓之阴阳离合也。自關误为開，注家则谓'開者主出，闔者主入，樞者主出入之间'。凡此皆谓委曲使之通也。"②

因此，一切讨论"關闔樞"这个问题的人，都不能假装看不见"開"与"關"的问题，都不能绕开"開"与"關"的问题，都必须先表明你为什么认为是"開闔樞"，而不是"關闔樞"。这个问题不解决，那就像李克绍先生所说的"不过是在故弄玄虚，吓唬人罢了。"

【原文】

（三）蓄水证是太阳之邪循经入腑，热与水结在膀胱的问题

太阳病蓄水证，是指71条至74条五苓散症说的。对于这几条的解释，从前就有不少注家称之为太阳腑症，认为是太阳之邪，循经入腑，以致热与水互结在膀胱所致。尤其是近几年来，从各地出版的《伤寒论讲义》之类来看，对上述意见，几乎全部一致起来，未见有谁提出异议。

蓄水证是太阳病中几个重点病变之一，太阳之邪如何循经入腑，又如何使热与水互结在膀胱，我觉得很难理解，而且这对于理论和实践，又都是很

---

① 胡天雄. 素问补识［M］. 北京：中国医药科技出版社，1991：55.

② 胡天雄. 素问补识［M］. 北京：中国医药科技出版社，1991：自序.

重要的问题,所以提出来让大家讨论一番,是值得的。

蓄水证,就是水的代谢异常,主要是水的排泄有问题。因此,研究一下水在正常情况下是怎样运行的,在太阳病中又是什么原因影响水的正常运行? 对于解上述问题,是会有帮助的。

《素问·经脉别论》云:"饮入于胃,游溢精气,上输于脾,脾气散精,上归于肺,通调水道,下输膀胱,水精四布,五经并行。"这就是正常人体内水代射过程的简要叙述。"脾气散精,上归于肺",是"代"的过程,"通调水道,下输膀胱",是"谢"的过程。这里讨论的是蓄水,其主要矛盾在"谢"的方面。所以重点讲讲"水道"和膀胱的作用,以及二者的相互关系。

《素问·灵兰秘典论》云:"三焦者,决渎之官,水道出焉。""膀胱者,州都之官,津液藏焉,气化则能出矣。"这说明:三焦是行水之道,膀胱是贮水之器,水的排泄,是通上、中、下三焦,最后进入膀胱贮存起来,到一定程度,再排出体外。这就可以推知:如果是三焦不利,水道不畅,水就不仅会郁在下焦,而且还会郁滞在人体上、中、下各部组织内,使上焦不能如雾,中焦不能如沤,下焦不能如渎。如果不是三焦不利,而仅仅是膀胱不能排泄的话,那就会形成尿潴留,出现小便难、小腹满等症状。尤其是小腹满这一症状,膀胱蓄水时必然存在,而在三焦水道不畅的情况下,其水下输膀胱的功能迟滞,是不能,或很少可能形成小腹满的。

明白了上述道理,我们现看看太阳病的蓄水证,是怎样一些症状吧。71条是"脉浮,小便不利,微热,消渴"。74条是"渴欲饮水,水入则吐"。这两条都是典型的蓄水证,但这些症状中并没有"小腹满",而"消渴"这一症状,恰好就是水饮停蓄,致使正津不布,也就是上焦不能如雾的表现。由此可见,把蓄水的病理看作是三焦不利,比看作是蓄在膀胱,更有说服力。

再看蓄水证是怎样形成的吧。71条是"太阳病,发汗后,大汗出",72条是"发汗已",73条是"伤寒汗出而渴",74条"中风发热六七日"。太阳中风本来就"汗自出",所以把这几条合起来,可以看出,蓄水证是出现在太阳病发汗之后,或者自汗出之后。为什么这样呢?《灵枢·本脏》篇云:"三焦、膀胱者,腠理毫毛其应。"原来人体内的水液,由三焦外出皮肤腠理就是汗,由三焦下输膀胱就是尿,汗和尿虽然出路不同,名称各异,但在体内时不能分家,而且都与三焦膀胱有关。因此,汗多者尿必少,汗少者尿必多。太阳病的发热、脉浮,水液本来就有升向体表准备作汗的趋势,表虚自汗者自不必说,即使是无汗表实证,也可因发汗而使水液乘势外泛,尤其是平素三焦气化不足的患者,一经大汗,或者中风汗出延至六七日,水液由于外应皮毛,其下输膀胱的功能就会逐渐减弱,但其上行外泛之水,又不能尽出体外,就势必留滞于三焦,这就形成了小便不利、消渴的蓄水证。有的注家认为蓄水证是太阳之邪循经入腑,岂有由于发汗竟把经邪引入太阳之腑的道理!注家之所以把蓄水证解释为循经入腑,是根据经络与脏腑的关系,撇开临床,又加以想象而得出来的。经络和脏腑之间,肯定是有关系的,但经络不是水的通路,因此把蓄水说成循经入腑,是讲不通的。

有人说,水虽然不能循经入腑,但是太阳经中之热,是可以循经入腑,与膀胱中之水相结的。这一说法,正好就是所谓"热与水结"的理论根据。因此,有必要分析一下,蓄水证的病理是否水因热结,这样,就连是否循经入腑,也可以不辨自明了。

治疗太阳蓄水证的主方是五苓散,请看五苓散是否利水并兼清热的作用吧。

五苓散中的利水药是茯苓、猪苓、泽泻。其中只有泽泻味咸微寒,稍有清热作用,而茯苓、猪苓,都味甘性平,只能利水,不能除热。尤其是方中的桂枝和白术,一属辛温,一属甘温,一味微寒的泽泻,加入两味温性药中,硬说本方解热利水,实在太勉强了。真正热与水结致小便不利是有的,譬如猪苓汤证就是这样。但是猪苓汤证并不是热邪循经入腑,方中也不用白术和桂枝,而是除茯苓、猪苓、泽泻之外,更为重要的是用阿胶养阴,用滑石甘寒利窍。

习惯势力,传统观念,总是不容易改变。就以这几条蓄水证而论,本来并不是难于分析的问题,只是由于从前有些注家是这样说的,于是总有人为这些注解找论据、作辩护。他们除了引用经络和脏腑的关系以证明"循经入腑"之外,还常引用《伤寒论》原文以证明蓄水证必小腹硬。如论中125条云:"太阳病,身黄,脉沉结,小腹硬,小便不利者,为无血也。"他们说,这就是太阳病蓄水和蓄血两大腑症的鉴别。其所以需要鉴别,就是因为蓄水证也有小腹满。还有人由于临床用五苓散治膀胱尿潴留,确实行之有效,因而也认为这几条蓄水证就是水蓄在膀胱。这些说法,都是片面性地看问题。我们当然知道小便不利又加小腹满是蓄水证,但这并不是说所有的蓄水证都小腹满。五苓散可以治膀胱尿潴留,但是也有针对性,而不是能治所有的尿潴留;更不是凡用五苓散都是为了治尿潴留。尤其是125条的"身黄,脉沉结,小腹硬,小便不利者",这虽然也算蓄水,但这是茵陈蒿汤证,予以茵陈蒿汤,就能"一宿腹减,黄从小便去也",它和这几条五苓散证,根本没有对比的价值。

辩者会说,名家旧注都是这样说的。但是翻阅旧注,各家意见并不一致。譬如张令韶就说:"小便不利者,乃脾不转输。"张隐庵说:"大汗出而渴者,乃津液之不能上输,用五苓散主之以助脾。"都没有说水蓄在膀胱。尤其是柯韵伯解释水逆症云:"邪水凝于内,水饮拒绝于外,既不能外输于玄府,又不能上输于口舌,亦不能下输于膀胱,此水逆之所由名也。"更清楚地指出"不能下输膀胱",是三焦不利,不是膀胱蓄水。不过这些说法,比较起来,还是少数,所以未被人们所重视。但是要知道,真理有时是在少数人手里。

【述义】

有关五苓散的方证研究是《伤寒论》学术史上极重要的内容之一,长期以来,五苓散证的病机都被"名家旧注"冠上"太阳膀胱蓄水",并主导着有关五苓散证的若干条文的讨论与传授。若有不同的见解,业内同行会说:"名家旧注都是这样说的!"李克绍先生正是在这样一个学术背景下,踏上从医之途与从教之路。

那么"名家旧注"都是怎么说的呢? 在这里略引几家看看。

清代汪琥在《伤寒论辩证广注》中解释五苓散证的病机时说:"若发汗后,而脉尚浮者,表未尽解也,欲得饮水而小便不利,此是寒饮荡其胃中之热,下流而入于膀胱,膀胱热结,故不利也。""若脉浮,小便不利,微热消渴,此系水热结于膀胱而渴。"[1]尤在泾在《伤寒贯珠集》中说:"伤寒之邪,有离太阳之经而入阳明之腑者,有离太阳之标,而入太阳之本者。""小便不利,微热消渴者,病去标而之本,为膀胱腑热证也。""在膀胱者,水与热结,利水即所以去热。"[2]

此后的《医宗金鉴》在解释第71条时说:"若脉浮,小便不利,微热消渴者,则是太阳表邪未罢,膀胱里饮已成也。"[3]在解释第72条时又说:"今小便不利而烦渴,是太阳腑病,膀胱水蓄,五苓证也。"[4]

《医宗金鉴》作为钦定教科书,对当时与其后数百年乃至近代的中医学术有着深远而广泛的影响。

① 汪琥.伤寒论辩证广注[M].北京:中国中医药出版社,2016:96.
② 尤在泾.伤寒贯珠集[M].上海:上海科学技术出版社,1959:42.
③ 吴谦,等.医宗金鉴 上[M].北京:人民卫生出版社,1963:23.
④ 吴谦,等.医宗金鉴 上[M].北京:人民卫生出版社,1963:65.

《伤寒论条辨》《伤寒论辩证广注》《医宗金鉴》等旧注的羁绊，对 20 世纪50 年代乃至 80 年代有影响力的"伤寒论"著作、教材仍有顽固的影响。

南京中医学院编著的《伤寒论译释》，在绪论中把"蓄水"作为太阳病篇的重要术语进行解释，文曰蓄水"是专指邪入太阳之腑膀胱所引起的蓄水证"，其病机为"邪入于里，膀胱气化失职，以致小便不利，还可能有少腹里急的感觉"。在解释第 71 条时说："发汗后，病仍未除，脉见浮，尚有微热，更见消渴和小便不利的证候，这是由于太阳之邪，并不因发汗而外解，乃竟传入太阳膀胱之腑，热与水结，而成蓄水证。"①

湖北中医学院主编的《伤寒论选读》在讲到第 71 条时说："太阳之邪随经入腑，影响膀胱气化功能，水道失调，邪与水结而成蓄水所致。"②

李培生先生主编《伤寒论讲义》在解释第 72 条"发汗已，脉浮数，烦渴者，五苓散主之"时说："病人脉象浮数，既说明太阳病未解，也反证其原患太阳表证；心烦、口渴，用通里达表利水剂为主治疗，反映外邪入里，与水停蓄于膀胱"。③

从《伤寒论》研究史，到《伤寒论》现实的学术环境以及经过审定的教科书，大众对太阳病篇中五苓散证的病机主流认识基本上是一致的，即"水停膀胱"。

先生在教学中，面对这样的学术氛围，困惑由生，经常流露出"这教材真没法讲"的感慨与无奈，深感"习惯势力，传统观念，总是不容易改变。就以这几条蓄水证而论，本来并不是难于分析的问题，只是由于从前有些注家是这样说的，于是，总有人为这些注解找论据，作辩护。"于是先生另起炉灶，独自开辟一条与传统的人云亦云、不假思索、因因相袭不同的诠释路线，运用全新的白话直解的风格，结合临床，对传统的错误看法提出挑战。1962 年先生在《伤寒论讲义》中，独辟蹊径，对第 71 条、73 条、74 条进行了全新的诠解。先生在分析第71 条的病机时说："发汗后之渴""有由于三焦失职者，因为三焦外应腠理，通于皮毛，下连膀胱，患太阳表病，人体的津液本有随三焦外供皮毛作汗之势，若汗后表邪未尽，仍脉浮发热，虽乃能外应皮毛，但不能正常下输膀胱，以致阳气不足，三焦气化失职，水湿内停，妨碍正津的输布，故消渴，不能下输膀胱，故小便不利。此为三焦失职不能通调水道下输膀胱的蓄水证"。在解析第 74 条"水逆"的病机时说："中风本自汗出，此时若三焦决渎之官只外应皮毛，失其正常下输膀胱的作用，往往五六日后可能形成蓄水证。"先生在解析第 73 条时说：

① 南京中医学院伤寒教研组.伤寒论译释[M].上海:上海科学技术出版社,1959:475.
② 湖北中医学院.伤寒论选读[M].上海:上海科学技术出版社,1979:29.
③ 李培生,刘渡舟.伤寒论讲义[M].上海:上海科学技术出版社,1985:66.

"伤寒汗出而渴,是水停三焦,正津不布。"纵观先生在20世纪60年代初对五苓散证有关条文的阐释可见,先生否定"水停膀胱"说,指出"蓄水证"之水,不是蓄在膀胱,而是蓄在膀胱之前、"水精四布"的环节上,是"水"弥漫三焦。

在其后的十多年中,先生不断地凝炼自己关于五苓散证独到的学术见解,在1981年主编的《伤寒论语释》中,将其进一步论述强化。至1978年,《伤寒解惑论》问世,先生对五苓散证"水蓄三焦"的观点进行了全面而系统的阐述。

九、对原文要一分为二

【原文】

《伤寒论》的写作,在当时是成功的。但是时代在前进,科学在发展。若以现代的医学水平来衡量千余年前的作品,无疑会有一些唯心的、落后的东西。因此,不能把《伤寒论》看成天经地义,而要去芜存精,一分为二。现从以下几个方面予以评价。

(一)在辨证方面

临床证明,有些疾病,如果用伤寒法辨证,依伤寒方用药,其疗效往往出人意表,为现代医学所不及,这已是中西医务工作者所共认的事实。但在辨病方面,还是很不够的。《伤寒论》中之所谓病——例如六经病,在现代医学看来,属于多种不同热性病(也包括某些杂病)的不同阶段。譬如头痛、发热、恶寒的太阳病,伤风、流感以及其他热性病的初期,都可能出现。发热、恶寒、口渴、便秘的阳明病,则是多种热性病中期或末期的共同症状。口苦、咽干、目眩或往来寒热、胸胁苦满的少阳病,则多见于感冒或并发胸膜、肝、胆等疾患。自利不渴的太阴病,则是消化道机能衰减的慢性胃肠炎。脉微细、但欲寐的少阴病,则多见于消耗性疾病出现心力衰竭时。心中疼热的厥阴病,慢性萎缩性胃炎有时也出现这样的症状。因此,要弄清楚疾病的本质和病原、病灶,以便掌握疾病的发展、变化的全过程,做到心中有数,单凭六经辨证,还是远远不够的,还必须中西医结合,弄清楚究竟是什么病。

(二)在理论方面

例如"六经辨证",这是《伤寒论》在祖国医学方面突出的贡献,它确实为后世临床大开方便之门。但是也要看到:

1."六经辨证"本身,就存在着教条。譬如少阴病篇三急下证,明明是燥屎形成的肠梗阻,只因为症状表现为"下利清水",而不是大便硬,是"口燥、咽干",而不是大渴欲饮水,是"腹胀不大便",而不是大便难,便不叫阳明病却叫少阴病,就是证明。又如同是寒浊为患的吴茱萸汤证,表现为"食谷欲呕"就划归阳明;表现为"吐利、厥冷"就划归为少阴;表现为"干呕、吐涎沫、头痛"就划归厥阴。同是停水不渴的茯苓甘草汤证,"汗出"者,划入太阳;"厥而心下悸者",划入厥阴。同是胸中停痰的瓜蒂散证,"气上冲咽喉,不得息者",划入太阳;"胸中满而烦,饥不能食者",便划入厥阴。同是阳虚水泛的真武汤证,"发热,心下悸,头眩"的,写在太阳篇;"腹痛,小便不利,四肢沉重"的,写在少阴篇。甚至连"脉滑而厥"的白虎汤证,"下利,谵语"的燥屎证,也编入厥阴篇。这种撇开疾病的本质,只依现象"分经"的做法,实是典型的教条。

2."六经辨证",不但其本身存在着教条,而且在后世温病学说"卫气营血"辨证的相形之下,也显得不够。譬如衄血、蓄血、热入血室、桃花汤证、黄连阿胶汤证等,以"六经辨证",远不如以卫、气、营、血辨证,更便于临床。

下面举例说明以"六经辨证"代替营血辨证所致成的错误。

257条云:"病人无表里证,发热七八日,虽脉浮数者,可下之。假令已下,脉数不解,合热则消谷喜饥,至六七日不大便者,有瘀血,宜抵当汤。"

258条云:"若脉数不解,而下不止,必协热便脓血也。"

这两条,从下之前的"无表里证""发热""脉浮数",结合下之后的"协热便脓血"来看,可能本证就是温病学说中的气血两燔证。因为"无表里证",是说发热的同时,并不兼有恶寒、身痛、头痛等表证,也不兼有腹满、潮热、便秘等里证。这样的发热、脉浮数,就启示了数为营热,浮为热蒸于气的可能。尤其是下后脉数不解的两种结局:一是六七日不大便者,有瘀血;一是下不止必便脓血,更清楚地说明病已涉及营血。这本应清营凉血,或透热转气,采用清营汤、化斑汤之类的方剂,却竟用了下法,这就导致营热内陷,出现"脉数不解"和协热便脓血等变证。

由此可见,在张仲景写《伤寒论》的当时,对于营血的辨证,在理论上尚未形成,临床实践也缺乏这方面的经验。

除了"六经辨证"这样的理论,存在着以上这些缺点以外,在其他方面,就说治则吧,理论上也不完善。譬如表证兼见里实证,始终坚守"先解表,后攻里"这一原则,真如天经地义,不可更改。就连二阳并病,仅仅是"面色缘缘正赤",也要先解之熏之,先治太阳,后治阳明(见48条)。这远不如后世的双解散、防风通圣散之类的表里两解等进步方法,更为适用。

（三）在诊断方面

诊断方面有宝贵的经验，但有些方面还很原始，而且也有错误。

譬如对于阳明病里实、里热的诊断"有潮热者,此外欲解,可攻里也""手足濈然汗出者,此大便已硬也""小便利者,大便当硬""小便少者,此但初头硬",以及少阴病的诊断"但头汗出,故知非少阴也""小便色白者,少阴病形悉具"等等,这宝贵的临床经验不胜枚举。但是有些方面,还很原始。仅就舌诊来说吧,《伤寒论》那么大的篇幅,其中仅有"舌上燥而渴""舌上胎者""舌上白胎滑者""口干舌燥"等寥寥几条,这远不如近代舌诊,对舌质、舌胎的形态、色泽分析得更为具体,更为详尽。

又如11条:"病人身大热,反欲得近衣者,热在皮肤,寒在骨髓也;身大寒,反不欲近衣者,寒在皮肤,热在骨髓也。"

这里以皮肤代表邪在浅层,以骨髓代表邪在深层,不但是概念不清楚,而且在个别特殊情况下,这一诊断方法也不可靠。譬如阴盛格阳的通脉四逆汤证,就能"身反不恶寒",而不是"欲得近衣"。

在诊断方面,不但存在着上述的疏漏和教条,而且也有错误。如237条:"阳明证,其人喜忘者,必有蓄血,所以然者,本有久瘀血,故令喜忘,屎虽硬,大便反易,其色必黑者,宜抵当汤下之。"这分明是消化道内出血,其所以喜忘,也是血并于下,上气不足(大脑贫血)所致。这样的脱血证,不去治肠胃,却攻下瘀血,诊断上倒果为因,治疗上也逐末忘本。虽然祖国医学对于内出血的治疗,有时采用活血行瘀法,也有利于出血点的愈合,但这里指出是"本有久瘀血",而且用的是攻血峻剂,这显然是以破血祛瘀为目的,而不是以治疗出血点为目的。其错误的根源,就是由于诊断方面存在问题。

还有一些诊断方法,近似于江湖医生的骗术。如75条:"未持脉时,病人手叉自冒心,师因教试令咳,而不咳者,此必两耳聋无闻也,所以然者,以重发汗,虚故如此。"为了弄清病人是否因过汗伤阳而导致耳聋,不直接询问,却令病人作咳来试探,这种弄虚作假的骗人伎俩,不加批判,反作为医学的心传,这是很可鄙的。

又如,论中有所谓"不治""死"等证,这在当时那样的医疗水平,可能是那样的,但在现代的医疗条件下,采用强心、急救等措施,未必就是死证。

由于缺乏科学的诊断技术,所以对于病灶,只能笼统地指出其大概的部位。譬如,"此冷结在膀胱关元也",只能使人想象、揣摩,而不能像现代医学那样,具体指出是某一脏器,某一组织。又如"胁下素有痞",也不能像现代医学那样,指出是肿瘤,是脏器、是肝、是脾。

(四)在方剂、用药方面

方剂、用药简练、灵活、严格,确有精辟独到之处,但有些方面,还是不如后世的成就。

前已提到,先汗后下,有时不如后世的防风通圣散、双解散等一方两解,更为稳妥而可靠。又如阳明中风用栀子豉汤,就远不如刘河间的三黄石膏汤。兹再举一例来说明今胜于昔,后来居上。

212条:"伤寒,若吐、若下后不解,不大便五六日,上至十余日,日晡所发潮热,不恶寒,独语如见鬼状。若剧者,发则不识人,循衣摸床,惕而不安,微喘直视,脉弦者生,涩者死。微者,但发热谵语者,大承气汤主之。若一服利,则止后服。"

病已发展到"循衣摸床,惕而不安"的程度,这分明是热炽伤阴、肝风内动的危证。这只有滋阴潜镇,如后世一甲、二甲、三甲复脉等汤,以及大、小定风珠等酌用,才为对证。即使有腹满不大便的症状存在,也应当采用新加黄龙汤、增液承气汤等增水行舟法,才能立足于不败之地。而那时还没有这样的方剂,所以只能采用大承气汤来作孤注一掷,是很不理想的。

(五)其他方面

如治疗方面的渫灌,以及熏、熨、温针、烧针等火劫法,现代已不多见,至少是在治疗外感热病方面,很少见到。而在《伤寒论》中,却占了相当大的篇幅。文字方面,也可能有脱简或传抄的错误。如176条:"伤寒脉浮滑,此以表有热,里有寒,白虎汤主之。"注家们虽然作了很多解释,也作了许多更正,但仍不能令人满意。又如98条的最后一句,"食谷者哕",语法上既不蝉联,对于全文又毫无意义。凡此都可能是脱简或传抄的错误,都不要强作解释。

【述义】

中国文化的一个显著特征是紧密的延续性。这种主体上的延续性,反映在中医学领域,更凸显出中医学数千年来的传承,这种不间断地传承形成了丰厚的学术积累。

由《伤寒论》所构建的辨证体系、治疗原则、组方法度、用药规范全方位地确立了中医学的各种基本特征,成为这个连续性的主体主调,从而铸就了中医理论与临床基础。中医学的连续性容纳了螺旋性的发展与不离规绳的变迁,这使得学术的基本特征在传承中从内容到形式,不断地得到完善,不断地得到精致化。

医学之所以在传承的过程中,得到不断的发展、完善与进步,一个简单的道理就是因为临床治病的需要,一是逼着医学从理论上阐解刚刚发现的疾病现象与病机,二是逼着医生寻找出治疗的途经与方法。人类的历史与医学史证明,不论在东方还是在西方,不论是古代还是现代,每一个时代的医学与医生,都满足不了当代人对于健康的所有需求,每一个时代的医学与医生都曾不可避免地面对未曾认识的疾病而显得无知、无策与无奈。

历史唯物主义指出了历史的局限。今天当我们以现在的观点回过头来看的时候,古人的一些想法肯定会有不完善的、不很确切的地方。张仲景的医学思想与医疗经验间接地反映出生活在那个时代病人的基本生存条件、饮食结构,居住与保暖,药物资源,气候特点与疾病流行状况等。各种我们今天想象不到的因素影响着那个时代的疾病流行与发病,形成了具有那个时代明显历史特征的疾病谱。说到底,是时代造就了张仲景,历史造就了《伤寒论》。

张仲景时代有它客观存在的历史条件。张仲景生活在那个时代,面对那个时代流行的疾病特点,去进行自己的医疗实践活动,因此,他的医疗实践活动不能不受条件的制约。

每一个时代新兴的医学理论、诊断技术、治疗思想、新发现入典的药物,都是为了适应、满足当代病患群体对治疗疾病的需求。但是,医学不可能发现与治疗当代所有的疾病,医学也永远不可能完全满足当代人对健康与治疗的全部需求,因此医学永远都会有局限性。

先生站在历史的高度,用"一分为二"的观点,从辨证、理论、诊断、方剂用药与其他等五个方面讨论了《伤寒论》存在的不足或缺陷。这种不足或缺陷在当时并不存在,或并不是缺陷,今天所说的缺陷是与后世的发展对比而言。

李克绍先生因早年所受到的教育与人生经历以及主动地学习,所以能够逐渐地接受历史唯物观与历史辩证法,从而才有了学术上的如此高度。只有充分地了解这一点,才能理解《伤寒解惑论》中关于"对原文要一分为二"的观点。

先生在早年有一句很著名的、在 1962 级学生中很流行的口头禅:"仲景还能有错吗?"从"仲景还能有错吗?"到"对原文要一分为二",在认识上经历了将近 20 年,这正是先生从学术积累走向成熟的阶段。先生从不同的角度对仲景学术的研究逐渐又有了全新的深刻认识,不再是人云亦云了。在方法论上超越了"注不破经,疏不破注"的旧窠臼,先生从仲景的卓越论述中能够看出它的某些历史局限性,这是非常难能可贵的。先生有了历史的观点之后,结合自己的实践,勤奋地学习和接受被前人的实践证明了的理论和经验。在先生的医疗实践中,用仲景方,但不唯仲景方。在中医学术界历来都是讲《伤寒论》是字字珠玑、丝丝入扣,先生却在这里大声地说对《伤寒论》的"原文要一分为二",体现先生的胸襟坦荡、实事求是的一贯品格。

从原典本身说,在《伤寒论》的千年流传中,字句脱衍难免,一部《伤寒杂病论》不是刻意地有目的地被分拆成《伤寒论》与《金匮要略》,而是历史上流传、传抄过程中偶然的不得已的现状,所以会有"痉湿暍"病证的重叠,会有脱简等状况,于是有了与太阳病篇与阳明病篇相比,少阳病篇、太阴病篇条文明显少,厥阴病篇只有四条的现状。

从医学的医疗功能来说,当代医生面对的病患群体的知识结构已与300年前不同,当今的病人不再是仅仅表述头痛、发热、恶寒,腹痛、腹泄、手足厥寒,而往往是在一些没有任何症状,只是在健康查体中发现的微观异常,如小便中白细胞多、超标,尿中有"尿酸"超标,血中血脂超标、低密度脂蛋白超标等等问题。X线成像设备与光导纤维内镜等近现代科学技术装备起来的医疗检查设备,延长与扩大了中医学传统的望诊范围,从传统的宏观望诊发展到现今的微观望诊,实验室物理与化验检查,提高了中医传统临床治愈的标准。病人的病,治愈还是未愈,已与300年前的标准不同。病人的知识结构与300年前不同,病人需求也与300年前不同,社会文化发展与时代潮流推动中医学向前发展,与时俱进。

正视《伤寒论》的流传史,回顾中国医学史,从汉代以前到汉代以后,经过魏晋南北朝,隋唐五代,宋金元明清,从民国到今天,中医学没有一天是静止不变的,是在历史的变迁起伏中跌宕发展。医学理论在不断补充完善,螺旋式升华。从方法论上讲,《伤寒论》是中医学不可替代的经典,但是仅仅一部《伤寒论》,涵括不了中国医学史,涵括不了中医学的全部。这就是先生提出"对原文要一分为二"的方法论依据。

在这里,先生提出了一个尖锐的问题,即怎样看待中医学的继承与发展。"感往惜之沦丧,伤横夭之莫救",以怜悯之心为怀的医生是以病人为中心的。天变、地变、人变,医学也必将随天地人的变化而变化。

张仲景以后,唐代孙思邈用大力气总结继承前人的理论与经验,收集整理了5 000多个方剂,到了宋代,林忆等校勘整理了《伤寒论》等一大批医学经典,推动了金元时期医学的发展与繁荣,出现了以刘完素、张子和、李东垣、朱丹溪等为代表的医学家以及他们的著述,在理论上提出了全新的见解,在实践上积累了丰富的经验,极大地补充、完善和丰富了中医学的理论。明清以后,在面对瘟疫大流行的状况下,倒逼着医学家们思考怎么办?经过临床一线医家的努力,在实践中摸索出一套源于《伤寒论》理论,又不同于《伤寒论》理论的方法、方药,这就是温病学的诞生。

明代医家李中梓(1588—1655)比徐春甫、方有执稍晚。徐春甫编撰《古今医统大全》首称张仲景为医圣,方有执《伤寒论条辨》次称张仲景为医圣,当时张仲景的医圣地位刚刚确立起来。李中梓在他的《医宗必读》里一篇"四大家论"的文章中,把张仲景与刘元素、李杲、朱丹溪并列。通过李中梓的论述,可以了解明代晚期医林对还是刚刚具有"医圣"地位的张仲景及其学说的认识。在此引证如下:

"古之名流,非各有见地,而同根理要者,则其著述不传,即有传者,未必日星揭之。如仲景张机、守真刘完素、东垣李杲、丹溪朱震亨,其所立言,医林最要,名曰四大家,以其各成一家言。总之阐《内经》之要旨,发前人之未备,不相撮拾,适相发明也。"

"仲景著《伤寒方论》,盖以风、寒、暑、湿、燥、火六气皆能伤人,惟寒邪为杀厉之气,其伤人更甚耳。且六经传变之难明,阴阳疑似之易惑,用剂少有乖违,杀人速于用刃。故立三百九十七法,一百一十三方,皆以补《内经》之未备,而成一家言者也。然所论疗,皆冬月之正伤寒,若夫至春变为温病,至夏变为热病,俱未之及也。后人不解其意,乃以冬月伤寒之方,通治春夏温热之证,有不夭枉者几希矣。故守真氏出,始穷春温夏日之变,而谓六经传变,自浅至深,皆是热证,非有阴寒。盖就温热立言,即《内经》所谓必先岁气,毋伐天和,五运六气之旨,补仲景之未备,而成一家言者也。伤寒虽繁剧之证,仲景倡论于前,守真补遗于后,无漏义矣。"

"独内伤与外感相类,而治法悬殊,东垣起而详为之辨。如外感则人迎脉大,内伤则气口脉大。外感恶寒,虽近烈火不除;内伤恶寒,得就温暖即解。外感鼻气不利,内伤口不知味。外感邪气有余,故发言壮厉。内伤元气不足,故出言懒怯。外感头痛,常痛不休;内伤头痛,时作时止。外感手背热,内伤手心热。于内伤之中,又分饮食伤为有余,治之以枳术丸;劳倦伤为不足,治之以补中益气汤。此即《内经》饮食劳倦之义,又补张、刘之未备,而成一家言者也。及丹溪出,发明阴虚发热亦名内伤,而治法又别。阳常有余,阴常不足,真水少衰,壮火上亢,黄柏、知母偕四物而理之。此亦阐《内经》之要旨,补东垣之未备,而成一家言者也。内伤虽深危之证,东垣倡论于前,丹溪补遗于后,无余蕴矣。嗟呼!四先生在当时,于诸病苦,莫不应手取效,捷如桴鼓。读其遗言,考其方法,若有不一者,所谓但补前人之未备,以成一家言,不相撮拾,却相发明,岂有偏见之敝哉？"

"不善学者，师仲景而过，则偏于峻重。师守真而过，则偏于苦寒。师东垣而过，则偏于升补。师丹溪而过，则偏于清降。譬之侏儒观场，为识者笑。至有谓丹溪殿四家之末后，集诸氏之大成，独师其说，以为极至，不复考张刘李氏之法，不知丹溪但补东垣之未备，非全书也。此非丹溪之过，不善学者误丹溪也。盖尝统而论之，仲景治冬令之严寒，故用药多辛温；守真治春夏之温热，故用药多苦寒；东垣以补脾补气为主，气为阳，主上升，虚者多下陷，故补气药中加升麻、柴胡，升而举之，以象春夏之升；丹溪以补气养血为急，血为阴，主下降，虚者多上逆，故补血药中加黄柏、知母，敛而降之，以象秋冬之降。使仲景而当春夏，谅不胶于辛热；守真而值隆冬，决不滞于苦寒；东垣而疗火逆，断不执于升提；丹溪而治脾虚，当不泥于凉润。故知天时者，许造张刘之室；达病本者，可登朱李之堂。庶几不以辞害志，而免尽信书之失乎！"

李中梓的这一段论述，从一个侧面反映出明代晚期，张仲景刚刚被奉上圣坛不久，医林中对张仲景的认识。李中梓的论述未必全而当，但他所说的医学发展中的互补、完善的道理则是正确的。

李克绍先生本着历史唯物主义实事求是的态度，在本节中列举《伤寒论》在辨证、理论、诊断、方剂用药等五个方面的不足，指出经过近 2 000 年历史的颠簸，所遗存下来的《伤寒论》的缺陷。因此，现代人不能把 1 800 年前的张仲景的书看成"字字珠玑、丝丝入扣"、完璧无瑕。先生的评论是符合历史辩证法的。

这里重复一下先生在前文第三章第八节中，第一段"风伤卫和寒伤营"最后两句话："更重要的是，学术研究，必须以真理为标准，只要有道理，任何人的意见，都应当采取。如果没有道理，不仅是王叔和，即使是张仲景，同样也应当提出批评，决不应当人云亦云，盲目服从。"

在《伤寒论》研究史上，虽然后世医家指出前人注释错误乃至医疗医学思想偏颇不乏其人，但是，能够坦然地指出并评论医圣张仲景《伤寒论》中的不足，恐怕还是《伤寒论》研究史上鲜见的事情，而李克绍先生以其严谨的治学态度与实事求事的勇气，必将在《伤寒论》研究史上留下浓浓的一笔。

第四章

《伤寒论》六经串解

【原文】

《伤寒论》有 397 法，113 方，学者常常感觉庞杂难记。现在把它串起来，使之若网在纲，有条不紊，这对于记忆、掌握、融会贯通来说，是有帮助的。

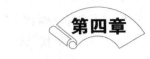

一、太阳病串解

【原文】

（一）太阳和太阳病

太，是大的意思。人体的面积，以肤表为最大，所以肤表之阳称为太阳。

肤表是营卫循行之地，营行脉中，卫行脉外。其中主要是卫气，它在营气的支援下，起着温分肉、充皮肤、肥腠理、司开合的卫外作用。所以太阳的职能，实际就是卫气行在体表的职能。旧注称"太阳为一身之藩篱，主肤表而统营卫。""统营卫"，就是把太阳的功能，概括为营、卫的功能。

太阳既然主肤表而统营卫，所以外邪中于肤表之后所引起的营和卫的病理反应就叫做太阳病。譬如卫气为了抗邪，而更全力以赴地趋向于体表，就会脉浮、发热，同时又不能正常地卫外，就必然恶寒。这些体表卫分的异常表现，也就是太阳病的必有症状。

脉浮、发热、恶寒，虽然是太阳病必见的症状，但是严格说来，这只能叫做表证，仅凭这几个症状来确定太阳病，是不够的。因为在别"经"受病时，其前驱期，有的也会出现这样的表证。因此，要确定太阳病，还必须在表证的基础上再有太阳病所独有的特点——头项强痛，才能说明病不但在肤表，而且也在太阳的经络，才是最典型的太阳病。

【述义】

这里所说的"串解",是在解释六病各篇大意的基础上,对六病各篇的相关条文、病证、病机、治法、方药连贯、汇总起来,进而做出概括的解释、阐述。本节原文第一句"《伤寒论》有397法",此说始于宋代英宗治平二年(1065年)高保衡、孙奇、林亿等上书朝廷的表章,见赵开美翻刻宋本《伤寒论》的《伤寒论序》中。文曰:"今先校定张仲景《伤寒论》十卷,总二十二篇,证外合三百九十七法,除复重,定有一百一十二方。"林亿等在此所说的"三百九十七法"具体是指哪些法,在后世《伤寒论》研究史上引起很大的分歧。影响比较大的是元代王履所著《医经溯洄集》中的《伤寒三百九十七法辨》,他的结论是只找到388法,另外9法不知所云。此后历代都有学者考证,至今也没有一个令人信服的,合乎道理的结论。不过明代的方有执、李中梓,清代陈修园等人则认为三百九十七法是指三百九十七条。虽有附会之嫌,但不失为一种简单可行,暂时可以接受之说。《伤寒解惑论》此处所说的"397法"可以看作397条。

《伤寒论》第1条:"太阳之为病,脉浮,头项强痛而恶寒。"这是机体感受外邪后所引发的营与卫关系的失调。《灵枢·本脏》篇曰:"卫者,所以温分肉,充皮肤,肥腠理,司开合者也。"风寒袭表,卫气卫外功能失调,不能正常温分肉、充皮肤,不能正常卫外,所以症见恶寒、发热、脉浮。从而形成典型的太阳病。这里强调"典型"二字,是说这一条虽然讲"太阳之为病",但它不具有"概括性",它所表述的症状不是太阳病的全部。有些教材把这一条讲成是对太阳病的概括,这是不正确的。

阅读本节,可参见第一章《伤寒论简介》与第二章第二节《三阴三阳和六经》述义;关于营与卫的关系,参见第三章第八节《对传统的错误看法要敢破敢立》中的《风伤卫和寒伤营的问题》述义。

【原文】

(二)太阳病的分类和治疗

太阳病在卫气职能方面的改变,不但能表现为发热恶寒,而且还必然影响其司开合的功能而表现为有汗或无汗。在正常情况下,卫气总是能开能合,以适应人体体温的调节和汗腺排泄的需要。但在受邪后就不同了,有的人是卫气但开不合,有的人是卫气但合不开。但开不合的就有汗,有汗就使营弱而脉浮缓;但合不开的就无汗,无汗营就不弱而脉浮紧。脉浮紧者必身疼痛,脉浮缓者身不痛,这就形成了太阳病的两大类型,无汗是凝敛的象征,叫太阳伤寒;有汗是疏泄的象征,就叫太阳中风。

伤寒和中风的关键问题,是卫气有开合之异,随之而来的,又使营阴有强弱之分。这样,就为其以后的发展变化,具备了不同的内在条件,也为其当前的辨证论治,提供了可靠的依据。

太阳病的发热,在程度上,虽然伤寒和中风之间也有差别(伤寒的发热重,中风的发热轻),但都是卫气受邪后的病理兴奋,这在医学术语上叫作"卫强"。卫强就需要发汗以泄卫,泄卫就是驱邪。无汗脉浮紧的伤寒,关键在于开毛窍,必须用麻黄汤峻汗。而有汗脉浮缓的中风,不但不能用麻黄,而且还要照顾到营弱,就只能用桂枝汤。桂枝汤中有芍药、甘草酸甘化阴,来配合桂枝、甘草辛甘以缓汗,所以最适用于有汗的太阳中风证。这样,麻黄汤和桂枝汤就成了发汗治太阳病的两大主方。

《伤寒论》中太阳病的篇幅虽然大,但对于太阳病的分类和治疗,就是这样简单,其余都不是单纯或正式的太阳病,而是太阳病的兼证、夹证或变证。

【述义】

卫与营在《伤寒论》的六病诸篇中,首见于《伤寒论》第53条:"病常自汗出者,此为营气和,营气和者,外不谐,以卫气不共营气谐和故尔。以营行脉中,卫行脉外。复发其汗,营卫和则愈,宜桂枝汤。"第54条又说:"病人脏无他病,时发热,自汗出而不愈者,此卫气不和也。"先生从这两条关于营卫关系与营卫状态的论述切入,讨论太阳病的分类以及伤寒与中风的病机特点。

正常情况下,卫气是开合有度的,这是"卫气与营气谐和"。若机体感受外邪,卫气司开合功能失调,可以表现在两个方面,一是卫气开而不合,一是卫气合而不开。

太阳病篇第95条:"太阳病,发热汗出者,此为营弱卫强,故使汗出,欲救邪风者,宜桂枝汤。"这属于卫气开而不和。卫强之强,盛也,言卫气为邪所引,浮盛于外。卫气浮盛于外,所以发热。营为阴,本应内守而主濡养,今卫强而浮于外,开而不合,营弱不能内守而外泄,所以汗出。表现在脉象则是浮而不紧,中有弱象。这种病机状态叫"卫强营弱",在太阳病的分类中属于太阳中风。

典型太阳中风的脉症与治疗见第12条:"太阳中风,阳浮而阴弱,阳浮者,热自发,阴弱者,汗自出,啬啬恶寒,淅淅恶风,翕翕发热,鼻鸣干呕者,桂枝汤主之。"桂枝汤的作用见太阳病第16条:"桂枝本为解肌。""肌"与"腠理"比较,腠属于"皮之文理",肌为"肉也"。所以肌浅而腠深,当然这只是比较而言。桂枝汤通过缓缓发汗,解肌散邪,达到"营卫自和"的目的。

按:"桂枝汤中有芍药、甘草酸甘化阴"。芍药,《神农本草经》称"味苦平",先生在《伤寒串讲》中,已修正为"芍药配甘草,苦甘化阴",这是正确的。称芍药味酸是张仲景以后的事情。大约从南北朝时期的陶宏景《名医别录》开始,才有称芍药"味酸,微寒"者,如张元素、李杲等,但是一些官修本草仍多称芍药味苦,《本草纲目》仍称苦平。因此,讲张仲景的书,说到芍药必须是苦平。

外邪袭表,卫气合而不开,病人的常见症状是恶寒、发热,不出汗,身疼,这属于太阳伤寒。太阳病篇第3条:"太阳病,或已发热,或未发热,必恶寒,体痛,呕逆,脉阴阳俱紧者,名为伤寒。"这属于卫气合而不开,它的典型表现是病人发热,但发热的程度比太阳中风的"翕翕发热"要严重一些。因为是卫气合而不开、营阴不得外泄,所以与太阳中风"汗出"相对比,明显不同的是"无汗",与太阳中风的"脉浮缓"对比是"脉阴阳俱紧",与太阳中风的病机状态"卫强营弱"对比,则是"卫强而营不弱",在太阳病的分类中,属于太阳伤寒。典型太阳伤寒的脉症与治疗见太阳病篇第35条:"太阳病,头痛发热,身疼腰痛,骨节疼痛,恶风无汗而喘者,麻黄汤主之。"用麻黄汤的目的是开腠发汗,使热随汗泄。

太阳伤寒与太阳中风的治疗也不是泾渭分明、绝然分开的。第42条说:"太阳病,外证未解,脉浮弱者,当以汗解,宜桂枝汤。"这是讲,不论太阳中风还是太阳伤寒,只要是表证未解、脉浮弱,都应当用桂枝汤汗解。这里的"脉浮弱"是与麻黄汤证的"脉浮紧"相对比而言的。第51条又讲:"脉浮者,病在表,可发汗,宜麻黄汤。"这一条又提出脉浮而不紧也可以用麻黄汤。这样,在运用麻黄汤时,对脉象的要求就由"浮紧"放宽为单浮不紧。那么,不"紧"到什么程度呢?从第42条"脉浮弱""宜桂枝汤"中可见,麻黄汤证对脉象的最基本的要求是"浮而不弱"。若"脉浮弱",则只能选用桂枝汤而不能用麻黄汤。从这里可以看出,桂枝汤不仅仅是用于太阳中风,在特定的情况下,也可以应用于太阳伤寒。

【原文】

(三)太阳病的兼证、夹证、变证

疾病的过程,就是邪正斗争的过程。由于感邪有轻重,体质也有不同,所以不但能出现不同的兼证、夹证,也有不同的斗争结果——变证。有的是痊愈了;有的是接近于痊愈;有的在表证的同时,又有不同的兼证;也有的表证虽然消失,却出现了另一些症状;平时的宿疾隐患,也可能随着太阳病而复发。总之,病的发生不是千篇一律的,而且也不可能老是停留在一定的症状上。下面扼要地讲一讲太阳病兼证、夹证、变证的症状与治疗。

1. 兼证：伤寒脉浮紧、身疼痛、不汗出而兼见烦躁的，是阳气被郁太重，麻黄汤的辛温，不利于烦躁，必须在此基础上，倍用麻黄，再加入石膏、姜、枣，变为辛凉重剂的大青龙汤，以发越郁阳。

阳气郁闭的时间较长，营卫滞涩，以致脉象由浮紧变为浮缓有力，身虽不痛，却不轻矫、不灵活，但也能乍有轻时，和少阴病不同的，表示外邪已有顽固难拔之势，也用大青龙汤。

太阳病兼项背强几几的，是邪入经输，无汗用葛根汤，有汗用桂枝加葛根汤，兼解经输之邪。

太阳中风兼喘的，或者太阳病误下之后，表证未解，同时又出现微喘的，用桂枝汤都要加入厚朴、杏仁。

【述义】

兼证、夹证本不是《伤寒论》原有的术语或概念，而是后世人、主要是研究《伤寒论》和温病学的学者，在阐述病因病机以及脉症分类时，所创造出的分类纲目。"兼证"与"夹证"作为术语出现，最早可以溯及到刘完素《伤寒直格》，至清代戴天章《广瘟疫论》等医籍中陆续被使用，特别是在俞根初《重订通俗伤寒论》中，专门列有"第七章伤寒本证""第八章伤寒兼证""第九章伤寒夹证"[①]。由于对《伤寒论》原典认识上的差异，以及对温病病因病机认识的差异，他们对兼证与夹证的界定并不清晰。什么是兼证、什么是夹证模糊不清，所以有时兼、夹不分。

从本节所述，大体上可以看出，所谓"兼"与"夹"都是与"主证"对比而言，都是典型与不典型之间的比较。"兼"有"再加上"的意思，"夹"有"掺杂"的意思。只有在确立典型的"主证"证候前题下，才能确立不典型的证候"兼证""夹证"。若"主证"是模糊的，那么所谓的"兼证""夹证"就无从说起了。

李克绍先生在《伤寒论语释》中，讲到太阳病兼证时说："在患太阳病的同时，又出现一些本来不是太阳病所应有的症状，叫做兼证。兼证的出现与体质的差异和治疗的不同经过有关。"[②]本节列举三项太阳病兼证。

一是大青龙汤证。典型的大青龙汤证是第38条："太阳中风，脉浮紧，发热恶寒，身疼痛，不汗出而烦躁者，大青龙汤主之。若脉微弱，汗出恶风者，不可服

---

① 俞根初. 重订通俗伤寒论[M]. 上海：上海卫生出版社，1983：199，204，307.

② 李克绍. 伤寒论语释[M]. 济南：山东科学技术出版社，1982：67.

之,服之则厥逆,筋惕肉瞤,此为逆也。大青龙汤。"

这一条讲述的证是"脉浮紧,发热恶寒,身疼痛,不汗出",这是太阳伤寒麻黄汤的主要脉症。但是,因为有"烦躁"这个症状,所以使这个"证"与麻黄汤证对比,就显得不典型了,于是这个"证"就变成了太阳伤寒的兼证。因为麻黄汤证是典型的太阳病之一,所以大青龙汤证也就成为太阳病的兼证了。

第39条也是大青龙汤证。"伤寒,脉浮缓,身不疼、但重,乍有轻时,无少阴证者,大青龙汤发之。"这一条的脉症与麻黄汤证比较也不典型,但不典型之处不在"烦躁",而是"身不疼、但重"。与第38条对比,本条所讲的"证"是典型大青龙汤证的变型。第38条所讲的"证"是脉浮紧、身痛,这是机体感邪之后,肤表腠理骤然闭塞、紧敛的结果,此属其常,但若治疗不及时,表邪不解,迁延日久,由于肤表腠理持续闭塞、敛束,致使紧极则缓,闭极则弛。在症状方面,表现为脉由浮紧逐渐变为浮缓,身疼逐渐变为身重。在病机方面,表现为营卫更加滞涩不通,症见"脉浮缓,身不疼,但重"。所以说这是太阳伤寒大青龙汤证之变型。

第39条的"证",在病机方面营卫更加滞涩,表邪已有顽固难拔之势。这就不是麻黄汤证,而必须改用大青龙汤。

二是葛根汤证和桂枝加葛根汤证。太阳病篇第31条:"太阳病,项背强几几,无汗恶风,葛根汤主之。"第14条:"太阳病,项背强几几,反汗出恶风者,桂枝加葛根汤主之。"这两条的表述中都有一个共同的症状,即"项背强几几"。与太阳病篇第1条"头项强痛"对比,"项背强几几"更突出背部的拘紧不舒,反映出项背局部气血滞塞更加严重。此属于局部腠理闭塞,以至项背拘紧板楚。这是由于风寒外袭,不仅项部肌腠闭塞而强痛,而且背部肌腠亦板滞紧楚。体现在治法和用药方面,则以整体上的治疗为本,兼顾对项背局部的开腠理、舒拘紧,在治疗上重用葛根。和典型的太阳病之一麻黄汤证比较,具有"项背强几几"症状特点的葛根汤证和桂枝加葛根汤证也是太阳病的兼证。

三是桂枝加厚朴杏子汤证。太阳病篇第18条:"喘家,作桂枝汤,加厚朴杏子佳。"这一条原本是一个桂枝汤证,因为是"喘家",尽管还没发作喘症,但是,在外邪侵袭下,随时都有发作"喘"的可能,因此,把"喘"作为桂枝汤证的兼证,未病先防。本证用桂枝汤的目的主要在于解表,加用厚朴、杏仁,是预防随时可能出现的兼证——喘。

第43条:"太阳病,下之,微喘者,表未解故也,桂枝加厚朴杏子汤主之。"此证的病机是"表未解",兼证是以气上冲的特殊表现形式——"微喘"。

按:本证与第18条证略有不同。第18条证是原发的,而本证是"太阳病下之后"形成的,如果把第43条证界定为下后的变证,也是讲得通的。

纵观上述三项太阳病兼证,这里所讲的"兼证"主要表现在症状上,更多的情况下,是在"主证"之外又"再加上"特殊的,能影响组方用药的额外症状。

【原文】

2.夹证:身体疼烦,不能自转侧,脉浮虚而涩的,是风中夹湿。小便不利,大便不能成硬的,用桂枝附子汤。小便自利,大便成硬的,用去桂枝加白术汤。关节疼痛,小便不利,或身微肿的,用甘草附子汤。

伤寒表不解,发热而喘、咳,是夹水气,用小青龙汤,解表兼散水。

头项强痛,翕翕发热、无汗、心下满、微痛、小便不利的,是心下夹有水饮,用桂枝去桂加茯苓白术汤。

【述义】

李克绍先生在《伤寒论语释》中,讲到太阳病夹证时说:"夹证,是说太阳病除了风寒外邪之外,还夹有其他的一些病因,病理也较为复杂。如风寒夹湿,风寒夹水气等。"①前面讲过,"夹"有"掺杂"的意思。太阳病发病过程中,除了感受风寒之邪,还可能夹杂其他的外邪。早在《黄帝内经》里就有"风寒湿三气杂至合而为痹"的论述,"杂至"是一种外邪为主,又夹杂了其他外邪。另外,感受外邪之后,还可能勾牵起体内其他潜在的因素,而引发相关连的一些证候,这在后世的医学术语中称为"内外合邪"。先生在夹证的纲目下列举了三项太阳病夹证。

一是太阳病篇第174条:"伤寒八九日,风湿相搏,身体疼烦,不能自转侧,不呕,不渴,脉浮虚而涩者,桂枝附子汤主之。若其人大便硬,小便自利者,去桂加白术汤主之。"

伤寒发热恶寒、无汗、身体疼痛,八九日后,其人症状加剧,身体疼痛极度难忍,其脉由浮紧而变化为浮虚而涩,这属于太阳伤寒夹湿证,张仲景指出这是"风湿相搏"。"相搏"二字就蕴含了"掺杂"的意思。由于风寒湿邪痹着肌表,中阳不健,所以选用桂枝附子汤。方中的桂枝解肌疏表,温筋通脉,利关节,温阳化气,利小便。附子主寒湿痿躄,拘挛膝痛,腰脊风寒。生姜既可助桂附散寒,又合甘草大枣和中健脾。

服桂枝附子汤之后,若其人大便由溏变化为不溏,小便由不利变化为自利,

---

① 李克绍.伤寒论语释[M].济南:山东科学技术出版社,1982:69.

说明服药后,阳气振奋、脾运改善,温阳化气有效。所以去温阳化气的桂枝,加"主风寒湿痹死肌""逐皮间风水"的白术,强化其逐湿之力。

太阳伤寒夹湿证还可以举出第175条:"风湿相搏,骨节疼烦,掣痛不得屈伸,近之则痛剧,汗出短气,小便不利,恶风不欲去衣,或身微肿者,甘草附子汤主之。"

这一条"风湿相搏",是讲风寒夹湿,相互摩荡黏着,痹着肌表,身痛不得触按,湿邪流注关节。所以"骨节疼烦",屈伸拘紧、掣痛。方用甘草附子汤,术、附、桂并用。附子主寒湿痿躄,腰脊膝痛。白术主风寒湿痹死肌,逐皮间风水。以"术、附并走皮内",逐寒湿以止痛。桂枝温阳化气,利小便。术、桂并用驱寒逐湿,温筋通脉,助阳化气,利尿退肿。桂、附并用,温阳固表,化气逐湿。

二是太阳病篇第40条:"伤寒表不解,心下有水气,干呕,发热而咳,或渴,或利,或噎,或小便不利、少腹满,或喘者,小青龙汤主之。"

第41条:"伤寒,心下有水气,咳而微喘,发热不渴。服汤已渴者,此寒去欲解也。小青龙汤主之。"

第40条、41条明言"心下有水气",这就是太阳伤寒夹水气。因为在病机上有"水气"这个因素,所以在原本典型伤寒的基础上又出现与水气有关连的"渴""利""噎""小便不利"等症状。在组方用药上用桂枝、半夏、细辛、干姜通阳化气,温肺化饮。

三是太阳病篇第28条:"服桂枝汤,或下之,仍头项强痛,翕翕发热,无汗,心下满微痛,小便不利者,桂枝去桂加茯苓白术汤主之。"

这一条是讲太阳中风夹水饮内停,经服桂枝汤后,表虽解而水气未散的证治。从条文表述可以看出,这是初始服用桂枝汤之前,原本既有发热,恶寒,头项强痛的表证,又有心下满、微痛,小便不利之里证,此属太阳中风兼心下有水气。因为水饮内停,气机不利,所以心下满、微痛;因为水不化气,所以小便不利。

张仲景在方后注中说:"小便利则愈。"张仲景在此前所运用的桂枝汤的基础上进行加减斟酌,组成桂枝去桂加茯苓白术汤。在原方的基础上去解肌发汗的桂枝,加用主治心下结痛、利小便、开胸腑的茯苓和消痰水、除心下急满的白术,服汤后,小便得利,水饮去则病愈。

纵观上述三项太阳病夹证,可见所谓夹证主要是指病机上的夹杂,是主要病机之外又"掺杂"了特殊的,能影响组方用药的其他病机。

【原文】

3.变证:太阳病的变证,有是自然演变的,有是治疗不得当而造成的。

150

为了叙述上的方便,把前者叫作"自变",把后者叫作"治变"。

(1)自变:是指病情自然发展所起的变化。自变是从量变到质变,一般是渐变,所以病后日数的多少,有着极为重要的参考价值。例如:

①愈,愈也是变。

②将愈,是变轻了。

伤寒变轻,是由整日的发热恶寒,变为间歇发作。一日二三度发,面有热色的,用桂枝麻黄各半汤。若仅仅是日再发,面无热色,是表邪更轻,改用桂枝二麻黄一汤。

中风变轻,是由整日的发热汗出,变为间歇的时发热自汗出,这仍是卫气不和。可在估计其将要发热自汗出之先,服桂枝汤发汗。也有发热已不明显,却常自汗出而不愈的,也是病在卫分,也用桂枝汤。

以上都是将愈未愈时的残留症状。

无汗脉浮紧的伤寒,可能出现衄血。衄,也是将愈的表现。但也有点滴不成流,衄而不愈的,仍要发汗。

③水的代谢异常:在三焦气化本来就不很充实的患者,在患中风过程中,由于常自汗出,或患伤寒后经过发汗而表仍未解,都可能进一步减弱其决渎的功能,使水但能上行外泛,而不能充分地下输膀胱。但这又不能泛出体外,就必然停蓄体内而形成蓄水证。蓄水形成后,其主要症状是小便不利、消渴,甚至水入即吐,形成水逆。表证未解,也必兼有脉浮、微热等。应用五苓散温通三焦,化气行水,表里两解。

④血的循行异常:上述之衄,就是血①行异常。除此以外,又因足太阳膀胱的经脉,络肾属膀胱,所以太阳经中之热,有可能"循经入腑",结于下焦、膀胱部位的血分,形成蓄血证。血结在小腹部位,便会出现小腹硬满或拘急,小便自利,如狂或发狂等症。小腹拘急,其人如狂的,其血尚未凝固,有可能自下而愈。不自下的,必须用桃核承气汤下之。小腹如果不是拘急,而是硬满的,是血已凝固,不攻不能自下。其人发狂的,用破血重剂抵挡汤攻之。尚未发狂的,可以峻药缓攻,改用抵挡丸。

⑤转属:是病已离开太阳,转入另一"经"。出现往来寒热,胸胁苦满等症的,是转入少阳。出现濈然汗出,大便秘结等症的,是转属阳明。既然已经转入别"经",就当按别"经"的原则论治。

---

① 血,原文作"热",律以上下文义,作血义胜,据改。

【述义】

变证的"变"原有两个含义,一是"变者,非常也"。这是与"常"相对应的"变","常"是一般的,"变"是特殊的,"常"与"变"表达的主要是状态。在先生主编的《伤寒论语释》中有这种用法,如在第二章太阳病证治中,先列有"太阳中风的证治(12、13)",后列"太阳中风的变证治法(54、53、95、24)",又先列"太阳伤寒的证治(35、46、55、47)",后列"太阳伤寒的变证治法(38、39、23、25、27)"[①]。显而易见,先列的"证治"中,讲的是典型的"证",后列的"治法"中,讲的是非典型的"证"。典型的证是"常",非典型的是"变"。

二是"变,更也,易也"。这里的"变"是变化的"变",表达的主要是动态。先生在这一节中所讲变证中的"变",就是这种用法。另外,在《伤寒论语释》中,也有这样的用法,如第二章第九节列"太阳病变证的治疗",第十节列"治疗后的变证"[②],这些变证中的"变"都是变化的意思。

但是,动态与状态是相对的,动态是变化的状态,所以有时还难以完全分开或二者兼而具存。

先生指出"太阳病的变证,有是自然演变的,有是治疗不得当而造成的"。先生把自然演变的状况界定为"自变",把治疗不得当而造成的状况界定为"治变",从而把变证分为两个大方面。

"自变",依机体的状况,邪正力量的对比,会有不同的转归。若正胜邪退则病势可自愈。

如太阳病篇第8条:"太阳病,头痛至七日以上自愈者,以行其经尽故也。"又如第10条"风家,表解而不了了者,十二日愈。"第47条:"太阳病,脉浮紧,发热,身无汗,自衄者,愈。"

若正胜邪衰则会病势减弱,症状逐渐轻缓。

如太阳病篇第23条:"太阳病,得之八九日,如疟状,发热恶寒,热多寒少。其人不呕,清便欲自可,一日二三度发,脉微缓者,为欲愈也。脉微而恶寒者,此阴阳俱虚,不可更发汗、更下、更吐也。面色反有热色者,未欲解也,以其不能得小汗出,身必痒,宜桂枝麻黄各半汤。"

第27条:"太阳病,发热恶寒,热多寒少,脉微弱者,此无阳也,不可发汗,宜桂枝二越婢一汤。"

---

① 李克绍. 伤寒论语释[M]. 济南:山东科学技术出版社,1982:目录1,正文22-37.
② 李克绍. 伤寒论语释[M]. 济南:山东科学技术出版社,1982:目录2.

又如第 53 条："病常自汗出者，此为营气和，营气和者，外不谐，以卫气不共营气谐和故尔。以营行脉中，卫行脉外。复发其汗，营卫和则愈，宜桂枝汤。"

第 54 条："病人脏无他病，时发热，自汗出而不愈者，此卫气不和也。先其时发汗则愈，宜桂枝汤。"

太阳病若病势迁延，有发展为三焦停水的可能。

若邪正相持，伤寒迁延，引发气机失调，肌腠由紧束逐渐疏松，由无汗而发展为汗出，或者中风不断出汗，津液不能正常输布，停而不化，于是水停三焦，下输膀胱功能迟滞，出现口渴，或饮不解渴的消渴，严重者可引发水入即吐的"水逆"以及小便不利等一系列症状。这在后世的注家中称为蓄水，但此蓄水不是蓄在膀胱，而是停在三焦。方用五苓散，通阳化气，使三焦气化得行，所以方后注讲："多饮暖水，汗出愈。"如太阳病篇第 73 条："伤寒，汗出而渴者，五苓散主之；不渴者，茯苓甘草汤主之。"第 74 条："中风发热，六七日不解而烦，有表里证，渴欲饮水，水入则吐者，名曰水逆，五苓散主之。"

太阳病若病势迁延，还有发展为蓄血证的可能。

太阳病邪热外滞内郁，除了能形成第 47 条"太阳病，脉浮紧，发热，身无汗，自衄者，愈"之外，还能够"太阳随经，瘀热在里"，热入下焦与血相结而形成"蓄血"。这样的"蓄血"不同于内伤杂病之瘀血或癥瘕积聚等痼疾，而是太阳病发病中的一个急性过程，并且表证仍在，太阳邪热外滞于肤表，内与血结于下焦。

如第 106 条："太阳病不解，热结膀胱，其人如狂，血自下，下者愈。其外不解者，尚未可攻，当先解其外；外解已，但少腹急结者，乃可攻之，宜桃核承气汤。"

第 124 条："太阳病六七日，表证仍在，脉微而沉，反不结胸，其人发狂者，以热在下焦，少腹当硬满，小便自利者，下血乃愈。所以然者，以太阳随经，瘀热在里故也，抵当汤主之。"

第 125 条："太阳病，身黄，脉沉结，少腹硬；小便不利者，为无血也；小便自利，其人如狂者，血证谛也，抵当汤主之。"

第 126："伤寒有热，少腹满，应小便不利；今反利者，为有血也，当下之，不可余药，宜抵当丸。"

由于"蓄血"发病过程不同，病势程度不同，所以可有不同的脉症表现，如有"少腹急结""少腹硬"或"硬满"的差异，有"如狂""发狂"的差异。若病势还属于轻浅阶段，虽然血热互结，但是血结之势初成，炽热有迫血下行之势，这种情况下，若血自下，血热并泄，则病有自愈倾向，故文曰"血自下，下者愈"，如第106 条。若病势较严重，则选用桃核承气汤，荡涤里热，通络破血，以达清热化瘀之效。若病势更为严重,血已凝瘀,少腹拘急、硬满者,则用抵当汤清热破血逐瘀,此为张仲景破血逐瘀之峻剂。依据病势可选用汤剂急攻之,也可选用峻药缓图之。

太阳病有转属为阳明病、少阳病的可能。

太阳病在发展变化的过程中,还有一种可能是病情发生了质的变化,即由太阳病变化为阳明病或少阳病等,这在《伤寒论》中称为"转属"。如阳明病篇第 188 条:"伤寒转系阳明者,其人濈然微汗出也。"这一条中的"转系"就是"转属"。太阳伤寒本是发热、无汗、恶寒,如果病情由发热、无汗、恶寒变化为发热、汗出、不恶寒,这是表邪入里化热,里热渐至鸱张,这时病情已由太阳病转属为阳明病。

第 244 条:"太阳病,寸缓、关浮、尺弱,其人发热汗出,复恶寒,不呕,但心下痞者,此以医下之也。如其不下者,病人不恶寒而渴者,此转属阳明也;小便数者,大便必硬,不更衣十日,无所苦也。"

这一条有些特殊。太阳病,发热、汗出、恶寒,其脉象是阳浮而阴弱,与"心下痞"并见,这属于不典型太阳中风。因为误下,正气受挫,所以出现变证。

"如其不下者"至"无所苦也",属张仲景自注句,是对前文"但心下痞者,此以医下之也"一句的注文,目的是阐释本条所表述的不典型太阳中风若不经误下,则有转属为阳明病脾约证的可能。若转属为阳明病脾约证,则可见发热、不恶寒而渴、小便数、大便硬、不更衣十日无所苦等一系列症状。这一条中的"转属"也是自变。

又如少阳病篇第 266 条:"本太阳病不解,转入少阳者,胁下硬满,干呕不能食,往来寒热,尚未吐下,脉沉紧者,与小柴胡汤。"这属于太阳病转属为少阳病。邪在太阳,是以发热恶寒、头痛为特点,若转属为少阳病,则是以胁下硬满、往来寒热为特征。

单就"转属"来说,《伤寒论》中,有关治疗后出现"转属"的论述显得更充分一些。如第 48 条:"二阳并病,太阳初得病时,发其汗,汗先出不彻,因转属阳明,续自微汗出,不恶寒。"

如第 181 条:"太阳病,若发汗,若下,若利小便,此亡津液,胃中干燥,因转属阳明。"

第 185 条"本太阳,初得病时,发其汗,汗先出不彻,因转属阳明也。"

第 266 条"本太阳病不解,转入少阳者,胁下硬满,干呕不能食,往来寒热,尚未吐下,脉沉紧者,与小柴胡汤。"

第 279 条:"本太阳病,医反下之,因尔腹满时痛者,属太阴也,桂枝加芍药汤主之；大实痛者，桂枝加大黄汤主之。"

太阳病在"自变"的过程中，病情会在不能确定的潜在因素影响下，发生一些上述五个方面概括不了的变化。

如太阳病篇第 177 条："伤寒脉结代，心动悸，炙甘草汤主之。"

第 144 条："妇人中风，发热恶寒，经水适来，得之七八日，热除而脉迟身凉，胸胁下满，如结胸状，谵语者，此为热入血室也。当刺期门，随其实而取之。"

第 144 条："妇人中风七八日，续得寒热发作有时。经水适断者，此为热入血室，其血必结，故使如疟状，发作有时，小柴胡汤主之。"

第 145 条："妇人伤寒，发热，经水适来，昼日明了，暮则谵语，如见鬼状者，此为热入血室。无犯胃气及上二焦，必自愈。"

第 146 条："伤寒六七日，发热，微恶寒，支节烦疼，微呕，心下支结，外证未去者，柴胡桂枝汤主之。"

【原文】

（2）治变：这里所说的治变，并不包括治愈，而是专指治疗不得当，使病情更加复杂，向坏的方向所起的变化。

因治疗不当所促成的变化和自然演变者不同，它不是渐变，而是突变，因此，日数的参考价值，就不如自变者那样重要。但是，误治之后所致成的结果，除了关系到所采用的治则和方剂外，也取决于内因，而内因条件的形成，总是也与日数的或多或少有些关系。

治变可分为伤正和邪陷两类。

①伤正：不是伤阳，就是伤阴，或者阴阳两伤。

伤阳轻的，只是阳气轻微受挫，其向外的气机未变，这样就仍当解表。如"下之后其气上冲者""微喘者"都是。这都当仍用桂枝汤解表，只是喘者当再加厚朴、杏仁以宣降肺气。又如下之后"脉促胸满"者，是阳气受挫较为重些，外邪已接近内陷的边缘，用桂枝汤就得减去酸敛的芍药，使之更有利于宣通胸阳；又有发汗太过，遂漏不止的，是伤了肤表的卫阳，当用桂枝加附子汤。加附子的目的，是助卫阳以固表止汗。以上这些方剂，还都没有越出桂枝汤的加减范围。

伤阳重的，则多表证消失，转虚转寒，甚至阳虚不能温化而导致水饮内动。例如出现"叉手自冒心，心下悸，欲得按"的，是心阳虚，用桂枝甘草汤壮心阳。心阳伤而兼有烦躁，或甚至惊狂的，多由火劫所致，兼烦躁的用桂枝甘草龙骨牡蛎汤；变惊狂的，用桂枝去芍药加蜀漆牡蛎龙骨救逆汤。发汗后腹胀满的,是脾阳虚而气滞,用厚朴生姜半夏甘草人参汤健中除满。脾阳伤而吐逆不止的,用甘草干姜汤温中。汗下后下利清谷,是伤脾肾之阳,用四逆汤温脾肾;汗下后昼日烦躁不得眠,夜而安静的,是阴盛格阳,用干姜附子汤引阳归阴。这都是平素体质不同,哪一脏的脏气不足,就会出现哪一脏阳虚的症状。

因阳虚而水饮内动的,多是伤及脾、肾之阳。因为脾主散精,肾为水脏,所以伤及这两脏时,就会导致水饮为患。例如吐下后,心下逆满,气上冲胸的茯苓桂枝白术甘草汤证,就是脾阳伤,不能散水而形成的。又如,发汗后,其人仍发热,心下悸,头眩,身瞤动,振振欲擗地的,是肾阳虚而水上泛,论中用真武汤扶阳镇水。还有,脐下悸,欲作奔豚的,是肾阳虚不能蛰藏,肾水有上凌的趋势,当用茯苓桂枝甘草大枣汤以降冲镇水。此外,还有的用烧针疗法,针处被寒,引致奔豚发作,气从小腹上冲心的,与桂枝加桂汤以镇冲气,暖水脏。又有水停胃中,汗出不渴的,可用茯苓甘草汤温胃散水。

【述义】

所谓"治变":治,是治疗的意思;变,是变化的意思。这一节是讲因治疗不当,使病情更加复杂,向坏的方向发展。这里的"治变"是与前文讲的"自变"相对应。

先生首先从正与邪两个侧面讨论,把因治疗不当发生的变证分为伤正和邪陷两大项。在伤正这一大项中,又分为两部分,一是伤阳,一是伤阴。在伤阳这一部分中又分为"伤阳轻""伤阳重"及"阳虚水动"三类。

所谓"伤阳轻""伤阳重"只是相对比而言。"伤阳轻"的标志是,虽然误治,包括发汗不彻、发汗太过、误用吐法、误用下法等,但是,因为伤得程度比较轻缓,所以表证仍在,这标志着气机向外的趋势未变,这种状况就仍然应当解表。

如太阳病篇第 15 条:"太阳病,下之后,其气上冲者,可与桂枝汤。"

第 20 条:"太阳病,发汗,遂漏不止,其人恶风,小便难,四肢微急,难以屈伸者,桂枝加附子汤主之。"

第 21 条:"太阳病,下之后,脉促,胸满者,桂枝去芍药汤主之。"

第 43 条:"太阳病,下之,微喘者,表未解故也,桂枝加厚朴杏子汤主之。"

这些表述,都是误治后,表证仍在,尽管出现局部的变证,但气机向外的趋势未变,所以还必须因势利导,以桂枝汤解表,略有加减以应对变证。

与"伤阳轻"对比,"伤阳重"的标志是表证已经消失,病势急剧变化,非虚即寒,或阳虚不能化气,水饮水气内停诸证。

如第64条:"发汗过多,其人叉手自冒心,心下悸,欲得按者,桂枝甘草汤主之。"

第118条:"火逆。下之,因烧针烦躁者,桂枝甘草龙骨牡蛎汤主之。"

第112条"伤寒脉浮,医以火迫劫之,亡阳,必惊狂,卧起不安者,桂枝去芍药加蜀漆牡蛎龙骨救逆汤主之。"

第66条:"发汗后,腹胀满者,厚朴生姜半夏甘草人参汤主之。"

第29条:"伤寒脉浮,自汗出,小便数,心烦,微恶寒,脚挛急,反与桂枝欲攻其表,此误也;得之便厥,咽中干,烦躁,吐逆者,作甘草干姜汤与之,以复其阳。"

又如第91条:"伤寒,医下之,续得下利,清谷不止,身疼痛者,急当救里……宜四逆汤。"

第61条:"下之后,复发汗,昼日烦躁不得眠,夜而安静,不呕,不渴,无表证,脉沉微,身无大热者,干姜附子汤主之。"

上述这些治疗后的"变证",都是误治后伤及脾阳与肾阳,脾肾阳虚,寒从内生。治疗大法是温脾肾,回阳救逆。

若脾阳虚,失于温运散精,则水停为饮;若肾阳虚,失于蛰藏,则水泛上凌。这属于阳虚极而水动。

如第67条:"伤寒,若吐,若下后,心下逆满,气上冲胸,起则头眩,脉沉紧。发汗则动经,身为振振摇者。茯苓桂枝白术甘草汤主之。"

第73条:"伤寒,汗出而渴者,五苓散主之;不渴者,茯苓甘草汤主之。"

第82条:"太阳病发汗,汗出不解,其人仍发热,心下悸,头眩,身𥆧动,振振欲擗地者,真武汤主之。"

第65条:"发汗后,其人脐下悸者,欲作奔豚,茯苓桂枝甘草大枣汤主之。"

【原文】

伤阴,轻的仅仅是津液轻度耗损,如发汗后轻度口干,或暂时性小便量少,可以静待津液恢复,不治自愈。较重的则耗阴伤血,如发汗后身疼痛、脉沉迟的,用桂枝新加汤益血和营卫;脚挛急的,用芍药甘草汤养阴舒筋。特别是内因已有蕴热的患者,发汗伤阴之后,更容易化热化燥,加速其转属阳明。如大汗出,脉洪大、口干舌燥的,用白虎加人参汤清热生津。发汗不解,反蒸蒸发热的,与调胃承气汤釜下抽薪。

157

【述义】

　　津液轻度耗损,如第 58 条"凡病,若发汗,若吐、若下,若亡血、亡津液,阴阳自和者,必自愈",第 59 条"大下之后,复发汗,小便不利者,亡津液故也。勿治之,得小便利,必自愈"。这两条讲汗吐下不当,虽然耗伤津血,但程度轻缓,所以阴阳能够自和,津血逐渐自复,误治引发的津血耗伤有自愈的可能。

　　阴血较重度的耗伤,如第 62 条"发汗后,身疼痛,脉沉迟者,桂枝加芍药生姜各一两人参三两新加汤主之"。这一条是讲汗不得法,发汗后伤及营血。发汗后若见身疼痛且与脉沉迟并见,这里的脉"沉"主里,"迟"主血虚,所以身疼痛是由汗伤营血,阴虚血少引发的。

　　第 29 条:"伤寒脉浮,自汗出,小便数,心烦,微恶寒,脚挛急,反与桂枝欲攻其表……更作芍药甘草汤与之,其脚即伸;若胃气不和,谵语者,少与调胃承气汤。"这一条讲伤寒表兼里虚,虽然"病形象桂枝",但却不是桂枝汤证,此为误用桂枝汤而引发的变证。其中若"脚挛急,"此属阴不柔筋,当用芍药甘草汤以益阴气,缓挛急。若伤阴化躁,引发胃气不和而谵语的,则选用调胃承气汤和胃气。

　　又如第 26 条:"服桂枝汤,大汗出后,大烦渴不解,脉洪大者,白虎加人参汤主之。"第 248 条:"太阳病三日,发汗不解,蒸蒸发热者,属胃也,调胃承气汤主之。"

　　上述两条的表述都是误治伤津,第 26 条的表述是以化热为主,第 248 条的表述是以化燥为主。前者所言是"大汗后",伤阴耗津,表邪"传而为热",表证已去,症见"大烦渴",所以选用白虎加人参汤。后者表述太阳病发汗,热势由内而外,蒸蒸热气伤津耗液,病由太阳转属阳明,所以说"属胃也。"

【原文】

　　阴阳两伤的,当扶阳与益阴兼顾。如"发汗,若下之,病仍不解,烦躁者"用茯苓四逆汤。方中四逆汤扶阳,又加人参、茯苓,养阴益气以安神。又如"发汗病不解,反恶寒者",也是阴阳两虚,与芍药甘草附子汤,方中芍药、甘草益阴,附子助阳。

【述义】

　　前面讲的伤阳与伤阴,不论程度是轻是重,也都是相对而言的。由于阴阳之间的互根关系,所以误治或治不得法,一旦伤及阳也必涉及阴,而一旦伤及阴也必涉及阳,只是涉及的程度不同而已,这一点不能忽视,因为这牵扯到治疗思路与用药。

伤阴及阳与伤阳及阴,轻者都是在模糊之间,若达到不能忽略的程度,就必须接受"阴阳两伤"的现实。从这一点讲,"阴阳两伤"应当算是伤阴或伤阳的一个"终极"阶段。因此,在治疗上与伤阴、伤阳是有差别的。

如第 60 条:"下之后,复发汗,必振寒,脉微细。所以然者,以内外俱虚故也。"这一条是表述伤寒中风,先下后汗,阳虚阴弱的脉症。本条中的"振寒"是从汗下前的"恶寒"变化来的。"脉微细"是从汗下前的"脉浮"变化来的。因为误治而使原本的表证消失,但病证未愈。振寒是误治后之阳虚,脉微细是阳虚阴弱之象,本证属阴阳俱虚。

第 68 条:"发汗,病不解,反恶寒者,虚故也,芍药甘草附子汤主之。"这一条是讲太阳病发汗后,阴阳俱虚,无热恶寒选用芍药甘草附子汤。其中用芍药配甘草苦甘化阴、益阴气。芍药甘草汤在太阳病篇第 29 条中,治误汗后引发的阴血耗伤,阴不柔筋的"脚挛急"。本方再加附子,取阴阳双补之意。

第 69 条:"发汗,若下之,病仍不解,烦躁者,茯苓四逆汤主之。"这一条讲太阳病汗下误治,症见烦躁,阴阳有离决之势。本条选用茯苓四逆汤治疗的烦躁,是近乎于阴阳离决的烦躁。四逆加人参汤本是回阳救阴,摄敛生气。本方是在四逆加人参汤的基础上再加用茯苓,参苓配伍,意在安精神、定魂魄,以安抚阴阳离散之心神不宁。

【原文】

②邪陷:邪陷是与伤正分不开的,正气不伤,邪气就不能内陷。邪陷多是误治造成的,但也有自然演变的。邪陷后的变证,有协热利、虚烦、痞、结胸等。

协热利:协热利是表邪未解,而同时又出现下利的症状。下利有寒利、热利的不同,所以治法也不同。如太阳病,外证未解,而数下之,以致下利不止,心下痞硬,表里不解的,是协热寒利,当温中和表,桂枝人参汤主之。太阳病,桂枝证,医反下之,遂热利不止,脉促、喘而汗出的,是协热热利,当清里解表,葛根芩连汤主之。

【述义】

这里所谓的"邪陷"是与"伤正"相对应的。"邪陷"包括随着病势发展,"邪"自行演变而"内陷",另外还包括治不如法,耗伤阴阳气血正气,邪气乘虚而"内陷"。自行演变"内陷"的,如太阳病篇第 135 条:"伤寒六七日,结胸热实,脉沉而紧,心下痛,按之石硬者,大陷胸汤主之。"这一条就论述伤寒六七日,未经误下,外邪由表入里,由浅而深,逐渐由表热演变为"热实",与水互结而成结胸。

本节从《伤寒论》六病诸篇中,所概括出的"邪陷",包括协热利、虚烦、痞、痞硬、结胸等主要是针对治不得法而邪陷。

协热利包括协热热利与协热寒利。

太阳病篇第 34 条:"太阳病,桂枝证,医反下之,利遂不止,脉促者,表未解也。喘而汗出者,葛根黄芩黄连汤主之。"这一条讲的是协热热利。原本是太阳病桂枝证,本当用桂枝汤解肌、调和营卫,反而误下,引发下利、喘与脉促。这三个症状都是桂枝汤证误用下法后,使原来向上向外的病势受到阻逆而产生的。一方面表邪内陷化热,热利不止,另一方面,未陷之邪仍居表不解。

从这一条也可以看出,表邪内陷也是一个过程,表邪可以完全内陷而入里,也可能出现陷而未尽,出现内陷于里,外仍连于表的病势。

太阳病篇第 163 条:"太阳病,外证未除,而数下之,遂协热而利。利下不止,心下痞硬,表里不解者,桂枝人参汤主之。"这一条讲的是协热寒利。原本是太阳病,本当解表,而反屡用攻下,引致表邪不解,而脾胃阳气大虚,寒凝气滞,外持表热,内迫下注的协热利。

【原文】

虚烦:虚烦是邪热乘宗气之虚,陷入胸膈所致。热邪内扰,所以心烦不眠,甚至反复颠倒,心中懊憹。进一步还可能胸中窒塞、心中结痛。但未与有形之痰水相结,所以心下按之不硬。本症舌苔黄白厚腻,多伴有身热不去。治疗应清热除烦,栀子豉汤主之。呕者,栀子生姜汤;气息不足,栀子甘草汤;下后,心烦腹满者,是气机不畅,栀子厚朴汤;大下后,身热不去、微烦、上热下寒的,栀子干姜汤。

【述义】

六病诸篇讲"虚烦"的条文见第 76 条的下半段。"发汗、吐、下后,虚烦不得眠,若剧者,必反复颠倒,心中懊憹,栀子豉汤主之;若少气者,栀子甘草豉汤主之;若呕者,栀子生姜豉汤主之。"

第 77 条:"发汗,若下之,而烦热,胸中窒者,栀子豉汤主之。"

第 78 条:"伤寒五六日,大下之后,身热不去,心中结痛者,未欲解也,栀子豉汤主之。"

第79条："伤寒下后，心烦腹满，卧起不安者，栀子厚朴汤主之。"

第80条："伤寒，医以丸药大下之，身热不去，微烦者，栀子干姜汤主之。"

上述这四条有关虚烦的条文牵扯到两个重要的术语，一是虚烦，二是懊憹。对这两个术语，历来的注家讲得都不符合《伤寒论》的本意。

近世注家多认为"虚烦"是"吐下后余热所致的烦躁"，或"指阳邪内陷，郁结心胸，而无痰、水等实邪所致的心烦懊憹等证"等，这些解释，都把"虚烦"讲成烦躁。这违背了张仲景本意。

《伤寒论》第375条云讲："按之心下濡者，为虚烦也。"心下"按之濡"，是表述胃脘部不硬，对比之下有空虚感。此处的"按之心下濡"与第221条之"胃中空虚"互为对应，所以条文讲："为虚烦也。"

《金匮要略·水气病脉证并治》讲："医以为留饮而大下之，气击不去，其病不除，后重吐之，胃家虚烦，咽燥欲饮水。"这里有一句"胃家虚烦"，说明虚烦的部位在"胃家"。

"胃"能"虚烦"？实际上，这里的"虚烦"是讲胃失和降、受纳腐熟功能失调引发的"恶心"。成无己在《伤寒明理论》曾说："虚烦之状，心中温温然欲吐，愤愤然无奈，欲呕不呕，扰扰乱乱，是名烦也，非吐则不能已。"成无己所说的"非吐则不能已"，说得好。这里的"烦"，是恶心的意思，是胃脘搅扰纠结的感觉。虚烦，是胃脘部搅扰纠结、饥饿空虚、欲吐不吐、恶心之感。

后世人多把"懊憹"讲成"烦闷殊甚，难以名状"，或"心里烦郁特甚，使人有无可奈何之感"，或"心中烦郁至甚，扰乱不宁，莫可言喻"，或"心中烦乱不安至甚"等。这些解释大同小异，都把懊憹讲成是心中烦躁至甚，是神志方面的症状。

《伤寒论·辨不可发汗病脉证并治》有一条讲："伤寒头痛，翕翕发热，形象中风，常微汗出，自呕者，下之益烦，心懊憹如饥"。本条又见于《金匮玉函经》和《脉经》。这一句"心懊憹如饥"，说明能引发饥饿感的是胃，所以此处的"心"是指"胃"而言。而"懊憹"的感觉是"如饥"。胃脘部的"懊憹如饥"，只能是"嘈杂"感，而不可能是所谓的烦躁不宁或其他什么症状。

上述四条，讲的都是汗下后，表证虽已不存在，但无形之火郁于胃脘，胃脘搅扰纠结，恶心欲吐，尤其病人的嘈杂灼热感更为明显。所谓"烦热"，既不是因烦而热，也不是因热而烦，而是表述胃脘有灼热感，也就是虚烦懊憹的意思。

若胃脘郁火上壅，则可引发胸膈不利、吞咽不舒 或"心中结痛"、腹满等症状。这一些症状都是胃脘部的搅扰纠结、嘈杂灼热、疼痛的感觉。张仲景选用栀子豉汤及其加减,在外透散浮游之表热,在内清泄胃脘之郁火。

【原文】

痞:痞是病人自觉心下满闷,痞塞不通,有气痞与痞硬两种。气痞都是胃部受下药挫伤后,无形之热,郁聚心下所致,所以虽觉壅闷,但按之不硬,可用大黄黄连泻心汤泻热消痞。兼有恶寒的,当辨清是表未解,还是表阳虚。表未解的多兼有表热,当先解表,后攻痞;表阳虚的,是无热汗出,当用附子泻心汤。

痞硬则与前者不同,它是脾胃气机呆滞,脾不升清,胃不降浊,以致湿浊壅聚心下,所以按之较硬,但不是石硬。清气不升,浊气不降,就会兼有呕吐或泄泻。治法当健脾和胃,辛开苦降,用半夏泻心汤。兼食伤干噫食臭的,用生姜泻心汤。吐泻过于急迫,干呕不止,心烦不安,下利频繁的,用甘草泻心汤。

此外,还有一种痞硬,既不吐,又不泻,却噫气不止。噫出的气,又没有伤食的气味,这是痰阻气逆所致,当消痰开结,用旋覆代赭汤。

【述义】

"痞",是气隔不通,心下满塞妨闷不舒的感觉。在张仲景书中,"痞"常常是一个症状,有时是一个证候。

当"痞"作为一个症状出现时,有三种形态:气痞、痞硬与痞块。这只是相比较而言,"气痞"的"濡"与"痞硬"的"硬"没有明确界限,"痞硬"的"硬"与"痞块"的"块",也没明确界限。痞"硬"到一定的程度,可发展成为"痞快"。痞,是"证",还是"症",这在张仲景书中是活的。痞可以是属寒、热、虚、实,属寒热错杂,属虚实相兼等,从而可以形成多个不同的"证"。同时,这些"证"在一定的条件下,还可能互相转化。

气痞是心下满塞妨闷,气隔不通,心下不胀不痛,按之濡而不硬。形成气痞的病机是无形之邪热壅滞胃脘,郁遏于心下。"气"这个字在这里寓有"空虚"的意思,是表达虽心下有"痞"感,而手下触之软而不硬。如第151条:"脉浮而紧,而复下之,紧反入里,则作痞。按之自濡,但气痞耳。""按之自濡,但气痞耳"中,以"气"言"痞",是强调此痞与结胸证之胸、胁、膈、脘、腹硬痛不同,与第149条半夏泻心汤证、第157条生姜泻心汤证、第158条甘草泻心汤证之满而"痞硬"也不同。这里的"软"而不硬有与第135条之"石硬"比较的意思。

气痞兼有恶寒的,若是表未解而恶寒,当先解表,如第164条:"伤寒大下后,复发汗,心下痞,恶寒者,表未解也。不可攻痞,当先解表,表解乃可攻痞。解表宜桂枝汤,攻痞宜大黄黄连泻心汤。"若是表阳虚的,症见恶寒汗出,如第155条:"心下痞,而复恶寒汗出者,附子泻心汤主之。"

与心下有"痞"感,而手下触之软而不硬的气痞比较,"痞硬"是病人自我感觉气隔不通、心下满闷不舒,而医生触诊时,手下有"坚"或"硬"的抵触感。

如太阳病篇第142条:"太阳与少阳并病,头项强痛,或眩冒,时如结胸,心下痞硬。"

第157条:"伤寒,汗出解之后,胃中不和,心下痞硬,干噫食臭,胁下有水气,腹中雷鸣下利者,生姜泻心汤主之。"

第161条:"伤寒发汗,若吐、若下,解后,心下痞硬,噫气不除者,旋覆代赭汤主之。"

第165条:"伤寒发热,汗出不解,心中痞硬,呕吐而下利者,大柴胡汤主之。"

这些条文中以"硬"言"痞",是表达患者自我感觉气隔不通,心下满闷不舒,而医生触诊时有"坚""硬"感。

痞块是从痞硬中分化出来的。之所以称之为"痞块",是因为不仅病人自我感觉痞塞感,医生按诊时,手下有"硬"感,而且医生手下还有"形"感,也就是"轮廓"感。如太阳病篇第167条:"病胁下素有痞,连在脐傍,痛引少腹,入阴筋者,此名脏结,死。"从张仲景文中的字里行间可以领悟出,这一条的"脏结""痞"在"胁下素有"。文中明言"有痞"二字,"有"这个字在这里主要不是指症状,而是凸显"形"的存在。"连在脐傍"之"痞",不仅有气隔不通、满塞妨闷不舒的感觉,而且还素有"连在脐傍,痛引少腹"的"脏结"存在,所以,这一条所讲的"痞"是指有形可检的痞块。

上述所讲的是作为症状的"痞"。"痞"作为一个具体的症状,可以见于各个相关的证。如前文所提到的大柴胡汤证等。

李克绍先生在他主编的《伤寒论语释》中,根据《伤寒论》条文的文字表述与病机变化的内在逻辑,进行综合、归纳、提练,把《伤寒论》条文中所涉及的"痞"分为五大证,即气痞、痞硬、寒痞、坏痞、水饮致痞。如气痞包括第151条、第154条、第155条与第164条的论述。痞硬包括第149条、第157条、第158条与第161条的论述。寒痞包括第159条的论述。坏痞包括第153条、第160条的论述。水饮致痞包括第152条、第156条的论述。当然这种分类只是相对而言,并且也不能算是十分完备。

【原文】

结胸：结胸是热邪内入与痰水相结。根据病情的轻重，可分为大结胸和小结胸。大结胸证或结在胸中或结在心下，或连及小腹，按之石硬，疼痛拒按，不按亦痛。并兼有短气、懊憹、烦躁等症，脉多沉紧。治法当泻热逐水。结在胸中偏上的，用大陷胸丸；结在心下或下连小腹的，用大陷胸汤。小结胸证，正在心下，范围狭小，按之则痛，不按不痛。这是热与痰结，脉多浮滑，当用小陷胸汤，荡痰除热。

此外，还有寒实结胸，它是寒痰内结，并无热邪。所以，虽然硬痛，却没有躁渴、头汗、苔黄等阳热症状。应用温下法，与以三物白散。

【述义】

结胸也就是"胸结"，症状特点是胸膈脘结硬板痛。在《伤寒论》中用笔墨多的，典型的结胸是大结胸。

结胸，就寒热来分，有热实结胸与寒实结胸。热实结胸又可分为大结胸与小结胸。典型的大结胸的病机是邪热入里，与水结于胸膈。如第135条"伤寒六七日，结胸热实，脉沉而紧"，这属于自然形成的。结胸还有在太阳病发病过程中，因误下引发表邪内陷，与水结于胸膈而形成的，如第131条所述"病发于阳，而反下之，热入，因作结胸"。

结胸一词中，胸是部位，结是病机。大结胸的典型表现如第136条："但结胸，无大热者，此为水结在胸胁也，但头微汗出者，大陷胸汤主之。"因为"热"与"水"结在胸胁，所以结而必痛。如第134条："太阳病，脉浮而动数，浮则为风，数则为热，动则为痛，数则为虚，头痛发热，微盗汗出，而反恶寒者，表未解也。医反下之，动数变迟，膈内拒痛，胃中空虚，客气动膈，短气躁烦，心中懊憹，阳气内陷，心下因硬，则为结胸，大陷胸汤主之。若不结胸，但头汗出，余处无汗，剂颈而还，小便不利，身必发黄。"这一条既讲了"医反下之"后的病机变化，又指出典型症状"膈内拒痛"。这里的"拒痛"，不是所谓的"疼痛拒按"，而是"撑痛或胀痛"。这里的"拒"不是"拒绝"的"拒"，而是"推而向外之意"，这个"拒"，应当训为"支"，可引申为撑、胀。拒痛，表述由内向外的支痛、撑痛或胀痛。

第135条又讲，"心下痛，按之石硬"，第137条讲"从心下至少腹，硬满而痛不可近"等。这是因为邪高痛下，胸痛严重必牵及脘与腹，水热互结，则气血滞而不畅，所以症见心下痛，按之石硬。热与水结于胸膈，以胸胁部的痛、硬、满为主,上连及头、项、颈部,下累及胃脘及少腹,其证急重,所以张仲景急治以泄热逐水的大陷胸汤。

小结胸见第 138 条:"小结胸病,正在心下,按之则痛,脉浮滑者,小陷胸汤主之。"

本证被命之为"小结胸",有与"大结胸"对比的意思。与大结胸对比,不论症状还是病机都比较轻缓。症状局限在"心下",不按不痛,"按之则痛";病机属痰热互结。所以只用小陷胸汤开胸散结、清热涤痰而不选用逐水力猛之剂。

寒实结胸见第 141 条:"病在阳,应以汗解之,反以冷水潠之,若灌之,其热被劫不得去,弥更益烦,肉上粟起,意欲饮水,反不渴者,服文蛤散;若不差者,与五苓散。寒实结胸,无热证者,与三物小陷胸汤。白散亦可服。"

本证病机是水寒凝滞,痰饮内结。因为病机是"寒实",所以"无热证"。张仲景治以三物白散开胸利膈行气,温凝散结,驱痰逐水。

按:关于兼证、夹证与变证,在前文已经有论述。由于兼证、夹证、变证原本不是《伤寒论》原有的术语或概念,而是后世人、主要是研究《伤寒论》和温病学的学者,在阐述病因病机以及脉症分类时,所创造出的分类纲目。由于不同时期,不同医家对《伤寒论》原典认识上的差异,以及对具体的病因病机认识上的差异,所以他们对兼证、夹证与变证的界定并不是很清晰。这种不清晰的界定,在先生不同时期的著述中得到不同程度的反映。

关于兼证。在 1978 年出版的《伤寒解惑论》第四章中的太阳病兼证涵括了第 38 条、39 条的大青龙汤证,第 14 条桂枝加葛根汤证,第 31 条葛根汤证,第 18 条与第 43 条的桂枝加厚朴杏子汤证。

在 1982 年出版的《伤寒论语释》第二章中,太阳病兼证涵括了第 18 条桂枝加厚朴杏子汤证,第 14 条桂枝加葛根汤证,第 31 条葛根汤证。

在 1984 年《伤寒串讲》第二讲中,太阳病兼证只涵括有代表性的第 38 条、39 条的大青龙汤证。(原著中注明,"兼证除了以上所讲者外,还有一些留待下面发汗法中再讲。")

关于夹证。在《伤寒解惑论》第四章中,太阳病夹证涵括了太阳病篇第 174 条桂枝附子汤证与去桂加白术汤证,第 175 条甘草附子汤证,第 40 条与第 41 条的小青龙汤证,第 28 条桂枝去桂加茯苓白术汤证。

在《伤寒论语释》第二章中,太阳病夹证涵括太阳病篇第 40 条与第 41 条的小青龙汤证,第 28 条桂枝去桂加茯苓白术汤证,第 174 条桂枝附子汤证与去桂加白术汤证,第 175 条甘草附子汤证。

在《伤寒串讲》第二讲中,太阳病夹证涵括太阳病篇第 40 条与第 41 条的小

为主,上连及头、项、颈部,下累及胃脘及少腹,其证急重,所以张仲景急治以泄热逐水的大陷胸汤。

小结胸见第 138 条:"小结胸病,正在心下,按之则痛,脉浮滑者,小陷胸汤主之。"

本证被命之为"小结胸",有与"大结胸"对比的意思。与大结胸对比,不论症状还是病机都比较轻缓。症状局限在"心下",不按不痛,"按之则痛";病机属痰热互结。所以只用小陷胸汤开胸散结、清热涤痰而不选用逐水力猛之剂。

寒实结胸见第 141 条:"病在阳,应以汗解之,反以冷水潠之,若灌之,其热被劫不得去,弥更益烦,肉上粟起,意欲饮水,反不渴者,服文蛤散;若不差者,与五苓散。寒实结胸,无热证者,与三物小陷胸汤。白散亦可服。"

本证病机是水寒凝滞,痰饮内结。因为病机是"寒实",所以"无热证"。张仲景治以三物白散开胸利膈行气,温凝散结,驱痰逐水。

按:关于兼证、夹证与变证,在前文已经有论述。由于兼证、夹证、变证原本不是《伤寒论》原有的术语或概念,而是后世人、主要是研究《伤寒论》和温病学的学者,在阐述病因病机以及脉症分类时,所创造出的分类纲目。由于不同时期,不同医家对《伤寒论》原典认识上的差异,以及对具体的病因病机认识上的差异,所以他们对兼证、夹证与变证的界定并不是很清晰。这种不清晰的界定,在先生不同时期的著述中得到不同程度的反映。

关于兼证。在 1978 年出版的《伤寒解惑论》第四章中的太阳病兼证涵括了第 38 条、39 条的大青龙汤证,第 14 条桂枝加葛根汤证,第 31 条葛根汤证,第 18 条与第 43 条的桂枝加厚朴杏子汤证。

在 1982 年出版的《伤寒论语释》第二章中,太阳病兼证涵括了第 18 条桂枝加厚朴杏子汤证,第 14 条桂枝加葛根汤证,第 31 条葛根汤证。

在 1984 年《伤寒串讲》第二讲中,太阳病兼证只涵括有代表性的第 38 条、39 条的大青龙汤证。(原著中注明,"兼证除了以上所讲者外,还有一些留待下面发汗法中再讲。")

关于夹证。在《伤寒解惑论》第四章中,太阳病夹证涵括了太阳病篇第 174 条桂枝附子汤证与去桂加白术汤证,第 175 条甘草附子汤证,第 40 条与第 41 条的小青龙汤证,第 28 条桂枝去桂加茯苓白术汤证。

在《伤寒论语释》第二章中,太阳病夹证涵括太阳病篇第 40 条与第 41 条的小青龙汤证,第 28 条桂枝去桂加茯苓白术汤证,第 174 条桂枝附子汤证与去桂加白术汤证,第 175 条甘草附子汤证。

在《伤寒串讲》第二讲中,太阳病夹证涵括太阳病篇第 40 条与第 41 条的小

青龙汤证,第 28 条桂枝去桂加茯苓白术汤证,第 174 条桂枝附子汤证与去桂加白术汤证,第 175 条甘草附子汤证。

关于变证。《伤寒解惑论》第四章中,太阳病变证分为"自变"与"治变"。显然,这里的变证的"变"是"变化"的意思。

所以在"自变"中,列有"愈""将愈"(含"伤寒变轻""中风变轻")"三焦停水证""下焦蓄血证""转属"等病情、病势的自然演变。

在"治变"中,列有因治疗不当或误治引发的变证。其中涵括两大类,一是"伤正",二是"邪陷"。

在"伤正"类中,又分为"伤阳""伤阴"与"阴阳两伤"。

在"邪陷"类中,分列协热利、虚烦、痞、结胸等。

在《伤寒论语释》第二章中,列有"太阳病变证的治疗"一节,这里的"太阳病变证"是专指"自变"。只涵括"蓄水证"与"蓄血证"。

另列有"治疗后的变证"一节,涵括"伤阴""伤阳"与"阴阳两伤"等部分。这一部分内容相当于《伤寒解惑论》中"伤正"的论述。在《伤寒论语释》第二章"治疗后的变证"中,依顺序还列有"协热下利""虚烦""结胸""痞"(含气痞、痞硬、寒痞、坏痞、水饮致痞)、发黄、火逆证。这一部分的内容相当于《伤寒解惑论》中的"邪陷"的论述。

在《伤寒串讲》第三讲太阳病(二)中所讲的"变证","大都是自然演变"。这一部分内容列有"转轻""衄""蓄血""蓄水""转属"。先生特别说明:"至于治疗不当,由药物所促成的变化,则更为复杂,这一部分,留待下面再讲。"这一部分内容在《伤寒串讲》第七讲、第八讲、第九讲的"太阳病误治的变证与治疗"中集中论述。

在这里要特别指出,在《伤寒解惑论》《伤寒串讲》中,被界定为"太阳病兼证"的第 38 条、39 条大青龙汤证,而在《伤寒论语释》中与第 23 条、第 25 条、第 27 条一起被列为"太阳伤寒的变证"。

同样是"变证","变"的含义不同。

第 38 条、39 条大青龙汤证被《伤寒解惑论》《伤寒串讲》界定为"太阳病兼证",是设太阳伤寒麻黄汤证"头痛、身疼、腰痛、骨节疼痛""恶寒""脉阴阳俱紧"为主证,而以 38 条的"不汗出而烦躁",第 39 条的"身不疼,但重,乍有轻时"为兼证。因此,和葛根汤证的"项背强几几"并列。

《伤寒论语释》把第 38 条、39 条大青龙汤证与第 23 条桂枝麻黄各半汤证、第 25 条桂枝二麻黄一汤证、第 27 条桂枝二越婢一汤证并列为"太阳伤寒的变证",是以太阳伤寒的麻黄汤证为"常",为典型的太阳伤寒,而以第 38 条、39 条大青龙汤证与第 23 条桂枝麻黄各半汤证、第 25 条桂枝二麻黄一汤证、第 27 条桂枝二越婢一汤证为"变",为不典型的太阳伤寒。这里的"变"与"常"相对应,是典型与不典型的比较。

如前所述,同样是《伤寒论语释》,先生又列有"太阳病变证"与"治疗后的变证",这里的"变"是变化的意思,是"变"与"不变"的比较。

【原文】

(四)汗法综述

太阳病变证中的全部和夹证中的一部分,其治法都是为了纠偏救弊,而不是太阳病的正治法。太阳病的正治法,只是发汗。所以,要掌握太阳病的治法,只要把发汗法作一归纳就够了。

1. 太阳病发汗,首先要辨脉辨证。发热、汗出、恶风、脉浮缓的,是卫强营弱,宜桂枝汤。发热、恶寒、无汗、脉浮紧的,是卫强营不弱,宜麻黄汤。其中尤其重要的是脉象。桂枝汤的主脉是浮弱,如果脉象浮弱,就是无汗也得用桂枝汤。麻黄汤的主脉是浮紧,如果要用麻黄汤,除了要有无汗这一症状外,脉象至少也得浮而不弱。各方的主脉,也就是另一方的禁忌脉。

【述义】

所谓"太阳病的正治法"是指典型的太阳病的典型治疗方法。在《伤寒论》六病诸篇中,典型的太阳病是指太阳伤寒麻黄汤证与太阳中风桂枝汤证。麻黄汤与桂枝汤体现的正是典型的发汗法。要正确地掌握发汗的基本方法,首先要"平脉辨证"。这在太阳病篇中有提纲挈领的论述,如太阳病篇第 3 条:"太阳病,或已发热,或未发热,必恶寒,体痛,呕逆,脉阴阳俱紧者,名为伤寒。"第 35 条:"太阳病,头痛发热,身疼腰痛,骨节疼痛,恶风无汗而喘者,麻黄汤主之。"这两条表述的是太阳伤寒麻黄汤证,症状与脉象特点是"发热、恶寒、无汗、脉浮紧"。

又如第 2 条:"太阳病,发热,汗出,恶风,脉缓者,名为中风。"第 12 条:"太阳中风,阳浮而阴弱,阳浮者,热自发,阴弱者,汗自出,啬啬恶寒,淅淅恶风,翕翕发热,鼻鸣干呕者,桂枝汤主之。"这两条表述的是太阳中风桂枝汤证。症状与脉象特点是"发热、汗出、恶风、脉浮缓"。

太阳伤寒麻黄汤证是无汗、脉浮紧,太阳中风桂枝汤证是有汗、脉浮缓,但是"脉浮紧"与"脉浮缓"之间并没有绝对的界限。第 51 条讲:"脉浮者,病在表,可发汗,宜麻黄汤。"这里虽然只是讲"脉浮",并不强调"脉阴阳俱紧",但是,也可以用麻黄汤发汗。那么这个"脉浮"怎么掌握呢? 这可以从第42条找根据。第42条讲:"太阳病,外证未解,脉浮弱者,当以汗解,宜桂枝汤。"这就讲清楚了用麻黄汤可以"脉不紧",但必须"不弱",如果"脉弱"就必须用桂枝汤而不能用麻黄汤。在这里,"脉弱""脉不弱""脉不紧",全靠医生对病人的整体观察、判断与体悟。

【原文】

2. 方剂随证灵活加减。例如,桂枝汤的加减方就有加厚朴、杏子,加附子,去芍药,去芍药加附子,加葛根等汤。就连葛根汤,也是桂枝汤加葛根、麻黄而成。又如,大青龙汤、小青龙汤,都是麻黄汤的加减方。桂枝麻黄各半汤、桂枝二麻黄一汤、桂枝二越婢一汤,又都是二方合成的复方。所以,只有灵活加减,才能适应各种特殊的情况。

【述义】

在《伤寒论》中,有很多"骨干方"或称为"祖方",说它们是"骨干方""祖方",是因为这些方子能衍化出其他的方子,从而形成加减后的系列方群。

如以桂枝汤为"祖方"衍化出的方子如第18条与43条的桂枝加厚朴杏子汤,第20条的桂枝加附子汤,第21条的桂枝去芍药汤,第22条的桂枝去芍药加附子汤,第14条的桂枝加葛根汤,第31、32条的葛根汤等。这一些方子都是在桂枝汤的基础上加减而来的。

以麻黄汤为"祖方"衍化出的方子如第38、39条的大青龙汤,第40、41条的小青龙汤,第63、162条的麻黄杏仁甘草石膏汤等,就连麻黄升麻汤也能从中看出麻黄汤的影子。

另外,还有一些是麻黄汤与桂枝汤的合方,如第23条的桂枝麻黄各半汤、第25条的桂枝二麻黄一汤与第27条的桂枝二越婢一汤。

赵刻宋本《伤寒论》太阳病篇第40条的小青龙汤、第96条小柴胡汤方后注中,都特别列有药物的随证灵活加减(关于小柴胡汤将在后文少阳病篇中讨论)。

这些药物加减的思路与方法,为后世做出示范。所以后世人称张仲景方为众方之祖。

【原文】

3. 发汗应掌握先后缓急。例如,表兼里实的,要先汗后下,否则就有邪随下药而内陷的可能。表兼里虚里寒的,应先温补,后发汗,或温汗兼行,或补中寓汗。不然就会发汗伤阳,里虚更重,出现吐利腹胀满等变证。

【述义】

汗是津液在阳气的蒸腾鼓舞下形成的,用术语表达这叫"气化"。所以发汗不得法,既伤阴液,又伤阳气。正气一旦受损,就会引发正邪关系的不稳定,于是就会出现变证。因此《伤寒论》反复强调"汗下先后"。表证不解,即使有里证,也不可发汗,若误汗,则有邪陷的可能。如第90条:"本发汗,而复下之,此为逆也;若先发汗,治不为逆。本先下之,而反汗之,为逆;若先下之,治不为逆。"第106条:"太阳病不解,热结膀胱,其人如狂,血自下,下者愈。其外不解者,尚未可攻,当先解其外;外解已,但少腹急结者,乃可攻之,宜桃核承气汤。"第163条:"太阳病,外证未除,而数下之,遂协热而利。"这些条文都反复强调,汗下先后的顺序。

《伤寒论》还强调"先温里后解表"。如果里虚里寒,阳气不足,径用汗法,必戕伐已虚之阳气。所以《伤寒论》反复强调"先温后汗"。如第364条:"下利清谷,不可攻表,汗出必胀满。"第327条:"下利,腹胀满,身体疼痛者,先温其里,乃攻其表。温里宜四逆汤,攻表宜桂枝汤。"第91条:"伤寒,医下之,续得下利,清谷不止,身疼痛者,急当救里;后身疼痛,清便自调者,急当救表。救里宜四逆汤,救表宜桂枝汤。"这些条文讲的都是这个道理。

张仲景还探索"温汗兼行"之法与"补中寓汗"之法。如太阳病篇第22条的桂枝去芍药加附子汤,少阴病篇第302条"少阴病,得之二三日,麻黄附子甘草汤,微发汗。以二三日无里证,故微发汗出",第102条"伤寒二三日,心中悸而烦者,小建中汤主之",以及《金匮要略》水气病篇中的桂枝去芍药加麻黄附子细辛汤。这些"温汗兼行"之法,可以看作对先温后汗原则的补充。

【原文】

4. 掌握禁忌证。发汗须有充足的津液,并由阳气来鼓舞。因此,凡阴虚、血少、阳虚、里寒的患者,都忌发汗。必须发汗时,需要配入其他益阴或助阳的药物。

【述义】

前文讲过,由于汗是津液在阳气的蒸腾鼓舞下形成的,所以阴虚血少不能发汗,如第84条:"淋家,不可发汗,发汗必便血。"第85条:"疮家,虽身疼痛,不可发汗,汗出则痉。"第 86 条:"衄家,不可发汗,汗出必额上陷脉急紧,直视不能眴,不得眠。"第 88 条:"汗家,重发汗,必恍惚心乱,小便已阴疼,与禹余粮丸。"这些淋家、疮家、衄家、亡血家、汗家都是素体肾阴津亏血少,所以不宜发汗。发汗则变证蜂起。

阳虚里寒的,如第 87 条:"亡血家,不可发汗,发汗则寒栗而振。"失血的病人虽然多表现阴虚,但因为阴大亏,阳无以附,所以发汗更突出伤阳。若素体阳虚寒盛,即使有表证,也不宜径直发汗,若误汗,必中焦虚寒益盛。如第 89 条:"病人有寒,复发汗,胃中冷,必吐蛔。"

【原文】

5. **熟悉汗解的几种可能。**太阳病除了服药发汗以外,还有可能正气恢复,外邪自解。这能出现以下几种情况:

（1）不战不汗出而解者,这是邪衰正复,阴阳自和;

（2）不战而汗出解者,这是正气充实,邪衰不能与正气相争;

（3）郁冒汗出解者,这是正气稍虚,邪又不重,所以汗出不甚顺利;

（4）战而汗出解者,这是正气本虚,驱邪吃力,所以发战;

（5）发狂而汗出解者,这是外邪较重,正气由虚转实,两不相容,所以出现狂汗。

后两种作汗形式激烈,得汗则生,不得汗则危。

【述义】

这里所讲的"太阳病除了服药发汗以外,还有可能正气恢复,外邪自解",是说机体虽然感受外邪,但由于机体正气充沛,所以有可能自愈。但是,由于人体感邪的深浅不同、正气状态不同、正邪之间的态势不同,所以自愈的形式不同。

战汗,在张仲景书中,从病机方面说是汗出的一种形式,反映出正邪交争,正气驱邪乏力的病机状态,从症状方面说是汗出的一种形象,表述病人在出汗时,伴有振颤战栗的样子。

先生根据《伤寒论·辨脉法》第 14 条、第 15 条、第 16 条的论述,归纳了太阳病若干自愈形式,如"不战不汗出而解""不战而汗出解""战而汗出解"等。

《伤寒论·辨脉法》第 16 条说:"病有不战不汗出而解者,何也?答曰:其脉自微,此以曾发汗,若吐、若下、若亡血,以内无津液,此阴阳自和,必自愈。故不战不汗出而解也。"这里讲的"不战不汗出而解"是"正挫邪微",阴阳自和,微邪轻疏解散,所以自愈。这与太阳病篇第 58 条所说的"凡病,若发汗,若吐、若下,若亡血、亡津液,阴阳自和者,必自愈"是一个道理。

《伤寒论·辨脉法》第 15 条说:"病有不战而汗出解者,何也? 答曰:脉大而浮数,故知不战汗出而解也。"这一条讲不战而汗解的机理。凸显虽感外邪,但正气能战胜邪气,就能通过阴阳自和,达到"不战而汗出解"的目的。

所谓"不战不汗出而解"与"不战而汗出解"都是说感邪后,虽发为太阳病,但日渐正胜邪衰,邪退正复而自愈。如太阳病篇第 8 条:"太阳病,头痛至七日以上自愈者,以行其经尽故也。"第 10 条:"风家,表解而不了了者,十二日愈。"第 47 条:"太阳病,脉浮紧,发热,身无汗,自衄者,愈。"又如第 49 条:"脉浮数者,法当汗出而愈。若下之,身重、心悸者,不可发汗,当自汗出乃解。所以然者,尺中脉微,此里虚,须表里实,津液自和,便自汗出愈。"

《伤寒论·辨脉法》第 17 条说:"伤寒三日,脉浮数而微,病人身凉和者,何也? 答曰:此为欲解也,解以夜半。脉浮而解者,濈然汗出也……脉微而解者,必大汗出也。"

这一些关于"不战不汗出而解"与"不战而汗出解"条文所说的"十二日愈""自衄者愈""自汗出愈""解以夜半""濈然汗出""大汗出",在一定程度上都是有条件的,这些条件如"时间""衄"与"自汗出""夜半"等都从不同角度,不同层面促进阴阳自和。机体阴阳在动态中从不稳定达到稳定自和,所以,不战不汗而病愈或不战汗出而病愈。

《伤寒论·辨脉法》第 14 条又讲:"病有战而汗出,因得解者,何也? 答曰:脉浮而紧,按之反芤,此为本虚,故当战而汗出也。其人本虚,是以发战,以脉浮,故当汗出而解也。若脉浮而数,按之不芤,此人本不虚,若欲自解,但汗出耳,不发战也。""战而汗出"在太阳病篇见于第 94 条:"太阳病未解,脉阴阳俱停,必先振栗汗出而解。但阳脉微者,先汗出而解;但阴脉微者,下之而解。若欲下之,宜调胃承气汤。"

《伤寒论·辨脉法》第 14 条所讲的"此为本虚,故当战而汗出也"与"本不虚""不发战也""欲自解""汗出耳"显示出正气"虚"与"不虚"都是相对而言,也是与"邪"相对比而言,单看战不战汗。不战汗是相对正胜邪退而汗解,战汗则是正气略显不足,但仍能振奋抗邪以制胜,邪退而汗解。

第 94 条则讲太阳病,表兼里实之证,虽经先下后汗,正气受挫,但表邪未陷,所以仍有自愈的可能。文中的"阳脉微",是表达寸脉浮势已减,表邪已衰,所以自汗出而解。

在六病诸篇中,战汗还见于第 101 条:"伤寒中风,有柴胡证,但见一症便是,不必悉具。凡柴胡汤病证而下之,若柴胡证不罢者,复与柴胡汤,必蒸蒸而振,却复发热汗出而解。"第 149 条:"伤寒五六日,呕而发热者,柴胡汤证具,而以他药下之,柴胡证仍在者,复与柴胡汤。此虽已下之,不为逆,必蒸蒸而振,却发热汗出而解。"在上述这两条中,虽然表述的病情不同,但"战汗"这个具体症状却是相同的。

关于"郁冒汗出而解"见太阳病篇第 93 条:"太阳病,先下而不愈,因复发汗,以此表里俱虚,其人因致冒,冒家汗出自愈。所以然者,汗出表和故也。里未和,然后复下之。""郁冒"中的"郁",在这里是积聚、阻滞的意思,而"冒",是覆盖、头目蒙蔽的意思。"郁冒"又见厥阴病篇第 366 条,《金匮要略·辨妇人产后病脉证并治》"郁冒"的形成,一是阳虚、正气不足,二是寒邪郁表。"郁"是表达病机,"冒"是表达形象。这里的"郁冒"是表述病人神志昏蒙,"郁冒"是因为"表里俱虚",正气不足,微邪郁表。虚馁的正气奋起与微邪相争,引发清阳、精气上注不继,这是正邪相争的一种弱势之象。

正邪相争属病机过程,由于正气有盛衰,邪气有强弱,故正邪相争可以有不同的表现形式。发热恶寒、无热恶寒、往来寒热、战汗、狂汗、郁冒等,都反映正邪相争的不同态势。

冒家汗出,反映出正胜邪却,正气终于驱微邪外出的病机,所以表和而自愈。

"发狂而汗出",又称"狂汗",是汗出时伴有一过性的精神、语言及肢体运动不能自控的状态。比战汗的病机又深陷一步。

"狂汗"见阳明病篇第 192 条:"阳明病,初欲食,小便反不利,大便自调,其人骨节疼,翕翕如有热状,奄然发狂,濈然汗出而解者,此水不胜谷气,与汗共并,脉紧则愈。"本证翕翕然微热与骨节痛并见,反映出本条阳明病既有外在欲解的表证,又有内在的燥化迟缓里证。病人"欲食"与"大便自调"并见,说明这个病人胃气尚充盛,所以本证正处于正邪交争之势。最终结果是正胜邪衰,"狂"与"汗"并作,汗出则邪解脉和而病愈。对狂汗的病机,张仲景自注说:"此水不胜谷气,与汗共并",在这里,"水"泛指阴寒之邪,"谷气"泛指正气,正邪交争,相持相搏,最终正胜邪退,汗出而病解。

在张仲景书中关于狂汗的论述比较少。明代吴又可《瘟疫论》中有一段论述:"狂汗者,伏邪中溃,欲作汗解,因其人禀赋充盛,阳气冲击,不能顿开,故忽然坐卧不安,且狂且躁,少顷大汗淋漓,狂躁顿止,脉静身凉,霍然而愈。"后世的瘟疫与《伤寒论》中的阳明病不同,但引发狂汗的具体病机还是有共同之处的,可作参考。

二、阳明病串解

【原文】

（一）阳明和阳明病

阳而曰明，就是阳气极盛的意思，所以阳明也称盛阳。结合到人体脏腑的具体功能来说，唯有胃肠消化道能腐熟水谷，化生营卫，热能最大，所以生理上的阳明，实际是指的胃家。

胃家，即整个消化道。它不但肩负着腐熟水谷的消化作用，而且也肩负着排泄粪便的传导作用。在健康情况下，热能正常，消化正常，传导也正常，便没有症状出现。但受邪后就不同了，盛阳感邪，其热愈炽，热炽于里，蒸发于外，就会身热、汗自出、不恶寒、反恶热。影响传导，就必宿食、粪便留滞，形成"胃家实"。前者是阳明病的外证表现，后者是阳明病内在的实际情形。

【述义】

阅读本节，可参见第一章《伤寒论简介》与第二章第二节《三阴三阳和六经》述义与第三章第一节《要正确理解当时医学上的名词术语》中的"胃"述义。

【原文】

（二）阳明病的类型与治疗

阳明病因传导失职会形成里实，因邪热炽盛会形成里热，因此，阳明病的特点就是既热且实。但是由于里实的程度不尽相同，里热的程度也不尽相同，这就使阳明病在临床上能表现为许多类型。其中最常见的可划分为两种，一是偏重于里实的，主要是宿食、粪便留滞在肠胃之中，腹满、便秘是主证，现在都习惯称之为"腑证"；一是偏重于里热的，主要是无形之热充盛于躯壳之里，身热、自汗是主证，现在都习惯称之为"经证"。现分述如下。

1."阳明腑证"的分类与治疗

阳明腑证，就是《伤寒论》中所说的"胃家实"。它的形成，出现在以下几种情况，有在未病之先，就津液素亏，感邪后未经任何治疗，即大便不行的，叫做太阳阳明。有病后治疗不当，津液耗伤，以致大肠干燥，大便不行的，叫做少阳阳明。有里阳素盛，感邪后邪热又与肠胃中宿食、粪便相结的，叫做正阳阳明。前二者是津亏里实，关键是里实，不是里热；后者是热盛里实，关键是里实又加里热。由此可见，"腑证"的本身，又可因有热或无热，大实或小实，再次分为不同的类型。

（1）太阳阳明的证治

太阳阳明的形成，有两种情况，一是其人津素亏，感邪后，津液的调节，相形见绌，就导致肠道更形干燥，大便不行。此种患者，寸口脉必浮而兼芤。浮表示阳有余，芤表示阴不足。以有余之阳，消烁其不足之阴，津液内竭，大便即硬。

另一种情况是其人胃气素强，胃强就能化湿，小便必利。胃强则脾受其制约，不能摄持津液以滋润大肠，却任其下趋膀胱，大便就会硬而不行。此种患者，趺阳脉必浮而兼涩。浮即表示胃气亢进，涩即表示津液由小便丧失。

前者是脾无津液输布而穷约，后者是脾受胃的制约，有津液也不能输布。所以太阳阳明，也就是脾约证。

脾约证有一特点，即其人并无热邪内结，不过由于津液不继而便秘，所以即使多日不大便，也无所苦。当润肠通便，用麻子仁丸。

（2）少阳阳明的证治

少阳阳明，是指病人经过发汗或利小便等治疗以后，津液耗伤，肠道干燥，因而出现里实、内烦、大便难等阳明证而言。"少阳"是阳明"腑证"中的一个词，并不是专指少阳病误治后所形成的阳明病。其兼内烦的，治法与正阳阳明相同。内无烦热，仅仅是排便困难的，可用导法——即灌肠法，促其排便。

少阳阳明大便难的形成，和脾约一样，都是由于津液不足，但是两者的病机不同。脾约证是津液素亏，少阳阳明的大便难，是津液由耗伤而亏。津液素亏的，脉或芤或涩，而治疗伤津的，只是暂时性津液不继，脉非但不芤不涩，而且也不浮。因此在症状上，二者同样是无所苦，但是脉芤脉涩的，必须用润肠药，不能等待其自欲大便，而后者则可待其自欲大便时，临时导而通之。

（3）正阳阳明的证治

正阳阳明是宿食、燥粪与热邪相结。它不是无所苦，而是兼有腹满、腹痛、潮热、心烦、谵语等症。所以正阳阳明比脾约、大便难为重，也可以说是最典型的胃家实。

胃家实的同时,又兼有腹满、腹痛、潮热等症状,这说明不仅仅是内实,也是内热。这就不是单纯用润法或导法排出大便就能取效的,必须在通便的同时,又要泻热,才最为理想。这就必须改用攻下法。

下法是为肠胃中的实热开一下出之路。但是,由于热的程度不同,实的程度也不同,所以,方剂也应有缓下、峻下的区别。调胃承气汤、小承气汤、大承气汤,就是根据这一情况制定出来的不同方剂。下面把三方的作用和适应证,概括起来介绍如下。

①调胃承气汤的运用

调胃承气汤有芒硝涤热,大黄去滞,甘草和胃,无枳实、厚朴等气分药,是和胃缓泻剂,所以适用于里虽有热,但不甚实,虽有结滞,大便却不甚坚硬的患者。

例如,患者大便不算硬,但却心烦或谵语,说明是阳明有热,就应以本方和胃泄热。又如,发汗后,出现蒸蒸发热者,或用吐法后出现腹胀满者,一是里热外蒸,一是胃燥失降,但都不至于因汗法或吐法而致成大便硬,因此都当用本方。一以釜下抽薪,一以和胃降气。

②小承气汤的运用

小承气汤比调胃承气汤多枳、朴,无芒硝、甘草。其涤热之力,次于调胃承气汤和大承气汤;通便之力,优于调胃承气汤;加大用量,则接近于大承气汤。所以适用于里热不甚而大便已硬者。

例如,凡出现谵语或心烦,是阳明里热,同时又大便已硬者,用本方。

又如,宿食内结,心下烦躁、硬满,是结在胃而不在大肠,只可和胃,不可峻攻,也用本方。

又如,腹大满不通,本当用大承气汤,但其热未潮,或虽已潮热,而同时又有大承气汤的禁忌脉,如脉弱、脉滑而疾等,都应以小承气汤代之。

此外,还有的在服大承气汤泻下之后,大便不久又硬的,但其量必少。这样就不需要大承气汤峻攻,亦可改用本方,清除未尽之邪。

③大承气汤的运用

大承气汤是小承气汤加重了枳实、厚朴的用量,以气药为君,又加芒硝。其煎法又是后入大黄,使其气锐行速。因此它是峻下剂,应用于里热较甚而又大满大实的患者。其具体运用,有通便泄热和攻下燥屎两个方面。

通便泄热是在大便已经成硬,发热恶寒等表证已不存在,同时又兼见潮热、谵语、手足漐漐汗出,又无脉弱、脉滑疾和阴津欲竭等弱点的情况下用之。其中最主要的两个症状是潮热和大便硬。凡大便硬而热不潮,是小承气汤证;热已潮而大便不硬,是调胃承气汤证,都不能用大承气汤。

攻下燥屎,燥屎是由宿食逐渐煎熬、积存而形成的异常干硬的粪块。它不同于一般的大便硬。燥屎常滞留于肠道折叠处,或受阻于溃疡、斑痕、憩室。大小、多少不等,顽固难下,有时虽然腹泻,燥屎亦不下行,所以极易形成肠梗阻,是阳明病中极为严重的病变。

燥屎在临床上常能出现这样一些情况,一是患者丝毫不能进食,甚至嗅到食味,即不能耐受,这是屎气上熏所致。二是阵发性绕脐剧痛,这是肠欲传导而燥屎不动。三是病人小便不利,大便乍难乍易。乍难时兼有喘促、昏冒、不能安卧等症状,其乍易是未结者旁流时出,不等于梗阻消失;其大便乍难,才是肠梗阻的真实情况。四是燥屎内结,再兼有目睛不和,视觉昏花,是自身中毒;身热汗多,是即将脱水;发汗之后,腹更满更痛,是无水舟停。这些都是更为严重的急下症。

凡燥屎症,都顽固难下,攻燥屎,又多是为了抢救,因此,不能像下硬便那样从容不迫,只要确诊是燥屎,即使不兼潮热,也要用大承气汤。

【述义】

《伤寒论》原本没有什么所谓的"经证""腑证"的术语,也没有这个概念。这是自成无己在解释太阳病篇第 106 条、第 124 条时,弄出一个"太阳经邪不解,随经入腑,为热结膀胱""太阳,经也。膀胱,腑也"的说辞,此后注家纷纷附会,到了明清以后,经过方有执、喻嘉言、程国彭等注家的附会传播,先从太阳病分经证、腑证开始,慢慢发展为阳明病分经证、腑证,到了 20 世纪 70 年代左右,又有人提出少阳病也能分经证、腑证。这一些提法,都是在把太阳、阳明、少阳等三阳三阴解释为"经络"的基础上归纳出来的,并不能正确概括三阴三阳发病机制。但是由于流传甚广,且根深蒂固,先生在这里借用"经证"与"腑证"来表述阳明热证与阳明实证,用以对阳明病进行分类。

先生说:"偏重于里热的,主要是无形之热亢盛于躯壳之里,身热、自汗是主证,现在都习惯称之为经证""偏重于里实的,主要是宿食、粪便留滞在肠胃之中,腹满、便秘是主证,现在都习惯称之为腑证"。

"偏重于里实的,主要是宿食、粪便留滞在肠胃之中,腹满、便秘是主证"的,这在《伤寒论》中泛称为"胃家实"。阳明病篇第 180 条说"阳明之为病,胃家实是也",表述的就是典型的阳明病里实证。

阳明病的分类见第 179 条:"病有太阳阳明,有正阳阳明,有少阳阳明,何谓也？答曰：太阳阳明者，脾约是也；正阳阳明者，胃家实是也；少阳阳明者，发汗、利小便已，胃中燥、烦、实，大便难是也。"这一条缕析了阳明病病机的差异并进行了分类，把阳明病分为太阳阳明、正阳阳明与少阳阳明三类。

太阳阳明在《伤寒论》中又称脾约证，见第 246 条："脉浮而芤，浮为阳，芤为阴，浮芤相搏，胃气生热，其阳则绝。"阳明病由于里热鼓荡，热盛伤阴，阴津亏乏，最终引发肠道干涩，气不得上下而大便难。和后文第 247 条对比，此属于津液亏乏，"脾无津液输布而穷约"。

又，第 247 条："趺阳脉浮而涩，浮则胃气强，涩则小便数，浮涩相搏，大便则硬，其脾为约，麻子仁丸主之。"脾约证的病机主要是机体感受外邪后，阳明燥化太过，太阴脾的运化功能受到阳明燥化功能的制约，致使肠道津液不足，引发肠道干涩，形成大便秘结。对比而言，其热势不是很明显，治疗是以润肠通便为主，方用麻子仁丸。和前文第 246 条对比，此属于"脾受胃制约，有津液也不能输布"。

正阳阳明是典型的胃家实，是真正意义上的"胃家实"。阳明病篇第 180 条讲："阳明之为病，胃家实是也。"宽泛地讲"偏重于里实的，主要是宿食、粪便留滞在肠胃之中，腹满、便秘是主证"，都算"胃家实"。但是典型意义的"胃家实"则是"正阳阳明"，这是真正意义上的"胃家实"，是实热与食积俱盛的发热与腹满、便秘并见的阳明病。正阳阳明的治疗是以通便泄热的三承气汤为代表的下法。

调胃承气汤的运用见第 207 条："阳明病，不吐不下，心烦者，可与调胃承气汤。"

第 248 条："太阳病三日，发汗不解，蒸蒸发热者，属胃也，调胃承气汤主之。"

第 249 条："伤寒吐后，腹胀满者，与调胃承气汤。"

调胃承气汤以甘草二两、芒硝半升、大黄四两组成，重在泄热，兼通积滞。

小承气汤的运用见第 208 条："阳明病，脉迟，虽汗出不恶寒者，其身必重，短气，腹满而喘，有潮热者，此外欲解，可攻里也。手足濈然汗出者，此大便已硬也，大承气汤主之。若汗多，微发热恶寒者，外未解也，其热不潮，未可与承气汤。若腹大满不通者，可与小承气汤，微和胃气，勿令至大泄下。"

第 209 条："阳明病，潮热，大便微硬者，可与大承气汤；不硬者，不可与之。若不大便六七日，恐有燥屎，欲知之法，少与小承气汤，汤入腹中，转失气者，此有燥屎也，乃可攻之。若不转失气者，此但初头硬，后必溏，不可攻之，攻之必胀满不能食也，欲饮水者，与水则哕。其后发热者，必大便复硬而少也，以小承气汤和之。不转失气者,慎不可攻也。"

第213条:"阳明病,其人多汗,以津液外出,胃中燥,大便必硬,硬则谵语,小承气汤主之。"

第214条:"阳明病,谵语,发潮热,脉滑而疾者,小承气汤主之。因与承气汤一升,腹中转气者,更服一升;若不转气者,勿更与之。"

第250条:"太阳病,若吐,若下,若发汗后,微烦,小便数,大便因硬者,与小承气汤,和之愈。"

小承气汤以大黄四两、厚朴二两、枳实三枚大者组成,"其涤热之力,次于调胃承气汤和大承气汤,通便之力,优于调胃承气汤,加大用量,则接近于大承气汤"。

大承气汤的运用见第208条:"阳明病,脉迟,虽汗出不恶寒者,其身必重,短气,腹满而喘,有潮热者,此外欲解,可攻里也。手足濈然汗出者,此大便已硬也,大承气汤主之。若汗多,微发热恶寒者,外未解也,其热不潮,未可与承气汤。若腹大满不通者,可与小承气汤,微和胃气,勿令至大泄下。大承气汤。"

第212条:"伤寒,若吐、若下后不解,不大便五六日,上至十余日,日晡所发潮热,不恶寒,独语如见鬼状。若剧者,发则不识人,循衣摸床,惕而不安,微喘直视,脉弦者生,涩者死。微者,但发热谵语者,大承气汤主之。"

第215条:"阳明病,谵语,有潮热,反不能食者,胃中必有燥屎五六枚也;若能食者,但硬耳。宜大承气汤下之。"

第217条:"汗出谵语者,以有燥屎在胃中,此为风也。须下者,过经乃可下之;下之若早,语言必乱,以表虚里实故也。下之愈,宜大承气汤。"

第238条:"阳明病,下之,心中懊恼而烦;胃中有燥屎者,可攻;腹微满,初头硬,后必溏,不可攻之。若有燥屎者,宜大承气汤。"

第239条:"病人不大便五六日,绕脐痛,烦躁发作有时者,此有燥屎,故使不大便也。"

第240条:"病人烦热,汗出则解。又如疟状,日晡所发热者,属阳明也。脉实者,宜下之;脉浮虚者,宜发汗。下之与大承气汤,发汗宜桂枝汤。"

第241条:"大下后,六七日不大便,烦不解,腹满痛者,此有燥屎也。所以然者,本有宿食故也,宜大承气汤。"

第242条:"病人小便不利,大便乍难乍易,时有微热,喘冒不能卧者,有燥屎也,宜大承气汤。"

第251条:"得病二三日,脉弱,无太阳柴胡证,烦躁,心下硬,至四五日,虽能食,以小承气汤,少少与,微和之,令小安,至六日,与承气汤一升。若不大便六七日,小便少者,虽不受食,但初头硬,后必溏,未定成硬,攻之必溏;须小便利,屎定硬,乃可攻之,宜大承气汤。"

第252条:"伤寒六七日,目中不了了,睛不和,无表里证,大便难,身微热者,此为实也,急下之,宜大承气汤。"

第253条:"阳明病,发热汗多者,急下之,宜大承气汤。"

第254条:"发汗不解,腹满痛者,急下之,宜大承气汤。"

第255条:"腹满不减,减不足言,当下之,宜大承气汤。"

大承气汤以大黄四两、厚朴半斤、枳实五枚、芒硝三合组成。本方是峻下剂,气锐行速、通便泄热、攻下燥屎,适用于里热里实俱盛,而又大满大实的阳明病。

大承气汤虽然通便泄热、攻下燥屎,但大便硬与燥屎是两个不同的概念(见第三章《学习〈伤寒论〉应当注意的几个问题》第一节《要正确理解当时医学上的名词术语》)。

少阳阳明是指机体感受外邪发病之后,由于发汗、利小便等伤及津液,致使津液暂时不足,引发肠道干、热、积为特点,症状特点是大便难,欲便而不能。这种大便难症状比较轻缓的,张仲景选用导法治疗,用蜜煎导而通之(见第233条);症状比较急重的,张仲景选用小承气汤导滞通便,如第250条:"太阳病,若吐,若下,若发汗后,微烦,小便数,大便因硬者,与小承气汤,和之愈。"

【原文】

2. 阳明"经证"的治疗

"经证"和"腑证"相比,"腑证"是有形之里实,"经证"是无形之里热。"腑证"可以直指为胃家实,而"经证"非但不能说成是胃家实,也不能局限为胃家热,而只能泛指为里热。由于里热外蒸,能表里俱热,所以,在《伤寒论》中本来叫做三阳合病。但是表热来自里热,阳明主里,又是盛阳,因此后世注家把这一类型,叫做阳明"经证"。

阳明"经证"既然是里热炽盛,脉必洪大有力,或浮而滑大;里热外蒸,必表里俱热,身汗自出;热盛神昏,也能出现谵语,当用清法,宜选用白虎汤。有热炽伤津,口干舌燥,大渴欲饮水的,当兼养津液,白虎加人参汤主之。

【述义】

先生说:"偏重于里热的,主要是无形之热亢盛于躯壳之里,身热、自汗是主证,现在都习惯称之为经证。"这在《伤寒论》中称为"三阳合病",见第219

条:"三阳合病,腹满身重,难以转侧,口不仁,面垢,谵语,遗尿。发汗则谵语,下之则额上生汗,手足逆冷。若自汗出者,白虎汤主之。"

三阳合病是三阳俱热,热壅气机,气机滞塞,所以症见腹满身重,转侧不利。炽热蒸于颜面则面不清爽,垢污无神;炽热熏于口则口中不爽,口感不敏;炽热迫津外越则自汗出;炽热扰神则神迷谵语;炽热下迫膀胱则遗尿。治当清解阳明弥漫之热,方用白虎汤。

无形之热炽盛引发的症状可有轻重不同,有的表现以热盛为特点,如前文第219条所讲的"三阳合病"。有的以伤津为特点,如第170条:"伤寒脉浮,发热无汗,其表不解,不可与白虎汤。渴欲饮水,无表证者,白虎加人参汤主之。"第168条:"伤寒,若吐若下后,七八日不解,热结在里,表里俱热,时时恶风,大渴,舌上干燥而烦,欲饮水数升者,白虎加人参汤主之。"第169条:"伤寒无大热,口燥渴,心烦,背微恶寒者,白虎加人参汤主之。"第221条:"阳明病,脉浮而紧,咽燥口苦,腹满而喘,发热汗出,不恶寒反恶热,身重。"第222条:"若渴欲饮水,口干舌燥者,白虎加人参汤主之。"阳明病的弥漫之热,如果耗伤津液,以津亏热炽为病机特点,热势夺气竭津,则口干舌燥,这时用白虎汤就必须加人参益气生津,这就是白虎加人参汤。

【原文】

(三)阳明中风和中寒

阳明"经证"和"腑证",都是已经定型的阳明病。当"经证"和"腑证"尚未定型之前,又往往能有一段既不同于"腑证",也不同于"经证"的发展过程。由于这一过程,是由表证向里证发展的中间过程,所以必具有阳明里证的初步症状,如口苦、咽干、腹满、微喘等,和表证的残留症状,如发热、恶寒、脉浮等。这一过程,是以化热化燥的面目发展着,属于阳邪,所以《伤寒论》中称之为阳明中风。

阳明中风,从一开始就以化热化燥的面目进行着,这就和能明显分出表里症状的并病不同,不能采取先汗后下法。也与一"经"为主,同时波及别"经"的合病不同,不能分清哪是主,哪是次。这就必须清里透表,表里兼顾。古方用栀子豉汤,近代用防风通圣散、三黄石膏汤之类。这实际属于后世温病的范畴。

兹举201条:"阳明病,脉浮而紧者,必潮热发作有时;但浮者,必盗汗出"为例,说明阳明中风的发展过程。

脉浮而紧,紧是敛束,是向内。进一步身热变为潮热,浮紧也必变为沉实。同时腹微满，成为"腹满"，微喘至于"而喘"，口苦咽干演变为"渴"，就定型为"腑证"。脉但浮者，浮是向外，无汗变为"盗汗"，进一步变为"自汗"，身热变为"大热"，浮脉也必变为"洪大"，这就定型为"经证"。

阳明病在形成"腑证"或"经证"的过程中。其化热化燥的迟速，和最后所能达到的里实里热的程度，取决于患者胃阳本身的盛衰。胃阳素盛者，是直线向前转化，这就是前面所讲的阳明中风。有些胃阳不足的患者，就化热迟缓，化燥费力，其结果也是出现一些极不典型的症状。这些就叫阳明中寒。例如：

1. 大便不能成硬，却溏硬混杂而成"固瘕"。

2. 蒸不出汗来，却身痒如虫行皮中。

3. 虽亦腹满，却燥气不足，湿气有余，热与湿合，欲作谷疸。

4. 甚至胃寒生浊，食谷欲呕。

5. 或阳气时盛时衰，水气时上时下。或呕而咳，或不呕不咳；时而手足厥、头痛，时而手足不厥、头不痛；也可能阳气积渐而盛，驱逐阴邪，狂汗而解。

以上诸症，都是胃阳素虚，燥气不足，并且有的已接近于太阴病。只是尚未出现吐利，所以仍算作阳明病。这些病不但忌清忌下，甚至应当助阳化湿，温胃祛寒。《伤寒论》之所以提出这样一些症状，目的是要人们认识到，无论哪一"经"症状，既有其有余的一方面，也要注意其不足的一方面，这样才能学得更好，但究其实际，这些应属于杂病的范畴。

【述义】

阳明中风与阳明中寒见第190条："阳明病，若能食，名中风；不能食，名中寒。"这一条是根据阳明病发展过程的阴阳属性，把化热、化燥迅速的过程称为阳明中风。把化热迟缓化燥无能的过程称为阳明中寒。阳明中风与阳明中寒，从变化的角度看是阳明病的一个动态"过程"，从相对稳定的角度看是阳明病的两个静态的"证"。这里的"能食"与"不能食"只是相对而言。（参见第三章第一节《要正确理解当时医学上的名词术语》）

阳明中风作为阳明病的一个静态的"证"，一方面可具有口苦、咽干、腹满、微喘等阳明里证的初步症状，同时又可有发热、恶寒、脉浮等阳明病表证的残留症状。如第189条："阳明中风，口苦咽干，腹满微喘，发热恶寒，脉浮而紧；若下之，则腹满小便难也。"本条是讲阳明发病，由阳明病表证发展为典型的阳明病里证是一个过程，病机特点是由表而里，热势由轻而逐渐变为热盛，病势发展趋势是向里热、里实发展。

第235条说,"阳明病,脉浮,无汗而喘者,发汗则愈,宜麻黄汤",与第189条"发热恶寒,脉浮而紧"对照,反映出阳明病表证仍在。阳明病表证与其化热化燥的进程同在,表邪还未解,里热已有盛势,但尚未至肠道热实结滞的程度,所以不可用下法。

又如第221条:"阳明病,脉浮而紧,咽燥口苦,腹满而喘,发热汗出,不恶寒反恶热,身重。若发汗则躁,心愦愦反谵语。若加温针,必怵惕,烦躁不得眠。若下之,则胃中空虚,客气动膈,心中懊恼,舌上胎者,栀子豉汤主之。"本条也是讲从阳明病表证向典型的阳明病里证发展的随机过程。"脉浮而紧、发热汗出、不恶寒、反恶热"是由阳明病表证脉浮而紧、发热无汗、恶寒发展来的,此处与第189条对比,已经不恶寒了。若弥漫之热内陷胸膈、火郁胃脘、内外俱热,治疗就应当清里透表,张仲景选用栀子豉汤。

随着里热渐盛的进程:里热外蒸,迫津外越则发热汗出;里热上熏口咽,则口苦咽干;里热壅盛,外壅肌肉则身重,内壅气机则腹满而喘。若病势继续发展,热势弥漫内外,可发展为阳明里热证,如同第219条所讲的三阳合病。

阳明病"脉浮而紧"与"恶寒"并见属阳明病表证(如第189条),而与"不恶寒,反恶热"(第221条)并见则反映出阳明病由表入里,热势由弥漫而鸱张而结聚的动态过程。脉浮为热炽之象,脉紧为热势敛束之,随着里热渐盛渐聚,脉由浮紧而沉迟。若病势继续发展,"热"与"实"结滞肠道,则可发展为阳明里实证。如第208条所言:"阳明病,脉迟,虽汗出不恶寒者,其身必重,短气,腹满而喘,有潮热者,此外欲解,可攻里也。"

阳明中寒也是阳明病的一个静态的"证",是化热、化燥进程迟缓的过程,但表现形式却是多种多样的。如第191条:"阳明病,若中寒者,不能食,小便不利,手足濈然汗出,此欲作固瘕,必大便初硬后溏。所以然者,以胃中冷,水谷不别故也。"这一条是讲胃阳不足,化热化燥迟缓,水谷泌别失调,小便不利,大便初硬后溏,溏中有瘕。

第196条:"阳明病,法多汗,反无汗,其身如虫行皮中状者,此以久虚故也。"这是表述阳明阳气不足,蒸腾无力,虽蒸而汗不出,阳气在皮腠间窜行,出现身痒如虫行皮中状的感觉。

第195条:"阳明病,脉迟,食难用饱,饱则微烦头眩,必小便难,此欲作谷瘅。虽下之,腹满如故,所以然者,脉迟故也。"这是讲胃阳相对不足,不能化谷,所以食不能饱,饱则益满而致恶心(烦);阳不化气,水停为湿,所以小便短少而涩。病情迁延日久,寒湿内生,胃呆脾弱,谷积生热,湿邪郁久也能生热。

湿热郁蒸，其黄乃成，所以文曰"欲作谷瘅"。

第 243 条："食谷欲呕，属阳明也，吴茱萸汤主之。得汤反剧者，属上焦也。"本条讲"食谷欲呕，属阳明"，这个"阳明"是阳明中寒，胃寒生浊。所谓"食谷欲呕"，是阳明中寒的另一种表现。

第 197 条："阳明病，反无汗而小便利，二三日呕而咳，手足厥者，必苦头痛。若不咳不呕，手足不厥者，头不痛。"本条讲机体虽已开始热化、燥化的进程，但由于阳气不足，所以不能形成典型的阳明病。

若热化、燥化迟缓、无力，当病至二三日时，阳气渐衰，阴寒始盛，则病显阳明寒象。如寒邪迫胃，胃失和降而呕逆；寒邪凌肺，肺失肃降而咳逆；寒邪上冲，凝闭清阳则头痛；寒邪阻滞，阳不宣达则手足厥冷等。

若热化、燥化的趋势主导发病进程，当病至二三日时，阳气始盛，阴寒渐衰，则病势可逐渐显阳明热象。

【原文】

（四）阳明病的兼证、夹证、变证

阳明病除自发者外，都是由别"经"转属而来的，因此多兼有它"经"的症状。又因患者或素有宿疾，某些脏器素有弱点，在里热的情况下，又能出现不同的夹证和变证。如：

1. 兼证：阳明病，从太阳病转属而来的，能兼有恶寒，发热，身疼痛等太阳表证。古法还不会表里两解，都是先解表，后攻里。有汗用桂枝汤，无汗用麻黄汤。

病由少阳转属阳明，少阳之邪未尽，兼有胁下痞硬的，用小柴胡汤先解少阳之邪。少阳解后，根据情况，再治阳明。痞硬不在胁下而在心下的，改用大柴胡汤。

【述义】

阳明的兼证大体上来自两个方面。

一是从太阳病转属阳明病时，残留下的太阳病表证。如第 48 条："二阳并病，太阳初得病时，发其汗，汗先出不彻，因转属阳明，续自微汗出，不恶寒。若太阳病证不罢者，不可下。"这一条中明言"若太阳病证不罢者，不可下"，"太阳病证不罢"就意味着"太阳病表证"的残留。这时的"太阳病表证"对于典型的阳明病来说，就是兼证。

二是阳明病初发时，如同第 183 条所言："病有得之一日，不发热而恶寒者……虽得之一日,恶寒将自罢。"第184条说:"始虽恶寒,二日自止,此为阳明病也。"第186条又说:"伤寒三日,阳明脉大。"如果"始虽恶寒""二日不止",三日阳明脉大之后,病人仍然"恶寒",这时的"恶寒"就是阳明病表证仍在,这对于典型的阳明病来说就是兼证。如第208条:"阳明病,脉迟,虽汗出不恶寒者,其身必重,短气,腹满而喘,有潮热者,此外欲解,可攻里也。手足濈然汗出者,此大便已硬也,大承气汤主之。若汗多,微发热恶寒者,外未解也"。在这里,"微发热恶寒者,外未解也"就是典型阳明病的兼证。

又,第234条:"阳明病,脉迟,汗出多,微恶寒者,表未解也,可发汗,宜桂枝汤。"第235条:"阳明病,脉浮,无汗而喘者,发汗则愈,宜麻黄汤。"这两条讲的阳明病,若从典型的阳明病来看,属于阳明病的兼证,若从阳明病发病过程来看,这属于阳明病的表证。

第204条:"伤寒呕多,虽有阳明证,不可攻之。"这一条之所以"不可攻之",是因为"伤寒呕多"。这里的"呕多",反映出本证病机仍有向上向外的趋势,所以,治疗只能因势利导。在这种情况下,这个"呕"的症状,也是典型阳明病的兼证。

另外还有第229条:"阳明病,发潮热,大便溏,小便自可,胸胁满不去者,与小柴胡汤。"第230条:"阳明病,胁下硬满,不大便而呕,舌上白胎者,可与小柴胡汤;上焦得通,津液得下,胃气因和,身濈然汗出而解。"这两条的阳明病有一个共同的特点,就是有"胁下"的症状。一个是"胸胁满"当去而"不去",一个是"胁下硬满"。这对于典型阳明病来说是兼证。

先生说:"正因为柴胡证都是外邪经过太阳肤表逐渐转属而来,所以《伤寒论》原本之柴胡证都在太阳篇,而少阳篇只是偶尔提了一下,这是需要读者注意的。"先生又说:"邪在太阳阶段,应当及时发汗。如果失治,则气血渐耗,腠理不能密固,邪气乘虚内入,结于胁下,就会出现胁下苦满(即闷)或痞硬等症状。因胁下属少阳,所以一般也称之为少阳病。但必须明确它与自发的少阳气化之为病不同,这是转属的,在《伤寒论》中多叫柴胡证。"①因此,严格表述第229条与第230条中的兼证,从发病过程来说,应当是兼太阳病柴胡证。

【原文】

2. 夹证:阳明主里热,太阴主里湿,湿郁热蒸,就构成了发黄的条件。所以发黄证,是阳明兼太阴,是里热夹湿证。

---

① 李克绍.《伤寒论》六经提纲琐谈(续完)[J].浙江中医学院学报,1981:35.

发黄的条件既然是热与湿合,所以它的病机必是无汗而同时又小便不利。因为如果有汗,则热有出路,小便自利,则湿有出路,有热无湿,或有湿无热,都不能发黄,只有既湿又热才可能发黄。

发黄仅凭湿热,还是不够的,要一定发起黄来,还必须湿热阻遏了胆汁的正常输泄,以致凌于脾,浸淫肌肉,溢于皮肤,才能发黄。这在《金匮要略·黄疸》篇中叫做"脾色必黄,瘀热以行"。又因胆液受到阻遏时,往往会出现心中懊憹或热痛这一症状,所以论中又说"心中懊憹者必发黄"。柯韵伯把发黄的这一病机,总结为"无汗、小便不利,是发黄之原,心中懊憹是发黄之兆"非常恰当。

发黄既然是湿热郁结后的变证,所以治疗原则就必须清热、利湿。但是,重点不同,方剂就要有针对性:重点在于小便不利的,其腹必满,至少也是微满。里热重于表热,就会渴饮水浆,小便赤涩,或郁热上蒸,但头汗出。当利湿泄热,茵陈蒿汤主之。重点在于无汗的,腹满多不显著,亦不至于渴饮水浆,而身热则比较突出,当利湿散热,麻黄连翘赤小豆汤主之。又有介于二者之间,表里分不出主次的,当利湿清热,栀子柏皮汤主之。

又有里热夹湿,不影响胆汁的输泄,不懊憹,也不发黄,却脉浮、发热、渴欲饮水、小便赤涩不利、舌赤苔黄腻的,这是湿热充斥表里三焦。在这种情况下,退热不在发汗,而在利小便,当以猪苓汤主之。

【述义】

前面讲过,夹证主要表现在病机上,更多的情况下,是在主要病机之外又"掺杂"了特殊的、能影响组方用药的额外病机。阳明病的夹证重点突出在夹湿与夹瘀血两个方面。

阳明病夹湿,如阳明病篇第 260 条:"伤寒七八日,身黄如橘子色,小便不利,腹微满者,茵陈蒿汤主之。"第 236 条:"阳明病,发热汗出者,此为热越,不能发黄也。但头汗出,身无汗,剂颈而还,小便不利,渴引水浆者,此为瘀热在里,身必发黄,茵陈蒿汤主之。"第 262 条:"伤寒,瘀热在里,身必黄,麻黄连轺赤小豆汤主之。"这些条文表述阳明病人素禀湿盛,感受外邪之后,邪从热化,邪热蒸湿,湿热酝酿,濡染黄化而流于肌肤,显现"身黄如橘子色"。

又如第 261 条"伤寒,身黄发热,栀子柏皮汤主之。"这一条表述阳明病人素禀湿盛,感受外邪,由发热恶寒变为发热不恶寒。里热内盛外蒸,热与湿互结,邪热蒸湿而黄化,症见身目发黄。

上述第 260 条、第 261 条、第 262 条与第 236 条,讲的是阳明病夹湿,湿热酝蒸发黄。但并不能说,阳明病夹湿都能发黄,"发黄"这个症状的出现,带有一定的偶然性,阳明病夹湿发黄还是不发黄,这在两可之间。如第 223 条:"若脉浮,发热,渴欲饮水,小便不利者,猪苓汤主之。"这一条所述,虽然也是热与水湿互结,但并不发黄而是水热下注,结于膀胱。

阳明病夹瘀,如阳明病篇第 237 条:"阳明证,其人喜忘者,必有畜血。所以然者,本有久瘀血,故令喜忘。屎虽硬,大便反易,其色必黑者,宜抵当汤下之。"本条阳明病因为"本有久瘀血",所以是夹瘀而发病。本证病人大便"其色必黑",是因为"本有久瘀血"受阳明里热的熏灼、鼓荡,随大便游移而下。

【原文】

3. 变证:阳明的经脉,起于鼻,环口唇。所以在脉浮发热的同时,如果又有口干、鼻燥,或但欲漱水,不欲咽等症时,便说明是热在阳明的经络,在血分,不在气分,是将要出现鼻衄的特征,这是阳明病的变证。

治阳明之衄和治太阳之衄不同。太阳之衄,是由于表邪郁闭,解表就能止衄,所以应当发汗。而阳明之衄,是由于血热,凉血才能止衄。后世的犀角地黄汤,可以补足这一症治。

里热之在血分者,除能上行致衄之外,还能影响子宫而前阴下血。子宫本名血室,所以热入血分,最容易影响子宫。子宫血热妄行,便会下血;热从血室随冲脉上冲,又能但头汗出;肝主藏血,凡血热上冲,肝脏必实,肝实又能谵语。这样,就当刺泻肝的募穴期门,使经络疏通,子宫之热能上行外散,就会溅然汗出而愈。

【述义】

阳明病的变证是表述阳明病在发病过程中,病机与症状的变化。

在前文太阳病串解中讲过,先生把变证,分为自然演变(自变),与治疗不得当而造成的演变(治变),阳明病的变证实际也分为这两个方面。

关于自变,如第 227 条:"脉浮发热,口干鼻燥,能食者则衄。"第 202 条:"阳明病,口燥,但欲漱水不欲咽者,此必衄。"这两条是讲阳明病发病初始,化热化燥迅速,里热由渐而盛,由盛而炽,但其热不扬,其汗不畅,炽热不是结聚于胃肠道,而是入营迫血,蒸腾血分,血热上逆,离经外溢而鼻衄。

讲到阳明病的鼻衄,不能不联想到太阳病的鼻衄。太阳病的鼻衄见第 47 条:"太阳病,脉浮紧,发热,身无汗,自衄者,愈。"又见第 55 条:"伤寒,脉浮紧,不发汗,因致衄者,麻黄汤主之。"在太阳病发病过程中发生的鼻衄,是由于肤表郁闭太重,营血充盈冲动,所以表邪解了则衄血自止。而阳明病发生鼻衄,则是由于阳明热盛、燔灼营血、迫血妄行,这在《伤寒论》时代选用白虎汤,后世又加玄参、犀角称化斑汤或用犀角地黄汤之类。

阳明病中的血证还见于第 216 条:"阳明病,下血、谵语者,此为热入血室。但头汗出者,刺期门,随其实而泻之,濈然汗出则愈。"本证也是阳明病发病过程中自然形成的。是妇人初感外邪,在阳明病的发病过程中,经水适来,阳明里热乘"下血"胞宫空虚之隙,内迫血室,与血互结,形成阳明病"热入血室"证。

在先生 1984 年撰著出版的《伤寒串讲》中,在"变证"的栏目下,除了"衄"之外,还用了较多的笔墨写到了"发黄"。

关于治变,如第 200 条:"阳明病,被火,额上微汗出,而小便不利者,必发黄。"这一条表述阳明病误用火法,引致瘀血与湿热熏蒸夹杂而发黄。"被火"是引发本证阳明病发黄的原因,因为"被火"而引发气机逆乱、小便不利、水不化气、停而为湿,湿热熏蒸、黄化,流于肌肤,则面目发黄。

又如第 259 条:"伤寒发汗已,身目为黄,所以然者,以寒湿在里,不解故也。以为不可下也,于寒湿中求之。"本证"身目为黄",是"发汗已",这也属于误治后的发黄,但是这一条的发黄与前文所述的发黄不同,与第 187 条对照,当属于"伤寒脉浮而缓,手足自温者",其证当系在太阴。本证伤寒,发汗能够引发身目为黄,应当有两个方面的因素:一是其人素有内湿,发汗更伤脾阳,内湿益甚;二是发汗鼓荡邪热,造成湿与热酝酿之机,湿热郁蒸,濡染黄化,流于肌表,则身目发黄。从这个意义说,本条所讲的发黄既是治疗后的变证,又是素有内湿的夹证。从这里也可以看出,由《伤寒论》研究史所创造出的兼证、夹证与变证这些所谓的术语,在概念上并不清晰,不论内涵还是外延都存在一定的模糊性,这就造成了不同的注家,在不同时期,会有不同的界定。

按:关于兼证,《伤寒解惑论》把第 234 条"阳明病,脉迟,汗出多,微恶寒者,表未解也,可发汗,宜桂枝汤"、第 235 条"阳明病,脉浮,无汗而喘者,发汗则愈,宜麻黄汤"、第 229 条"阳明病,发潮热,大便溏,小便自可,胸胁满不去者,与小柴胡汤"、第 230 条"阳明病,胁下硬满,不大便而呕,舌上白胎者,可与小柴胡汤;上焦得通,津液得下,胃气因和,身濈然汗出而解"看作是兼证。同时,还把第 103 条"太阳病,过经十余日,反二三下之,后四五日柴胡证仍在""呕不止,心下急,郁郁微烦者,与大柴胡汤下之则愈",也看作是阳明病的兼证。

《伤寒论语释》只把第 234 条与第 235 条的表述看作兼证。

《伤寒串讲》中的阳明病兼证,除了第 234 条与第 235 条之外,还列入第

208 条其中的一节"若汗多,微发热恶寒者,外未解也"以及第 230 条小柴胡汤证。

关于夹证,《伤寒解惑论》把论中的第 260 条"伤寒七八日,身黄如橘子色,小便不利,腹微满者,茵陈蒿汤主之"、第 236 条"阳明病,发热汗出者,此为热越,不能发黄也。但头汗出,身无汗,剂颈而还,小便不利,渴引水浆者,此为瘀热在里,身必发黄,茵陈蒿汤主之"、第 261 条"伤寒,身黄发热,栀子柏皮汤主之"、第 262 条"伤寒,瘀热在里,身必黄,麻黄连轺赤小豆汤主之"为代表的有关发黄条文的表述都看作夹证。同时列入的还有阳明病篇的第 223 条猪苓汤证:"若脉浮,发热,渴欲饮水,小便不利者,猪苓汤主之。"

《伤寒论语释》只列第 237 条"阳明证,其人喜忘者,必有畜血;所以然者,本有久瘀血,故令喜忘。屎虽硬,大便反易,其色必黑者,宜抵当汤下之"为夹证。

《伤寒串讲》也只列第 237 条为夹证。

关于变证,《伤寒解惑论》把第 227 条"脉浮发热,口干鼻燥,能食者则衄"、第 202 条"阳明病,口燥,但欲漱水不欲咽者,此必衄"、第 216 条"阳明病,下血、谵语者,此为热入血室。但头汗出者,刺期门,随其实而写之,濈然汗出则愈"看作变证。

《伤寒论语释》把有关发黄的条文如第 199 条、200 条、236 条、260 条、262 条、261 条等表述湿热发黄以及第 259 条表述的寒湿发黄看作变证,同时把第 257 条表述的抵当汤证、第 258 条表述的协热便脓血证、第 202 条、第 227 条表述的阳明病衄血证以及第 216 表述的热入血室证也看作阳明病变证。另外还把第 223 条与第 224 条有关猪苓汤证及其应用的表述也看成是兼证。

《伤寒串讲》中的阳明变证与《伤寒论语释》相同。

从上述比较也可以看出,先生在不同时期,从不同的角度切入,关于兼证、夹证与变证的认识与界定略有出入。

三、少阳病串解

【原文】

(一)少阳和少阳病

阳气敷布于体表以卫外,叫做太阳;盛于中焦以腐熟水谷叫做阳明。除此以外,也充斥于表里之间,流布于三焦上下,生发活动,对人体起着温煦长养的作用。阳气的这种作用,不充不烈,便叫少阳,又称少火。由于生发活动,流通畅达,也称"游部"。

少阳取名"游部",意思是要不郁不结。郁则化火,结则烦满痞硬,这就是少阳受邪后所必出现的两大病理特点。

【述义】

阅读本节,可参见第一章《伤寒论简介》与第二章第二节《三阴三阳和六经》述义。

【原文】

(二)少阳病的类型和治疗

少火既然有或郁或结的不同,那么郁和结的不同症状表现,也就自然而然地成了少阳病分类的依据。

少阳被郁,郁则化火。火性炎上,上寻出窍,其主证表现为口苦、咽干、目眩。少阳内结,结有部位。少阳的经脉走胁肋,结而不伸,就会胁下苦满或痞硬。少火被郁,是少阳气化之为病,是自发的,是典型的少阳病。邪结胁下,是少阳的经络之为病,多由太阳转属而来,《伤寒论》中不叫少阳病,却称之为"柴胡证"。现分别叙述如下。

1. 少火被郁:少火之所以被郁,是由于风寒外邪所致。风和寒的属性不同,因此在口苦咽干目眩的同时,也必各有不同的特点。风为阳邪,就会两耳如蝉声乱鸣,影响正常听觉;目赤、胸中满而烦,这是风热之邪,挟少阳本经之火循经上煽所致,这叫少阳中风。

寒为阴邪,就不会出现上述目赤、烦满等症状,却能表现为头痛、发热、脉搏弦细。这叫少阳伤寒。少阳伤寒的头痛,并不兼有项强;其发热,既不象太阳病那样恶寒,也不象阳明病那样恶热;其脉细,也只是说,不如太阳之浮,阳明之大,而只是相对的为细,更不是少阴病的沉细;弦是指下端直有力,也接近于太阳伤寒的紧脉。这些就是少阳外感寒邪的特点。

无论少阳中风或少阳伤寒,既然出现了口苦、咽干、目眩,就说明已经化火。虽然头痛发热,但脉象弦细而不浮,就不可发汗。若误用辛热的麻桂发汗,就会伤津化燥,导致胃不和而谵语,甚至出现心烦、心悸等变证。少阳中风的心中满而烦,也不是痰、食等有形的实邪,所以也不可吐下。若误用吐下,则非但风火不能外出,反能挫伤胸阳,导致神虚火扰,出现悸而惊等变

189

证。由于这些原因,治少阳病就有汗、吐、下三禁。

少阳病既然禁汗、禁吐、禁下,所以只有"火郁发之"才是正当的治法。小柴胡汤有柴胡以散郁,有黄芩以清火,是最理想的方剂。

2. 邪结胁下:胁下,属于半表半里,也是少阳的经络所过之处。邪结胁下,一般是邪在太阳阶段,失于治疗,气血逐渐消耗,外邪乘虚而入所致。邪气结于此处,患者必胸胁苦满,甚或胁下痞硬。这就是邪气已结的主要症状。邪气既结,少阳不能条达,郁于膻中,就会胸中烦满、默默不语。胁与胃相近,木火犯胃,就不欲饮食,且常常作呕。邪气结于胁下,说明正气已从太阳退居第二道防线。邪向内迫,就不发热而恶寒;蓄极而通,阳气向外,又发热而不恶寒。这样,又能形成以恶寒开始,以发热告终,发作不定次数,也毫无规律的往来寒热。

邪结胁下,不在表,发汗就不能解决问题;不在里,吐下也不能解决问题。仍当用小柴胡汤,以柴胡从半表之中,散邪于外,以黄芩从半里之中,清火于里。

【述义】

少阳,在天有如旭日初升,意象阳气生发之势,在人体寓少火之象,意蕴阳气蓬勃、长养之势,这也就是《素问·阴阳应象大论》所讲的"少火生气"。人体少火温煦条达,生气勃勃而不亢烈。

少阳取名"游部",游部,见《素问·阴阳类论》:"三阳为经,二阳为维,一阳为游部,此知五脏终始。"要想理解这里"游部"的含义,不能脱离对这一段话中的"经"与"维"两个字的理解。经,原意是织物的纵丝;织物是必先有经而后有维,在此可引伸为主线。维,系也,维络也;相系者曰维。游,本意是表达旌旗的飘荡,《说文》"旌旗之流也",注曰"旗之游如水之流",引伸为"不固定,能出能入"的意思。对比而言,"经"与"维"蕴有"静"的含意,而"游"则蕴有"动"的含意,所以少阳才能"流通畅达""流布于三焦上下,生发活动"。

先生根据少阳病的发病过程与病机特点,把少阳病分为两大类型。一是自发的少阳病,二是转属的少阳病。

自发的少阳病多是少火被郁。自发的少阳病发病过程,见太阳病篇第5条:"伤寒二三日,阳明、少阳证不见者,为不传也。"这一条表述的是伤寒三日,若见少阳病脉症,则发展为少阳病。而当发展为典型的少阳病时,证候表现则如同第263条所言:"少阳之为病,口苦,咽干,目眩也。"这就是所谓"传也"。

根据发病过程与病机特点,自发的少阳病又可分为两个类型。

一是少阳中风。证候特点是口苦、咽干、目眩。如第263条:"少阳之为病,口苦,咽干,目眩也。"这一条表达的是"少火被郁"。人体少火原本是温煦条达,生气勃勃而不亢烈。若少火郁而失于条达,复感外邪以激荡,则郁而火壮;少阳郁火上窜空窍,郁火炎上则口苦,热灼津液则咽干,火扰精明则视物摇摇然不定。从发病过程看,这一条表述的是自发的少阳病,是少阳病的典型表现。

二是少阳伤寒。证候特点是头痛、发热、脉搏弦细。如第265条:"伤寒,脉弦细,头痛发热者,属少阳。少阳不可发汗,发汗则谵语,此属胃。胃和则愈,胃不和,烦而悸。"这一条表述的是外邪直犯少阳,少阳自受寒邪而引发的少阳病。本证是邪犯少阳,少火被郁,脉弦细,与第264条"少阳中风,两耳无所闻,目赤,胸中满而烦者,不可吐下,吐下则悸而惊"少阳热极火炎,邪火集聚、鸱张对比,本证少阳郁热还处于弥漫之势,所以称之为"少阳伤寒"。

前面讲的第264条少阳中风的病机,是热极火炎,邪火集聚,火郁于胸膈,扰窜空窍。既不是积食,也不是肠道硬便燥屎,所以"不可吐下"。

第265条"伤寒,脉弦细,头痛发热者"的病机是少火郁蒸于表,虽症见发热,但指下软弱轻虚而滑,端直以长而不浮,不是表证,属于郁而求伸,所以不能发汗。这属于少火被郁,郁而求伸,所以对其治疗,只宜因势利导,宣泄疏解,方用小柴胡汤。

归纳第264条与第265条的表述,可以得出结论,这就是后世人所说的"少阳病有汗、吐、下三禁"。但是,必须强调的是,汗、吐、下三禁的少阳病,应当是典型的少阳病,也就是第264条所讲的少阳中风,第265条所讲的少阳伤寒,这些都属于少阳自受寒邪,是原发的少阳病。

后面要讲到的柴胡汤证就属于不典型少阳病,从张仲景对柴胡汤的运用上看,柴胡汤仍未脱离发汗法的大范围。如第101条讲:"若柴胡证不罢者,复与柴胡汤,必蒸蒸而振,却复发热汗出而解。"同时,在《伤寒论·辨可发汗病脉证并治》篇中,小柴胡汤是被列在发汗剂之中。这就说明了小柴胡汤是能够发汗的,这也从侧面显示少阳病三禁是有条件的。

转属的少阳病多是邪结胁下。转属的少阳病发病过程,见少阳病篇第266条:"本太阳病不解,转入少阳者,胁下硬满,干呕不能食,往来寒热,尚未吐下,脉沉紧者,与小柴胡汤。"由太阳病转入少阳,发为少阳病,张仲景称之为"转属"。邪入少阳,少火失于条达,火郁气滞,郁火横逆,邪结胁下,所以出现胁下硬满。胁下是少阳的分野,属半在外,半在里。第148条说:"此为阳微结,必有表,复有里也……此为半在里半在外也。"张仲景所说的"半在里半在外",就是"必有表,复有里",也就是"亦表亦里"的意思。

在先生主编的《伤寒论语释》中,赵刻宋本太阳病篇中的有关柴胡汤证的条文悉移到少阳病篇中。在"转属的少阳病"一节中,列有第 96 条"伤寒五六日,中风,往来寒热,胸胁苦满,嘿嘿不欲饮食,心烦喜呕,或胸中烦而不呕,或渴,或腹中痛,或胁下痞硬,或心下悸、小便不利,或不渴、身有微热,或咳者,小柴胡汤主之"、第 97 条"血弱气尽,腠理开,邪气因入,与正气相搏,结于胁下。正邪分争,往来寒热,休作有时,嘿嘿不欲饮食。脏腑相连,其痛必下,邪高痛下,故使呕也。小柴胡汤主之。服柴胡汤已,渴者,属阳明,以法治之"。若从太阳病的发病过程看,太阳病篇中的柴胡汤证,应当是太阳病发病过程中的一个证;若从少阳病发病过程看,参照第 266 条"本太阳病不解,转入少阳者",把太阳病篇中的柴胡汤证,看作是从太阳转属来的少阳病也未尝不可。这样看来,转属的少阳病也就是柴胡汤证。但是,这与自发的典型的少阳病是有区别的。前文讲过,典型的少阳病是汗、吐、下三禁。为此,先生曾有专论阐释这个问题,先生强调:"学习《伤寒论》的少阳篇,首先要弄清楚什么是少阳病,什么是柴胡证。二者发病的机制不同,症状不同,误治后的结果也不相同""少阳病是外邪直接中于少阳,少火被外邪所郁闭,火性炎上,上寻出窍,所以主要症状是口苦、咽干、目眩。至于柴胡证,最初则是外邪中于太阳之肤表,外邪由肤表逐渐向里,结于半表半里的胁下,所以它的主要症状是胁下苦满(即闷)或痞硬。正因为柴胡证的来路是太阳,所以《伤寒论》原本中,柴胡证都在太阳篇中,在少阳篇中只是偶尔提了一下"。

先生指出:"头痛发热虽然像是太阳病,但脉不浮而弦细,就不是太阳病,也就不可发汗。胸中满而烦的,是无形的少火郁于膻中,不是有形的痰食,也就不可用吐下等法,这就形成了少阳病有汗、吐、下三禁。"先生说,小柴胡汤去人参加桂枝温复微汗愈;有潮热者,柴胡汤还可以加芒硝,都不像少阳病那样严格。而且即使犯了三禁,少阳病与柴胡证的变证也不相同。[①]

按:自明代方有执指责王叔和编次有误,清代喻嘉言重新编次,把《伤寒论》中有关小柴胡汤方证的条文都移并到少阳病篇中,此后的注家如程应旄、舒驰远以及吴谦等,都把《伤寒论》中有关小柴胡汤的条文归并于少阳病篇,并影响及今。

先生花了几十年的时间,用极大的气力争脱旧注的错误影响,用雄辩的言辞专论少阳病与柴胡证的不同,但是在先生主编的《伤寒论语释》中,赵刻宋本太阳病篇有关柴胡汤证的条文,仍被移到少阳病篇中,使旧注错误的影响留下

---

① 李克绍.《伤寒论》六经提纲琐谈(续完)[J].浙江中医学院学报,1981:35.

了顽固的痕迹。这也说明了"误读传统"影响的顽固。

【原文】

（三）少阳主方小柴胡汤的应用

从以上可以看出，无论少火被郁，或是邪结胁下，都需要用小柴胡汤，所以小柴胡汤就成了治少阳病的主方。也可以说，只有会运用小柴胡汤，才会治少阳病。因此，总结一下怎样运用小柴胡汤，还是必要的。

运用小柴胡汤有两条重要原则，这就是：认症，但见一症便是；用药，随证灵活加减。

1. 但见一症便是：由于少火被郁，尤其是邪入半表半里，其可能出现的症状，有如上述之多，而这些症状又不一定同时都出现，因此运用小柴胡汤就有一条原则是"但见一症便是，不必悉俱"。

"一症便是"，"便是"什么？"便是"邪半在表半在里，"便是"少火被郁。这样，这个"一症"就必须是有分析的，因而也就有其局限性。兹列举几个"一症便是"的例子如下。

（1）呕而发热者，柴胡汤证具。发热是邪连于表，呕是邪迫于里。在外感热病中，由表热逐渐发展而形成的发热而呕，舌上白苔者，就是外邪已入半表半里，迫近胃周围，就是柴胡证。

（2）往来寒热

（3）胸胁苦满

除了见于上述的邪结胁下之外，再举妇女外感病中的热入血室证为例，加以说明。

有的妇女，在患太阳中风期间，适遇行经。至七八日，却出现了如疟状的往来寒热，恰巧经水此时适断。这就是太阳表热，乘经血下行，子宫空虚之际，下陷于血室之中，使未尽之经血结而不下。其往来寒热，就是血室之热欲外出而枢转不利的缘故。这就应当用小柴胡汤解热散结。

还有的妇女，在患太阳中风，发热恶寒的同时，经水适来。到了七八日之后，表热逐渐消失，脉搏转迟，身体凉和，看似病已好转，但却出现了胸胁下满，如结胸状、谵语者，这也是表热随月经下行之际，陷于血室之中。血室与肝有关，热从血室上实于肝经，所以才胸胁下满，如结胸状，可刺泄肝的募穴期门，随其热之所实处，就近而泻之。胸胁也是半表半里的部位，因此，不善刺的，根据这一症状，也可以改用小柴胡汤。

此外,也有的妇女患伤寒发热,本来不到月经期,却"经水"来潮。其人昼日明了,暮则谵语,胡说八道,这也是热入血室。其"经水"适来,并不是正常月经,实际是子宫出血,颇有似太阳病之衄。但这样热也就有了出路,不郁不结,就不出现柴胡证,也就可以热随血泻,不治自愈。

以上热入血室证的往来寒热和胸胁下满,都不是同时出现,也不需要别的柴胡证作旁证,就能够说明是邪在半表半里,就都用小柴胡汤,这就是"但见一症便是"。

热入血室,并不是少阳病,但是血室的部位,是在躯壳之里,肠胃之外,也属于半表半里。其所出现的症状,如寒热往来,胸胁苦满,又都是小柴胡汤的见证,因此就要用小柴胡汤。可见小柴胡汤不但能治少阳病,而且适用于少阳病之外的一切柴胡证,而这些柴胡证,有时是"但见一症便是"。

(4)伤寒脉弦细,头痛发热者,属少阳

指出头痛发热,是为了排除三阴伤寒。弦细是少阳独有的脉象,伤寒只要具备了弦细的脉象,就不必往来寒热,不必胸胁苦满,甚至也不必口苦、咽干、目眩,都当从少阳论治,予以小柴胡汤。因为在症状并不明显具备的情况下,脉象就是唯一的依据。如论中148条"脉细者,此为阳微结"和下条所举少阳兼里虚证,"伤寒阳脉涩,阴脉弦"服小建中汤不瘥者,都用小柴胡汤,就是例子。

2. 药物随证加减:小柴胡汤的加减法,论中已经明白指出的有"若胸中烦而不呕者,去半夏、人参,加栝楼实一枚;若渴,去半夏加人参合前成四两半,栝楼根四两;若腹中痛者,去黄芩加芍药三两;若胁下痞硬者,去大枣加牡蛎四两;若心下悸、小便不利者,去黄芩加茯苓四两;若不渴、外有微热者,去人参加桂枝三两,温复微汗愈;若咳者,去人参大枣生姜,加五味子半升、干姜二两"。除了这些以外,还有大柴胡汤、柴胡桂枝汤、柴胡桂枝干姜汤、柴胡加芒硝汤、柴胡加龙骨牡蛎汤等,实际也是根据"但见一症便是"和"随证加减"这两大原则,而变化出来的方剂。

关于这些方剂,下面再详加说明。

【述义】

关于小柴胡汤的应用,《伤寒解惑论》是从两个方面阐述,一是从"但见一症便是"切入,二是从小柴胡汤的加减用药方面展开。

《伤寒论》中,柴胡汤证与少阳病的不同,除了前文的论述之外,从赵刻宋本《伤寒论》条文的序列也能看出它们之间的差异。如太阳病篇的第 96 条、第 97 条、第 99 条、第 100 条、第 101 条、第 103 条、第 104 条、第 144 条、第 148 条、第 149 条,少阳病篇的第 266 条,阳明病篇的第 229 条、第 230 条、第 231 条,厥阴病篇的第 379 条,以及阴阳易差后劳复病篇中的第 394 条等,若把这些小柴胡汤的应用都笼统地讲成是少阳病,这显然违背《伤寒论》原典原旨。

《伤寒论》原典已经标明,小柴胡汤能治少阳病,但小柴胡汤证不都属于少阳病。

小柴胡汤的应用分列于太阳病篇、阳明病篇、少阳病篇、厥阴病篇以及阴阳易差后劳复病篇,那么张仲景是怎样掌握应用的呢?张仲景在第 101 条说:"伤寒中风,有柴胡证,但见一症①便是,不必悉具。"因为在不同的情况下,小柴胡汤证病机反应的表现形式不同,具体症状也不同,从这个角度讲,上述这些条文中小柴胡汤的应用指征,在一个具体的病人身上,不仅"不必悉具",而更重要的是不可能"悉"具,或者根本就不存在所谓的"悉具"。为此,张仲景提出了一个原则,这就是"有柴胡证,但见一症便是"。

先生指出,这"一症"必须反映出邪半在表、半在里,"必有表,复有里"的病机,必须反映出少火被郁的病机。先生列出第 379 条:"呕而发热者,小柴胡汤主之。"这一条是以"呕"作为突出的症状,并且伴见发热,这里的"呕而发热"是感受外邪,气机郁结。邪郁于表,则发热;内迫于里,胃气不和则呕。所以张仲景选用小柴胡汤,宣调气机,发散郁热,和胃止呕。

还列举出第 96 条中的"往来寒热"与"胸胁苦满"。第 96 条说:"伤寒五六日,中风,往来寒热,胸胁苦满,嘿嘿不欲饮食,心烦喜呕,或胸中烦而不呕,或渴,或腹中痛,或胁下痞硬,或心下悸、小便不利,或不渴、身有微热,或咳者,小柴胡汤主之。"

这里所讲的"往来寒热",是指虽医生切其肌肤而觉发热,但"病人自己感觉"却是身体寒冷,不感觉发热,此时属发热、恶寒阶段。而当"病人自己感觉"身体发热时,则又不感觉寒冷,此属发热、不恶寒阶段,这种(发热)恶寒与发热(不恶寒)的交替,即形成了寒热往来状态。这是因为伤寒发病经过五六日之后,邪气进一步深入,邪结胁下,与正气相搏,正邪纷争于"半在里,半在外",互

---

① 证、症,古字作證:近、现代以来,证、症从證字分化出来,《现代汉语词典》把證作为证、症的繁体字或异体字。在中医学中以"证"字表述证候,含病机、症状、脉象等,而以"症"字表述具体的症状。基于简化字的规范应用,那么,"有柴胡證,但见一證便是"中二个"證"字,依条文表述和医理,"柴胡證"之"證",是指证候而言,故应当用"证"字,而"但见一證便是"中之一"證",是指一个具体的"症状",如头痛、发热、胸胁苦满等,故此处只有用"症"字,才符合条文本意与医理。

为进退,寒热交作,故表现为寒热往来。

这里所讲的"胸胁苦满"是正邪纷争,气机不利,邪逆气结于胸胁而引发的。

此外,先生又列举出"热入血室"。如第 143 条:"妇人中风,发热恶寒,经水适来,得之七八日,热除而脉迟身凉,胸胁下满,如结胸状,谵语者,此为热入血室也。当刺期门,随其实而取之。"

第 144 条:"妇人中风七八日,续得寒热发作有时。经水适断者,此为热入血室,其血必结,故使如疟状,发作有时,小柴胡汤主之。"

第 145 条:"妇人伤寒,发热,经水适来,昼日明了,暮则谵语,如见鬼状者,此为热入血室。无犯胃气及上二焦,必自愈。"

先生指出"热入血室,并不是少阳病",但由于血室处于半在里,半在表,所出现的症状也是往来寒热,胸胁苦满,所以也适用于"但见一症便是"。

最后,先生列举出第 265 条"伤寒,脉弦细,头痛发热者,属少阳",指出脉弦细是少阳病的典型脉象,反映出少阳之气郁而求伸之势,细脉与弦脉并见,其细为郁滞之象。伤寒只要俱备这样的脉象,不必见其他症状,就可以放手使用小柴胡汤。

通过前文关于小柴胡汤应用的讨论,也可以从深层看出,这里的"一症",其实并不是一个具体的症状,而是张仲景提供的一个活法,是一个诊断或确定小柴胡汤证的思路。也就是说,前文所说的这几个症状,并不是孤立存在的,而是在病人的若干个症状中能够反映出小柴胡汤证病机的那个症状,这就决定了这个症状在一定程度上具有不确定性。

如"胸满胁痛""胁下硬满",若孤立地看,它就是小柴胡汤症状,但是,在第 98 条中,"不能食而胁下满痛"则不是小柴胡汤证,因为"与柴胡汤,后必下重"。又如"呕而发热者"是小柴胡汤证,但太阳病篇第 3 条说,太阳病,发热恶寒,体痛,呕逆,脉阴阳俱紧,这里虽然也是"呕而发热",但却不是小柴胡汤证。所以,这个"有柴胡汤证,但见一症便是"是有特定背景的。这个"一症"可能具有某些特异性,如往来寒热、胸胁苦满等,也可能不具有特异性,如发热、呕吐、脉弦、腹痛等。但都必须在特定的症状背景下,才具有"但见一症便是"的诊断意义。

关于小柴胡汤的加减用药,先生以第 96 条小柴胡汤方后注为纲,扼要阐述。

"若胸中烦而不呕者,去半夏、人参,加栝楼实一枚;若渴,去半夏,加人参合前成四两半、栝楼根四两;若腹中痛者,去黄芩,加芍药三两;若胁下痞硬,去大枣,加牡蛎四两;若心下悸、小便不利者,去黄芩,加茯苓四两;若不渴,外有微热者,去人参,加桂枝三两,温覆,微汗愈;若咳者,去人参、大枣、生姜,加五味子半升、干姜二两。"

"若不渴,外有微热"中的"不渴"不是症状,与微热对举,是强调这里的"微热"不是里热而是表热。这个证原是"往来寒热",而在或然证中又突出"微热",说明在外有"微热"时,这个证只能是有轻微的发热恶寒,而已不再是"往来寒热"了,所以要去掉补益恋邪的人参,加解表通阳的桂枝,且温覆微汗出。从这个角度讲,与"微热"对比,这里的"往来寒热"也是一个或然证,这也正合第 101 条所讲"有柴胡证,但见一症便是"的意蕴。

当"外有微热"时,这个证与第 146 条"伤寒六七日,发热,微恶寒,支节烦疼,微呕,心下支结,外证未去者,柴胡桂枝汤主之"相比较,虽然邪有浅深之分,但在病机方面却有某些相同之处。

另外,除了方后注的具体药物的加减之外,论中的大柴胡汤(第 103 条、第 136 条、第 165 条)、柴胡桂枝汤(第 146 条)、柴胡桂枝干姜汤(第 147 条)、柴胡加芒硝汤(第 104 条)、柴胡加龙骨牡蛎汤(第 107 条)的应用,也都体现出"但见一症便是"与"随证加减"的原则。

【原文】

(四)少阳病的兼证、夹证、变证

1. 兼证

(1)兼太阳。少阳的部位在半表,外与太阳相连,所以太阳病容易转属少阳,少阳病也往往兼有太阳未尽之邪。这样,治疗时就得太少两解。譬如小柴胡汤的加减法中,"不渴,外有微热,去人参加桂枝",就是兼治太阳的未尽之邪。

太阳病向少阳病过度,其残留之邪,如果不仅仅是微热,而是发热、恶寒、肢节疼痛的话,只加一味桂枝就不能解决问题,小柴胡汤必须与桂枝汤合用。论中的柴胡桂枝汤,就是半剂小柴胡汤,又加入半剂桂枝汤以治疗本症的复方。

(2)兼阳明。少阳的部位为半里,内与阳明相邻,所以少阳病未罢,又能兼见阳明证。

凡柴胡汤证,如果不是胁下痞硬,而是心下痞硬,或心下拘急,就是更偏于半里,更靠近阳明胃的周围。胃家受干扰,气不畅达,就常出现呕吐或下利等症。治以小柴胡汤,去人参、甘草之补,再加枳实、芍药以开心下的结气。如果还兼有大便秘结的话，就再加大黄。这就是主治少阳兼见阳明证的大柴胡汤。

还有，少阳病的胸胁满或呕吐还未消失，同时又出现潮热，其人大便黏溏不硬的，可先用小柴胡汤以治胸胁满或呕，然后以小剂量的小柴胡汤加入芒硝——即柴胡加芒硝汤，以荡涤阳明之热。

如果胸胁满而呕，其人不潮热，只是不大便的，这不是阳明实热，而是由于呕的关系，致使津液不能下达大肠，肠道干燥，因而大便不行。先不要管大便，仍与小柴胡汤，使胸胁不满，上焦得通，就可不呕。不呕就津液得下，大肠不燥，津液输布，就会濈然汗出，大便也可能正常了。即使还不大便的话，还可以少与调胃承气汤，令其"得屎而解"。

(3)兼里虚。小柴胡汤的作用，是枢转向外，所以也和发太阳之汗一样，必须里气充实。如果中焦太虚，营卫不足，就得先补中，后枢转。

譬如，这样一个伤寒患者，阳脉涩，阴脉弦，腹中急痛。阳脉涩说明是营卫不充实。营卫既然不足，气血就不能畅行，所以才腹中急痛。可予以小建中汤，建补中焦，使营卫的化源充足，阳脉就能不涩；气血畅达，腹痛也会痊愈。弦脉主痛，腹不痛了，阴脉一般也就不弦了。小建中汤本有补中寓汗的作用，轻度外感，服后不但腹痛可以消失，就连外感，也可能自汗而解了。

但是，也要估计到，弦脉也是少阳伤寒的脉象，腹痛也常是小柴胡汤的兼证。因此，在服小建中汤之后，如果阳脉不涩，而伤寒未解，阴脉仍弦，就仍当用小柴胡汤。这就是"但见一症便是"。如果腹痛未止的，也应当随证加减，用小柴胡汤去黄芩加芍药。

2. 夹痰饮。小柴胡汤加减法中的小便不利，心下悸，去黄芩加茯苓，就是兼治水饮。此外又如147条，汗下后，仍"胸胁满微结，小便不利，渴而不呕，但头汗出，往来寒热，心烦"的，这些症状大多是少阳见症，但小便不利和渴，却是水饮内结，津液不布。这也是少阳病夹有痰饮。应当治少阳兼顾痰饮，用小柴胡汤加减。不呕，不去半夏，是用以祛痰开结；渴，加栝楼根以生津化痰；微结，也接近于痞硬，去大枣，加牡蛎；小便不利，是痰结，渗利已经不能解决问题，就不加茯苓，而加入干姜，同牡蛎辛咸合用，以宣化痰饮。既加干姜，就不需生姜。头汗出，是阳气郁闭太重，再加桂枝助柴胡以通阳解外。这就是治少阳病夹痰饮的柴胡桂枝干姜汤。

3. 变烦惊。前面所说的少阳中风，吐下后悸而惊，就是少阳病误下后，挫伤胸阳，火邪内扰所出现的变证。

基于同样原因，如 107 条，伤寒八九日不解，郁极化火，出现口苦，咽干，目眩，或胸中满而烦时，不知用小柴胡汤去人参加栝楼实以发散郁火，兼驱胸中烦热，而反下之，就能导致胸满烦惊，并挫伤三焦通调水道和少阳枢转向外的功能，以致小便不利，谵语，一身尽重，不可转侧。这样，就应以柴胡加龙骨牡蛎汤救治。

柴胡加龙骨牡蛎汤，是用小柴胡汤之半（凡治少火被郁的少阳病，柴胡汤的用量，都应当比邪结半表半里的少阳病轻些），加桂枝助柴胡以枢转少阳。加茯苓以镇心，并利小便。加龙骨、牡蛎、铅丹，镇静收敛，以治烦惊。加大黄是泻余热以治惊。本证心下不悸，故不去黄芩，并用以清三焦之火。又因本证之胸满是火邪，不是虚寒，所以又去炙甘草。

这一变证的施治，仍然是"但见一症便是"，方药随证加减。

【述义】

《伤寒解惑论》在论及少阳病篇时，也列有兼证、夹证、变证。关于"兼""夹"与"变"的含义，在前文太阳病篇已述及，此不赘述。先生在少阳病的兼证中列有三项，一是兼太阳，二是兼阳明，三是兼里虚。

关于兼证。所谓"兼太阳"实质上是讲兼表证。第 148 条讲："此为半在里半在外也""必有表，复有里"。这一条若从太阳病的角度看，这属于太阳病的一个证，若从少阳病的角度看，也可以看作从太阳病转属的少阳病。在转属的"过程"中，这里强调"过程"，"过程"是动态的，就会遗留个别的表证，最常见的是轻微发热。这从小柴胡汤的应用中可以见其一斑。小柴胡汤方后注说"若不渴，外有微热"。这里的"微热"就是"表热"。这个证只能是"微热"微"恶寒"而不是"往来寒热"，这与第 266 条的"本太阳病不解，转入少阳""往来寒热"的典型症状比较，这里的"微热"就是少阳病的兼证。

当"外有微热"微恶寒时，这个证与第 146 条"伤寒六七日，发热，微恶寒，支节烦疼，微呕，心下支结，外证未去者，柴胡桂枝汤主之"相比较，虽然邪有浅深之分，但在病机方面却有某些相同之处。从这个意义上讲，柴胡桂枝汤证也是少阳病的兼证。

所谓"兼阳明"，实质上是讲兼里证。先生列举第 165 条："伤寒发热，汗出不解，心中痞硬，呕吐而下利者，大柴胡汤主之。"

这一条原本讲的是太阳病的一个证，若从少阳病的发病"过程"看，把它讲成是少阳病转属为阳明病的一个"过程"也未尝不可。从这个角度讲，这属于少阳病证未罢，又兼见阳明病里证。从太阳病角度讲这是伤寒热壅中焦，外连肌表而发热,内迫胃脘而痞硬。这个病机含有"半在里,半在表""必有表,复有里"的意蕴。

本证外连内迫,呕而发热,有柴胡证,但见一症便是。因其病势热壅中焦,已至心中痞硬的程度,故选用大柴胡汤。

另外,第 136 条:"伤寒十余日,热结在里,复往来寒热者,与大柴胡汤。"

第 104 条:"伤寒,十三日不解,胸胁满而呕,日晡所发潮热,已而微利。此本柴胡证,下之以不得利,今反利者,知医以丸药下之,此非其治也。潮热者,实也。先宜服小柴胡汤以解外,后以柴胡加芒硝汤主之。"

第 230 条:"阳明病,胁下硬满,不大便而呕,舌上白胎者,可与小柴胡汤;上焦得通,津液得下,胃气因和,身濈然汗出而解。"

这里的"热结在里""日晡所发潮热""不大便"等症状,在这些条文中,也都被看作是"兼阳明"的表现。

所谓"兼里虚"中的"里虚"是病机,若从病机上讲,应当属于"夹证",在这里列在"兼证"中,是指"兼脉涩"。这是针对第 100 条而言:"伤寒,阳脉涩,阴脉弦,法当腹中急痛,先与小建中汤;不差者,小柴胡汤主之。"

少阳病的典型脉象是弦。若单纯的如同第 96 条方后注所讲的那样,腹痛与脉弦并见,则是气机郁滞,脾络痹阻而引发的"腹中痛",所以张仲景去了苦寒凝敛的黄芩,加具有开破之性、疏通络脉的芍药以止痛。若腹痛与脉涩并见,则是营卫化源不足,这是虚证腹痛,这就需要先建中阳,补营卫,选用小建中汤,建补中焦。待阳脉不涩,腹已不痛时,再根据"阴脉弦",选用小柴胡汤,以疏散"半在外""必有表"之邪。

关于夹证。在这里所说的"夹证",具体是指夹痰饮。先生从轻与重两个方面列举了两条。一是第 96 条的方后注"若心下悸、小便不利者,去黄芩,加茯苓四两"。这里的"心下悸、小便不利"是气机郁滞,影响三焦水道不利,水气内停。因为水不化气,所以小便不利;因为水气凌心,所以心下动悸。这是水饮内停的轻证,所以只是在小柴胡汤中去苦寒伤气的黄芩,加渗利水邪、定惊邪恐悸的茯苓。二是文中列举的第 147 条:"伤寒五六日,已发汗而复下之,胸胁满、微结,小便不利,渴而不呕,但头汗出,往来寒热,心烦者,此为未解也,柴胡桂枝干姜汤主之。"

这一条讲邪结胁下,气机不利,三焦失调,阳郁水停,邪逆气结,所以症见胸胁满微结(结,敛束不舒感)。因为三焦气化失调,水饮内停,所以小便不利。水不化气,津不上承,所以症见口渴。本条表述,属于夹水饮的重证。所以张仲景选用柴胡桂枝干姜汤,宣散结邪,清解郁热,温运化饮。

柴胡桂枝干姜汤也是小柴胡汤的加减方。方用柴胡配桂枝宣散外邪,柴胡配黄芩清解郁热,郁结一开,则往来寒热、心烦、但头汗出即除。柴胡配牡蛎开结散郁,除胸中邪逆胁满、微结;桂枝配干姜温运化饮,水饮一散则小便即利;黄芩配栝蒌根清解郁热以止渴。柴胡桂枝干姜汤疏达清解,宣化痰饮。

关于"变烦惊"。这里的"变烦惊"是指少阳病误治后,出现"烦惊"等症状,此属于少阳病的"变证"。关于变证的含义,在本章前文太阳病串解中已讨论过,这里不再赘述。

关于少阳病的变证,先生首先列举出第 264 条"少阳中风,两耳无所闻,目赤,胸中满而烦"。此本来只能用小柴胡汤疏解宣散少阳郁火。张仲景特别告诫:"不可吐下",若误用吐下,则伤津耗气,郁火乘势扰心,心主不宁,可能引发动悸不安,惊怖而恐。这对于原本的少阳中风来说,属于误治后引发的变证。

其次,先生又列举第 107 条:"伤寒八九日,下之,胸满烦惊,小便不利,谵语,一身尽重,不可转侧者,柴胡加龙骨牡蛎汤主之。"本条所讲的"胸满烦惊"是"伤寒八九日,下之"以后才出现的。这一例"伤寒八九日,下之",之所以出现"胸满烦惊",是因为"伤寒八九日",迁延不解,邪郁化火,误下后,邪陷扰心,心不敛神,所以症见惊怖不宁。这对于典型的少阳病来说,也是"变证"。方用小柴胡汤的变方,柴胡加龙骨牡蛎汤。

四、太阴病串解

【原文】

(一)太阴和太阴病

人体之阴,若从物质上来指实,就有津液、精气和营血之分。津液来源于水谷,津液之精华,即具有营养价值者为精气。精气之更精专(精纯的意思)者,"行于经隧,以奉生身,莫贵于此"为营血。因此,阴有三阴,三阴的多少和对人体的重要性,也有差别。

太阴的意思是盛阴,亦即最多的阴,自然是指的津液了。津液的吸取与输送,与脾和肺的关系最为密切。脾与胃有膜相连,主为胃行其津液。《素问·经脉别论》就说:"饮入于胃,游溢精气,上输于脾。脾气散精,上归于肺,通调水道,下输膀胱。"又说:"食气入胃,浊气归心,淫精于脉。脉气流经,经气归于肺,肺朝百脉,输精于皮毛,毛脉合精,行气于府,府精神明,留于四脏。"因此,若把太阴结合到脏腑的功能来说,就是指脾、肺而言。

由于脾气散精、肺气流经，津液被利用，所以人就健康无病。反之，如果脾、肺因虚寒而失职，尤其是脾气散精的功能失职，不能为胃行其津液，肠胃的水谷，就会留滞为湿，形成"腹满而吐，食不下，自利益甚，时腹自痛"等寒湿内盛的症状，这就是典型的太阴病。

太阴病的病理既然是寒湿，就和阳明病的燥热相反。二者虽然都有腹满症，但是阳明病的腹满属实，不吐不利；而太阴病的腹满属虚，自吐自利，而且越吐利越虚寒，腹满也越重。阳明病口渴，太阴病不渴。可见太阴病是阳明病的反面。即"实则阳明，虚则太阴""热则阳明，寒则太阴"。燥气有余，湿气不足，便是阳明病；湿气有余，燥气不足，就是太阴病。二者是一个事物的两个方面，所以二"经"相表里。

【述义】

阅读本节，参见第一章《伤寒论简介》与第二章第二节《三阴三阳和六经》述义。

【原文】

（二）太阴病的成因与症治

凡在外感病中出现太阴病，患者必然是先有里寒里湿的因素，因此在出现太阴病的吐、利之先，就会有一些外感夹内湿的特殊症候。如"伤寒脉浮而缓、手足自温"就是。脉浮缓是浮而怠缓，是表证夹有里湿的脉象。手足不热而温，是脾阳不足的表现，这仅胜于手足寒。这样，就具备了向太阴里寒变化的征兆，中医术语叫做"伤寒系在太阴"，也就是太阴伤寒。

也有脉象浮而兼涩，四肢烦疼的，烦疼是风湿相搏的表现。不是身体烦疼，而是四肢烦疼，这是湿的重点在脾，而且夹有风邪的缘故。这对比前者为阳邪，所以叫太阴中风。

无论是太阴伤寒，还是太阴中风，只要尚未出现吐利，脉象还浮，便是邪尚在表，就应当发汗。不过里阳不盛，脉搏又不是浮紧，便不可峻汗，只宜用桂枝汤微发其汗。发汗之后，不但表邪解了，而且也避免了外邪引起太阴吐利的出现，这实际也是"治未病"的预防措施。

伤寒系在太阴，或太阴中风，这仅仅是太阴病初期的暂时现象。其人既然平素就脾阳虚、内湿盛，所以除了脉浮缓、浮涩，手足自温或四肢烦痛以外，还必兼有小便不利、大便不实。因此，若初期失治，便能有以下几种后果。

1. 小便不利，表邪外闭，湿气内郁，转成发黄症。

2. 里阳渐盛，化湿有权，小便渐利，七八日后，由湿化燥，大便成硬，由太阴而出阳明。

3. 里阳渐盛，驱湿有权，其湿不从小便而出，竟暴烦下利，日十余行。这是脾气充实，正与邪争，正气驱邪，腐秽自去的缘故。泻后湿去人安，病即自愈。

4. 太阴中风，阳脉若由浮转微，是风邪已去；阴脉虽涩，却应指迢长，这是脾气恢复，行将化湿，为欲愈之候。

5. 若里阳继续衰退，既不能驱湿，又不能化湿，又不转成发黄，那么内湿只有下趋作利的一条途径了。所以论中说"伤寒四五日，腹中痛，若转气下趋少腹者，此自欲利也"，这就形成了正式的太阴病。

太阴病除了下利以外，还会有呕吐、腹满、腹痛等症。不管这些症状是存在，还是不存在，只要是"自利不渴"，就已够说明是太阴脾家虚寒，就应当温中祛寒，健脾化湿，理中、四逆辈，都是对症的方剂。

【述义】

前文阳明病串解中讲过"阳明之为病，胃家实是也"（第180条），说明阳明病是实证，实在里热，滞积。本节讲的太阴病与阳明病正相反，是"太阴之为病，腹满而吐，食不下，自利益甚，时腹自痛"（第273条）。这是虚证，虚在里寒，里湿。《素问·太阴阳明论》说："脾与胃以膜相连。"阳明胃与太阴脾是一体两面，其中阳明胃主燥化，主腐熟与传导；太阴脾主湿化，主运化与输布。阳明病篇第187条"伤寒脉浮而缓，手足自温者，是为系在太阴。太阴者，身当发黄；若小便自利者，不能发黄；至七八日，大便硬者，为阳明病也"恰好能说明这个问题。这里的"伤寒系在太阴"，是说本证伤寒有发展为太阴病的可能，是有里湿的因素，有向太阴里寒变化的趋势。仅仅是"趋势"。若向太阴病发展，必是运化失调，水湿停滞，故小便不利；水停为湿，邪郁为热，湿热酝蒸，濡染黄化，流于肌表、面目则发黄。

还是这同一个"伤寒系在太阴"证，如果病机由脾不健运而逐渐自调为脾运如常，则湿化水布，必小便自利；其证有热无湿，故不能发黄；经过七八日的时间，湿从燥化，当肠道逐渐干涩，大便逐渐干硬时，这个原本的"伤寒系在太阴"就逐渐发展成为阳明病了。太阴主运化，阳明主燥化，若湿胜则燥从湿化发为太阴病，若燥胜则湿从燥化而发为阳明病。从这一条"伤寒系在太阴"的两个不同的转归,可以看出太阴与阳明,太阴病与阳明病之间的关系。后世人有总结为实则阳明,虚则太阴,单就这一点来说,是有一定道理的。

"伤寒脉浮而缓,手足自温者,是为系在太阴。"(第187条)"伤寒四五日,腹中痛,若转气下趋少腹者,此欲自利也。"(第358条)太阴病经过四五日的早期过程,即进入典型症状期。"自利不渴者,属太阴也。"(第277条)出现"腹满而吐,食不下,自利益甚,时腹自痛"(第273条)。其转归期,下利止而能食则愈。或"虽暴烦下利,日十余行,必自止"(第278条)。下利后,精神爽慧而病愈。这是太阴伤寒。

若"伤寒脉浮而缓,手足自温",不是发展为阳明病,也不是发展为"腹满而吐,食不下,自利益甚"的太阴伤寒,而是四肢烦疼,脉阳微阴涩而长,即浮取脉的浮势减弱。微,在这里表达脉浮的程度已有减弱的趋势,这表示外邪已衰。沉取脉涩,但指下迢长,反映出正胜邪退的过程,所以其病将愈。和前文讲的太阴伤寒对比,这属于太阴中风(第274条)。

【原文】

(三)误治所促成的太阴病的症治

把以上所述作一概括,可见太阴病包括了腹满、腹痛、吐、利等一系列症状。其宿因是素秉寒湿,其诱因是感受外邪,其病理是脾虚脾寒。然而泛论一下太阴病,这些症状,有时只出现其中之一,而不必悉具。其成因有的出于误治,而不是素秉寒湿;其病理有的是脾实,而不是脾虚寒。因此,除了以上所说的典型太阴病之外,还需要介绍一下另外一些常见的太阴病,这在《伤寒论》中就有。

29条:"伤寒脉浮,自汗出,小便数,心烦,微恶寒,脚挛急,反与桂枝汤欲攻其表,此误也;得之便厥,咽中干,烦躁,吐逆者,作甘草干姜汤与之,以复其阳。"

这是误汗伤脾阳,出现厥和吐逆的太阴病,故用甘草干姜汤温中回阳。

76条:"发汗后,水药不得入口为逆,若更发汗,必吐下不止。"

这与上条的病因、病理基本相同,轻的用甘草干姜汤,重的用四逆汤。

91条:"伤寒医下之,续得下利,清谷不止,身疼痛者,急当救里;后身疼痛,清便自调者,急当救表。救里宜四逆汤,救表宜桂枝汤。"救里,就是救的太阴。

66条:"发汗后,腹胀满者,厚朴生姜半夏甘草人参汤主之。"

这是汗伤脾阳,太阴气滞,腹胀满为主症,所以用厚朴生姜半夏甘草人参汤健脾导滞。

279 条："本太阳病,医反下之,因而腹满时痛者,属太阴也,桂枝加芍药汤主之;大实痛者,桂枝加大黄汤主之。"

这是太阳病误下,气血内陷,致使脾络郁滞不通所致。气血凝滞在腹内肠外的脉络,是全腹部弥漫性疼痛,不局限在脐周围,按之也决无硬块。轻的由于脾络时通时阻,痛亦时作时止;重的则能持续作痛,痛而拒按。前者可用桂枝加芍药汤,以桂枝汤和营卫,倍芍药以破阴结,通脾络;后者因芍药破结之力太轻,再加入少量的大黄,即桂枝加大黄汤,以破血行瘀。

以上这些,或表现为厥,或表现为吐,或表现为利,或表现为腹胀满,或表现为腹满痛,有的是气滞,有的是血滞,有的属虚,有的属实。但是病机都在于脾,这都是太阴病。

【述义】

"误治所促成的太阴病",最有代表性的条文是太阴病篇第 279 条:"本太阳病,医反下之,因尔腹满时痛者,属太阴也,桂枝加芍药汤主之;大实痛者,桂枝加大黄汤主之。"这一条表述的是太阳病误下而转属为太阴病。(详见第三章,第七节《要与临床相结合》例七)

先生"泛论"太阴病,列举第 29 条"伤寒脉浮,自汗出,小便数,心烦,微恶寒,脚挛急,反与桂枝汤欲攻其表,此误也;得之便厥,咽中干,烦躁,吐逆者,作甘草干姜汤与之,以复其阳"、第 76 条"发汗后,水药不得入口为逆,若更发汗,必吐下不止"、第 91 条"伤寒,医下之,续得下利,清谷不止,身疼痛者,急当救里;后身疼痛,清便自调者,急当救表。救里宜四逆汤,救表宜桂枝汤"、第 66 条"发汗后,腹胀满者,厚朴生姜半夏甘草人参汤主之"等,综括典型太阴病之外的一些常见太阴病的一系列症状,特别指出太阴病除了基本病机脾虚脾寒之外,还有气滞、血滞引发的实证。

纵观这些条文所表述的脉症,若从太阳病的角度看,属于太阳病误汗误下后的变证,若从太阴病的角度看,则又可看作太阳病误治后转属的太阴病。

五、少阴病串解

【原文】

(一)少阴和少阴病

少阴,是阴气较少的意思。人体内有营养成分的精气,来源于津液,而又少于津液。所以在医学上就把津液和与津液活动有关的脾和肺,属于太阴;而把精气和与精气相关的心和肾,属之于少阴。

精气从形迹上说,属于水,水是藏于肾的。精气又是热能的物质基础,通过心可以转化为热能。热能从性质上来说,属于火,而火又是心之所主。因此,少阴就代表了心、肾,而且水中有火,具有水火二气的妙用,对于人体的健康来说,起着极为重要的作用。

水火二气之所以重要,一方面是因为二者能相辅相成,另一方面也因为其相互之间的相制相约。在正常情况下,精气支援心脏,转化为热能。心脏发挥其热能,反过来又促进肾脏对于精气的吸取、储藏与转化,这就是相辅相成。相辅相成,生生不息,人也就体魄健壮,精神饱满,健康无病。另一方面,肾水上承,能使心脏热而不亢;心火下交,能使肾水行而不泛,这就是相制相约。相辅相成,促进了健康的发展,相制相约,又避免了病态的出现。这在医学上叫做"心肾相交、水火既济"。

反之,如果水火两虚,不相促进,精不足,热能也不足,就会体力疲惫不堪,精神萎靡不振,这叫心肾两虚。或者肾水独虚,不能上济,心火就会炽张无制,以致心烦不眠;若心火独虚,不能下交,又会水邪泛滥,出现吐利、厥冷等症。这些就叫作"水火未济""心肾不交",都是少阴的病态。

凡少阴病,都是里病。但是少阴的精气与热能——即水与火,不但在体内起到作用,而且也支援了体表之阳,就像《素问·生气通天论》所说的那样:"阴者藏精而起亟,阳者卫而为固。"所以,少阴水火不虚,则太阳之阳必盛;心肾两虚,则太阳之阳必衰。可见体表和体内,是不可分割的一个整体,少阴其实是太阳的底面。健康时,热能活动在体表,就是太阳;活动在体内,就是少阴。受邪后,热能充实,反应为表热,就叫太阳病;热能不足,反应为里虚,就叫少阴病。太阳和少阴,是一个事物的两个方面,所以二"经"相表里。

【述义】

在人体内,少阴主水火二气,太阳包蕴的阳气源于水火的气化,这也就是《素问·生气通天论》所说的"阴者藏精而起亟也,阳者卫外而为固"的意思。从这个意义上讲,少阴是太阳的底面。少阴水火不虚,则太阳之阳必盛,机体防御机能则健全。少阴水火衰惫,机体会出现全身性虚弱,抗病能力则低下。当外邪侵袭时,在太阳则反应为脉浮,头项强痛而恶寒,发展为太阳病,若在少阴,则反应为脉微细、但欲寐等一派虚寒衰惫之象,而发展为少阴病。

阅读本节,可参见第一章《伤寒论简介》与第二章第二节《三阴三阳和六经》述义。

【原文】

(二)少阴病的类型与症治

如上所述,少阴病的病情,既然有水火两虚和水虚或火虚的不同,因而其症状表现和治则也就不同。另外,少阴病也是由外感所引起,所以也往往会有一段表证期。因此,下面分为表证、水火两虚证、火虚证、水虚证四种类型来叙述。

1.少阴表证。少阴表证,实际是少阴里证的前驱期。由于少阴病都是虚在太阳的底面,所以其前驱期也一般只是恶寒而发不起热来。不过少阴病也是外邪所引起,外邪总是会郁闭肤表之阳的,即使是很不充实的阳也罢,所以也可能出现较轻微的发热。不过这种热,由于没有少阴水火的充分支援,就不但是热的程度较轻,就是发热的时间也不可能持久。同时,脉搏也必浮不起来而出现沉脉。这就是少阴表证的特点。

"上工治未病"。当已经出现了少阴病的前期征兆时,就应当及时救治,以预防其发展为里证。无热恶寒,脉沉的,急温之,宜四逆汤。发热,脉沉的,当发汗兼温经。初得时,可用麻黄附子细辛汤。若延至二三日,其热必更轻,但只要还未出现里证,就仍当发汗,可改用麻黄附子甘草汤微发其汗。

【述义】

先生把少阴病分为四个类型,即少阴表证、水火两虚证、火虚证、水虚证四种类型。

少阴表证是以第301条的麻黄附子细辛汤证与第302条的麻黄附子甘草

汤证为代表。

少阴水火衰惫，机体会出现全身性虚弱，这时若感受外邪，机体的反应不可能有太阳病那样比较剧烈的反应，只能表现为第 281 条所表述的那样脉微细，但欲寐，精神萎靡不振，这个时期可能出现轻微的发热，这个阶段属于少阴病的表证期。少阴病篇第 301 条说："少阴病，始得之，反发热。"少阴病是里虚里寒，原本不应当发热，因为是"始得之"，所以有"反发热"的可能，这时病势在表，属少阴病表证，张仲景选用麻黄细辛附子汤发汗。用附子温里扶阳，用细辛配麻黄温阳解表。关于细辛，《金匮要略·痓湿暍病脉证治第二》的防己黄芪汤方后注讲："下有陈寒者，加细辛三分"。

第 302 条又说："少阴病，得之二三日，麻黄附子甘草汤，微发汗。以二三日无里证，故微发汗也。"这一条虽然没有明讲"反发热"，但是，强调"无里证"，就是从侧面表明"有表证"，病势也是在表，这也属于少阴病表证，所以选用麻黄附子甘草汤微发汗。这一条与第 301 条表述的证对比，表邪微、里寒轻，所以去了辛散大热的细辛，加甘缓平和的甘草以略缓麻黄、附子的烈性，以达到温阳散寒、微汗解表的目的。

前文第 301 条与第 302 条讲的是少阴病表证的辨证与诊治，这个过程很短暂，若"五六日"之后，出现"自利而渴"时，则是已发展为典型的少阴病了，这正是第 282 条所讲的"属少阴也"。

从表证期发病到证候典型化是一个动态过程，早期治疗成为重要原则。所以第 323 条强调"少阴病，脉沉者，急温之，宜四逆汤"，这就是说少阴发病，无热恶寒、但欲寐，只要见到"脉沉"，就显露出少阴阳虚寒盛的苗头，这就要抓住时机，在"五六日自利而渴"症状出现之前就急用四逆汤温之，以避免病势急剧进展。

【原文】

2. 水火两虚证。少阴病的前驱期失治，就会出现里证。其中，水火两虚证，就是最典型的少阴病。

水火两虚，就是精气和热能两不足。患者必体力疲惫，精神萎靡，恶寒踡卧，表情淡漠。脉搏也会由于精气不足，不能充实而脉管细小；热能不够，心脏搏动无力而弹力微弱。论中说"少阴之为病，脉微细，但欲寐也"，就是这种严重病情的简要描述。

水火两虚，尤其明显的表现在患者脉微和"自利而渴"上。脉微、自利，就是火虚，而"渴"就是精虚。因为这种渴，不是有热，而是精虚饮水自救，所以只欲热饮,饮亦不多,而且小便清白不赤。

水火两虚到了自利,脉微,饮水自救的程度,是够严重了。根据阳生阴才能长的道理,急当温肾通阳,予以白通汤。方以附子暖下焦,干姜温中焦,葱白温通上下、内外,疏通水火升降的道路。下焦有了热能,就会蒸发阴精腾达,水火相交,使病情脱离险境。

本症有寒凝过重,服白通汤反格拒不能吸收,出现厥逆、无脉、干呕、心烦的,可于方中加入猪胆汁、人尿以开格拒。

除了上述情况以外,还有久病久利,出现脉微涩,呕而汗出,屡屡入厕而所下甚少的,也是到了水火两虚的程度。火虚就下利、脉微;水虚就脉涩、所下甚少屡屡入厕,又呕而汗出,阴阳已有离决之势。这样的危证,虽宜温通,但脉象已涩,阴精将竭,就不宜再用燥烈伤阴的干姜附子,可改用温灸升阳法,温其上,灸百会。

以上的水火两虚证,都是阴阳将竭的危证,必须随时观察,麻痹不得。

【述义】

少阴病的水火两虚证是以第 314 条白通汤证与第 315 条白通加猪胆汁汤证为代表。

第 314 条说“少阴病,下利,白通汤主之”,第 315 条前半节又说“少阴病,下利,脉微者,与白通汤”。少阴病,下利,脉微,这是少阴阳虚、阴寒内盛的表现,其中必是无热恶寒,手足逆冷。与第 281 条对照,本证还应当有少阴阳虚的典型症状,如口渴,小便清长等。这属于少阴病阴寒内盛,衰阳被阴寒凝闭。先生说:“脉微、自利,就是火虚,而‘渴’就是精虚。”精虚就是水亏,所以概括为“水火两虚”。张仲景治以白通汤,通阳破阴,散寒解凝。方用附子助阳驱寒以消阴翳,干姜温阳散寒以止利,葱白通阳以启阴寒凝闭,合干姜、附子破阴凝而布阳气。

服白通汤之后,本应破除寒凝,阳通阴退,气和利止而脉旺。但是,服用白通汤后,不仅下利不止,反而病情逆转急下,由原本的但欲寐变化为昏冒不识,由手足逆冷变化为通体厥寒,脉由“微”而变为沉伏难寻、指下“无脉”,由“欲吐不吐”变化为更严重的“干呕烦”。这正如第 315 条的后半节所说“利不止,厥逆无脉,干呕烦者”,张仲景急在原来的白通汤的基础上,加人尿、猪胆汁反佐辛热,开格拒以交通阴阳。

另外,先生又列举第 325 条:“少阴病,下利,脉微涩,呕而汗出,必数更衣反少者,当温其上,灸之。”指出这一条所表述的是“火虚就下利、脉微,水虚就脉涩、所下甚少"。这属于少阴病阳虚气陷,阴津匮竭。"脉微"主阳气虚衰,"脉涩"主阴血不足,证属阴阳俱虚。张仲景选用灸法"温其上"。这个"上"是指百会穴。灸百会,有升阳举陷的功效,所以能固脱,止"屡屡入厕而所下甚少"("数更衣反少")的下利。

【原文】

3. 火虚证。火虚证和水火两虚证都是少阴里寒证。不过水火两虚证,已涉及肾精根本告竭,脉微细或微涩,病情严重。而火虚证只是心火不足,肾水尚有回旋的余地,所以是下利不渴,脉多沉迟、沉紧,而不是微细、微涩。这实际是太阴病的进一步发展。太阴里寒证和少阴火虚证,二者之间,没有本质上的差别,其区别就在于,虚寒还局限在消化道局部时,就叫太阴病;当虚寒发展为全身性症状,如手足厥逆、恶寒踡卧时,就算少阴病。所以,这样的少阴病,仍可采用太阴里寒诸方。譬如四逆汤吧,方中的炙甘草、干姜温太阴,附子才兼温少阴。

四逆汤的作用,主要是温太阴,因此用来治少阴病,就有它的局限性。譬如火虚的程度,已出现全身性症状,而且又较为严重的时候,就嫌病重药轻,必须改用通脉四逆汤。这些全身性的严重症状有:一是脉微欲绝,二是四肢厥逆反周身汗出,三是格阳外热,身反不恶寒。这些症状只要出现其中之一,就表示阳气即将渐灭,或即将脱散,就必须改用通脉四逆汤,即四逆汤倍干姜,并加大附子的用量,以急追亡阳。

火虚证既然与太阴里虚证没有本质上的区别,所以,少阴火虚就能兼有脾虚夹湿,甚至土不制水,形成水气等症状。这样,在温肾的同时,又当健脾以化湿、制水。譬如"少阴病,口中和,背恶寒者"是阳虚湿停,湿遏胸阳,所以背恶寒。又如"少阴病,身体痛,手足寒,骨节痛,脉沉者",也是肾阳虚兼脾湿。手足寒、脉沉是阳虚;身体痛、骨节痛就是气血被寒湿所阻。二者都当治以附子汤。方以参、附补阳,苓、术化湿,加芍药是为了化湿而不伤阴。为了迅速开通胸阳,前者还可于背部膈俞穴,加以灸法。

脾肾阳虚过重,不但能形成湿,而且还能形成水气。水气和湿的区别是,有呕吐、下利、小便不利等症状的就叫水气,没有这些症状的就叫湿。二者也是程度上的不同,没有本质上的差别。因此,治疗上也和附子汤一样,都用附子、苓、术和芍药,所不同的是,治疗水气不用人参之补,却加生姜散水,方名也取镇水之意,改称真武汤了。

【述义】

少阴病火虚证是以第 317 条通脉四逆汤证,第 304 条、第 305 条附子汤证,第 316 条真武汤证为代表。

所谓"火虚证"只是与前文的"水火两虚"对比而言,"只是心火不足,肾水尚有回旋的余地",在本质上都是"里虚里寒证"。先生特别指出:"太阴里寒证和少阴火虚证,二者之间,没有本质上的差别,其区别就在于:虚寒还局限在消化道局部时,就叫太阴病。当虚寒发展为全身性症状,如手足厥逆、恶寒蜷卧时,就算少阴病。"这就是说,太阴脾的局部虚寒,属太阴病,当虚寒弥漫全身时,则属少阴全身性的虚寒。出现全身性症状如"下利不渴,脉多沉迟、沉紧,而不是微细、微涩"等,方用四逆汤,用附子温阳救逆。

若虚寒更加严重时,就应当用与四逆汤有一步之遥的通脉四逆汤,如第 317 条所述:"少阴病,下利清谷,里寒外热,手足厥逆,脉微欲绝,身反不恶寒,其人面色赤,或腹痛,或干呕,或咽痛,或利止脉不出者,通脉四逆汤主之。"这一条讲的少阴病,阳衰比较严重,无根虚阳外浮,引发真寒假热证。

由于少阴火虚在病机上能够夹脾虚、夹湿,所以还会出现相应的脾肾阳虚湿盛的全身症状,如第 304 条所述"少阴病,得之一二日,口中和,其背恶寒者,当灸之,附子汤主之"、第 305 条所述"少阴病,身体痛,手足寒,骨节痛,脉沉者,附子汤主之"。少阴病阳衰气虚,寒凝湿滞,流注肢节,其人背恶寒、肢体痛。寒湿流注肢节引发的骨节痛等症状与原发少阴病典型的全身症状比较,则属于局部症状。方用附子汤。

若少阴火虚在病机上夹水气,症见呕吐、下利、小便不利等,如第 316 条所述"少阴病,二三日不已,至四五日,腹痛,小便不利,四肢沉重疼痛,自下利者,此为有水气。其人或咳,或小便利,或下利,或呕者,真武汤主之",此属少阴病阴寒凝聚,阳虚不化,停水上泛。张仲景把本证的病机概括为"此为有水气",方用真武汤。

【原文】

4. 水虚证。水虚证是少阴病的变型,是水虚火不虚,所以脉象不是微细、沉迟、沉紧,而是沉细而数。由于是水不上承,心火独炽,所以舌赤少苔,心中烦,不得卧。当补水泻火,以黄连阿胶汤主之。方以黄芩、连泻心火,阿胶、白芍、鸡子黄填精补水。水虚证在《伤寒论》中属于少阴中风,旧注认为是阳邪从心火而化热,所以称为"少阴热化证",而把以上的水火两虚证和火虚证,称为"少阴寒化证",认为是阴邪从肾水而化寒。只讲从化,不讲水火的制约关系,说服力不大。

【述义】

少阴病水虚证是以第303条黄连阿胶汤证为代表。

第303条说:"少阴病,得之二三日以上,心中烦,不得卧,黄连阿胶汤主之。"把这一条表述的证称为"水虚证",是因为本证的病机是少阴阴精不足,水亏火旺。

与前文讲的水火两虚证比较,水火两虚证是典型的少阴病,而水亏火旺证只能算是非典型的少阴病。

第303条所讲的少阴病,更偏重于阴精不足,这是机体感受外邪,在二三日之间,从阳化热,形成阴虚火旺,心火独亢,引发诸多心神症状。张仲景用滋水益阴、泄火宁神的方法,方用黄连阿胶汤。黄连阿胶汤方:用黄连、黄芩泄心火;用鸡子黄补心阴;用阿胶滋阴养血,配鸡子黄补阴精,配黄芩黄连,化阴济阳;用芍药配黄芩黄连泄热,配阿胶、鸡子黄益阴气。

【原文】

(三)少阴的经络病及其他

手少阴心的经络上挟咽,足少阴肾的经络循喉咙,所以邪中少阴的经络能出现咽痛。

咽痛当根据其红肿疼痛的程度,采用不同的方剂。"二三日,咽痛者"最轻,可与甘草汤清火解毒。"不差者"必已兼肿,与以桔梗汤。若"咽中伤,生疮,不能语言,声不出者",与以苦酒汤,清润收敛,兼祛痰涎。若红肿闭塞,病情严重的,用半夏散及汤,消痰开结。

以上这些咽痛,并不伴有少阴里证,所以旧注称为"客邪中于少阴经络"。此外,又有不是客邪,而是由于下利,导致津液下脱,虚热循经上逆的。足少阴脉,循喉咙,挟舌本,其支者,从肺出络心,注胸中。所以虚热上逆,能出现咽痛,胸满,心烦诸症。既然是虚热,就禁用芩、连、栀、柏等苦寒伤阳,苦燥伤阴的药物,当以凉润善补的猪肤汤主之。

少阴的经脉络小肠,寒湿如果郁滞在小肠,又能出现下利带血和白冻似脓的症状。当固肠燥湿,与以桃花汤。由于病灶在少阴的经络,所以也可以用针刺的方法,以泻经络之邪。

以上的咽痛、便脓血,虽然不是心肾水火本身的关系,但都与少阴的经络有关,所以也都是少阴病。此外,又有根本不是少阴病,却出现了一些吐、利、厥冷等少阴症状的,应当通过现象看本质,不要滥用回阳补水诸方。譬如,寒浊阻塞胸膈,吐利厥冷,烦躁欲死的,是吴茱萸汤证。阳被湿郁,四逆,腹痛,泄利下重的,是四逆散证。燥屎内结,口燥咽干,自利清水,腹胀不大便的,是大承气汤证。痰结胸中,手足寒,脉弦迟,温温欲吐,复不能吐的,是瓜蒂散证。湿热内扰,下利,咳而呕渴,心烦不得眠的,是猪苓汤证。这些都不是真正的少阴病。

【述义】

所谓"少阴的经络病",是从少阴经络立论,对咽痛、下利赤白等症状进行概括。如第 311 条:"少阴病二三日,咽痛者,可与甘草汤,不差,与桔梗汤。"

第 312 条:"少阴病,咽中伤,生疮,不能语言,声不出者,苦酒汤主之。"

第 313 条:"少阴病,咽中痛,半夏散及汤主之。"

第 310 条:"少阴病,下利,咽痛,胸满,心烦,猪肤汤主之。"

上述这些咽痛,证候虽然都局限在"咽",但病机不同,症状轻重不同,所以治法也不同。或清热解毒,或消痰散结,或散寒开结,或养阴凉润等。

外邪侵袭少阴,除了上述因为少阴经络挟咽、循喉咙引发少阴咽痛之外,还因为少阴经络小肠,如果寒湿郁滞小肠,小肠络脉损伤,则能引发便脓血。如第306 条:"少阴病,下利便脓血者,桃花汤主之。"第 307 条:"少阴病,下利便脓血者,桃花汤主之。"少阴病桃花汤证的病机是阳虚里寒,寒湿阻滞,气滞血瘀,腐化脓血。所以本证既泄利又下血便脓。因此,张仲景用桃花汤温中祛寒,散瘀止血,安肠止利,涩肠固脱。

另外,先生还列举了一些不典型少阴病,先生把它们称为"不是真正的少阴病",如第 309 条:"少阴病,吐利,手足逆冷,烦躁欲死者,吴茱萸汤主之。"

原发的少阴病,在发病的总体过程中,可以存在某些局部过程,如前文所讲的附子汤证的骨节痛等,本条所讲的则是胃虚寒凝引发的呕吐、烦躁等局部过程。从标本关系上讲,少阴病的基本病机为本,胃虚寒凝为标;少阴病的基本症状,下利、手足厥冷为本,呕吐、烦躁为标。

又,如第 318 条"少阴病,四逆,其人或咳,或悸,或小便不利,或腹中痛,或泄利下重者,四逆散主之。"这一条的表述,既不是典型的少阴寒化证,也不是典型的少阴热化证,但是在某些方面,既表现出寒化的倾向,又可见其热化的趋势,症状以寒热并见为特点,其病机可以概括为阴遏阳郁,阳气被阴寒水湿所阻。这是少阴病中比较复杂的一个类型。纵观本条中的五个或然证的治疗与加减用药,尤其对附子的应用,可以看出四逆散证的四逆是阳气郁结不能外达四末所致。本证的基本病机是阴遏阳郁,阳气被阴寒水湿所阻。

又,第320条:"少阴病,得之二三日,口燥咽干者,急下之,宜大承气汤。"

第321条:"少阴病,自利清水,色纯青,心下必痛,口干燥者,可下之,宜大承气汤。"

第322条:"少阴病,六七日,腹胀,不大便者,急下之,宜大承气汤。"

这三条少阴急下证,是从阳明病转属来的少阴病,是虚中有实,属火热炽盛。一方面热伤真阴,少阴水竭,另一方面肠道干涩,燥热成实,或热结旁流,肠道气滞壅塞、不大便等。张仲景迫不得已用急下法,意在救阴以求生机,重在挽救正气。这是张仲景的无奈之举,以求一线生机。

又,第324条:"少阴病,饮食入口则吐,心中温温欲吐,复不能吐。始得之,手足寒,脉弦迟者,此胸中实,不可下也,当吐之。若膈上有寒饮,干呕者,不可吐也,当温之,宜四逆汤。"

这一条在行文结构上有一个特点,就是"始得之,手足寒,脉弦迟者,此胸中实,不可下也,当吐之"。这一句是张仲景的自注文,也就是插在中间的一段解释文字。自注文的内容是与"少阴病,饮食入口则吐,心中温温欲吐,复不能吐""若膈上有寒饮,干呕者,不可吐也,当温之,宜四逆汤"的少阴病四逆汤证做鉴别,所以这段内容讲得不是少阴病,而是"胸中实"。这个"实",是指有形之物,此属痰涎壅遏,阻滞胸阳,所以应当"因高而越之",用吐法,可选用瓜蒂散。

最后先生举出第319条:"少阴病,下利六七日,咳而呕渴,心烦不得眠者,猪苓汤主之。"这一条是讲述少阴病下利日久,阴虚生热,虚热与水气互结的证治。本证下利六七日之久,致使阴津耗伤,病机逐渐发生变化,由发病初始的阴阳俱虚,而逐渐转化为阴虚为主;随着下利不止,伤津耗液,致使阴虚更甚。阴虚则生内热,虚热与水湿搏结,阻遏气机,水气不化。张仲景治以猪苓汤,育阴清热利水。

上述这些条文前,都凿凿地冠有"少阴病"三个字,因此,把这些少阴病条文讲成非少阴病,在文理上缺少依据。

六、厥阴病串解

【原文】

（一）厥阴和厥阴病

厥阴又称一阴，意思是三阴中的最后，其阴气于三阴中为最少，因此《素问·至真要大论》称为"两阴交尽"。但是，阴阳是互为消长，互为进退的，两阴交尽之际，就是一阳初生之时。因此，《素问·阴阳类论》说："一阴至绝，作朔晦。"由晦到朔，这很形象地刻画出厥阴是阴阳的转折点，含有阴尽阳生，阴中有阳的含义。

把阴中有阳结合到人体，最适合于说明肝和心包二脏。因为肝和心包，都藏相火，正是阴中有阳。阴中之阳，贵在敷布，贵在条达，尤其贵在生生不息。心包能敷布，肝气能条达，同时又生生不息，此阳即为生气勃勃之少阳。反之，如果不能敷布，不能条达，此阳就会内郁而成邪火，出现气上撞心、心中疼热的上热下寒证。另一方面，此阳既郁，就只能向内，不易向外。还有的，阳虽然不郁，却只消不长，不能生生不息，这又都会出现手足厥冷或厥热往来。上热下寒和厥热往来，既属于肝和心包的病理状态，又都可以用阴中有阳或阴尽阳生来说明，所以都是厥阴病的特征。

在正常的健康情况下，阴和阳总也是互为消长、互为进退的，这说明人体内的阴和阳，从来也没有绝对的平衡，而是在不断地进行调整，使之达到相对的平衡。相对平衡了，人也就不出现症状。这种调整的活动，在医学上归纳为厥阴和少阳的作用。譬如，按阴尽阳生这一转化过程来说吧，阴尽之前，还属厥阴；阳生之后，就属少阳。又如，按阴阳消长进退的现象说吧，"消"属于厥阴，"长"就属于少阳，阳气进而向内，属于厥阴，退而向外，就属于少阳。在病情表现方面，同样也是如此。上热下寒，厥热往来，重点在内，就属于厥阴病；胸胁苦满，寒热往来，重点"半在外"，就属于少阳病。因此可知，厥阴病和少阳病，都是相火病，只是表现的形式不同罢了。临床上常见到，少阳病进，就成为厥阴病，厥阴病退，也可能转化成少阳病。从病理现象，推知生理现象，都说明厥阴和少阳，是一个事物的两种不同的表现。所以二"经"相表里。

【述义】

厥阴又称一阴,《素问·阴阳类论》用天空中的月亮在一个月内的隐显变化做出形象的比喻:"一阴至绝作朔晦。"朔,月初之名也,月之始日谓之朔日,用现在的话讲就是农历每月初一。晦,《说文》解释说"月尽也",用现在的话讲就是农历每个月月末的一天,也就是下一个月初一的前一天。张景岳对此进行了发挥,说朔晦是"阴阳消长之道,阴之尽也如月之晦,阳之生也如月之朔,既晦而朔,则绝而复生。"①《素问·至真要大论》讲:"厥阴何也?岐伯曰:两阴交尽也。"这里所说的"两阴"是指太阴与少阴。如果把厥阴与太阴、少阴放在一起比较,那么可以看出太阴、少阴是阴气多少的两极,而"交尽"之后,便成为多、少、衰变三极。两阴交尽而衰变之厥阴,包含有阴气主退,物极必反,阳生于阴,阴中有阳的含意。

阅读本节,可参见第一章《伤寒论简介》与第二章第二节《三阴三阳和六经》述义。

【原文】

(二)厥阴病的类型和治疗

厥阴之脏既然是肝与心包,所以肝或心包病的各种不同症状,就是厥阴病的不同类型。《灵枢·经脉》篇云心包:"主脉所生病者,烦心心痛。"又说:"是肝所生者,胸满呕逆飧泄。"现根据这些症状,把厥阴病分为以下几个类型。

1. 消渴,心中疼热。"厥阴之为病,消渴,气上撞心,心中疼热,饥而不欲食,食则吐蛔,下之利不止。"

这是典型的厥阴病,是上热下寒证。心包不能敷布心火,风煽火炽,独盛于上,所以心中疼热,焦灼挛急。厥阴之阴,本来就少,又被火灼,所以舌红少苔,渴思饮水,随饮随消,形成消渴。水虚不能涵木,肝气又因风而动,必气上撞心,凌胃克脾,饥而不欲食,食则呕吐。火炽于上而不下达,肝气又上逆,所以膈上虽然有热,而膈下已隐伏着无形之寒。患者如有蛔虫,就可能趋向膈上,随吐而出。这一系列症状,实际包括了肝的"所生病"和心包"主脉所生病",所以是最典型的厥阴病。

本证的心中疼热,是阴虚火炽,不是实热,所以禁用下法。如果误用了

---

① 张景岳.类经[M].北京:人民卫生出版社,1965:401.

下法，必上热不除，下寒又起，以致泄利不止。本证的对证方剂是乌梅丸。乌梅之酸能补肝体，生津止消渴；细辛、桂枝之辛，疏肝用，兼散外邪；连、柏清膈上已现之热；椒、姜温膈下隐伏之寒；人参益气，安五脏；当归益血，养肝阴。使热清寒解，肝气条达，心包敷布，诸症自然消失。

本证当相火内郁时，其脉必不浮。如果脉象微浮，便是风火有出表之意，不治亦可自愈；不浮，就仍是未愈。本证呈现出风煽火炽之象，所以论中所说的厥阴中风，当是指本条而言。

2. 热利下重。"热利下重者，白头翁汤主之。""下利，欲饮水者，以有热故也，白头翁汤主之。"

这是热邪中于肝经，肝气不能疏泄，挟胆气下迫大肠所致。以白头翁汤清肝胆之火，止湿热之利。

3. 干呕，吐涎沫。"干呕，吐涎沫，头痛者，吴茱萸汤主之。"

这是寒邪中于肝经，不能化热，肝气挟寒邪上逆而成。肝脉与督脉会于巅顶，所以寒邪又能冲头作痛。当温肝降浊，吴茱萸汤主之。

4. 胸胁烦满，嘿嘿不欲食。"伤寒，热少厥微，指头寒，嘿嘿不欲食，烦躁，数日小便利，色白者，此热除也，欲得食，其病为愈。若厥而呕，胸胁烦满者，其后必便血。"

这段说明厥热进退。指头寒，是热微厥亦微。厥是要变化的，若于数日之后，小便清利色白、思食，为热除，厥必自退而愈。若数日之后热不除，指头寒发展为手足厥，心烦发展为烦而且躁，不能食发展为呕吐，发展为胸胁烦满，就是热深厥亦深，须用下法，如大柴胡汤之类。失治就有热盛灼阴，出现便脓血的可能。

以上四条说明，厥阴病有风煽火炽的，也有风中挟寒的。特点是上热下寒或厥热往来。症状多表现为胸满、呕逆、飧泄、烦心、心痛。尤其值得注意的是，厥阴病中的消渴症，绝不见于太阴病和少阴病，便血一症，也仅见于少阴病移热膀胱，而在厥阴病中，便脓血、吐痈脓，却屡见不鲜。为什么？这是因为，三阴虽然同出一源，但太阴是盛阴，主津液，故自利不渴；少阴之阴较少，主精气，精液不足，虽然也能出现渴，但决不至于消渴，只有厥阴之阴主营血，是精微中之精微，少而尤少，所以病至厥阴，就不仅是渴，而且消渴且常出现化痈脓、便脓血这样的变证。

【述义】

关于厥阴病的类型，先生曾在《湖北中医杂志》1982 年第 2 期上发表《结合临床探讨〈伤寒论〉的厥阴病》一文，文中指出："《伤寒论》的厥阴篇，是历代注家争论最多而始终没有得到统一认识的一篇。但是尽管众说不一，而对于厥阴一词有阴尽阳生、阴中有阳的涵义，厥阴病是肝和心包病，这两点并无不同意见。"先生从《素问·阴阳类论》的"一阴至绝，作朔晦"说起，与临床给合，指出厥阴病篇中大部分内容都属于"阴尽阳生""阴中有阳"，"但是篇中可以用阴尽阳生和阴中有阳来解释的这些厥证及其变化，并非都是厥阴病。厥阴病是指肝和心包病而言，厥阴受病，则肝气不能条达，心包又不能敷布心火，当然会手足厥冷，但也有不少不属于肝和心包病的其他伤寒或杂病，由于邪热固结，或痰水、宿食、陈寒痼冷的阻滞，也能使阴阳气不相顺接而出现厥"，所以必须"分清篇中哪些是厥阴病，哪些不属于厥阴病而是一般伤寒或杂病"。先生明确地指出："厥阴病是肝和心包病。篇中标明为厥阴病的只有前四条，另外未标明厥阴病，而确属肝病的有三条，即白头翁汤证两条和吴茱萸汤证一条。"先生在文中最后强调："厥阴篇最前四条，实质是从各个不同的方面来论述厥阴病，所以是不可分割的一个整体。""总而言之，读《伤寒论》的厥阴篇，首先必须分清什么是厥阴病，什么是一般伤寒。"①

归纳先生对厥阴病的认识，即《伤寒论·辨厥阴病脉证并治》只有4条：

第326条："厥阴之为病，消渴，气上撞心，心中疼热，饥而不欲食，食则吐蛔，下之利不止。"

第327条："厥阴中风，脉微浮为欲愈，不浮为未愈。"

第328条："厥阴病欲解时，从丑至卯上。"

第329条："厥阴病，渴欲饮水者，少少与之愈。"

除此之外，先生根据发病的病机特点认为第371条"热利下重者，白头翁汤主之"、第373条"下利，欲饮水者，以有热故也，白头翁汤主之"这两条表述的热利下重白头翁汤证与表述肝气挟寒浊冲逆的第378条"干呕，吐涎沫，头痛者，吴茱萸汤主之"也属于厥阴病。

【原文】

（三）伤寒上热下寒诸证和治法

以上所说的上热下寒和厥热往来，都是厥阴病的特点。但是这两个特点，决不限于厥阴病本身，在好多情况下都能出现。这里把伤寒病中不属于厥阴病的上热下寒诸证，列举于下，以便互相启发，互相印证。

① 李克绍.结合临床探讨《伤寒论》的厥阴病[J].湖北中医杂志,1982:6-9.

1. 蛔厥。手足逆冷并呕吐蛔虫的，叫做蛔厥。古人认为，蛔虫上行入膈，是避寒就温；蛔上入膈，又常使人心烦；乌梅丸中寒热药并用，治蛔厥效果又很好，所以认为蛔厥就是上热下寒证。实际是乌梅丸不仅适用于上热下寒证，还有安蛔的作用，近来常用以治胆道蛔虫，就是证明。但在上热下寒的患者，如果又经常吐蛔，或虫入胆道的话，用乌梅丸就更为理想。

2. 久利。下利不一定是上热下寒，但是久利不止，就有可能使津脱于下，热炽于上，促成上热下寒证。乌梅丸能清上温下，坚阴止利，散寒通阳，最适用于久利所导致的上热下寒证。

3. 寒格。本证和下面的泄利唾脓血，都是治疗不当而促成的上热下寒证。

寒格是内寒格拒，食不得入的意思。如359条："伤寒本自寒下，医复吐下之，寒格，更逆吐下，若食入口即吐，干姜黄芩黄连人参汤主之。"干姜黄芩黄连人参汤，就是清上温下的方剂。

4. 泄利、唾脓血。357条："伤寒六七日，大下后，寸脉沉而迟，手足厥逆，下部脉不至，喉咽不利，唾脓血，泄利不止者，为难治，麻黄升麻汤主之。"

大下后，出现手足厥逆，泄利不止，就是下寒。喉咽不利，唾脓血，就是上热。麻黄升麻汤除麻、桂通阳，归、芍、葳蕤养阴和血之外，更以知母、黄芩、天冬、石膏协同升麻清上热，以治喉痹肿痛；干姜协同茯苓、白术温下寒，补脾土，以治泄利不止。

除了上述几例以外，还有173条："伤寒，胸中有热，胃中有邪气，腹中痛，欲呕吐者，黄连汤主之。"这也是上热下寒证。方以干姜温腹中之寒，黄连清胸中之热，并以桂枝解表，半夏止吐，参、草、大枣扶正祛邪。本证虽然也是上热下寒证，但只是腹中痛，未出现飧泄；欲呕吐，不是呕逆；并且也没有出现手足厥逆症状，就没有与厥阴病相对比的价值，所以未收入厥阴篇。

（四）诸厥及厥热往来

厥和厥热往来，也和上热下寒证一样，常见于厥阴病，却不一定是厥阴病。这里重温一下厥和厥热往来的病因和病理，是必要的。

前已说过，厥阴是阴阳的转折点，转折点也就是顺接点。因为在逝者为转折，在来者就是顺接。阴阳的顺接，系指其不断地消长、出入而言。譬如，两阴交尽，接着一阳又生；或者阳入于里，接着又能出于外；消而又长，能内能外，便是阴阳气相顺接，就不厥。反之，若寒邪深重，阳气消而不长；或者热邪内结，阳气内而不外，便是阴阳气不相顺接。阴阳气不相顺接，就要手足厥冷,就叫做"厥"。

厥的病理,既有热结于里,阳气内而不外的,又有寒邪深重,阳气消而不长的,所以就有热厥和寒厥之分。下面把一些不是厥阴病,但也有胸满、呕逆、烦心、飧泻这类的症状,并且也能出现厥和厥热往来的,分为热厥和寒厥两类加以介绍。

1. 热厥的症治。热厥既然是热邪深入,阳气结聚,所以热深厥也深,热微厥也微,有的仅仅是指头寒。若热邪向外,又能手足转热,形成厥热往来。

热厥的特点是手足虽冷,而体温却高,即使热深厥深时,心窝部也比较正常为热;并且常有舌绛、苔燥、小便赤涩、大便秘结等里热的症状。热厥的治则是或清或下,忌发汗。如果发汗,不但不能退热,反更伤其阴,或迫使热邪上窜,出现口伤烂赤。

伤寒常见的热厥有:

(1)伤寒,脉滑而厥的,是里有热,宜白虎汤清之。

(2)病者手足厥冷,脉乍紧,心中满而烦,饥而不能食,是痰结在胸中,当须吐之,宜瓜蒂散。

(3)下利后更烦,按之心下软者,为虚烦,宜栀子豉汤。

(4)下利,谵语,腹满,是热结旁流,宜小承气汤下之。

以上诸证,热深时厥亦深,热微时厥亦微,热邪向外,又能不厥。既然是热邪在里,就当以里证为主,只要里证存在,厥深时用这样的方剂,厥回时也用这样的方剂。上面的栀子豉汤和小承气汤两例,原文都未提到厥,不是不能出现厥,是因为在治疗上,厥进时和厥退时没有差别,所以就没有提出的必要。

2. 寒厥的症治。寒厥是阴寒极重,阳气大衰所致。寒重的厥也重,寒轻的厥也轻,阴极阳生,又能不厥。阳回太过,还会手足发热,以致伤阴灼血,出现化痈脓,便脓血等变证。

寒厥多与下利并见。寒盛时,厥而下利,不能食;阳回时,厥退,利止,能食。寒厥的体温必低于正常,不渴,小便清,常恶寒蜷卧。治疗原则与热厥相反,应温、忌下,治同虚家。

兹将《厥阴病》篇中,虚寒诸厥,综合介绍如下。

(1)血虚表寒及里寒诸厥。

①手足厥寒,脉细欲绝,是血虚表寒,当益血通阳,当归四逆汤主之。若其人内有久寒,例如冷结在膀胱关元,小腹满,按之痛者,宜当归四逆加吴茱

茰生姜汤主之。

②手足厥寒，不是脉细欲绝，而是脉促，这是阳虚表寒，可灸之。

③腹濡，脉虚复厥者，此亦血虚表寒，当归四逆汤可以酌用。

（2）水饮及呕哕诸厥。厥而心下悸者，宜先治水，当服茯苓甘草汤。水去阳通，厥即当回，厥不回，再治厥。有因大吐、大下之后，胃中虚冷，复与之水，因致哕的，注家们主张用理中汤加丁香、柿蒂主之。呕而脉弱，小便复利，身有微热见厥的，阴阳有分驰之势，应以回阳为主，四逆汤主之。

（3）厥而下利。厥而下利是阴寒极盛。但是人的元气，有最后挣扎搏斗的力量，所以也有可能阴尽阳生，厥退利止。不过，阳气最后的挣扎，已极勉强，病情极不稳定，也可能热退厥进，又复下利。因此，对于寒利的诊断和治疗，可综合为以下三个方面。

①厥利并见时，就是少阴病，当温里回阳。四逆汤、通脉四逆汤、四逆加人参汤等，都可选用。

②厥退热回时，是阴尽阳生，但病情尚不稳定，当结合脉症观察。

微热、微渴或微似有汗，为阳回，必利止而自愈。

脉数者，是阳回太过，利亦当止。但在久利伤阴的情况下，阳回太过容易伤阴灼血。所以，利虽止，却出现咽痛的，是热邪上窜，必喉痹；若脉数而利仍不止，咽又不痛，是热邪下窜入肠，必便脓血。便脓血者，其喉不痹。

下利，寸脉反浮数，尺中自涩者，必便脓血。脉沉弦者，必下重，脉大者，为未止；脉微弱数者，为欲自止。

③厥回无望者死。如手足厥冷，治之仍不温者；下利无脉，灸之，脉仍不还者；阳气脱散，汗出不止者；下利日十余行，真脏脉见，脉反实者；躁而不得卧者以及脾胃极寒而反能食的除中证等。这些，过去都认为是必死之征。就是现在，见到这些症状，也要特别注意，麻痹不得。

总而言之，凡伤寒病至最后阶段，观察其厥热进退，在没有现代化诊断仪器的情况下，是有重要意义的。临床经验证明：厥热平者必自愈；厥少热多者，当愈，但也有热太过而化痈脓、便脓血的可能；厥多热少者是病情加重；但厥无热者病危。

以上诸厥，虽然并不都是厥阴病，但病已到了最后阶段，伤阴又到了伤血的程度，都有"两阴交尽"之义，所以收在厥阴篇里最为理想。

【述义】

本节"伤寒上热下寒诸证和治法"中讲的各个证候，先生都明确指出是"伤寒病中不属于厥阴病"的证候。

先生在本节中把厥阴病篇"伤寒病中不属于厥阴病的上热下寒诸证",列举出"蛔厥"(第338条)、"久利"(第338条)、"寒格"(第359条)、"泄利"(第357条)等。又举出厥阴病篇中不是厥阴病的若干"厥"与"厥热往来"诸证,如热厥中的第350条"伤寒,脉滑而厥者,是里有热,白虎汤主之"、第355条"病人手足厥冷,脉乍紧者,心中满而烦,饥不能食者,病在胸中,当须吐之,宜瓜蒂散"、第375条"下利后更烦,按之心下濡者,为虚烦,宜栀子豉汤"、第374条"有燥屎""热结旁流"的小承气汤证等。第351条寒厥中的"手足厥寒,脉细欲绝"是血虚表寒,应当益血通阳,当归四逆汤主之。第352条的"若其人内有久寒"。第340条的"冷结在膀胱关元""小腹满,按之痛者"宜当归四逆加吴茱萸生姜汤主之。以上三条中的诸证也都不属于厥阴病。

另外,还列举出第349条"伤寒脉促,手足厥逆,可灸之"、第347条"伤寒五六日,不结胸,腹濡,脉虚,复厥者,不可下,此亡血,下之死"、第356条"伤寒,厥而心下悸,宜先治水,当服茯苓甘草汤,却治其厥。不尔,水渍入胃,必作利也"等表述的证候也都不是厥阴病。

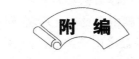

伤寒方古为今用

前面虽然讲了不少学习《伤寒论》的方法,但那只是一半,且是不重要的一半,真正重要的一半在于如何将《伤寒论》灵活地运用于临床。因此,本编再介绍一些临床运用《伤寒论》理法方药的医案,以作启发。

一、五苓散治验

(一)尿崩

王军,男,7岁,于1975年7月12日来山东省中医院门诊。患儿多饮多尿,在当地医院曾检查尿比重为1.007,诊断为尿崩症,治疗无效,遂来济南。经余诊视,神色脉象,亦无异常,唯舌色淡,有白滑苔,像刷了一层薄薄不匀的浆糊似的。因思此症可能是水饮内结,阻碍津液的输布,所以才渴欲饮水,饮不解渴。其多尿只是多饮所致,属于诱导性的,若能使其不渴、少饮,尿量自会减少。因与五苓散方:白术12克、茯苓9克、泽泻6克、桂枝6克、猪苓6克(按公制计量单位,1钱折合3克,下同)。水煎服。

上方共服两剂,7月14日其家长来述,症状见轻,又与原方两剂,痊愈。(李克绍医案)

(二)湿疹

国某,男,64岁,农民,于1975年3月16日就诊。

患者两上肢及颈部患湿疹,已两年多,虽迭经治疗,服中西药甚多,然疗效不显,时轻时重,本次发作已月余,症见两上肢及颈部密布粟粒样疹点,渗水甚多,点滴下流,轻度瘙痒,身微恶寒,汗出较多,口干饮水,大便正常,小便略黄,舌苔薄白,脉濡缓略浮。证属阳虚不能化气利水,湿邪郁于肌表,津液但能向上向外,外出皮毛,而通调水道的功能迟滞。治宜温阳化气利水,药用五苓散方:茯苓15克、泽泻9克、白术9克、薏苡仁24克(代猪苓)水煎服,三剂。

3月19日复诊:患者服第一剂后,患处渗水即明显减少,全身汗出亦基本停止。恶寒消失,口干减轻。此是阳化水降,原方再服三剂。

一年后随访,未见复发。(谷越涛医案)

原按:湿疹,在祖国医学文献中未见有此病名,对其论述,散在于"癣""疮""风"等范围内,其病因病机,一般多由于风、湿、热客于肌肤而成。急性湿疹以湿热为主,慢性湿疹多因病久耗血,以致血虚生燥生风、肌肤失养所致。而本例之病机则是由于阳虚不能化气利水,不能"通调水道,下输膀胱",津液但能上行外泛、郁于肌表,从皮毛作汗,或从患处渗出水液。气机不降,则患处渗水不止,故前虽迭用祛风利湿止痒之剂,终未见效,以致缠绵不愈。五苓散对人体的水液失调有良好的调节作用,故虽不用祛风利湿止痒之品而诸症均除,此不治而治之法,体现出中医"异病同治"的原则和辨证论治的重要性。

编者按:《伤寒论》中第141条有服五苓散以除心烦、解皮粟的记载。皮粟,俗称鸡皮疙瘩,该条皮粟的形成,是由于当汗不汗,反以冷水潠灌,致使将要作汗的汗液,被冷水所激,不得外出,反郁于皮肤汗孔中所致。五苓散能外通腠理,下达膀胱,通行三焦,化气行湿,所以用之有效。本案的湿疹,虽然在表现上与皮粟不同,但都是湿郁肌表,五苓散能解皮粟,就应想到能消湿疹。伤寒方应用万殊、理本一贯,关键问题是要举一反三、灵活运用。上案方药对症,按语分析详明,确是佳案。

又按:《伤寒论》中用五苓散的有以下几种症状,"脉浮、发热、渴欲饮水、小便不利者""水入则吐者""伤寒,汗出而渴者""下后心下痞、其人渴而口燥烦、小便不利者",霍乱"热多欲饮水者"。《金匮要略·痰饮咳嗽病脉证并治》还有"瘦人,脐下有悸,吐涎沫而癫眩"者。连同以上两案,都说明五苓散对于人体的水液代谢,有明显的促进作用。由于本方的药性稍偏于温,所以凡是由于水液代谢失调所形成的各种症状,而又宜于温性药的,都可以考虑应用本方。

二、小柴胡汤治验

低热

张某,男,50岁。1973年初夏,发低热,在楼德治疗无效,返回济南,西医检查,找不出病因、病灶,每日只注射盐水、激素等药物,治疗2个月,仍毫无效果。该院某西医大夫,邀余会诊,患者饮食、二便,均较正常,只是脉象稍显弦细,兼微觉头痛。《伤寒论》云:"伤寒,脉弦细,头痛发热者,属少阳。"因与小柴胡汤原方,其中柴胡每剂用24克,共服两剂,低热全退,患者自觉全身舒适。该院有

些医师还不相信,结果过了三天,患者痊愈,已能上班工作。(李克绍医案)

编者按:《伤寒论》云:"伤寒中风,有柴胡证,但见一症便是,不必悉具。"注家往往把这个"一症",局限于"寒热往来""胸胁苦满""默默不欲食""心烦喜呕"这几个症状上,并称之为柴胡四大主症。临床除了见到这四大主症之外,很少有想到用柴胡汤的。却不知论中还有一条更为重要,却容易被人忽略的原则是"伤寒脉弦细,头痛发热者属少阳。"为什么这是属少阳呢? 因为外感发热,总离不开三阳,头痛、发热是三阳共有的症状,属太阳就应当脉浮,属阳明就应当脉大,如果脉不浮不大而弦细,排除了太阳和阳明,就理所当然属少阳了。少阳脉的弦细,不一定是沉细弦劲,临床证明,只要够不上太阳之浮,阳明之大,而又指下端直有力,就算弦细。这一点临床时也往往容易忽略。至于柴胡,刘完素称"散肌热,去早晨潮热、往来寒热、胆瘅、妇人产前产后诸热",足见可以将其广泛地应用于多种原因的发热上。正由于这样,所以治太阳发热,可加入羌活、防风,治阳明发热可加入葛根、白芷。有人运用小柴胡汤灵活加减,治疗一切外感表热证,就是对于本条深有体会的缘故。

三、四逆散治验

(一)肝郁腿痛

李某之母,50 岁,农妇,于 1974 年 5 月 27 日就诊。

主诉:两腿疼痛,酸软无力,渐至不能行走,已月余。

病情经过:患者于一个多月前,因恼怒出现脘腹窜痛,时轻时重,并觉两腿烦乱不适。经针刺、服西药两天后,腹痛止,但两腿转而感觉酸痛,并逐渐加重。腿痛表现为两膝关节阵痛,右侧较重,并有凉感,两小腿烦乱不适,有时肌肉跳动,痛感有时有牵引两腰向内陷的感觉。手足有时觉凉,背微恶风,近几天腿痛烦乱加重,竟至转侧困难,难以入睡,经常彻夜坐着。饮食锐减,面色萎黄。舌质略红,苔薄白,二便正常。左寸脉弦,关脉弦滑,尺脉弱,右脉弦细。

分析:本患者症状虽似复杂,但脉象突出是弦脉,尤其是病发生在恼怒之后,这都说明是肝气内郁。其所以腿痛烦乱,也正如傅青主所说"手足,肝之分野……盖肝木作祟,脾不敢当其锋,气散于四肢,结而不伸,所以作楚"。治宜疏肝解郁,宣散气血。方用四逆散加味:柴胡 9 克、白芍 6 克、枳实 9 克、怀牛膝 9 克、甘草 9 克,水煎服一剂。

5 月 28 日复诊:昨日傍晚服头煎后,当夜两腿烦乱的感觉消失。肌跳、疼痛均止,余症亦明显减轻,精神、食欲亦有好转。继服上方一剂。

5月30日三诊:昨晨空腹服第二剂次煎后,呕吐黏痰甚多,呕后感觉全身轻松,今日已可不用拐杖自行一段路。食欲增加,足凉、背恶风均较前减轻。病人甚为高兴,并言过去两小腿皮肤有刺激样发热感觉,现亦减轻。这更说明过去是肝郁气滞,致使相火不能周流敷布,郁于下肢。现热感消失,是肝气已经条达的缘故。舌色正常,两手脉已转缓,尚略沉。又处方,上方加黄柏6克,水煎服一剂。

5月31日四诊:两腿灼热感已基本消失,睡眠、饮食均佳。今日右膝部及右上肢自肩至肘处轻微作痛。病机未变,仍服上方一剂。

6月5日五诊:右膝及右上肢疼痛消失,已无其他痛苦,唯觉行走乏力,仍服上方一剂。

6月8日六诊:诸症完全消失,今日可行走较远,唯胃脘略满。治宜燥湿清热,健脾和胃,佐以疏肝理气,处方:苍术9克、厚朴9克、橘红9克、茯苓12克、黄芩9克、木通3克、柴胡9克、枳实6克、甘草3克,水煎服两剂。

8月18日随访:药后诸症均除,已能料理家务。(谷越涛医案)

(二)发作性痴呆

胥某,男,49岁,于1977年4月2日就诊。

因郁怒引起痴呆,反复发作已两年余,每发作前,自觉有气自心下上冲至咽喉,遂即口不能言,体不能动,但心中尚能明了,发作后可能即时恢复正常,也可能持续几分钟。每日可发作一二次,也可能间隔5~20天发作一次不等。发作将止时,患者有吐出大量痰涎的幻觉,精神遂即清爽。发作过后,可持续有头痛的感觉达半天,曾到省地医院检查,按癫痫治疗,久服西药,未见效果,服中药百余付,亦未取效。患者常觉身冷、手足凉、胃脘略觉胀满,心烦,口干能饮,饮食尚可,二便正常,舌质红,苔黄厚,脉沉弦有力。

证属肝郁气滞,胃失和降,湿热内蕴,气机不宣,迫使胃气冲逆,壅塞清窍,遂致如癫痫样发作。宜宣解郁滞,使肝气条达,冲气自易下降。宜四逆散加味。

处方:柴胡9克、白芍9克、枳实9克、草决明12克、生赭石18克、半夏9克、甘草3克,水煎服。

方中草决明有较强的疏肝行气作用,再佐以赭石、半夏降冲和胃,此三药只有在四逆散疏肝解郁的配合下,才能起到平冲降逆的作用,如果没有四逆散的疏解条达,只知平冲降逆,不仅无效,反而必激起反作用而冲逆更甚。患者以前也曾服过大剂量赭石之类的药物,但始终无效,其原因就在这里。

4月7日二诊:上方服五剂,病未再发。自病后从未矢气,此次药后却腹中作响,觉有气下行,并多次矢气,舌苔仍黄厚,知胃气虽已下行,但湿热未消。

上方再加苍术9克、橘红9克，嘱令再服四剂。

4月11日三诊：上次诊病回家后，晚九点又发作一次。但发作时，无气上冲的感觉，持续的时间也甚短，发作后头痛消失也快。现身已不觉冷，手足不凉，脉已不沉，舌苔转薄，苔色不黄，舌质略红。

因湿热已除，气机已畅，以平陈汤加减续服，巩固疗效。自后此症未再发作。（谷越涛医案）

（三）急性阑尾炎

侯某，男，26岁，1974年8月求诊。

右下腹持续疼痛已四五天，初时满腹作痛，两天后疼痛局限于脐部右下方，自述已服过治阑尾炎中药三剂，方中有当归、赤芍、蒲公英、金银花、乳香、没药等清热、解毒、活血、化瘀之品，未见疗效，疼痛且有继续加重之势，细询病情，知患者恶寒、肢冷，痛处有灼热感，局部疼痛越重，身冷也越明显，食欲不振，轻度恶心，心烦口苦，口干不欲饮，舌质红，苔薄黄，脉弦数略沉。

证属阳热内郁，气机不畅，局部气血瘀滞，予以四逆散合金铃子散，处方：柴胡9克、白芍12克、枳实9克、延胡索9克、川楝子9克、甘草6克。上方一剂后，右下腹热痛明显减轻。身不觉寒，四肢转温，恶心止。继服两剂，诸症消失，随访两年，未见复发。（谷越涛医案）

编者按：四逆散有柴胡以升肝解郁，有枳实以降胃导滞，又有芍药、甘草以养荣和络，缓急止痛，所以凡由于肝郁克土，胃失和降，或胃肠湿滞，阳受阻遏所导致的一切症状，本方都用之有效。以上三案，主诉虽然有"两腿烦痛""癫痫频作""肠痈腹痛"的不同，但从兼见诸脉症来分析，或身觉微寒，或四肢较冷，或脉弦舌赤，或胃脘胀满，或呕吐痰涎，和《伤寒论》中四逆散证的"四逆""腹痛""泄利下重"一样，都说明是肝气内郁，肠胃气滞，所以都是本方治疗的范畴。《黄帝内经》所谓"伏其所主，先其所因"原则，通过以上诸案，可以深有启发。

四、当归四逆汤治验

（一）头目不清爽

李某，男性，中年，1966年初夏，到省中医院求诊。主诉：头目不适，似痛非痛，有如物蒙，毫不清爽，已近一年，自带病历一厚本。若菊花、天麻、钩藤、黄芩、决明子、荆芥、防风、羌活、独活等清热散风的药物，几乎用遍，俱无效果。我见他舌红苔少，考虑是血虚头痛，为拟四物汤加蔓荆子一方，三剂。患者第二次复诊时,自述服本方第一剂后,曾经一阵头目清爽,但瞬间即逝,接服二三剂,竟连一瞬的效果也没有了。我又仔细诊查,无意中发现,时近仲夏,患者两手却较一般人为凉。再细察脉搏,也有细象。因想《伤寒论》中论厥证,肢冷脉细,为阳虚血少,属于当归四逆汤证。此患者舌红苔少,也是血少之征,《伤寒论》中虽未言及本方能治头痛,也不妨根据脉症试服一下,即给本方原方三剂。复诊时,患者症状基本消失。为了巩固疗效,又给三剂后,患者自诉已能恢复工作。(李克绍医案)

编者按:余讲《伤寒论》课已有多年,不通过临床,还不知此方能清头目,所以理论结合实践是多么重要啊!同时也理解了前服四物汤加蔓荆子方,之所以能取瞬间之效,全在辛散与益血并用。但续服之后,川芎、蔓荆子之辛散,远不敌地黄、芍药之滞腻,益血虽有余,通阳则不足,所以也就无效了。

(二)两足冻疮

张某,男,年约八旬。1974年冬诊视。

患者两下肢从膝盖开始,凉至足部,两足颜色紫黯。足趾附近,皮肤干枯,像很厚的死皮一样,表面有不少散在的小形溃疡,但不甚疼痛。诊视脉象,迟而又细。

此因1974年的冬天,寒冷期较往年为长,患者虽然睡的火炕,但火力不足,炕的边沿足处温度更低,被褥又不厚,以致两足得不到充足的温暖,加之患者年老,不喜欢下炕活动,连同以上原因,就导致血行不畅,阴寒凝滞而成本病。治宜温经活血,方用当归四逆汤原方加红花。

因患者煎药不便,令将药轧为细末,每副二钱,开水冲服,早晚各服一次。

服完一剂后,两腿颜色红活,发凉亦转轻,接着又服一剂,死皮开始脱落,溃疡处有极浅表的小脓点破出。又接服一剂,死皮脱尽,溃破点亦愈合而痊愈。(张灿玾医案)

(三)小儿麻痹后遗症

杜某,男,年20余。患者幼年曾患小儿麻痹症,成年后,两下肢较细,并软弱无力,行动吃力,走路要拄双拐。每至冬季,即四肢发凉,尤其两下肢,极不耐冷,最易受冻伤,此乃气血虚弱,抵抗力太差,在冬季阳衰阴盛之际,气血更不能畅行于四肢末端所致。今又值冬令,前症加重,仍宜益血通阳为治。方用当归四逆汤原方。连服数剂,即觉两下肢转为温暖,耐寒力亦有所增强。(张灿玾医案)

编者按:当归四逆汤方中,有当归、芍药以益血,桂枝畅血行,细辛、通草以散寒通络,甘草、大枣培中土以增强化源,是一剂改善毛细血管微循环之方,

《伤寒论》中用以治"手足厥寒,脉细欲绝者"。王旭高认为本方治寒入营络,腰股腿足痛者甚良,临床常用以治手足冻疮,加之以上三案,足以说明本方对于因寒而致的末梢血微循环不利,有很好的调整作用。此外,据报道,有医者用本方治寒凝气滞所致妇女经期小腹痛,似仿《伤寒论》中"若其人内有久寒者,宜当归四逆加吴茱萸生姜汤"之例,此时加入生姜、吴茱萸为好。

五、吴茱萸汤治验

（一）食欲不振

一男性,壮年,每日只能勉强进食一二两,不食亦不饿。在牟平某医院住院近一个月,多方治疗,与健脾、消导等药,俱不见效。适值余暑假回家,因求我诊视,患者不嗳气,不呕吐,形体不消瘦,言语行动,亦如常人,自诉稍觉满闷。按其脉象,稍觉弦迟,舌质正常,舌苔薄白,但非常黏腻。因考虑弦主饮,迟主寒,舌苔黏腻,当是胃寒夹浊,因与吴茱萸汤加神曲试治,吴茱萸用 15 克。次日,患者来述,服后食欲大振,令其再服一剂,以巩固疗效。

事后考虑,患者稍觉满闷,实即《金匮要略·呕吐哕下利病脉证治》篇中,吴茱萸汤证"呕而胸满"之轻者。（李克绍医案）

（二）睡后口角流涎

王某,女,年长者,每入睡后即口流涎沫,及醒时,枕巾即全湿透。回忆《伤寒论》中吴茱萸汤能治干呕吐涎沫,即予吴茱萸汤原方,竟获痊愈。（赵恕斌医案）

（三）顽固性头痛

谢某,女,50 岁,军人家属。1975 年 12 月 21 日初诊。

患者头痛已两年余,痛当巅顶,如有重物覆压,必以手或其他暖物温熨巅顶,才能略觉缓解,且患者最怕冷,冷则剧痛,所以常年戴帽,不敢遇风,痛剧时,干呕,吐涎沫,但不吐食物,亦不吐水,再重则手足厥逆,出冷汗,别人呼唤,亦不答应。患者曾延医 40 余名,遍及冀鲁豫苏四省,服过珍珠、牛黄、琥珀、天麻煮鸡、蝎子、蜈蚣等,药价贵者达每剂 40 余元,但毫无效果。查脑电图正常,脉沉弦,舌苔白薄而腻。

此是寒浊上逆,厥阴头痛,宜温肝降浊,吴茱萸汤加减主治。处方:吴茱萸9 克、党参9 克、生姜 3 片、柴胡、生白芍、炒枳壳、制半夏各 9 克、羌活、防风各4.5 克。水煎服。

12 月 25 日复诊:服上方三剂,痛减,可以脱帽,夜间看篮球比赛表演,亦不甚痛,脉弦象已减。嘱原方续服三剂。

1976 年 1 月 5 日三诊:痛虽减,但有时仍吐,上方加苏梗 9 克。

1977 年 4 月 12 日四诊:时隔半年,上方前后共服 20 余剂,已不痛不吐,仅在月经前后,或有数秒或一二分钟似痛的感觉,饮食如常。自述以往遇冬,必以厚棉絮裹头,而 1976 年冬季极冷,未戴棉帽,亦顺利过冬。现在只是有时觉得眩晕。上方再加菊花、钩藤各 9 克,患者带方回家。(张佃民医案)

编者按:吴茱萸汤在《伤寒论》中凡三见:一在阳明篇,"食谷欲呕,属阳明也,吴茱萸汤主之";一在少阴篇,"少阴病,吐利,手足逆冷,烦躁欲死者,吴茱萸汤主之";一在厥阴篇,"干呕,吐涎沫,头痛者,吴茱萸汤主之"。另外,《金匮要略·呕吐哕下利病脉证治》篇,还有"呕而胸满者,茱萸汤主之"一节,这四节对于吴茱萸汤主症的描述,虽有"欲呕,烦躁,吐涎沫,头痛、胸满"等的不同,但其中一个共同的病理是寒浊壅塞。寒浊或在胃上口,或偏近胸中,或聚在胃中脘,病灶的远近和寒浊的多少,以及患者的不同体质,不同的耐受性,构成了这些不同的症状特点。但不管怎样,寒浊不开,症状就不会消失,而吴茱萸汤正是温胃降浊的有效方剂。其中生姜辛温而散,和胃散水,吴茱萸苦温而降,暖胃降浊,是本方的主药。用人参、大枣,是扶正安中,相辅成功。因此,吴茱萸汤对于寒而兼浊者,用之必效。睡后口角流涎一案,就是寒浊,所以本方用得恰好。

六、真武汤治验

(一)神经症

张某,女,47 岁。1976 年 4 月 28 日初诊。

患者于产后 40 天,始觉两臂震颤,以后逐渐加重,发展至全身不自主震颤,已两个半月。阵发性加剧,影响睡眠及进食,病人就诊时亦不能稳坐片刻,并伴有舌颤、言语不利、憋气,以长息为快,食欲差。曾多次就医,各求治不验。曾在某医院检查,神经系统无异常,诊断为"神经症",服西药不效。也服过中药补气养血、柔肝舒筋、疏肝理气、平肝潜阳等剂,亦不见效果。诊视,舌质尖部略红,左侧有瘀斑,舌苔白,两手脉俱沉滑弱。

治宜温阳镇水,真武汤加味:茯苓 30 克,白术 24 克,制附子 12 克,白芍 15 克,生姜 12 克,桂枝 9 克,半夏 12 克,生龙骨、生牡蛎各 30 克,炙甘草 6 克。水煎服,两剂。

4 月 30 日复诊:患者自述,29 日上午 8 时,服第一剂药至当日下午 6 时许,颤动基本停止,腹内鸣响。当晚又进第二剂,颤动停止。晚上睡眠明显好转,仅有时自觉头有阵阵轰鸣。上方白芍改用 30 克,加钩藤 12 克,磁石 30 克,再服三剂,以巩固疗效。

体会:震颤,是不随意动作,是运动神经系统的病理现象之一。中医临床对于震颤的病因、病理和治则,有时和抽搐、痉厥等不能截然分开。实证多从风、火、痰来考虑,因为痰郁可以化火,热极容易生风,肝是风木之脏,在变动为握,所以治疗多从清热、化痰、平肝、息风入手。虚证多由气血津液过伤,不能养筋,以致筋急而搐。所以多出现在小儿吐泻之后,或发汗后,失血后,产后,痈疽溃后,治疗时当注意补养气血。

本患者除舌尖稍红外,别无热象表现,而且诊前多次服用柔肝、疏肝、平肝等药物,却毫无效果,则风热实证可以排除。患者脉象沉弱,又发生在产后,确实应该从虚证上来考虑。但已服过补养气血之剂,并未见效,这就不仅仅是虚,还要考虑兼有水饮。因为从症状来说,《金匮要略·水气病脉证并治》篇,曾说:“水气在皮肤中,四肢聂聂动者,防己茯苓汤主之。”《痰饮咳嗽病脉证并治》篇说:“膈上病,痰满、喘、咳、吐……其人振振身瞤剧,必有伏饮。”本论第 82 条的真武汤证,也提到“身瞤动”一症,都和本患者的震颤相符合。再从脉象上来分析,《金匮要略·水气病脉证并治》篇云:“寸口脉沉滑者,中有水气。”又云:“脉得诸沉,当责有水。”又云:“水之为病,其脉沉小,属少阴。”而本患者的脉象,恰好是沉滑而弱,所以本证的关键,不仅是虚,而且兼有水邪泛溢。既然是水泛,就必是虚在脾肾,因为脾主散精,肾为水脏,脉弱脉沉,就是脾肾两虚,所以用真武汤壮肾阳以镇水,健脾土以治水,是根本的治法。服药后腹内鸣响,就是肾阳蒸动,脾气健运,水饮有不能自容之势,也就是“大气一转,其气乃散”的佳兆。

至于方药,茯苓白术合用,健脾利水;白术附子合用,暖肌补中;生姜散水,白芍使白术、附子化湿而不伤阴。尤其加入桂枝,能外通腠理,下达膀胱,温通三焦水道,不但取防己茯苓汤用桂枝通阳,有制止肌肉蠕动之意,而且兼有温化水饮,以治短气的作用。《金匮要略·痰饮咳嗽病脉证并治》篇云:“短气有微饮,当从小便去之,苓桂术甘汤主之。”本患者有憋气感觉,并以长息为快,亦系水饮所致。本方加入桂枝,正好把苓桂术甘汤也包括在内。此外,又以半夏蠲饮,龙骨牡蛎潜镇,方药对证,所以两剂痊愈。(张洪彩医案)

(二)自汗

刘某,男,成年,患自汗不止,曾到济南某医院检查,诊断为植物性神经紊乱,无治法。余诊视后,认为是阳虚水泛,给予真武汤。五六剂后,即恢复正常。(韩其江医案)

编者按：本案是医者与病人阔别后再会面时，论及伤寒方的应用而谈到的，病人的舌色、脉象当时都未问及，但既然是阳虚水泛，常在临床者自能心中有数，因此，这仍不失为一个简单而有价值的医案。

真武汤的应用，在《伤寒论》中有两条，一是用于"太阳病发汗，汗出不解，其人仍发热，心下悸，头眩，身𰗟动，振振欲擗地者"，一是用于"少阴病……四五日，腹痛，小便不利，四肢沉重疼痛，自下利者，此为有水气"。这两条的主症，一是头眩心悸，一是腹痛下利，再加上案的震颤和本案的自汗不止，虽然主症不同，病理却都是阳虚水泛，真武汤能扶阳镇水，所以都用之有效。

扶阳镇水，也就是增强肾脏机能，促进水的代谢，因此，据报道此方用于肾病尿毒症，也有一定的疗效。本方和五苓散，都能促进人体的水液代谢，但是药理作用不同，五苓散中用桂枝，真武汤中用附子，因此，临床出现脉沉迟、沉紧，或阳虚肢冷，说明是肾阳不足的，就用真武汤，而出现脉浮或口渴，关键是三焦不利的，就用五苓散。旧注称二方一是治腑，一是治脏，其实际意义确是如此。震颤一案，桂枝、附子并用，也可以说是脏腑兼治。

七、芍药甘草汤治验

两臂痉挛

孙某，女，中年，两臂乱动，昼夜不止。自己不停地说："累死我了，累死我了！"由其家人强按其手臂，才诊了一下脉。现在已记不起是什么脉象，也记不起处方是什么，只记得当时是以养血息风为治，服药后无效。后一老药工李树亭，给予一方，芍药30克、甘草30克。服后竟获痊愈。（李克绍医案）

编者按：芍药甘草汤在《伤寒论》中用于发汗亡阳，在阳复之后的脚挛急证。本方除了养阴外，还有缓解痉挛的作用。因此，据临床报道，本方可用于三叉神经痛、坐骨神经痛、腹痛、腓肠肌痉挛等。虽然在不同的方剂中，根据不同的情况，有时也加入养血、祛风、温经、清火等药，但只要有痉挛现象存在，就都可加入此两味。本案痉挛昼夜不止，说明二药缓解痉挛的效果显著。

八、四逆加人参汤治验

心动过缓

张某，女性，中年。

患者胸中满闷，手足发凉，脉沉迟。西医曾诊断为心动过缓，但无特效疗

法,转求中医诊治。余为处四逆加人参汤方,五六剂痊愈,后未再发。(李克绍医案)

编者按:本证手足凉,脉沉迟,说明心阳不振,其满闷也是胸阳不宣所致,四逆汤是回阳之剂,颇为对证。其所以加人参,是因为人参体阴而用阳,既能益血,又能强心,加入四逆汤中,不仅能防止生姜、附子伤阴,又能增强四逆汤的强心作用,所以心动过缓而又表现为阳虚的,用之有效。(李克绍医案)

九、半夏泻心汤治验

严重失眠症

李某,女性,年约六旬。

1970年春,失眠症复发,屡治不愈,日渐严重,竟至烦躁不食,昼夜不眠,每日只能服安眠药片,才能勉强略睡一时。当时我院在曲阜开门办学,应邀往诊。按其脉涩而不流利,舌苔黄厚黏腻,显系内蕴湿热,因问其胃脘满闷否? 答曰,非常满闷,并云大便数日未行,腹部并无胀痛。我认为,这就是"胃不和则卧不安"。要使安眠,先要和胃,处方半夏泻心汤原方加枳实。

傍晚服下,当晚就酣睡了一整夜,满闷烦躁之感大见好转。接着又服了几剂,终至食欲恢复,大便畅行,一切基本正常。(李克绍医案)

编者按:《灵枢·邪客》篇论失眠的证治是这样说的,"厥气客于五脏六腑",致使"卫气独卫其外,行于阳,不得入于阴……故目不瞑"。治之之法是"补其不足,泻其有余,调其虚实,以通其道,而去其邪"。本证心下有湿热壅遏,就是"厥气"内客,所以,尽管半夏泻心汤在《伤寒论》中并未提到有安眠的作用,但是苦辛开泄,消散湿热,就能达到"决渎壅塞,经络大通,阴阳和得"的目的,因而取得"阴阳以通,其卧立至"的效果。

又按:本患者愈后将近一年,又发作过一次,也是以胃肠症状出现的,说明本症的病因是胃家湿热。

十、桂枝去桂加茯苓白术汤治验

癫痫

王某,女性,年约五旬。

患者经常跌倒抽搐,昏不知人,重时每月发作数次,经西医诊断为癫痫,多方治疗无效。后来我院诊治。望其舌,一层白砂苔,干而且厚。触诊胃部,痞硬微痛,并问知其食欲不佳,口干欲饮。此系水饮结于中脘,但患者迫切要求治疗痫风,并不以胃病为意。我想,癫痫虽然是脑病,但是脑部的这一兴奋灶,必须通过刺激才能引起发作。而引起刺激的因素,在中医看来是多种多样的,譬如用中药治疗癫痫,可以任选祛痰、和血、解郁、理气、镇痉等各种不同的方法,有时都能减轻发作,甚至可能基本痊愈,这就是证明。本患者心下有宿痰水饮,可能就是癫痫发作的触媒。根据以上设想,即仿桂枝去桂加茯苓白术汤意,因本证不发热,把桂枝、生姜、大枣一概减去,又加入枳实消痞,僵蚕、蜈蚣、全蝎以搜络、祛痰、镇痉。处方:茯苓、白术、白芍、炙甘草、枳实、僵蚕、蜈蚣、全蝎。

患者于一年后又来我院找我看病,她说,上方连服数剂后,癫痫一次也未再发作,当时胃病也好了。现今胃病又发,只要求治疗胃病云云,因又予健脾理气化痰方而去。(李克绍医案)

编者按:本案患者,历年以来,各处奔走,访医求治,其唯一目的是要求解除癫痫。但是服过不少治癫痫的药物,而癫痫发作如故,改服几剂健脾散水稍加止痉的中药,便停止发作,这其中的道理,大有研究的价值。

据现代精神病学的论述,有一些精神失常的患者,是由于营养缺乏,内分泌功能失调或代谢紊乱等,各种不同的内脏疾患所引起。这类患者的躯体症状常很显著,而在全身功能都可能受到干扰的同时,精神症状往往只是疾病全部临床征象的一部分,因此又被称为症状性精神病。以上两例,同样也是症状性的。

症状性精神病,在《伤寒论》中就有不少的启示。如"谵语""郑声""惕而不安""发则不识人""烦躁不得眠"等都是。这些症状的产生,除少数例外(如热入血室),大部分是由于胃肠疾患——阳明实热或胃家湿热所引起。中医学中有所谓"食厥""痰厥"等也多属于这一类。这些精神症状的病理,基本上是"肠胃不和,则九窍不通""清阳不升,浊阴不降"或"浊邪害清"所致。因此,治疗时应健脾胃以治本,泄热导滞以治标,不论从本从标,或补或泻,都能达到不去安神而神自安的目的。

还有需要说明的问题是:同是胃肠不和,却有的能引起精神症状,有的不引起精神症状。即使出现精神症状,其表现也各不相同。据本人临床所见,精神症状可表现为头晕、目眩、耳鸣、失眠、烦躁、谵妄及癫痫等的不同,在程度上也或轻或重,极不一致。譬如以上两案,前者是烦躁、彻夜不眠,后者是癫痫、发作频繁,而有的医案则表现较轻。为什么有这样的差别呢?这是因为精神障碍的发生,不仅取决于躯体疾患性质的严重程度和发展阶段,更重要的是取决于患者高级神经活动的类型,和患病时的大脑功能状态,并且与先天的遗传因素、年龄、精神因素及环境等,也都有密切的关系。

十一、桂枝加附子汤治验

十指疼痛

范某,女性,素体弱,感冒后发热,微汗出,并十指疼痛,已十余日。诊其脉象沉细。此是平素阳虚体质,感冒后邪未尽去,而阳愈见绌,不能达于四肢末端之故,与桂枝加附子汤。附子初用 2.4 克,后增至 4.5 克,共服三剂痊愈。(叶执中医案)

编者按:此证与"太阴中风,四肢烦疼"的病理颇有互相发明之处,太阴中风是风中夹有脾湿之故,桂枝加附子汤方有桂枝汤解表,附子抚阳祛湿。此是寒邪外束,故脉象沉细,桂枝通阳,附子镇痛,所以也用之有效。但既然出现细脉,应仿当归四逆汤加入当归最好。

十二、麻黄汤治验

荨麻疹

陈某,曲阜人,单身独居,1973 年春节前,清晨到邻村换取面粉时感冒。突感身痒,前后身及两上肢,遍起斑块,高出皮肤,颜色不红,时抓时起,时起时消。经西医用扑尔敏及注射钙剂后,均无效。四五日后改找中医治疗。余初用浮萍方,无效,后根据患者脉迟、肢冷,并有明显的感寒外因,而改用麻黄汤原方。共服两剂,块消痒止,后未再发。(李树滋医案)

编者按:荨麻疹,中医学旧称瘖癗,多因外受风寒,并兼有血虚、血热等不同的内在因素,所以其临床表现,也有暮重朝轻、暮轻朝重、色淡、色红、发病新久等的不同特点,治疗时应根据这些特点,或凉血、或祛风、或固表、或内治、或外洗来对症用药,特点虽各有不同,但止痒消块却是共同的目标,因此,凡能止痒的方剂,有时都有可能用到治疗荨麻疹上。在《伤寒论》中提到身痒的有两条,一是"面色反有热色者,未欲解也,以其不能得小汗出,身必痒,宜桂枝麻黄各半汤",一是"阳明病,法多汗,反无汗,其身如虫行皮中状者,此以久虚故也"。后者是表虚,宜实表,用补中益气汤加荆芥、防风之类。前者是表实,宜泄卫,除了用桂枝麻黄各半汤之外,还可以根据病症的不同特点选用桂枝二麻黄一汤、桂枝二越婢一汤、桂枝加芍药汤、桂枝加大黄汤,甚至《金匮要略》中的麻黄杏仁薏苡甘草汤、麻黄加术汤等。本证用麻黄汤治愈,就是很好的例子。

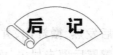

后 记

　　我怀着感恩的心情,疏理了40年来用《伤寒解惑论》引导我学习《伤寒论》的体会与感悟。我一边疏理,一边思考,试图从游颐的思绪中抽绎出《伤寒解惑论》学术成就中的闪光点。

　　《伤寒解惑论》原是一本不足10万字的小书,但它蕴含的信息量却很大,其中最大的亮点是先生花费极大的精力,整理出毕其一生研究《伤寒论》的体验与感受,总结出"学习《伤寒论》应当注意的几个问题"。先生把这些问题用九个专题涵盖,我把这九个专题的意义归纳为三个方面。

　　一是告诫后学不要盲目跟着旧注走,要认真读白文,用心思索。旧注可以借鉴,而且有些旧注解析得非常贴切,但不能不假思索地盲目接受。先生提出"对传统的错误看法要敢破敢立"。先生对《伤寒论》研究中那些诸如"六经传变"等根深蒂固的错误观点进行了有理有据地雄辩式驳正,运用富有理性的、辩证的、唯物的批判性思维,突破以成无己《注解伤寒论》等为代表的旧注的束缚,从而成为《伤寒论》研究史上突破前人旧注蕃篱第一人。

　　二是列举具体的学习《伤寒论》的方法,如"读于无字处""不同的条文运用不同的读法""把有关条文有机地联系在一起""解剖方剂注意方后注""与《黄帝内经》《神农本草经》《金匮要略》相结合""与临床相结合"。这些具体的学习方法,已被证明,对后学有很实用的指导价值,蕴有方法论意义。

　　三是先生有底气、有勇气地指出《伤寒论》的不足之处,凡是不带成见、不带偏见、不偏执的学者都能看出《伤寒论》所存在的由历史带来的局限。

　　这三个方面彰显出先生治学、为师、做人的崇高品格。文如其人,从文风中也能看得出先生的博学耿怀、通达脱俗与理思周密的学养,堪称师表。

　　此值先生诞辰 110 周年之际，我怀着深深的敬意与感恩的心情为先生的《伤寒解惑论》填注"述义"，在写作过程中，深恐不能达义，文中若有不周之处，敬请见教。

感佩居主人　李心机

2019 年 12 月

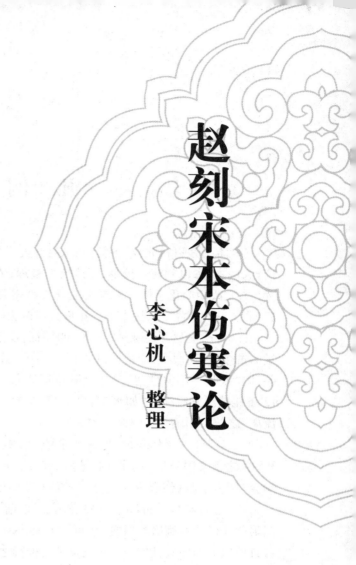

赵刻宋本伤寒论

李心机　整理

山东科学技术出版社

凡 例

一、本书是以台北故宫博物院藏赵开美辑《仲景全书》中的赵刻宋本《伤寒论》为底本，参以刘渡舟校本、邱浩校本整理，依据文理、医理、义理重新做出句读，原文改用简化字体。根据文义与文献需要保留了少量的繁体字。原文方后"右×味"，"右"字，按本书横排形式应改为"上"，为了保持原貌，不予改动。

二、为凸显赵开美翻刻"宋本"的特征，所附《伤寒论》原文中，保留了极少量的古今字、通假字，如畜血，用"畜"，不用"蓄"；旋覆花，用"覆"不用"复"；病差，用"差"，不用"瘥"等；又如辨脉法第2条中用"鞕"不用"硬"，太阳病篇第12条桂枝汤方后注中"如水流漓"之"漓"与辨可发汗病脉证并治第2条"如水流离"之"离"并存等。

三、赵刻宋本《伤寒论》原文无序号，为顺应、尊重读者检索习惯，六病诸篇398条之条文序号仍顺承旧例，悉依1955年重庆人民出版社出版、重庆市中医学会"新辑宋版《伤寒论》"之序号；以"[ ]"标记于条文末行之尾列。

四、赵刻宋本《伤寒论》原文，六病诸篇前之辨脉法、平脉法、伤寒例、辨痉湿暍脉证以及六病诸篇后之"诸可"与"诸不可"各篇，依赵刻宋本之自然段落，各自单独编列序号，以"[ ]"标记于条文末行之尾列。根据内容，对极个别自然段归纳、合称为同一条。

五、赵刻宋本《伤寒论》辨厥阴病篇中的"厥利呕哕附"有关条文下，标注出条文的踪迹。

六、赵刻宋本《伤寒论》辨"可"与"不可"八篇中的有关条文下标注出条文的踪迹。

刻仲景全书序

岁乙未，吾邑疫疠大作，予家臧获率六七就枕席。吾吴和缓明卿沈君南昉在海虞，藉其力而起死亡殆遍，予家得大造于沈君矣。不知沈君操何术而若斯之神，因询之。君曰："予岂探龙藏秘典，剖青囊奥旨而神斯也哉？特于仲景之《伤寒论》窥一斑两斑耳！"予曰："吾闻是书于家大夫之日久矣，而书肆间绝不可得。"君曰："予诚有之。"予读而知其为成无己所解之书也。然而鱼亥不可正，句读不可离矣。已而搆得数本，字为之正，句为之离，补其脱略，订其舛错。沈君曰："是可谓完书，仲景之忠臣也。"予谢不敏。先大夫命之："尔其板行，斯以惠厥同胞。"不肖孤曰："唯！唯！"沈君曰："《金匮要略》，仲景治杂证之秘也，盍并刻之，以见古人攻击补泻，缓急调停之心法。"先大夫曰："小子识之！"不肖孤曰："敬哉！既合刻，则名何从？"先大夫曰："可哉！命之名《仲景全书》。"既刻已，复得宋板《伤寒论》焉。予曩固知成注非全文，及得是书，不啻拱璧，转卷间而后知成之荒也。因复并刻之，所以承先大夫之志欤。又，故纸中检得《伤寒类证》三卷，所以骡括仲景之书，去其烦而归之简，聚其散而汇之一。其于病证脉方，若标月指之明且尽，仲景之法，于是粲然无遗矣，乃并附于后。予因是哀夫世之人，向故不得尽命而死也。夫仲景殚心思于轩岐，辨证候于丝发，著为百十二方，以全民命。斯何其仁且爱，而跻一世于仁寿之域也！乃今之业医者，舍本逐末，超者曰东垣，局者曰丹溪已矣；而最称高识者，则《玉机微义》是宗，若《素问》，若《灵枢》，若《玄珠密语》，则嗒焉茫乎而不知旨归。而语之以张仲景、刘河间，几不能知其人与世代，犹靦然曰："吾能已病足矣，奚高远之是务？"且于今之读轩岐书者，必加诮曰："是夫也，徒读父书耳，不知兵变已。"夫不知变者，世诚有之，以其变之难通而遂弃之者，是犹食而咽也，去食以求养生者哉，必且不然矣。则今日是书之刻，乌知不为肉食者大嗤乎！说者谓："陆宣公达而以奏疏医天下，穷而聚方书以医万民，吾子固悠然有世思哉？"予曰："不，不！是先大夫之志也！先大夫固尝以奏疏医父子之伦，医朋党之

1

渐，医东南之民瘼，以直言敢谏，医谄谀者之膏肓，故踬之日多，达之日少。而是书之刻也，其先大夫、宣公之志欤！今先大夫殁，垂四年而书成，先大夫处江湖退忧之心，盖与居庙堂进忧之心同一无穷矣。"客曰："子实为之，而以为先公之志，殆所谓善则称亲欤？"不肖孤曰："不，不！是先大夫之志也！"

万历己亥三月谷旦海虞清常道人赵开美序

《伤寒论》序

　　夫《伤寒论》,盖祖述大圣人之意,诸家莫其伦拟。故晋·皇甫谧序《甲乙针经》云:"伊尹以元圣之才,撰用《神农本草》以为《汤液》,汉·张仲景论广《汤液》为十数卷,用之多验。近世太医令王叔和,撰次仲景遗论甚精,皆可施用。"是仲景本伊尹之法,伊尹本神农之经,得不谓祖述大圣人之意乎?张仲景《汉书》无传,见《名医录》云:"南阳人,名机,仲景乃其字也。举孝廉,官至长沙太守,始受术于同郡张伯祖,时人言,识用精微过其师。所著《论》,其言精而奥,其法简而详,非浅闻寡见者所能及。"自仲景于今八百余年,惟王叔和能学之。其间如葛洪、陶景、胡洽、徐之才、孙思邈辈,非不才也,但各自名家,而不能修明之。开宝中,节度使高继冲曾编录进上,其文理舛错,未尝考正。历代虽藏之书府,亦缺于雠校,是使治病之流,举天下无或知者。国家诏儒臣校正医书,臣奇续被其选。以为百病之急,无急于伤寒,今先校定张仲景《伤寒论》十卷,总二十二篇,证外合三百九十七法,除复重,定有一百一十二方。今请颁行。

太子右赞善大夫臣高保衡

尚书屯田员外郎臣孙奇

尚书司封郎中秘阁校理臣林亿等谨上

伤寒卒病论集

论曰：余每览越人入虢之诊，望齐侯之色，未尝不慨然叹其才秀也。怪当今居世之士，曾不留神医药，精究方术，上以疗君亲之疾，下以救贫贱之厄，中以保身长全，以养其生。但竞逐荣势，企踵权豪，孜孜汲汲，惟名利是务，崇饰其末，忽弃其本，华其外而悴其内，皮之不存，毛将安附焉？卒然遭邪风之气，婴非常之疾，患及祸至，而方震栗。降志屈节，钦望巫祝，告穷归天，束手受败。赍百年之寿命，持至贵之重器，委付凡医，恣其所措。咄嗟呜呼！厥身已毙，神明消灭，变为异物，幽潜重泉，徒为啼泣。痛夫！举世昏迷，莫能觉悟，不惜其命，若是轻生，彼何荣势之云哉？而进不能爱人知人，退不能爱身知己，遇灾值祸，身居厄地，蒙蒙昧昧，蠢若游魂。哀乎！趋世之士，驰竞浮华，不固根本，忘躯徇物，危若冰谷，至于是也。

余宗族素多，向余二百，建安纪年以来，犹未十稔，其死亡者，三分有二，伤寒十居其七。感往昔之沦丧，伤横夭之莫救，乃勤求古训，博采众方，撰用《素问》《九卷》《八十一难》《阴阳大论》《胎胪药录》并平脉辨证，为《伤寒杂病论》合十六卷。虽未能尽愈诸病，庶可以见病知源。若能寻余所集，思过半矣。

夫天布五行，以运万类；人禀五常，以有五脏。经络府俞，阴阳会通；玄冥幽微，变化难极。自非才高识妙，岂能探其理致哉！上古有神农、黄帝、岐伯、伯高、雷公、少俞、少师、仲文，中世有长桑、扁鹊，汉有公乘阳庆及仓公。下此以往，未之闻也。观今之医，不念思求经旨，以演其所知，各承家技，终始顺旧，省疾问病，务在口给，相对斯须，便处汤药，按寸不及尺，握手不及足，人迎趺阳，三部不参，动数发息，不满五十，短期未知决诊，九候曾无仿佛，明堂阙庭，尽不见察，所谓窥管而已。夫欲视死别生，实为难矣！

孔子云，生而知之者上，学则亚之。多闻博识，知之次也。余宿尚方术，请事斯语。

目 录

辨脉法第一

问曰：脉有阴阳，何谓也？答曰：凡脉大、浮、数、动、滑，此名阳也；脉沉、涩、弱、弦、微，此名阴也。凡阴病见阳脉者生，阳病见阴脉者死。　　　[1]①

问曰：脉有阳结、阴结者，何以别之？答曰：其脉浮而数，能食，不大便者，此为实，名曰阳结也，期十七日当剧。其脉沉而迟，不能食，身体重，大便反鞕②音硬,下同，名曰阴结也，期十四日当剧。　　　[2]

问曰：病有洒淅恶寒，而复发热者何？答曰：阴脉不足，阳往从之，阳脉不足，阴往乘之。曰：何谓阳不足？答曰：假令寸口脉微，名曰阳不足，阴气上入阳中，则洒淅恶寒也。曰：何谓阴不足？答曰：尺脉弱，名曰阴不足，阳气下陷入阴中，则发热也。阳脉浮一作微，阴脉弱者，则血虚，血虚则筋急也。其脉沉者，营气微也。其脉浮，而汗出如流珠者，卫气衰也。营气微者，加烧针，则血留不行，更发热而躁烦也。　　　[3]

脉蔼蔼如车盖者，名曰阳结也。一云秋脉。　　　[4]

脉累累如循长竿者，名曰阴结也。一云夏脉。　　　[5]

脉瞥瞥如羹上肥者，阳气微也。　　　[6]

脉萦萦如蜘蛛丝者，阳气衰也。一云阴气。　　　[7]

脉绵绵如泻漆之绝者，亡其血也。　　　[8]

脉来缓，时一止复来者，名曰结。脉来数，时一止复来者，名曰促一作纵。脉阳盛则促，阴盛则结，此皆病脉。　　　[9]

---

① 为检索方便，本书依赵刻宋本的自然段落，单独为《辨脉法》《平脉法》《伤寒例》《辨痉湿暍脉证》以及"诸可"与"诸不可"各篇，各自编列序号，与六病诸篇的序号互不牵扯。

② 鞕：简化字本应作"硬"，因后有"音硬，下同"4个小字注文，故此处保留繁体字"鞕"。

阴阳相搏,名曰动。阳动则汗出,阴动则发热。形冷恶寒者,此三焦伤也。若数脉见于关上,上下无头尾,如豆大,厥厥动摇者,名曰动也。 [10]

阳脉浮大而濡,阴脉浮大而濡,阴脉与阳脉同等者,名曰缓也。 [11]

脉浮而紧者,名曰弦也。弦者,状如弓弦,按之不移也。脉紧者,如转索无常也。 [12]

脉弦而大,弦则为减,大则为芤,减则为寒,芤则为虚,寒虚相搏,此名为革,妇人则半产漏下,男子则亡血失精。 [13]

问曰:病有战而汗出,因得解者,何也? 答曰:脉浮而紧,按之反芤,此为本虚,故当战而汗出也。其人本虚,是以发战,以脉浮,故当汗出而解也。若脉浮而数,按之不芤,此人本不虚,若欲自解,但汗出耳,不发战也。 [14]

问曰:病有不战而汗出解者,何也? 答曰:脉大而浮数,故知不战汗出而解也。 [15]

问曰:病有不战不汗出而解者,何也? 答曰:其脉自微,此以曾发汗,若吐、若下,若亡血,以内无津液,此阴阳自和,必自愈。故不战不汗出而解也。 [16]

问曰:伤寒三日,脉浮数而微,病人身凉和者,何也? 答曰:此为欲解也,解以夜半。脉浮而解者,濈然汗出也;脉数而解者,必能食也;脉微而解者,必大汗出也。 [17]

问曰:脉病,欲知愈未愈者,何以别之? 答曰:寸口、关上、尺中三处,大小浮沉迟数同等,虽有寒热不解者,此脉阴阳为和平,虽剧当愈。 [18]

师曰:立夏得洪—作浮大脉,是其本位,其人病身体苦疼重者,须发其汗。若明日身不疼不重者,不须发汗。若汗濈濈自出者,明日便解矣。何以言之? 立夏脉洪大,是其时脉,故使然也。四时仿此。 [19]

问曰:凡病欲知何时得,何时愈? 答曰:假令夜半得病者,明日日中愈;日中得病者,夜半愈。何以言之? 日中得病,夜半愈者,以阳得阴则解也;夜半得病,明日日中愈者,以阴得阳则解也。 [20]

寸口脉浮为在表,沉为在里,数为在腑,迟为在脏。假令脉迟,此为在脏也。 [21]

趺阳脉浮而涩,少阴脉如经者,其病在脾,法当下利。何以知之? 若脉浮大者,气实血虚也。今趺阳脉浮而涩,故知脾气不足,胃气虚也。以少阴脉弦而浮一作沉才见,此为调脉,故称如经也。若反滑而数者,故知当屎脓也。《玉函》作溺。　　　　　　　　　　　　　　　　　　　　　　　　　　　　[22]

寸口脉浮而紧,浮则为风,紧则为寒。风则伤卫,寒则伤营。营卫俱病,骨节烦疼,当发其汗也。　　　　　　　　　　　　　　　　　　　　　　[23]

趺阳脉迟而缓,胃气如经也。趺阳脉浮而数,浮则伤胃,数则动脾,此非本病,医特下之所为也。营卫内陷,其数先微,脉反但浮,其人必大便硬,气噫而除。何以言之?本以数脉动脾,其数先微,故知脾气不治,大便硬,气噫而除。今脉反浮,其数改微,邪气独留,心中则饥,邪热不杀谷,潮热发渴。数脉当迟缓,脉因前后度数如法,病者则饥。数脉不时,则生恶疮也。　[24]

师曰:病人脉微而涩者,此为医所病也。大发其汗,又数大下之,其人亡血,病当恶寒,后乃发热,无休止时。夏月盛热,欲著复衣;冬月盛寒,欲裸其身。所以然者,阳微则恶寒,阴弱则发热,此医发其汗,使阳气微,又大下之,令阴气弱。五月之时,阳气在表,胃中虚冷,以阳气内微,不能胜冷,故欲著复衣。十一月之时,阳气在里,胃中烦热,以阴气内弱,不能胜热,故欲裸其身。又阴脉迟涩,故知亡血也。　　　　　　　　　　　　　　　　　　　　　　[25]

脉浮而大,心下反硬,有热。属脏者,攻之,不令发汗。属腑者,不令溲数,溲数则大便硬。汗多则热愈,汗少则便难。脉迟,尚未可攻。　[26]

脉浮而洪,身汗如油,喘而不休,水浆不下,形体不仁,乍静乍乱,此为命绝也。又未知何脏先受其灾,若汗出发润,喘不休者,此为肺先绝也。阳反独留,形体如烟熏,直视摇头者,此为心绝也。唇吻反青,四肢絷习者,此为肝绝也。环口黧黑,柔汗发黄者,此为脾绝也。溲便遗失,狂言、目反直视者,此为肾绝也。又未知何脏阴阳前绝,若阳气前绝,阴气后竭者,其人死,身色必青;阴气前绝,阳气后竭者,其人死,身色必赤,腋下温,心下热也。

[27]

寸口脉浮大,而医反下之,此为大逆。浮则无血,大则为寒,寒气相搏,则为肠鸣。医乃不知,而反饮冷水,令汗大出,水得寒气,冷必相搏,其人即饲音噎,下同。　　　　　　　　　　　　　　　　　　　　　　　　　[28]

趺阳脉浮,浮则为虚,浮虚相搏,故令气饲,言胃气虚竭也。脉滑则为哕。此为医咎,责虚取实,守空迫血。脉浮,鼻中燥者,必衄也。　[29]

诸脉浮数，当发热而洒淅恶寒。若有痛处，饮食如常者，畜积有脓也。

[30]

脉浮而迟，面热赤而战惕者，六七日当汗出而解。反发热者，差迟，迟为无阳，不能作汗，其身必痒也。

[31]

寸口脉阴阳俱紧者，法当清邪中于上焦，浊邪中于下焦。清邪中上，名曰洁也；浊邪中下，名曰浑也。阴中于邪，必内栗也。表气微虚，里气不守，故使邪中于阴也。阳中于邪，必发热头痛，项强颈挛，腰痛胫酸，所为阳中雾露之气。故曰清邪中上，浊邪中下。阴气为栗，足膝逆冷，便溺妄出。表气微虚，里气微急。三焦相溷，内外不通。上焦怫音佛,下同郁，脏气相熏，口烂食龂也。中焦不治，胃气上冲，脾气不转，胃中为浊。营卫不通，血凝不流。若卫气前通者，小便赤黄，与热相搏，因热作使。游于经络，出入脏腑，热气所过，则为痈脓。若阴气前通者，阳气厥微，阴无所使，客气内入，嚏而出之，声嗢乙骨切咽塞。寒厥相追，为热所拥，血凝自下，状如豚肝。阴阳俱厥，脾气孤弱，五液注下。下焦不盍一作阖，清便下重，令便数难，脐筑湫痛，命将难全。

[32]

脉阴阳俱紧者，口中气出，唇口干燥，蜷卧足冷，鼻中涕出，舌上胎滑，勿妄治也。到七日以来，其人微发热，手足温者，此为欲解；或到八日以上，反大发热者，此为难治。设使恶寒者，必欲呕也；腹内痛者，必欲利也。 [33]

脉阴阳俱紧，至于吐利，其脉独不解；紧去入安，此为欲解。若脉迟，至六七日不欲食，此为晚发，水停故也，为未解。食自可者，为欲解。病六七日，手足三部脉皆至，大烦而口噤不能言，其人躁扰者，必欲解也。若脉和，其人大烦，目重，睑内际黄者，此欲解也。

[34]

脉浮而数，浮为风，数为虚，风为热，虚为寒，风虚相搏，则洒淅恶寒也。

[35]

脉浮而滑，浮为阳，滑为实，阳实相搏，其脉数疾。卫气失度，浮滑之脉数疾，发热汗出者，此为不治。

[36]

伤寒，咳逆上气，其脉散者死，谓其形损故也。

[37]

平^①脉法第二

　　问曰:脉有三部,阴阳相乘。营卫血气,在人体躬。呼吸出入,上下于中。因息游布,津液流通。随时动作,效象形容。春弦秋浮,冬沉夏洪。察色观脉,大小不同。一时之间,变无经常。尺寸参差,或短或长。上下乖错,或存或亡。病辄改易,进退低昂。心迷意惑,动失纪纲。愿为具陈,令得分明。

　　师曰:子之所问,道之根源。脉有三部,尺寸及关。营卫流行,不失衡铨。肾沉心洪,肺浮肝弦。此自经常,不失铢分。出入升降,漏刻周旋。水下百刻,一周循环。当复寸口,虚实见焉。变化相乘,阴阳相干。风则浮虚,寒则牢坚。沉潜水滀,支饮急弦。动则为痛,数则热烦。设有不应,知变所缘。三部不同,病各异端。大过可怪,不及亦然。邪不空见,终必有奸。审察表里,三焦别焉。知其所舍,消息诊看。料度腑脏,独见若神。为子条记,传与贤人。　　　　　　　　　　　　[1]

　　师曰:呼吸者,脉之头也。初持脉,来疾去迟,此出疾入迟,名曰内虚外实也。初持脉,来迟去疾,此出迟入疾,名曰内实外虚也。　　　　[2]

　　问曰:上工望而知之,中工问而知之,下工脉而知之,愿闻其说。师曰:病家人请云,病人苦发热,身体疼,病人自卧,师到诊其脉,沉而迟者,知其差也。何以知之?若表有病者,脉当浮大,今脉反沉迟,故知愈也。假令病人云腹内卒痛,病人自坐,师到脉之,浮而大者,知其差也。何以知之?若里有病者,脉当沉而细,今脉浮大,故知愈也。　　　　　　　　　　　　[3]

　　师曰:病家人来请云,病人发热,烦极。明日师到,病人向壁卧,此热已去也。设令脉不和,处言已愈。设令向壁卧,闻师到,不惊起而盼视,若三言

---
　　① 平,通"辨",《书·尧典》:"平章百姓。"《尚书·唐传》作"辨章"。又,"执事有制"曰"平",此"平"又有规范、式样、标准的意蕴。

三止，脉之咽唾者，此诈病也。设令脉自和，处言此病大重，当须服吐下药，针灸数十百处乃愈。　　　　　　　　　　　　　　　　　　　　　　　[4]

师持脉，病人欠者，无病也。脉之呻者，病也。言迟者，风也。摇头言者，里痛也。行迟者，表强也。坐而伏者，短气也。坐而下一脚者，腰痛也。里实护腹，如怀卵物者，心痛也。　　　　　　　　　　　　　　　　　　[5]

师曰：伏气之病，以意候之。今月之内，欲有伏气，假令旧有伏气，当须脉之。若脉微弱者，当喉中痛似伤，非喉痹也，病人云，实咽中痛。虽尔，今复欲下利。　　　　　　　　　　　　　　　　　　　　　　　　　　　[6]

问曰：人恐怖者，其脉何状？师曰：脉形如循丝累累然，其面白脱色也。　　　　　　　　　　　　　　　　　　　　　　　　　　　　　[7]

问曰：人不饮，其脉何类？师曰：脉自涩，唇口干燥也。　　　[8]

问曰：人愧者，其脉何类？师曰：脉浮而面色乍白乍赤。　　　[9]

问曰：《经》说，脉有三菽六菽重者，何谓也？师曰：脉人以指按之，如三菽之重者，肺气也；如六菽之重者，心气也；如九菽之重者，脾气也；如十二菽之重者，肝气也；按之至骨者，肾气也。菽者，小豆也。假令下利，寸口、关上、尺中悉不见脉，然尺中时一小见，脉再举头一云按投者，肾气也；若见损脉来至，为难治肾为脾所胜，脾胜不应时。　　　　　　　　　　　　　　　　　　　[10]

问曰：脉有相乘，有纵有横，有逆有顺，何谓也？师曰：水行乘火，金行乘木，名曰纵；火行乘水，木行乘金，名曰横；水行乘金，火行乘木，名曰逆；金行乘水，木行乘火，名曰顺也。　　　　　　　　　　　　[11]

问曰：脉有残贼，何谓也？师曰：脉有弦、紧、浮、滑、沉、涩，此六脉名曰残贼，能为诸脉作病也。　　　　　　　　　　　　　　　[12]

问曰：脉有灾怪，何谓也？师曰：假令人病，脉得太阳，与形症①相应，因为作汤，比还送汤如食顷，病人乃大吐，若下利，腹中痛。师曰：我前来不见此症，今乃变异，是名灾怪。又问曰：何缘作此吐利？答曰：或有旧时服药，

---

① 症：底本作"證"。近、现代以来，从"證"字中分化出"证"与"症"二字。《现代汉语词典》把"證"作为"证"与"症"的异体字或繁体字。现代以来，在中医学术中，多以"证"字表述证候，含病机、症状、脉象等，以"症"字表述具体的症状。此处之"證"字与"形"并见，形，即样子、形状。文曰"脉得太阳，与形證相应"，故此处用"症"义胜，形症与症状义同。

今乃发作,故为灾怪耳。 [13]

问曰:东方肝脉,其形何似? 师曰:肝者,木也,名厥阴,其脉微弦濡弱而长,是肝脉也。肝病自得濡弱者,愈也。假令得纯弦脉者,死。何以知之?以其脉如弦直,此是肝脏伤,故知死也。 [14]

南方心脉,其形何似? 师曰:心者,火也,名少阴,其脉洪大而长,是心脉也。心病自得洪大者,愈也。假令脉来微去大,故名反,病在里也。脉来头小本大,故名覆,病在表也。上微头小者,则汗出。下微本大者,则为关格不通,不得尿。头无汗者,可治,有汗者死。 [15]

西方肺脉,其形何似? 师曰:肺者,金也,名太阴,其脉毛浮也。肺病自得此脉,若得缓迟者,皆愈;若得数者则剧。何以知之? 数者,南方火,火克西方金,法当痈肿,为难治也。 [16]

问曰:二月得毛浮脉,何以处言至秋当死? 师曰:二月之时,脉当濡弱,反得毛浮者,故知至秋死。二月肝用事,肝属木,脉应濡弱,反得毛浮脉者,是肺脉也。肺属金,金来克木,故知至秋死。他皆仿此。 [17]

师曰:脉肥人责浮,瘦人责沉。肥人当沉,今反浮,瘦人当浮,今反沉,故责之。 [18]

师曰:寸脉下不至关,为阳绝;尺脉上不至关,为阴绝;此皆不治,决死也。若计其余命生死之期,期以月节克之也。 [19]

师曰:脉病人不病,名曰行尸,以无王气,卒眩仆不识人者,短命则死。人病脉不病,名曰内虚,以无谷神,虽困无苦。 [20]

问曰:翕奄沉,名曰滑,何谓也? 师曰:沉为纯阴,翕为正阳,阴阳和合,故令脉滑,关尺自平。阳明脉微沉,食饮自可;少阴脉微滑,滑者,紧之浮名也,此为阴实,其人必股内汗出,阴下湿也。 [21]

问曰:曾为人所难,紧脉从何而来? 师曰:假令亡汗,若吐,以肺里寒,故令脉紧也。假令咳者,坐饮冷水,故令脉紧也。假令下利,以胃虚冷,故令脉紧也。 [22]

寸口卫气盛,名曰高高者,暴狂而肥。营气盛,名曰章章者,暴泽而光。高章相搏,名曰纲纲者,身筋急,脉强直故也。卫气弱,名曰惵惵者,心中气动迫怯。营气弱,名曰卑卑者,心中常自羞愧。惵卑相搏,名曰损损者,五脏六腑俱乏气虚惵故也。卫气和,名曰缓缓者,四肢不能自收。营气和,名曰迟_{迟者,身体俱重,但欲眠也。}缓迟相搏,名曰沉_{沉者,腰中直,腹内急痛,但欲卧,不欲行。} [23]

寸口脉缓而迟,缓则阳气长,其色鲜,其颜光,其声商,毛发长。迟则阴气盛,骨髓生,血满,肌肉紧薄鲜硬,阴阳相抱,营卫俱行,刚柔相得,名曰强也。 [24]

趺阳脉滑而紧,滑者胃气实,紧者脾气强,持实击强,痛还自伤,以手把刃,坐作疮也。 [25]

寸口脉浮而大,浮为虚,大为实,在尺为关,在寸为格,关则不得小便,格则吐逆。 [26]

趺阳脉伏而涩,伏则吐逆,水谷不化,涩则食不得入,名曰关格。 [27]

脉浮而大,浮为风虚,大为气强,风气相搏,必成隐疹,身体为痒。痒者,名泄风。久久为痂癞_{眉少发稀,身有干疮而腥臭也。} [28]

寸口脉弱而迟,弱者卫气微,迟者营中寒。营为血,血寒则发热。卫为气,气微者心内饥,饥而虚满,不能食也。 [29]

趺阳脉大而紧者,当即下利,为难治。 [30]

寸口脉弱而缓,弱者阳气不足,缓者胃气有余,噫而吞酸,食卒不下,气填于膈上也_{一作下。} [31]

趺阳脉紧而浮,浮为气,紧为寒。浮为腹满,紧为绞痛。浮紧相搏,肠鸣而转,转即气动,膈气乃下。少阴脉不出,其阴肿大而虚也。 [32]

寸口脉微而涩,微者卫气不行,涩者营气不逮。营卫不能相将,三焦无所仰,身体痹不仁。营气不足,则烦疼,口难言。卫气虚者,则恶寒数欠。三焦不归其部,上焦不归者,噫而酢吞;中焦不归者,不能消谷引食;下焦不归者,则遗溲。 [33]

趺阳脉沉而数,沉为实,数消谷。紧者病难治。 [34]

寸口脉微而涩,微者卫气衰,涩者营气不足。卫气衰,面色黄;营气不足,面色青。营为根,卫为叶,营卫俱微,则根叶枯槁而寒栗、咳逆、唾腥、吐涎沫也。 [35]

趺阳脉浮而芤,浮者卫气虚,芤者营气伤,其身体瘦,肌肉甲错,浮芤相

搏,宗气微衰,四属断绝。四属者,谓皮肉脂髓。俱竭,宗气则衰矣。 ［36］

寸口脉微而缓,微者卫气疏,疏则其肤空;缓者胃气实,实则谷消而水化也。谷入于胃,脉道乃行,水入于经,其血乃成。营盛则其肤必疏,三焦绝经,名曰血崩。 ［37］

跌阳脉微而紧,紧则为寒,微则为虚,微紧相搏,则为短气。 ［38］

少阴脉弱而涩,弱者微烦,涩者厥逆。 ［39］

跌阳脉不出,脾不上下,身冷肤硬。 ［40］

少阴脉不至,肾气微,少精血,奔气促迫,上入胸膈,宗气反聚,血结心下。阳气退下,热归阴股,与阴相动。令身不仁,此为尸厥,当刺期门、巨阙。宗气者,三焦归气也,有名无形,气之神使也。下荣玉茎,故宗筋聚缩之也。 ［41］

寸口脉微,尺脉紧,其人虚损多汗,知阴常在,绝不见阳也。 ［42］

寸口诸微亡阳,诸濡亡血,诸弱发热,诸紧为寒。诸乘寒者,则为厥,郁冒不仁,以胃无谷气,脾涩不通,口急不能言,战而栗也。 ［43］

问曰:濡弱何以反适十一头?师曰:五脏六腑相乘,故令十一。 ［44］

问曰:何以知乘腑?何以知乘脏?师曰:诸阳浮数为乘腑,诸阴迟涩为乘脏也。 ［45］

伤寒例第三

四时八节　二十四气　七十二候决病法

> 立春正月节斗指艮　雨水正月中指寅
> 惊蛰二月节指甲　春分二月中指卯
> 清明三月节指乙　谷雨三月中指辰
> 立夏四月节指巽　小满四月中指巳
> 芒种五月节指丙　夏至五月中指午
> 小暑六月节指丁　大暑六月中指未
> 立秋七月节指坤　处暑七月中指申
> 白露八月节指庚　秋分八月中指酉
> 寒露九月节指辛　霜降九月中指戌
> 立冬十月节指乾　小雪十月中指亥
> 大雪十一月节指壬　冬至十一月中指子
> 小寒十二月节指癸　大寒十二月中指丑

二十四气，节有十二，中气有十二，五日为一候，气亦同，合有七十二候，决病生死，此须洞解之也。 [1]

《阴阳大论》云：春气温和，夏气暑热，秋气清凉，冬气冰列①，此则四时正气之序也。冬时严寒，万类深藏，君子固密，则不伤于寒，触冒之者，乃名伤寒耳。其伤于四时之气，皆能为病，以伤寒为毒者，以其最成杀厉之气也。中而即病者，名曰伤寒。不即病者，寒毒藏于肌肤，至春变为温病，至夏变为暑病。暑病者，热极重于温也。是以辛苦之人，春夏多温热病者，皆由冬时触寒所致，非时行之气也。凡时行者，春时应暖而反大寒，夏时应热而反大

---

① 冰列：义晦，疑误，律以上下文例，作"冰冽"是。

凉,秋时应凉而反大热,冬时应寒而反大温,此非其时而有其气,是以一岁之中,长幼之病多相似者,此则时行之气也。夫欲候知四时正气为病及时行疫气之法,皆当按斗历占之。九月霜降节后宜渐寒,向冬大寒,至正月雨水节后宜解也。所以谓之雨水者,以冰雪解而为雨水故也。至惊蛰二月节后,气渐和暖,向夏大热,至秋便凉。从霜降以后,至春分以前,凡有触冒霜露,体中寒即病者,谓之伤寒也。九月十月寒气尚微,为病则轻。十一月十二月寒冽已严,为病则重。正月二月寒渐将解,为病亦轻。此以冬时不调,适有伤寒之人,即为病也。其冬有非节之暖者,名为冬温。冬温之毒与伤寒大异,冬温复有先后,更相重沓,亦有轻重,为治不同,证如后章。从立春节后,其中无暴大寒,又不冰雪,而有人壮热为病者,此属春时阳气发于冬时伏寒,变为温病。从春分以后至秋分节前,天有暴寒者,皆为时行寒疫也。三月四月或有暴寒,其时阳气尚弱,为寒所折,病热犹轻。五月六月阳气已盛,为寒所折,病热则重。七月八月阳气已衰,为寒所折,病热亦微,其病与温及暑病相似,但治有殊耳。十五日得一气,于四时之中,一时有六气,四六名为二十四气。然气候亦有应至仍不至,或有未应至而至者,或有至而太过者,皆成病气也。但天地动静,阴阳鼓击者,各正一气耳。是以彼春之暖,为夏之暑;彼秋之忿,为冬之怒。是故冬至之后,一阳爻升,一阴爻降也;夏至之后,一阳气下,一阴气上也。斯则冬夏二至,阴阳合也;春秋二分,阴阳离也。阴阳交易,人变病焉。此君子春夏养阳,秋冬养阴,顺天地之刚柔也。小人触冒,必婴暴疹。须知毒烈之气,留在何经,而发何病,详而取之。是以春伤于风,夏必飧泄;夏伤于暑,秋必病疟;秋伤于湿,冬必咳嗽;冬伤于寒,春必病温。此必然之道,可不审明之!伤寒之病,逐日浅深,以施方治。今世人伤寒,或始不早治,或治不对病,或日数久淹,困乃告医,医人又不依次第而治之,则不中病,皆宜临时消息制方,无不效也。今搜采仲景旧论,录其证候、诊脉、声色、对病真方有神验者,拟防世急也。 [2]

又土地温凉,高下不同,物性刚柔,飧居亦异。是故黄帝兴四方之问,岐伯举四治之能,以训后贤,开其未悟者。临病之工,宜须两审也。 [3]

凡伤于寒,则为病热,热虽甚不死。若两感于寒而病者,必死。 [4]

尺寸俱浮者,太阳受病也,当一二日发。以其脉上连风府,故头项痛,腰脊强。

尺寸俱长者,阳明受病也,当二三日发。以其脉夹鼻,络于目,故身热目疼鼻干,不得卧。

尺寸俱弦者,少阳受病也,当三四日发。以其脉循胁,络于耳,故胸胁痛而耳聋。此三经皆受病,未入于腑者,可汗而已。

尺寸俱沉细者,太阴受病也,当四五日发。以其脉布胃中,络于嗌,故腹满而嗌干。

尺寸俱沉者,少阴受病也,当五六日发。以其脉贯肾,络于肺,系舌本,故口燥舌干而渴。

尺寸俱微缓者,厥阴受病也,当六七日发。以其脉循阴器,络于肝,故烦满而囊缩。此三经皆受病,已入于腑,可下而已。　　　　　　　[5]

若两感于寒者,一日太阳受之,即与少阴俱病,则头痛口干,烦满而渴。二日阳明受之,即与太阴俱病,则腹满身热,不欲食,谵_{之廉切,又女监切,下同}语。三日少阳受之,即与厥阴俱病,则耳聋,囊缩而厥,水浆不入,不知人者,六日死。若三阴三阳、五脏六腑皆受病,则营卫不行,脏腑不通,则死矣。　　[6]

其不两感于寒,更不传经,不加异气者,至七日太阳病衰,头痛少愈也。八日阳明病衰,身热少歇也。九日少阳病衰,耳聋微闻也。十日太阴病衰,腹减如故,则思饮食。十一日少阴病衰,渴止舌干已而嚏也。十二日厥阴病衰,囊纵,少腹微下,大气皆去,病人精神爽慧也。　　　　　[7]

若过十三日以上不间,寸尺陷者,大危。若更感异气,变为他病者,当依后坏病证而治之。若脉阴阳俱盛,重感于寒者,变成温疟。阳脉浮滑,阴脉濡弱者,更遇于风,变为风温。阳脉洪数,阴脉实大者,更遇温热,变为温毒,温毒为病最重也。阳脉濡弱,阴脉弦紧者,更遇温气,变为温疫_{一本作疟}。以此冬伤于寒,发为温病,脉之变证,方治如说。　　　　　[8]

凡人有疾,不时即治,隐忍冀差,以成痼疾。小儿女子,益以滋甚。时气不和,便当早言,寻其邪由,及在腠理,以时治之,罕有不愈者。患人忍之,数日乃说,邪气入脏,则难可制。此为家有患,备虑之要。凡作汤药,不可避晨夜,觉病须臾,即宜便治,不等早晚,则易愈矣。如或差迟,病即传变,虽欲除治,必难为力。服药不如方法,纵意违师,不须治之。　　　　　[9]

凡伤寒之病,多从风寒得之。始表中风寒,入里则不消矣,未有温覆而当不消散者。不在证治,拟欲攻之,犹当先解表,乃可下之。若表已解,而内不消,非大满,犹生寒热,则病不除。若表已解,而内不消,大满大实,坚有燥屎,自可除下之,虽四五日,不能为祸也。若不宜下,而便攻之,内虚热入,协

热遂利,烦躁诸变,不可胜数,轻者困笃,重者必死矣。 [10]

夫阳盛阴虚,汗之则死,下之则愈。阳虚阴盛,汗之则愈,下之则死。夫如是,则神丹安可以误发,甘遂何可以妄攻!虚盛之治,相背千里,吉凶之机,应若影响,岂容易哉!况桂枝下咽,阳盛即毙;承气入胃,阴盛以亡。死生之要,在乎须臾,视身之尽,不暇计日。此阴阳虚实之交错,其候至微,发汗吐下之相反,其祸至速。而医术浅狭,懵然不知病源,为治乃误,使病者殒没,自谓其分。至令冤魂塞于冥路,死尸盈于旷野,仁者鉴此,岂不痛欤! [11]

凡两感病俱作,治有先后,发表攻里,本自不同。而执迷用意者,乃云神丹甘遂合而饮之,且解其表,又除其里。言巧似是,其理实违。夫智者之举错也,常审以慎;愚者之动作也,必果而速。安危之变,岂可诡哉!世上之士,但务彼翕习之荣,而莫见此倾危之败,惟明者居然能护其本,近取诸身,夫何远之有焉? [12]

凡发汗温暖汤药,其方虽言日三服,若病剧不解,当促其间,可半日中尽三服。若与病相阻,即便有所觉。病重者,一日一夜,当晬时观之,如服一剂,病证犹在,故当复作本汤服之。至有不肯汗出,服三剂乃解。若汗不出者,死病也。 [13]

凡得时气病,至五六日而渴欲饮水,饮不能多,不当与也。何者?以腹中热尚少,不能消之,便更与人作病也。至七八日,大渴欲饮水者,犹当依证而与之。与之常令不足,勿极意也,言能饮一斗,与五升。若饮而腹满,小便不利,若喘若哕,不可与之也。忽然大汗出,是为自愈也。 [14]

凡得病,反能饮水,此为欲愈之病。其不晓病者,但闻病饮水自愈,小渴者乃强与饮之,因成其祸,不可复数也。 [15]

凡得病,厥脉动数,服汤药更迟,脉浮大减小,初躁后静,此皆愈证也。 [16]

凡治温病,可刺五十九穴。又,身之穴三百六十有五,其三十穴灸之有害,七十九穴刺之为灾,并中髓也。 [17]

脉四损,三日死。平人四息,病人脉一至,名曰四损。

脉五损,一日死。平人五息,病人脉一至,名曰五损。

脉六损,一时死。平人六息,病人脉一至,名曰六损。 [18]

脉盛身寒,得之伤寒;脉虚身热,得之伤暑。脉阴阳俱盛,大汗出不解者死。脉阴阳俱虚,热不止者死。脉至乍数乍疏者死。脉至如转索,其日死。谵言妄语,身微热,脉浮大,手足温者生;逆冷,脉沉细者,不过一日死矣。此以前是伤寒热病证候也。

[19]

辨痓湿暍脉证第四痓音炽，又作痉，巨郢切，下同

伤寒所致太阳病，痓湿暍此三种宜应别论，以为与伤寒相似，故此见之。
[1]

太阳病，发热，无汗，反恶寒者，名曰刚痓。 [2]

太阳病，发热，汗出，而不恶寒《病源》云恶寒，名曰柔痓。 [3]

太阳病，发热，脉沉而细者，名曰痓。 [4]

太阳病，发汗太多，因致痓。 [5]

病身热足寒，颈项强急，恶寒，时头热面赤，目脉赤，独头面摇，卒口噤，背反张者，痓病也。
[6]

太阳病，关节疼痛而烦，脉沉而细一作缓者，此名湿痹一云中湿。湿痹之候，其人小便不利，大便反快，但当利其小便。湿家之为病，一身尽疼，发热，身色如似熏黄。湿家，其人但头汗出，背强，欲得被覆向火。若下之早，则哕、胸满、小便不利、舌上如胎者，以丹田有热，胸中有寒。渴欲得水，而不能饮，口燥烦也。
[7]

湿家下之，额上汗出，微喘，小便利一云不利者死，若下利不止者，亦死。
[8]

问曰：风湿相搏，一身尽疼痛①，法当汗出而解。值天阴雨不止，医云此可发汗，汗之病不愈者，何也？答曰：发其汗，汗大出者，但风气去，湿气在，是故不愈也。若治风湿者，发其汗，但微微似欲出汗者，风湿俱去也。 [9]

湿家病，身上疼痛，发热，面黄而喘，头痛鼻塞而烦，其脉大。自能饮食，

---

① 痛：中国中医科学院藏本作"病"，义晦，疑误；台北"故宫博物院"藏本并《金匮要略》吴迁本、邓珍本均作"痛"，是。

腹中和,无病。病在头中寒湿,故鼻塞,内药鼻中则愈。　　　　　　　[10]

　　病者一身尽疼,发热日晡所剧者,此名风湿。此病伤于汗出当风,或久伤取冷所致也。　　　　　　　　　　　　　　　　　　　　　　　　　[11]

　　太阳中热者,暍是也。其人汗出,恶寒,身热而渴也。　　　　　　[12]

　　太阳中暍者,身热疼重,而脉微弱,此亦夏月伤冷水,水行皮中所致也。
　　　　　　　　　　　　　　　　　　　　　　　　　　　　　　　　[13]

　　太阳中暍者,发热,恶寒,身重而疼痛,其脉弦细芤迟;小便已,洒洒然毛耸,手足逆冷;小有劳,身即热;口开,前板齿燥。若发汗则恶寒甚,加温针则发热甚,数下之则淋甚。　　　　　　　　　　　　　　　　　　　[14]

辨太阳病脉证并治上第五

合一十六法,方一十四首

太阳之为病,脉浮,头项强痛而恶寒。 [1]

太阳病,发热,汗出,恶风,脉缓者,名为中风。 [2]

太阳病,或已发热,或未发热,必恶寒,体痛,呕逆,脉阴阳俱紧者,名为伤寒。 [3]

伤寒一日,太阳受之,脉若静者,为不传;颇欲吐,若躁烦,脉数急者,为传也。 [4]

伤寒二三日,阳明、少阳证不见者,为不传也。 [5]

太阳病,发热而渴,不恶寒者为温病。若发汗已,身灼热者,名风温。风温为病,脉阴阳俱浮,自汗出,身重,多眠睡,鼻息必鼾,语言难出。若被下者,小便不利,直视失溲。若被火者,微发黄色,剧则如惊痫,时瘛疭。若火熏之,一逆尚引日,再逆促命期。 [6]

病有发热恶寒者,发于阳也;无热恶寒者,发于阴也。发于阳,七日愈;发于阴,六日愈。以阳数七、阴数六故也。 [7]

太阳病,头痛至七日以上自愈者,以行其经尽故也。若欲作再经者,针足阳明,使经不传则愈。 [8]

太阳病欲解时,从巳至未上。 [9]

风家,表解而不了了者,十二日愈。 [10]

病人身太热,反欲得衣者,热在皮肤,寒在骨髓也;身大寒,反不欲近衣者,寒在皮肤,热在骨髓也。 [11]

太阳中风,阳浮而阴弱,阳浮者,热自发,阴弱者,汗自出,啬啬恶寒,淅淅恶风,翕翕发热,鼻鸣干呕者,桂枝汤主之。方一。 [12]

桂枝三两,去皮　芍药三两　甘草二两,炙　生姜三两,切　大枣十二枚,擘

右五味,㕮咀三味,以水七升,微火煮取三升,去滓。适寒温,服一升。服已须臾,啜热稀粥一升余,以助药力。温覆令一时许,遍身漐漐微似有汗者益佳,不可令如水流漓,病必不除。若一服汗出病差,停后服,不必尽剂。若不汗,更服依前法。又不汗,后服小促其间,半日许,令三服尽。若病重者,一日一夜服,周时观之。服一剂尽,病证犹在者,更作服。若汗不出,乃服至二三剂。禁生冷、粘滑、肉面、五辛、酒酪、臭恶等物。

太阳病,头痛发热,汗出恶风,桂枝汤主之。方二。用前第一方。 [13]

太阳病,项背强几几,反汗出恶风者,桂枝加葛根汤主之。方三。 [14]

葛根四两　麻黄三两,去节　芍药二两　生姜三两,切　甘草二两,炙　大枣十二枚,擘　桂枝二两,去皮

右七味,以水一斗,先煮麻黄、葛根,减二升,去上沫,内诸药,煮取三升,去滓。温服一升,覆取微似汗,不须啜粥,余如桂枝法将息及禁忌。臣亿等谨按:仲景本论,太阳中风自汗用桂枝,伤寒无汗用麻黄,今证云汗出恶风,而方中有麻黄,恐非本意也。第三卷有葛根汤证云,无汗、恶风,正与此方同,是合用麻黄也。此云桂枝加葛根汤,恐是桂枝中但加葛根耳。

太阳病,下之后,其气上冲者,可与桂枝汤,方用前法。若不上冲者,不得与之。四。 [15]

太阳病三日,已发汗,若吐、若下、若温针,仍不解者,此为坏病,桂枝不中与之也。观其脉症,知犯何逆,随证治之。桂枝本为解肌,若其人脉浮紧,发热汗不出者,不可与之也。常须识此,勿令误也。五。 [16]

若酒客病,不可与桂枝汤,得之则呕,以酒客不喜甘故也。 [17]

喘家,作桂枝汤,加厚朴杏子佳。六。 [18]

凡服桂枝汤吐者,其后必吐脓血也。 [19]

太阳病,发汗,遂漏不止,其人恶风,小便难,四肢微急,难以屈伸者,桂枝加附子汤主之。方七。 [20]

桂枝三两,去皮　芍药三两　甘草三两,炙　生姜三两,切　大枣十二枚,擘　附子一枚,炮,去皮,破八片

右六味,以水七升,煮取三升,去滓。温服一升。本云桂枝汤,今加附子。将息如前法。

太阳病,下之后,脉促,胸满者,桂枝去芍药汤主之。方八。促,一作纵。

[21]

桂枝三两,去皮　甘草二两,炙　生姜三两,切　大枣十二枚,擘

右四味,以水七升,煮取三升,去滓。温服一升。本云桂枝汤,今去芍药。将息如前法。

若微寒者,桂枝去芍药加附子汤主之。方九。

[22]

桂枝三两,去皮　甘草二两,炙　生姜三两,切　大枣十二枚,擘　附子一枚,炮,去皮,破八片

右五味,以水七升,煮取三升,去滓。温服一升。本云桂枝汤,今去芍药加附子。将息如前法。

太阳病,得之八九日,如疟状,发热恶寒,热多寒少。其人不呕,清便欲自可,一日二三度发,脉微缓者,为欲愈也。脉微而恶寒者,此阴阳俱虚,不可更发汗、更下、更吐也。面色反有热色者,未欲解也,以其不能得小汗出,身必痒,宜桂枝麻黄各半汤。方十。

[23]

桂枝一两十六铢,去皮　芍药　生姜切　甘草炙　麻黄各一两,去节　大枣四枚,擘　杏仁二十四枚,汤浸,去皮尖及两仁者

右七味,以水五升,先煮麻黄一二沸,去上沫,内诸药,煮取一升八合,去滓。温服六合。本云桂枝汤三合,麻黄汤三合,并为六合,顿服。将息如上法。臣亿等谨按:桂枝汤方,桂枝、芍药、生姜各三两,甘草二两,大枣十二枚。麻黄汤方,麻黄三两,桂枝二两,甘草一两,杏仁七十个。今以算法约之,二汤各取三分之一,即得桂枝一两十六铢,芍药、生姜、甘草各一两,大枣四枚,杏仁二十三个零三分枚之一,收之得二十四个,合方。详此方乃三分之一,非各半也,宜云合半汤。

太阳病,初服桂枝汤,反烦不解者,先刺风池、风府,却与桂枝汤则愈。十一。用前第一方。

[24]

服桂枝汤,大汗出,脉洪大者,与桂枝汤如前法。若形似疟,一日再发者,汗出必解,宜桂枝二麻黄一汤。方十二。

[25]

桂枝一两十七铢,去皮　芍药一两六铢　麻黄十六铢,去节　生姜一两六铢,切　杏仁十六个,去皮尖　甘草一两二铢,炙　大枣五枚,擘

右七味,以水五升,先煮麻黄一二沸,去上沫,内诸药,煮取二升,去滓。温服一升,日再服。本云桂枝汤二分,麻黄汤一分,合为二升,分再服。今合为一方,将息如前法。臣亿等谨按:桂枝汤方,桂枝、芍药、生姜各三两,甘草二两,大枣十二枚。麻黄汤方,麻黄三两,桂枝二两,甘草一两,杏仁七十个。今以算法约之,桂枝汤取十二分之五,即得桂枝、芍药、生姜各一两六铢,甘草二十铢,大枣五枚。麻黄汤取九分之二,即得麻黄十六铢,桂枝十六三分铢之二,收之得十一铢,甘草五铢三分铢之一,收之得六铢,杏仁十五个九分枚之四,收之得十六个。二汤所取相合,即共得桂枝一两十七铢,麻黄十六铢,生姜、芍药各一两六铢,甘草一两二铢,大枣五枚,杏仁十六个,合方。

服桂枝汤,大汗出后,大烦渴不解,脉洪大者,白虎加人参汤主之。方十三。 [26]

知母六两　石膏一斤,碎,绵裹　甘草炙,二两　粳米六合　人参三两

右五味,以水一斗,煮米熟汤成,去滓。温服一升,日三服。

太阳病,发热恶寒,热多寒少,脉微弱者,此无阳也,不可发汗,宜桂枝二越婢一汤。方十四。 [27]

桂枝去皮　芍药　麻黄　甘草各十八铢,炙　大枣四枚,擘　生姜一两二铢,切　石膏二十四铢,碎,绵裹

右七味,以水五升,煮麻黄一二沸,去上沫,内诸药,煮取二升,去滓。温服一升。本云当裁为越婢汤、桂枝汤,合之饮一升。今合为一方,桂枝汤二分,越婢汤一分。臣亿等谨按:桂枝汤方,桂枝、芍药、生姜各三两,甘草二两,大枣十二枚。越婢汤方,麻黄二两,生姜三两,甘草二两,石膏半斤,大枣十五枚。今以算法约之,桂枝汤取四分之一,即得桂枝、芍药、生姜各十八铢,甘草十二铢,大枣三枚。越婢汤取八分之一,即得麻黄十八铢,生姜九铢,甘草六铢,石膏二十四铢,大枣一枚八分之七,弃之。二汤所取相合,即共得桂枝、芍药、甘草、麻黄各十八铢,生姜一两三铢,石膏二十四铢,大枣四枚,合方。旧云,桂枝三,今取四分之一,即当云桂枝二也。越婢汤方,见《仲景杂方》中,《外台秘要》一云起脾汤。

服桂枝汤,或下之,仍头项强痛,翕翕发热,无汗,心下满微痛,小便不利者,桂枝去桂加茯苓白术汤主之。方十五。 [28]

芍药三两　甘草二两,炙　生姜切　白术　茯苓各三两　大枣十二枚,擘

右六味,以水八升,煮取三升,去滓。温服一升,小便利则愈。本云桂枝汤,今去桂枝,加茯苓、白术。

伤寒脉浮,自汗出,小便数,心烦,微恶寒,脚挛急,反与桂枝欲攻其表,此误也;得之便厥,咽中干,烦躁,吐逆者,作甘草干姜汤与之,以复其阳;若厥愈足温者,更作芍药甘草汤与之,其脚即伸;若胃气不和,谵语者,少与调胃承气汤;若重发汗,复加烧针者,四逆汤主之。方十六。 [29]

甘草干姜汤方
甘草四两,炙　干姜二两

右二味,以水三升,煮取一升五合,去滓。分温再服。

芍药甘草汤方
白芍药　甘草各四两,炙

右二味,以水三升,煮取一升五合,去滓。分温再服。

调胃承气汤方
大黄四两,去皮,清酒洗　甘草二两,炙　芒硝半升

右三味,以水三升,煮取一升,去滓,内芒硝,更上火微煮令沸。少少温服之。

四逆汤方

甘草二两,炙　干姜一两半　附子一枚,生用,去皮,破八片

右三味,以水三升,煮取一升二合,去滓。分温再服。强人可大附子一枚,干姜三两。

问曰:证象阳旦,按法治之而增剧,厥逆,咽中干,两胫拘急而谵语。师曰言:夜半手足当温,两脚当伸。后如师言,何以知此? 答曰:寸口脉浮而大,浮为风,大为虚。风则生微热,虚则两胫挛。病形象桂枝,因加附子参其间,增桂令汗出。附子温经,亡阳故也。厥逆,咽中干,烦躁,阳明内结,谵语烦乱,更饮甘草干姜汤,夜半阳气还,两足当热;胫尚微拘急,重与芍药甘草汤,尔乃胫伸;以承气汤微溏,则止其谵语,故知病可愈。 ［30］

辨太阳病脉证并治中第六

合六十六法,方三十九首,并见太阳阳明合病法

太阳病,项背强几几,无汗恶风,葛根汤主之。方一。　　　　　　[31]

葛根四两　麻黄三两,去节　桂枝二两,去皮　生姜三两,切　甘草二两,炙　芍药二两　大枣十二枚,擘

右七味,以水一斗,先煮麻黄、葛根,减二升,去白沫,内诸药,煮取三升,去滓。温服一升,覆取微似汗,余如桂枝法将息及禁忌。诸汤皆仿此。

太阳与阳明合病者,必自下利,葛根汤主之。方二。用前第一方。一云用后第四方。

　　　　　　　　　　　　　　　　　　　　　　　　　　　　　　[32]

太阳与阳明合病,不下利,但呕者,葛根加半夏汤主之。方三。　　[33]

葛根四两　麻黄三两,去节　甘草二两,炙　芍药二两　桂枝二两,去皮　生姜二两,切

半夏半升,洗　大枣十二枚,擘

右八味,以水一斗,先煮葛根、麻黄,减二升,去白沫,内诸药,煮取三升,去滓。温服一升,覆取微似汗。

太阳病,桂枝证,医反下之,利遂不止,脉促者,表未解也。喘而汗出者,葛根黄芩黄连汤主之。方四。促,一作纵。　　　　　　　　　　[34]

葛根半斤　甘草二两,炙　黄芩三两　黄连三两

右四味,以水八升,先煮葛根,减二升,内诸药,煮取二升,去滓。分温再服。

太阳病,头痛发热,身疼腰痛,骨节疼痛,恶风无汗而喘者,麻黄汤主之。方五。　　　　　　　　　　　　　　　　　　　　　　　　[35]

麻黄三两,去节　桂枝二两,去皮　甘草一两,炙　杏仁七十个,去皮尖

右四味,以水九升,先煮麻黄,减二升,去上沫,内诸药,煮取二升半,去滓。温服八合,覆取微似汗,不须啜粥,余如桂枝法将息。

太阳与阳明合病,喘而胸满者,不可下,宜麻黄汤。六。用前第五方。 [36]

太阳病,十日以去,脉浮细而嗜卧者,外已解也。设胸满胁痛者,与小柴胡汤。脉但浮者,与麻黄汤。七。用前第五方。 [37]

小柴胡汤方

柴胡半斤　黄芩　人参　甘草炙　生姜各三两,切　大枣十二枚,擘　半夏半升,洗

右七味,以水一斗二升,煮取六升,去滓,再煎取三升。温服一升,日三服。

太阳中风,脉浮紧,发热恶寒,身疼痛,不汗出而烦躁者,大青龙汤主之。若脉微弱,汗出恶风者,不可服之,服之则厥逆,筋惕肉瞤,此为逆也。大青龙汤。方八。 [38]

麻黄六两,去节　桂枝二两,去皮　甘草二两,炙　杏仁四十枚,去皮尖　生姜三两,切　大枣十枚,擘　石膏如鸡子大,碎

右七味,以水九升,先煮麻黄,减二升,去上沫,内诸药,煮取三升,去滓。温服一升,取微似汗。汗出多者,温粉粉之。一服汗者,停后服。若复服,汗多亡阳遂一作逆。　虚,恶风烦躁,不得眠也。

伤寒,脉浮缓,身不疼、但重,乍有轻时,无少阴证者,大青龙汤发之。九。用前第八方。 [39]

伤寒表不解,心下有水气,干呕,发热而咳,或渴,或利,或噎,或小便不利、少腹满,或喘者,小青龙汤主之。方十。 [40]

麻黄去节　芍药　细辛　干姜　甘草炙　桂枝各三两。去皮　五味子半升　半夏半升,洗

右八味,以水一斗,先煮麻黄,减二升,去上沫,内诸药,煮取三升,去滓。温服一升。若渴,去半夏,加栝楼根三两;若微利,去麻黄,加荛花如一鸡子,熬令赤色;若噎者,去麻黄,加附子一枚,炮;若小便不利、少腹满者,去麻黄,加茯苓四两;若喘,去麻黄,加杏仁半升,去皮尖。且荛花不治利,麻黄主喘,今此语反之,疑非仲景意。臣亿等谨按:小青龙汤,大要治水。又按:《本草》,荛花下十二水。若水去,利则止也。又按:《千金》,形肿者应内麻黄。乃内杏仁者,以麻黄发其阳故也。以此证之,岂非仲景意也!

伤寒,心下有水气,咳而微喘,发热不渴。服汤已渴者,此寒去欲解也。小青龙汤主之。十一。用前第十方。 [41]

太阳病,外证未解,脉浮弱者,当以汗解,宜桂枝汤。方十二。 [42]

桂枝去皮　芍药　生姜各三两。切　甘草二两,炙　大枣十二枚,擘

右五味,以水七升,煮取三升,去滓。温服一升,须臾,啜热稀粥一升,助药力,取微汗。

太阳病，下之，微喘者，表未解故也，桂枝加厚朴杏子汤主之。方十三。

[43]

桂枝三两，去皮　甘草二两，炙　生姜三两，切　芍药三两　大枣十二枚，擘　厚朴二两，炙，去皮　杏仁五十枚，去皮尖

右七味，以水七升，微火煮取三升，去滓。温服一升，覆取微似汗。

太阳病，外证未解，不可下也，下之为逆，欲解外者，宜桂枝汤。十四。用前第十二方。

[44]

太阳病，先发汗不解，而复下之，脉浮者不愈。浮为在外，而反下之，故令不愈。今脉浮，故在外，当须解外则愈，宜桂枝汤。十五。用前第十二方。

[45]

太阳病，脉浮紧，无汗发热，身疼痛，八九日不解，表证仍在，此当发其汗。服药已微除，其人发烦目瞑，剧者必衄，衄乃解。所以然者，阳气重故也。麻黄汤主之。十六。用前第五方。

[46]

太阳病，脉浮紧，发热，身无汗，自衄者，愈。

[47]

二阳并病，太阳初得病时，发其汗，汗先出不彻，因转属阳明，续自微汗出，不恶寒。若太阳病证不罢者，不可下，下之为逆，如此可小发汗。设面色缘缘正赤者，阳气怫郁在表，当解之、熏之。若发汗不彻，不足言，阳气怫郁不得越，当汗不汗，其人躁烦，不知痛处，乍在腹中，乍在四肢，按之不可得，其人短气但坐，以汗出不彻故也，更发汗则愈。何以知汗出不彻？以脉涩，故知也。

[48]

脉浮数者，法当汗出而愈。若下之，身重、心悸者，不可发汗，当自汗出乃解。所以然者，尺中脉微，此里虚，须表里实，津液自和，便自汗出愈。

[49]

脉浮紧者，法当身疼痛，宜以汗解之。假令尺中迟者，不可发汗。何以知然？以营气不足，血少故也。

[50]

脉浮者，病在表，可发汗，宜麻黄汤。十七。用前第五方，一法用桂枝汤。

[51]

脉浮而数者，可发汗，宜麻黄汤。十八。用前第五方。

[52]

病常自汗出者，此为营气和，营气和者，外不谐，以卫气不共营气谐和故尔。以营行脉中，卫行脉外。复发其汗，营卫和则愈，宜桂枝汤。十

九。用前第十二方。 [53]

病人脏无他病,时发热,自汗出而不愈者,此卫气不和也。先其时发汗则愈,宜桂枝汤。二十。用前第十二方。 [54]

伤寒,脉浮紧,不发汗,因致衄者,麻黄汤主之。二十一。用前第五方。 [55]

伤寒,不大便六七日,头痛有热者,与承气汤。其小便清者一云大便青,知不在里,仍在表也,当须发汗。若头痛者,必衄。宜桂枝汤。二十二。用前第十二方。 [56]

伤寒,发汗已解,半日许复烦,脉浮数者,可更发汗,宜桂枝汤。二十三。用前第十二方。 [57]

凡病,若发汗,若吐、若下,若亡血、亡津液,阴阳自和者,必自愈。 [58]

大下之后,复发汗,小便不利者,亡津液故也。勿治之,得小便利,必自愈。 [59]

下之后,复发汗,必振寒,脉微细。所以然者,以内外俱虚故也。 [60]

下之后,复发汗,昼日烦躁不得眠,夜而安静,不呕,不渴,无表证,脉沉微,身无大热者,干姜附子汤主之。方二十四。 [61]

干姜一两　附子一枚,生用,去皮,切八片

右二味,以水三升,煮取一升,去滓。顿服。

发汗后,身疼痛,脉沉迟者,桂枝加芍药生姜各一两人参三两新加汤主之。方二十五。 [62]

桂枝三两,去皮　芍药四两　甘草二两,炙　人参三两　大枣十二枚,擘　生姜四两

右六味,以水一斗二升,煮取三升,去滓。温服一升。本云桂枝汤,今加芍药、生姜、人参。

发汗后,不可更行桂枝汤,汗出而喘,无大热者,可与麻黄杏仁甘草石膏汤。方二十六。 [63]

麻黄四两,去节　杏仁五十个,去皮尖　甘草二两,炙　石膏半斤,碎,绵裹

右四味,以水七升,煮麻黄,减二升,去上沫,内诸药,煮取二升,去滓。温服一升,本云黄耳杯。

发汗过多,其人叉手自冒心,心下悸,欲得按者,桂枝甘草汤主之。方二十七。 [64]

桂枝四两,去皮　甘草二两,炙

右二味,以水三升,煮取一升,去滓。顿服。

发汗后,其人脐下悸者,欲作奔豚,茯苓桂枝甘草大枣汤主之。方二十八。　　　　　　　　　　　　　　　　　　　　　　　　　　　[65]

茯苓半斤　桂枝四两,去皮　甘草二两,炙　大枣十五枚,擘

右四味,以甘烂水一斗,先煮茯苓,减二升,内诸药,煮取三升,去滓。温服一升,日三服。作甘烂水法:取水二斗,置大盆内,以杓扬之,水上有珠子五六千颗相逐,取用之。

发汗后,腹胀满者,厚朴生姜半夏甘草人参汤主之。方二十九。　　[66]

厚朴半斤,炙,去皮　生姜半斤,切　半夏半升,洗　甘草二两　人参一两

右五味,以水一斗,煮取三升,去滓。温服一升,日三服。

伤寒,若吐、若下后,心下逆满,气上冲胸,起则头眩,脉沉紧。发汗则动经,身为振振摇者。茯苓桂枝白术甘草汤主之。方三十。　　　　　[67]

茯苓四两　桂枝三两,去皮　白术　甘草各二两。炙

右四味,以水六升,煮取三升,去滓。分温三服。

发汗,病不解,反恶寒者,虚故也,芍药甘草附子汤主之。方三十一。

　　　　　　　　　　　　　　　　　　　　　　　　　　　　　[68]

芍药　甘草各三两。炙　附子一枚,炮,去皮,破八片

右三味,以水五升,煮取一升五合,去滓。分温三服。疑非仲景方。

发汗,若下之,病仍不解,烦躁者,茯苓四逆汤主之。方三十二。　[69]

茯苓四两　人参一两　附子一枚,生用,去皮,破八片　甘草二两,炙　干姜一两半

右五味,以水五升,煮取三升,去滓。温服七合,日二服。

发汗后,恶寒者,虚故也。不恶寒,但热者,实也,当和胃气,与调胃承气汤。方三十三。《玉函》云,与小承气汤。　　　　　　　　　　　　[70]

芒硝半升　甘草二两,炙　大黄四两,去皮,清酒洗

右三味,以水三升,煮取一升,去滓,内芒硝,更煮两沸。顿服。

太阳病,发汗后,大汗出,胃中干,烦躁不得眠,欲得饮水者,少少与饮之,令胃气和则愈。若脉浮,小便不利,微热,消渴者,五苓散主之。方三十四。即猪苓散是。　　　　　　　　　　　　　　　　　　　　　[71]

猪苓十八铢,去皮　泽泻一两六铢　白术十八铢　茯苓十八铢　桂枝半两,去皮

右五味,捣为散。以白饮和,服方寸匕,日三服。多饮暖水,汗出愈。如法将息。

发汗已,脉浮数,烦渴者,五苓散主之。三十五。_{用前第三十四方。}　　　　　　[72]

伤寒,汗出而渴者,五苓散主之;不渴者,茯苓甘草汤主之。方三十六。
　　　　　　　　　　　　　　　　　　　　　　　　　　　　　　　　[73]

茯苓_{二两}　桂枝_{二两,去皮}　甘草_{一两,炙}　生姜_{三两,切}

右四味,以水四升,煮取二升,去滓。分温三服。

中风发热,六七日不解而烦,有表里证,渴欲饮水,水入则吐者,名曰水逆,五苓散主之。三十七。_{用前第三十四方。}　　　　　　　　　　　　[74]

未持脉时,病人手叉自冒心,师因教试令咳而不咳者,此必两耳聋无闻也。所以然者,以重发汗,虚故如此。发汗后,饮水多必喘,以水灌之亦喘。
　　　　　　　　　　　　　　　　　　　　　　　　　　　　　　　　[75]

发汗后,水药不得入口为逆,若更发汗,必吐下不止。发汗、吐、下后,虚烦不得眠,若剧者,必反复颠倒_{音到,下同},心中懊憹_{上乌浩、下奴冬切,下同},栀子豉汤主之;若少气者,栀子甘草豉汤主之;若呕者,栀子生姜豉汤主之。三十八。
　　　　　　　　　　　　　　　　　　　　　　　　　　　　　　　　[76]

栀子豉汤方

栀子_{十四个,擘}　香豉_{四合,绵裹}

右二味,以水四升,先煮栀子,得二升半,内豉,煮取一升半,去滓。分为二服,温进一服,得吐者,止后服。

栀子甘草豉汤方

栀子_{十四个,擘}　甘草_{二两,炙}　香豉_{四合,绵裹}

右三味,以水四升,先煮栀子、甘草,取二升半,内豉,煮取一升半,去滓。分二服,温进一服,得吐者,止后服。

栀子生姜豉汤方

栀子_{十四个,擘}　生姜_{五两}　香豉_{四合,绵裹}

右三味,以水四升,先煮栀子、生姜,取二升半,内豉,煮取一升半,去滓。分二服,温进一服,得吐者,止后服。

发汗,若下之,而烦热,胸中窒者,栀子豉汤主之。三十九。用上初方。
　　　　　　　　　　　　　　　　　　　　　　　　　　　　　　　　[77]

伤寒五六日,大下之后,身热不去,心中结痛者,未欲解也,栀子豉汤主之。四十。用上初方。 [78]

伤寒下后,心烦腹满,卧起不安者,栀子厚朴汤主之。方四十一。 [79]

栀子十四个,擘　厚朴四两,炙,去皮　枳实四枚,水浸,炙令黄

右三味,以水三升半,煮取一升半,去滓。分二服,温进一服,得吐者,止后服。

伤寒,医以丸药大下之,身热不去,微烦者,栀子干姜汤主之。方四十二。 [80]

栀子十四个,擘　干姜二两

右二味,以水三升半,煮取一升半,去滓。分二服,温进一服,得吐者,止后服。

凡用栀子汤,病人旧微溏者,不可与服之。 [81]

太阳病发汗,汗出不解,其人仍发热,心下悸,头眩,身𪉢动,振振欲擗一作僻地者,真武汤主之。方四十三。 [82]

茯苓　芍药　生姜各三两。切　白术二两　附子一枚,炮,去皮,破八片

右五味,以水八升,煮取三升,去滓。温服七合,日三服。

咽喉干燥者,不可发汗。 [83]

淋家,不可发汗,发汗必便血。 [84]

疮家,虽身疼痛,不可发汗,汗出则痓。 [85]

衄家,不可发汗,汗出必额上陷脉急紧,直视不能眴音唤,又胡绢切,下同。一作瞬,不得眠。 [86]

亡血家,不可发汗,发汗则寒栗而振。 [87]

汗家,重发汗,必恍惚心乱,小便已阴疼,与禹余粮丸。四十四。方本阙。 [88]

病人有寒,复发汗,胃中冷,必吐蛔一作逆。 [89]

本发汗,而复下之,此为逆也;若先发汗,治不为逆。本先下之,而反汗之,为逆;若先下之,治不为逆。 [90]

伤寒,医下之,续得下利,清谷不止,身疼痛者,急当救里;后身疼痛,清

便自调者，急当救表。救里宜四逆汤，救表宜桂枝汤。四十五。用前第十二方。 [91]

病发热头痛，脉反沉，若不差，身体疼痛，当救其里。 [92]

四逆汤方。

甘草二两，炙　干姜一两半　附子一枚，生用，去皮，破八片

右三味，以水三升，煮取一升二合，去滓。分温再服。强人可大附子一枚、干姜三两。

太阳病，先下而不愈，因复发汗，以此表里俱虚，其人因致冒，冒家汗出自愈。所以然者，汗出表和故也。里未和，然后复下之。 [93]

太阳病未解，脉阴阳俱停一作微，必先振栗汗出而解。但阳脉微者，先汗出而解；但阴脉微一作尺脉实者，下之而解。若欲下之，宜调胃承气汤。四十六。用前第三十三方。一云用大柴胡汤。 [94]

太阳病，发热汗出者，此为营弱卫强，故使汗出，欲救邪风者，宜桂枝汤。四十七。方用前法。 [95]

伤寒五六日，中风，往来寒热，胸胁苦满，嘿嘿不欲饮食，心烦喜呕，或胸中烦而不呕，或渴，或腹中痛，或胁下痞硬，或心下悸、小便不利，或不渴、身有微热，或咳者，小柴胡汤主之。方四十八。 [96]

柴胡半斤　黄芩三两　人参三两　半夏半升，洗　甘草炙　生姜各三两。切　大枣十二枚，擘

右七味，以水一斗二升，煮取六升，去滓，再煎取三升。温服一升，日三服。若胸中烦而不呕者，去半夏、人参，加栝楼实一枚；若渴，去半夏，加人参合前成四两半、栝楼根四两；若腹中痛者，去黄芩，加芍药三两；若胁下痞硬，去大枣，加牡蛎四两；若心下悸、小便不利者，去黄芩，加茯苓四两；若不渴，外有微热者，去人参，加桂枝三两，温覆，微汗愈；若咳者，去人参、大枣、生姜，加五味子半升、干姜二两。

血弱气尽，腠理开，邪气因入，与正气相搏，结于胁下。正邪分争，往来寒热，休作有时，嘿嘿不欲饮食。脏腑相连，其痛必下，邪高痛下，故使呕也。一云脏腑相连，其痛必下，胁膈中痛。小柴胡汤主之。服柴胡汤已，渴者，属阳明，以法治之。四十九。用前方。 [97]

得病六七日，脉迟浮弱，恶风寒，手足温。医二三下之，不能食，而胁下

满痛,面目及身黄,颈项强,小便难者,与柴胡汤,后必下重。本渴饮水而呕者,柴胡汤不中与也。食谷者哕。 [98]

伤寒四五日,身热恶风,颈项强,胁下满,手足温而渴者,小柴胡汤主之。五十。用前方。 [99]

伤寒,阳脉涩,阴脉弦,法当腹中急痛,先与小建中汤;不差者,小柴胡汤主之。五十一。用前方。 [100]

小建中汤方

桂枝三两,去皮　甘草二两,炙　大枣十二枚,擘　芍药六两　生姜三两,切　胶饴一升

右六味,以水七升,煮取三升,去滓,内饴,更上微火消解。温服一升,日三服。呕家不可用建中汤,以甜故也。

伤寒中风,有柴胡证,但见一症便是,不必悉具。凡柴胡汤病证而下之,若柴胡证不罢者,复与柴胡汤,必蒸蒸而振,却复发热汗出而解。 [101]

伤寒二三日,心中悸而烦者,小建中汤主之。五十二。用前第五十一方。 [102]

太阳病,过经十余日,反二三下之,后四五日,柴胡证仍在者,先与小柴胡。呕不止,心下急一云呕止小安,郁郁微烦者,为未解也,与大柴胡汤,下之则愈。方五十三。 [103]

柴胡半斤　黄芩三两　芍药三两　半夏半升,洗　生姜五两,切　枳实四枚,炙　大枣十二枚,擘

右七味,以水一斗二升,煮取六升,去滓再煎。温服一升,日三服。一方加大黄二两,若不加,恐不为大柴胡汤。

伤寒,十三日不解,胸胁满而呕,日晡所发潮热,已而微利。此本柴胡证,下之以不得利,今反利者,知医以丸药下之,此非其治也。潮热者,实也。先宜服小柴胡汤以解外,后以柴胡加芒硝汤主之。五十四。 [104]

柴胡二两十六铢　黄芩一两　人参一两　甘草一两,炙　生姜一两,切　半夏二十铢,本云五枚,洗　大枣四枚,擘　芒硝二两

右八味,以水四升,煮取二升,去滓,内芒硝,更煮微沸。分温再服,不解更作。臣亿等谨按:《金匮玉函》方中无芒硝。别一方云,以水七升,下芒硝二合、大黄四两、桑螵蛸五枚,煮取一升半,服五合,微下即愈。本云,柴胡再服,以解其外,余二升加芒硝、大黄、桑螵蛸也。

伤寒十三日,过经谵语者,以有热也,当以汤下之。若小便利者,大便当

硬，而反下利，脉调和者，知医以丸药下之，非其治也。若自下利者，脉当微厥，今反和者，此为内实也，调胃承气汤主之。五十五。用前第三十三方。　[105]

太阳病不解，热结膀胱，其人如狂，血自下，下者愈。其外不解者，尚未可攻，当先解其外；外解已，但少腹急结者，乃可攻之，宜桃核承气汤。方五十六。后云，解外宜桂枝汤。　[106]

桃仁五十个，去皮尖　大黄四两　桂枝二两，去皮　甘草二两，炙　芒硝二两

右五味，以水七升，煮取二升半，去滓，内芒硝，更上火，微沸下火。先食温服五合，日三服。当微利。

伤寒八九日，下之，胸满烦惊，小便不利，谵语，一身尽重，不可转侧者，柴胡加龙骨牡蛎汤主之。方五十七。　[107]

柴胡四两　龙骨 黄芩 生姜切　铅丹 人参 桂枝去皮　茯苓各一两半　半夏二合半，洗　大黄二两　牡蛎一两半，熬　大枣六枚，擘

右十二味，以水八升，煮取四升，内大黄，切如碁子，更煮一两沸，去滓。温服一升。本云柴胡汤今加龙骨等。

伤寒，腹满谵语，寸口脉浮而紧，此肝乘脾也，名曰纵，刺期门。五十八。　[108]

伤寒发热，啬啬恶寒，大渴欲饮水，其腹必满；自汗出，小便利，其病欲解。此肝乘肺也，名曰横，刺期门。五十九。　[109]

太阳病二日，反躁，凡熨其背而大汗出。大热入胃一作二日内烧瓦熨背，大汗出，火气入胃，胃中水竭，躁烦必发谵语；十余日，振栗自下利者，此为欲解也。故其汗从腰以下不得汗，欲小便不得，反呕，欲失溲，足下恶风，大便硬，小便当数，而反不数及不多。大便已，头卓然而痛，其人足心必热，谷气下流故也。　[110]

太阳病中风，以火劫发汗，邪风被火热，血气流溢，失其常度。两阳相熏灼，其身发黄，阳盛则欲衄，阴虚小便难，阴阳俱虚竭，身体则枯燥，但头汗出，剂颈而还，腹满微喘，口干咽烂，或不大便。久则谵语，甚者至哕，手足躁扰，捻衣摸床；小便利者，其人可治。　[111]

伤寒脉浮，医以火迫劫之，亡阳，必惊狂，卧起不安者，桂枝去芍药加蜀漆牡蛎龙骨救逆汤主之。方六十。　[112]

桂枝三两，去皮　甘草二两，炙　生姜三两，切　大枣十二枚，擘　牡蛎五两，熬　蜀漆三

两,洗去腥　龙骨四两

　　右七味,以水一斗二升,先煮蜀漆,减二升,内诸药,煮取三升,去滓。温服一升。本云桂枝汤,今去芍药加蜀漆、牡蛎、龙骨。

　　形作伤寒,其脉不弦紧而弱,弱者必渴。被火必谵语。弱者,发热脉浮,解之当汗出愈。　　　　　　　　　　　　　　　　　　　　　　[113]

　　太阳病,以火熏之,不得汗,其人必躁,到经不解,必清血,名为火邪。
　　　　　　　　　　　　　　　　　　　　　　　　　　　　　　[114]

　　脉浮热甚,而反灸之,此为实。实以虚治,因火而动,必咽燥吐血。
　　　　　　　　　　　　　　　　　　　　　　　　　　　　　　[115]

　　微数之脉,慎不可灸,因火为邪,则为烦逆。追虚逐实,血散脉中,火气虽微,内攻有力,焦骨伤筋,血难复也。脉浮,宜以汗解,用火灸之,邪无从出,因火而盛,病从腰以下必重而痹,名火逆也。欲自解者,必当先烦,烦乃有汗而解。何以知之? 脉浮,故知汗出解。　　　　　　　　　　　　[116]

　　烧针令其汗,针处被寒,核起而赤者,必发奔豚。气从少腹上冲心者,灸其核上各一壮,与桂枝加桂汤,更加桂二两也。方六十一。　　　　[117]
　　桂枝五两,去皮　芍药三两　生姜三两,切　甘草二两,炙　大枣十二枚,擘
　　右五味,以水七升,煮取三升,去滓。温服一升。本云桂枝汤,今加桂满五两。所以加桂者,以能泄奔豚气也。

　　火逆。下之,因烧针烦躁者,桂枝甘草龙骨牡蛎汤主之。方六十二。
　　　　　　　　　　　　　　　　　　　　　　　　　　　　　　[118]

　　桂枝一两,去皮　甘草二两,炙　牡蛎二两,熬　龙骨二两
　　右四味,以水五升,煮取二升半,去滓。温服八合,日三服。

　　太阳伤寒者,加温针必惊也。　　　　　　　　　　　　　　[119]

　　太阳病,当恶寒发热,今自汗出,反不恶寒发热,关上脉细数者,以医吐之过也。一二日吐之者,腹中饥,口不能食;三四日吐之者,不喜糜粥,欲食冷食,朝食暮吐。以医吐之所致也。此为小逆。　　　　　　　[120]

　　太阳病吐之,但太阳病当恶寒,今反不恶寒,不欲近衣,此为吐之内烦也。　　　　　　　　　　　　　　　　　　　　　　　　　　[121]

　　病人脉数,数为热,当消谷引食,而反吐者,此以发汗,令阳气微,膈气

虚,脉乃数也。数为客热,不能消谷。以胃中虚冷,故吐也。 [122]

太阳病,过经十余日,心下温温欲吐,而胸中痛,大便反溏,腹微满,郁郁微烦。先此时自极吐下者,与调胃承气汤。若不尔者,不可与。但欲呕,胸中痛,微溏者,此非柴胡汤证,以呕故知极吐下也。调胃承气汤。六十三。用

前第三十三方。 [123]

太阳病六七日,表证仍在,脉微而沉,反不结胸,其人发狂者,以热在下焦,少腹当硬满,小便自利者,下血乃愈。所以然者,以太阳随经,瘀热在里故也,抵当汤主之。方六十四。 [124]

水蛭_熬 虻虫_{各三十个,去翅足,熬} 桃仁二十个,去皮尖 大黄三两,酒洗

右四味,以水五升,煮取三升,去滓。温服一升,不下更服。

太阳病,身黄,脉沉结,少腹硬;小便不利者,为无血也;小便自利,其人如狂者,血证谛也,抵当汤主之。六十五。用前方。 [125]

伤寒有热,少腹满,应小便不利;今反利者,为有血也,当下之,不可余药,宜抵当丸。方六十六。 [126]

水蛭二十个,熬 虻虫二十个,去翅足,熬 桃仁二十五个,去皮尖 大黄三两

右四味,捣分四丸。以水一升,煮一丸,取七合服之。晬时,当下血;若不下者,更服。

太阳病,小便利者,以饮水多,必心下悸;小便少者,必苦里急也。

[127]

辨太阳病脉证并治下第七

合三十九法，方三十首，并见太阳少阳合病法

问曰：病有结胸，有脏结，其状何如？答曰：按之痛，寸脉浮，关脉沉，名曰结胸也。 [128]

何为脏结？答曰：如结胸状，饮食如故，时时下利，寸脉浮，关脉小细沉紧，名曰脏结。舌上白胎滑者，难治。 [129]

脏结无阳证，不往来寒热—云寒而不热，其人反静，舌上胎滑者，不可攻也。 [130]

病发于阳，而反下之，热入因作结胸；病发于阴，而反下之—作汗出，因作痞也。所以成结胸者，以下之太早故也。结胸者，项亦强，如柔痉状，下之则和，宜大陷胸丸。方一。 [131]

大黄半斤　葶苈子半升，熬　芒硝半升　杏仁半升，去皮尖，熬黑

右四味，捣筛二味，内杏仁、芒硝，合研如脂，和散。取如弹丸一枚，别捣甘遂末一钱匕，白蜜二合，水二升，煮取一升。温顿服之，一宿乃下，如不下，更服，取下为效。禁如药法。

结胸证，其脉浮大者，不可下，下之则死。 [132]

结胸证悉具，烦躁者亦死。 [133]

太阳病，脉浮而动数，浮则为风，数则为热，动则为痛，数则为虚，头痛发热，微盗汗出，而反恶寒者，表未解也。医反下之，动数变迟，膈内拒痛—云头痛即眩，胃中空虚，客气动膈，短气躁烦，心中懊憹，阳气内陷，心下因硬，则为结胸，大陷胸汤主之。若不结胸，但头汗出，余处无汗，剂颈而还，小便不利，身必发黄。大陷胸汤。方二。 [134]

大黄_{六两,去皮}　芒硝_{一升}　甘遂_{一钱匕}

右三味,以水六升,先煮大黄,取二升,去滓,内芒硝,煮一两沸,内甘遂末。温服一升,得快利,止后服。

伤寒六七日,结胸热实,脉沉而紧,心下痛,按之石硬者,大陷胸汤主之。三。_{用前第二方。}　　　　　　　　　　　　　　　　[135]

伤寒十余日,热结在里,复往来寒热者,与大柴胡汤;但结胸,无大热者,此为水结在胸胁也,但头微汗出者,大陷胸汤主之。四。_{用前第二方。}　[136]

大柴胡汤方

柴胡_{半斤}　枳实_{四枚,炙}　生姜_{五两,切}　黄芩_{三两}　芍药_{三两}　半夏_{半升,洗}　大枣_{十二枚,擘}

右七味,以水一斗二升,煮取六升,去滓,再煎。温服一升,日三服。一方加大黄二两,若不加,恐不名大柴胡汤。

太阳病,重发汗而复下之,不大便五六日,舌上燥而渴,日晡所小有潮热_{一云,日晡所发心胸大烦},从心下至少腹,硬满而痛不可近者,大陷胸汤主之。五。_{用前第二方。}　　　　　　　　　　　　　　　　　　　　　　　　　　[137]

小结胸病,正在心下,按之则痛,脉浮滑者,小陷胸汤主之。方六。

[138]

黄连_{一两}　半夏_{半升,洗}　栝楼实_{大者一枚}

右三味,以水六升,先煮栝楼,取三升,去滓,内诸药,煮取二升,去滓。分温三服。

太阳病,二三日,不能卧,但欲起,心下必结,脉微弱者,此本有寒分也。反下之,若利止,必作结胸;未止者,四日复下之,此作协热利也。　[139]

太阳病,下之,其脉促_{一作纵},不结胸者,此为欲解也。脉浮者,必结胸。脉紧者,必咽痛。脉弦者,必两胁拘急。脉细数者,头痛未止。脉沉紧者,必欲呕。脉沉滑者,协热利。脉浮滑者,必下血。　　　　　　　　[140]

病在阳,应以汗解之,反以冷水潠之,若灌之,其热被劫不得去,弥更益烦,肉上粟起,意欲饮水,反不渴者,服文蛤散;若不差者,与五苓散。寒实结胸,无热证者,与三物小陷胸汤_{用前第六方},白散亦可服。七。_{一云与三物小白散。}

[141]

文蛤散方

文蛤五两

右一味为散,以沸汤和一方寸匕服,汤用五合。

五苓散方

猪苓十八铢,去黑皮　　白术十八铢　　泽泻一两六铢　　茯苓十八铢　　桂枝半两,去皮

右五味为散,更于臼中治之。白饮和方寸匕服之,日三服,多饮暖水,汗出愈。

白散方

桔梗三分　　巴豆一分,去皮心,熬黑,研如脂　　贝母三分

右三味为散,内巴豆,更于臼中杵之。以白饮和服,强人半钱匕,羸者减之。病在膈上必吐,在膈下必利,不利,进热粥一杯,利过不止,进冷粥一杯。身热,皮粟不解,欲引衣自覆,若以水潠之,洗之,益令热却不得出,当汗而不汗则烦。假令汗出已,腹中痛,与芍药三两如上法。

太阳与少阳并病,头项强痛,或眩冒,时如结胸,心下痞硬者,当刺大椎第一间、肺俞、肝俞,慎不可发汗。发汗则谵语、脉弦,五日谵语不止,当刺期门。八。　　　　　　　　　　　　　　　　　　　　　　　　　　　[142]

妇人中风,发热恶寒,经水适来,得之七八日,热除而脉迟身凉,胸胁下满,如结胸状,谵语者,此为热入血室也。当刺期门,随其实而取之。九。　　　　　　　　　　　　　　　　　　　　　　　　　　　　　　[143]

妇人中风七八日,续得寒热发作有时。经水适断者,此为热入血室,其血必结,故使如疟状,发作有时,小柴胡汤主之。方十。　　　[144]

柴胡半斤　　黄芩三两　　人参三两　　半夏半升,洗　　甘草三两　　生姜三两,切　　大枣十二枚,擘

右七味,以水一斗二升,煮取六升,去滓,再煎取三升。温服一升,日三服。

妇人伤寒,发热,经水适来,昼日明了,暮则谵语,如见鬼状者,此为热入血室。无犯胃气及上二焦,必自愈。十一。　　　　　　[145]

伤寒六七日,发热,微恶寒,支节烦疼,微呕,心下支结,外证未去者,柴胡桂枝汤主之。方十二。　　　　　　　　　　　　　　　[146]

桂枝去皮　　黄芩一两半　　人参一两半　　甘草一两,炙　　半夏二合半,洗　　芍药一两半　　大枣六枚,擘　　生姜一两半,切　　柴胡四两

右九味,以水七升,煮取三升,去滓。温服一升。本云人参汤,作如桂枝法,

加半夏、柴胡、黄芩,复如柴胡法。今用人参作半剂。

伤寒五六日,已发汗而复下之,胸胁满、微结,小便不利,渴而不呕,但头汗出,往来寒热,心烦者,此为未解也,柴胡桂枝干姜汤主之。方十三。

[147]

柴胡半斤　桂枝三两,去皮　干姜二两　栝楼根四两　黄芩三两　牡蛎二两,熬　甘草二两,炙

右七味,以水一斗二升,煮取六升,去滓,再煎取三升。温服一升,日三服。初服微烦,复服汗出便愈。

伤寒五六日,头汗出,微恶寒,手足冷,心下满,口不欲食,大便硬,脉细者,此为阳微结,必有表,复有里也。脉沉,亦在里也。汗出为阳微,假令纯阴结,不得复有外证,悉入在里,此为半在里半在外也。脉虽沉紧,不得为少阴病。所以然者,阴不得有汗,今头汗出,故知非少阴也,可与小柴胡汤。设不了了者,得屎而解。十四。用前第十方。

[148]

伤寒五六日,呕而发热者,柴胡汤证具,而以他药下之,柴胡证仍在者,复与柴胡汤。此虽已下之,不为逆,必蒸蒸而振,却发热汗出而解。若心下满而硬痛者,此为结胸也,大陷胸汤主之。但满而不痛者,此为痞,柴胡不中与之,宜半夏泻心汤。方十五。

[149]

半夏半升,洗　黄芩　干姜　人参　甘草炙。各三两　黄连一两　大枣十二枚,擘

右七味,以水一斗,煮取六升,去滓,再煎取三升。温服一升,日三服。须大陷胸汤者,方用前第二法。一方用半夏一升。

太阳少阳并病,而反下之,成结胸,心下硬,下利不止,水浆不下,其人心烦。

[150]

脉浮而紧,而复下之,紧反入里,则作痞。按之自濡,但气痞耳。[151]

太阳中风,下利,呕逆,表解者,乃可攻之。其人絷絷汗出,发作有时,头痛,心下痞硬满,引胁下痛,干呕短气,汗出不恶寒者,此表解里未和也,十枣汤主之。方十六。

[152]

芫花熬　甘遂　大戟

右三味,等分,各别捣为散。以水一升半,先煮大枣肥者十枚,取八合,去滓,内药末。强人服一钱匕,羸人服半钱,温服之,平旦服。若下少,病不除者,明日更服,加半钱。得快下利后,糜粥自养。

太阳病，医发汗，遂发热恶寒，因复下之，心下痞，表里俱虚，阴阳气并竭，无阳则阴独。复加烧针，因胸烦，面色青黄，肤瞤者，难治。今色微黄，手足温者，易愈。

[153]

心下痞，按之濡，其脉关上浮者，大黄黄连泻心汤主之。方十七。

[154]

大黄二两　黄连一两

右二味，以麻沸汤二升渍之，须臾，绞去滓。分温再服。臣亿等看详：大黄黄连泻心汤，诸本皆二味，又，后附子泻心汤，用大黄、黄连、黄芩、附子。恐是前方中亦有黄芩，后但加附子也。故后云："附子泻心汤，本云加附子"也。

心下痞，而复恶寒汗出者，附子泻心汤主之。方十八。

[155]

大黄二两　黄连一两　黄芩一两　附子一枚，炮，去皮，破，别煮取汁

右四味，切三味，以麻沸汤二升渍之，须臾，绞去滓，内附子汁。分温再服。

本以下之，故心下痞。与泻心汤，痞不解。其人渴而口燥烦，小便不利者，五苓散主之。十九。一方云，忍之一日乃愈。用前第七证方。

[156]

伤寒，汗出解之后，胃中不和，心下痞硬，干噫食臭，胁下有水气，腹中雷鸣下利者，生姜泻心汤主之。方二十。

[157]

生姜四两，切　甘草三两，炙　人参三两　干姜一两　黄芩三两　半夏半升，洗　黄连一两　大枣十二枚，擘

右八味，以水一斗，煮取六升，去滓，再煎取三升。温服一升，日三服。附子泻心汤，本云加附子。半夏泻心汤，甘草泻心汤，同体别名耳。生姜泻心汤，本云理中人参黄芩汤，去桂枝、术，加黄连，并泻肝法。

伤寒中风，医反下之，其人下利，日数十行，谷不化，腹中雷鸣，心下痞硬而满，干呕心烦不得安。医见心下痞，谓病不尽，复下之，其痞益甚。此非结热，但以胃中虚，客气上逆，故使硬也。甘草泻心汤主之。方二十一。

[158]

甘草四两，炙　黄芩三两　干姜三两　半夏半升，洗　大枣十二枚，擘　黄连一两

右六味，以水一斗，煮取六升，去滓，再煎取三升。温服一升，日三服。臣亿等谨按：上生姜泻心汤法，本云理中人参黄芩汤，今详泻心以疗痞。痞气因发阴而生，是半夏、生姜、甘草泻心三方，皆本于理中也。其方各有人参，今甘草泻心中无者，脱落之也。又按：《千金》并《外台秘要》，治伤寒䘌食，用此方皆有人参，知脱落无疑。

伤寒服汤药，下利不止，心下痞硬。服泻心汤已。复以他药下之，利不止；医以理中与之，利益甚。理中者，理中焦，此利在下焦，赤石脂禹余粮汤

主之。复不止者，当利其小便。赤石脂禹余粮汤。方二十二。[159]

赤石脂一斤，碎　太一禹余粮一斤，碎

右二味，以水六升，煮取二升，去滓。分温三服。

伤寒吐下后、发汗，虚烦，脉甚微，八九日心下痞硬，胁下痛，气上冲咽喉，眩冒，经脉动惕者，久而成痿。[160]

伤寒发汗，若吐、若下，解后，心下痞硬，噫气不除者，旋覆代赭汤主之。方二十三。[161]

旋覆花三两　人参二两　生姜五两　代赭一两　甘草三两，炙　半夏半升，洗　大枣十二枚，擘

右七味，以水一斗，煮取六升，去滓，再煎取三升。温服一升，日三服。

下后，不可更行桂枝汤，若汗出而喘，无大热者，可与麻黄杏子甘草石膏汤。方二十四。[162]

麻黄四两　杏仁五十个，去皮尖　甘草二两，炙　石膏半斤，碎，绵裹

右四味，以水七升，先煮麻黄，减二升，去白沫，内诸药，煮取三升，去滓。温服一升，本云黄耳杯。

太阳病，外证未除，而数下之，遂协热而利。利下不止，心下痞硬，表里不解者，桂枝人参汤主之。方二十五。[163]

桂枝四两，别切　甘草四两，炙　白术三两　人参三两　干姜三两

右五味，以水九升，先煮四味，取五升，内桂，更煮取三升，去滓。温服一升，日再、夜一服。

伤寒大下后，复发汗，心下痞，恶寒者，表未解也。不可攻痞，当先解表，表解乃可攻痞。解表宜桂枝汤，攻痞宜大黄黄连泻心汤。二十六。泻心汤用前第十七方。[164]

伤寒发热，汗出不解，心中痞硬，呕吐而下利者，大柴胡汤主之。二十七。用前第四方。[165]

病如桂枝证，头不痛，项不强，寸脉微浮，胸中痞硬，气上冲喉咽不得息者，此为胸有寒也，当吐之，宜瓜蒂散。方二十八。[166]

瓜蒂一分，熬黄　赤小豆一分

右二味，各别捣筛，为散已，合治之，取一钱匕。以香豉一合，用热汤七合煮作稀糜，去滓。取汁和散，温顿服之。不吐者，少少加，得快吐乃止。诸亡血虚家，不可与瓜蒂散。

病胁下素有痞,连在脐傍,痛引少腹,入阴筋者,此名脏结,死。二十九。

[167]

伤寒,若吐、若下后,七八日不解,热结在里,表里俱热,时时恶风,大渴,舌上干燥而烦,欲饮水数升者,白虎加人参汤主之。方三十。 [168]

知母六两　石膏一斤,碎　甘草二两,炙　人参二两　粳米六合

右五味,以水一斗,煮米熟汤成,去滓。温服一升,日三服。此方立夏后、立秋前乃可服,立秋后不可服。正月、二月、三月尚凛冷,亦不可与服之,与之则呕利而腹痛。诸亡血虚家亦不可与,得之则腹痛利者,但可温之,当愈。

伤寒无大热,口燥渴,心烦,背微恶寒者,白虎加人参汤主之。三十一。用前方。

[169]

伤寒脉浮,发热无汗,其表不解,不可与白虎汤。渴欲饮水,无表证者,白虎加人参汤主之。三十二。用前方。 [170]

太阳少阳并病,心下硬,颈项强而眩者,当刺大椎、肺俞、肝俞,慎勿下之。三十三。

[171]

太阳与少阳合病,自下利者,与黄芩汤;若呕者,黄芩加半夏生姜汤主之。三十四。

[172]

黄芩汤方

黄芩三两　芍药二两　甘草二两,炙　大枣十二枚,擘

右四味,以水一斗,煮取三升,去滓。温服一升,日再,夜一服。

黄芩加半夏生姜汤方

黄芩三两　芍药二两　甘草二两,炙　大枣十二枚,擘　半夏半升,洗　生姜一两半,一方三两,切

右六味,以水一斗,煮取三升,去滓。温服一升,日再,夜一服。

伤寒,胸中有热,胃中有邪气,腹中痛,欲呕吐者,黄连汤主之。方三十五。

[173]

黄连三两　甘草三两,炙　干姜三两　桂枝三两,去皮　人参二两　半夏半升,洗　大枣十二枚,擘

右七味,以水一斗,煮取六升,去滓。温服,昼三夜二。疑非仲景方。

伤寒八九日,风湿相搏,身体疼烦,不能自转侧,不呕,不渴,脉浮虚而涩者,桂枝附子汤主之。若其人大便硬一云脐下心下硬,小便自利者,去桂加白术汤

主之。三十六。 ［174］

桂枝附子汤方

桂枝四两,去皮　附子三枚,炮,去皮,破　生姜三两,切　大枣十二枚,擘　甘草二两,炙

右五味,以水六升,煮取二升,去滓。分温三服。

去桂加白术汤方

附子三枚,炮,去皮,破　白术四两　生姜三两,切　甘草二两,炙　大枣十二枚,擘

右五味,以水六升,煮取二升,去滓。分温三服。初一服,其人身如痹,半日许复服之,三服都尽,其人如冒状,勿怪。此以附子、术,并走皮内,逐水气未得除,故使之耳。法当加桂四两,此本一方二法,以大便硬,小便自利,去桂也;以大便不硬,小便不利,当加桂。附子三枚恐多也,虚弱家及产妇,宜减服之。

风湿相搏,骨节疼烦,掣痛不得屈伸,近之则痛剧,汗出短气,小便不利,恶风不欲去衣,或身微肿者,甘草附子汤主之。方三十七。 ［175］

甘草二两,炙　附子二枚,炮,去皮,破　白术二两　桂枝四两,去皮

右四味,以水六升,煮取三升,去滓。温服一升,日三服。初服得微汗则解。能食,汗止复烦者,将服五合;恐一升多者,宜服六七合为始。

伤寒脉浮滑,此以表有热,里有寒,白虎汤主之。方三十八。 ［176］

知母六两　石膏一斤,碎　甘草二两,炙　粳米六合

右四味,以水一斗,煮米熟汤成,去滓。温服一升,日三服。臣亿等谨按:前篇云:热结在里,表里俱热者,白虎汤主之。又云:其表不解,不可与白虎汤。此云:脉浮滑,表有热,里有寒者,必表里字差矣。又,阳明一证云:脉浮迟,表热里寒,四逆汤主之。又,少阴一证云:里寒外热,通脉四逆汤主之。以此表里自差,明矣。《千金翼》云白通汤。非也。

伤寒脉结代,心动悸,炙甘草汤主之。方三十九。 ［177］

甘草四两,炙　生姜三两,切　人参二两　生地黄一斤　桂枝三两,去皮　阿胶二两
麦门冬半升,去心　麻仁半升　大枣三十枚,擘

右九味,以清酒七升,水八升,先煮八味,取三升,去滓,内胶烊消尽。温服一升,日三服。一名复脉汤。

脉按之来缓,时一止复来者,名曰结。又脉来动而中止,更来小数,中有还者反动,名曰结,阴也。脉来动而中止,不能自还,因而复动者,名曰代,阴也。得此脉者,必难治。 ［178］

辨阳明病脉证并治第八

合四十四法，方一十首，一方附，并见阳明少阳合病法

问曰：病有太阳阳明，有正阳阳明，有少阳阳明，何谓也？答曰：太阳阳明者，脾约—云络是也；正阳阳明者，胃家实是也；少阳阳明者，发汗、利小便已，胃中燥、烦、实，大便难是也。 [179]

阳明之为病，胃家实—作寒是也。 [180]

问曰：何缘得阳明病？答曰：太阳病，若发汗，若下，若利小便，此亡津液，胃中干燥，因转属阳明。不更衣，内实，大便难者，此名阳明也。 [181]

问曰：阳明病，外证云何？答曰：身热，汗自出，不恶寒，反恶热也。 [182]

问曰：病有得之一日，不发热而恶寒者，何也？答曰：虽得之一日，恶寒将自罢，即自汗出而恶热也。 [183]

问曰：恶寒何故自罢？答曰：阳明居中，主土也，万物所归，无所复传。始虽恶寒，二日自止，此为阳明病也。 [184]

本太阳，初得病时，发其汗，汗先出不彻，因转属阳明也。伤寒发热，无汗，呕不能食，而反汗出濈濈然者，是转属阳明也。 [185]

伤寒三日，阳明脉大。 [186]

伤寒脉浮而缓，手足自温者，是为系在太阴。太阴者，身当发黄；若小便自利者，不能发黄；至七八日，大便硬者，为阳明病也。 [187]

伤寒转系阳明者，其人濈然微汗出也。 [188]

阳明中风，口苦咽干，腹满微喘，发热恶寒，脉浮而紧；若下之，则腹满小便难也。　　　　　　　　　　　　　　　　　　　　　　　　　[189]

阳明病，若能食，名中风；不能食，名中寒。　　　　　　　　　　[190]

阳明病，若中寒者，不能食，小便不利，手足濈然汗出，此欲作固瘕，必大便初硬后溏。所以然者，以胃中冷，水谷不别故也。　　　　　　[191]

阳明病，初欲食，小便反不利，大便自调，其人骨节疼，翕翕如有热状，奄然发狂，濈然汗出而解者，此水不胜谷气，与汗共并，脉紧则愈。　[192]

阳明病欲解时，从申至戌上。　　　　　　　　　　　　　　　　　[193]

阳明病，不能食，攻其热必哕。所以然者，胃中虚冷故也。以其人本虚，攻其热必哕。　　　　　　　　　　　　　　　　　　　　　　　　[194]

阳明病，脉迟，食难用饱，饱则微烦头眩，必小便难，此欲作谷瘅。虽下之，腹满如故，所以然者，脉迟故也。　　　　　　　　　　　　　[195]

阳明病，法多汗，反无汗，其身如虫行皮中状者，此以久虚故也。　[196]

阳明病，反无汗而小便利，二三日呕而咳，手足厥者，必苦头痛。若不咳不呕，手足不厥者，头不痛。一云冬阳明。　　　　　　　　　　　[197]

阳明病，但头眩，不恶寒，故能食而咳，其人咽必痛。若不咳者，咽不痛。一云冬阳明。　　　　　　　　　　　　　　　　　　　　　　　[198]

阳明病，无汗，小便不利，心中懊侬者，身必发黄。　　　　　　　[199]

阳明病，被火，额上微汗出，而小便不利者，必发黄。　　　　　　[200]

阳明病，脉浮而紧者，必潮热，发作有时。但浮者，必盗汗出。　　[201]

阳明病，口燥，但欲漱水不欲咽者，此必衄。　　　　　　　　　　[202]

阳明病，本自汗出，医更重发汗，病已差，尚微烦不了了者，此必大便硬故也。以亡津液，胃中干燥，故令大便硬。当问其小便日几行，若本小便日三四行，今日再行，故知大便不久出。今为小便数少，以津液当还入胃中，故知不久必大便也。　　　　　　　　　　　　　　　　　　　　[203]

伤寒呕多，虽有阳明证，不可攻之。　　　　　　　　　　　　　　[204]

阳明病，心下硬满者，不可攻之。攻之，利遂不止者死，利止者愈。
　　　　　　　　　　　　　　　　　　　　　　　　　　　　　　[205]

阳明病，面合色赤，不可攻之。必发热，色黄者，小便不利也。　　[206]

阳明病，不吐不下，心烦者，可与调胃承气汤。方一。　　　　　[207]

甘草二两，炙　芒硝半升　大黄四两，清酒洗

右三味，切，以水三升，煮二物至一升，去滓，内芒硝，更上微火一二沸。温顿服之，以调胃气。

阳明病，脉迟，虽汗出不恶寒者，其身必重，短气，腹满而喘，有潮热者，此外欲解，可攻里也。手足濈然汗出者，此大便已硬也，大承气汤主之。若汗多，微发热恶寒者，外未解也一法与桂枝汤，其热不潮，未可与承气汤。若腹大满不通者，可与小承气汤，微和胃气，勿令至大泄下。大承气汤。方二。

　　　　　　　　　　　　　　　　　　　　　　　　　　　　　　[208]

大黄四两，酒洗　厚朴半斤，炙，去皮　枳实五枚，炙　芒硝三合

右四味，以水一斗，先煮二物，取五升，去滓，内大黄，更煮取二升，去滓，内芒硝，更上微火一两沸。分温再服，得下，余勿服。

小承气汤方

大黄四两　厚朴二两，炙，去皮　枳实三枚大者，炙

右三味，以水四升，煮取一升二合，去滓。分温二服，初服汤，当更衣，不尔者，尽饮之；若更衣者，勿服之。

阳明病，潮热，大便微硬者，可与大承气汤；不硬者，不可与之。若不大便六七日，恐有燥屎，欲知之法，少与小承气汤，汤入腹中，转失气者，此有燥屎也，乃可攻之。若不转失气者，此但初头硬，后必溏，不可攻之，攻之必胀满不能食也，欲饮水者，与水则哕。其后发热者，必大便复硬而少也，以小承气汤和之。不转失气者，慎不可攻也。小承气汤。三。用前第二方。　　[209]

夫实则谵语，虚则郑声。郑声者，重语也。直视、谵语、喘满者死，下利者亦死。　　　　　　　　　　　　　　　　　　　　　　　　　　[210]

发汗多，若重发汗者，亡其阳；谵语，脉短者死，脉自和者，不死。　[211]

伤寒，若吐、若下后不解，不大便五六日，上至十余日，日晡所发潮热，不恶寒，独语如见鬼状。若剧者，发则不识人，循衣摸床，惕而不安一云顺衣妄撮，怵惕不安，微喘直视，脉弦者生，涩者死。微者，但发热谵语者，大承气汤主之；若一服利，则止后服。四。用前第二方。　　　　　　　　　　[212]

阳明病，其人多汗，以津液外出，胃中燥，大便必硬，硬则谵语，小承气汤

主之。若一服谵语止者，更莫复服。五。用前第二方。　　　　　　　　　　［213］

阳明病，谵语，发潮热，脉滑而疾者，小承气汤主之。因与承气汤一升，腹中转气者，更服一升；若不转气者，勿更与之。明日又不大便，脉反微涩者，里虚也，为难治，不可更与承气汤也。六。用前第二方。　　　　　　　　［214］

阳明病，谵语，有潮热，反不能食者，胃中必有燥屎五六枚也；若能食者，但硬耳。宜大承气汤下之。七。用前第二方。　　　　　　　　　　　［215］

阳明病，下血、谵语者，此为热入血室。但头汗出者，刺期门，随其实而写之，濈然汗出则愈。　　　　　　　　　　　　　　　　　　　［216］

汗汗一作卧出谵语者，以有燥屎在胃中，此为风也。须下者，过经乃可下之；下之若早，语言必乱，以表虚里实故也。下之愈，宜大承气汤。八。用前第二方，一云大柴胡汤。　　　　　　　　　　　　　　　　　　　　　　　　［217］

伤寒四五日，脉沉而喘满，沉为在里，而反发其汗，津液越出，大便为难，表虚里实，久则谵语。　　　　　　　　　　　　　　　　　　　［218］

三阳合病，腹满身重，难以转侧，口不仁，面垢又作枯，一云向经，谵语，遗尿。发汗则谵语，下之则额上生汗，手足逆冷。若自汗出者，白虎汤主之。方九。　　　　　　　　　　　　　　　　　　　　　　　　　　　［219］

知母六两　石膏一斤，碎　甘草二两，炙　粳米六合
右四味，以水一斗，煮米熟汤成，去滓。温服一升，日三服。

二阳并病，太阳证罢，但发潮热，手足漐漐汗出，大便难而谵语者，下之则愈，宜大承气汤。十。用前第二方。　　　　　　　　　　　　　［220］

阳明病，脉浮而紧，咽燥口苦，腹满而喘，发热汗出，不恶寒反恶热，身重。若发汗则躁，心愦愦公对切反谵语。若加温针，必怵惕，烦躁不得眠。若下之，则胃中空虚，客气动膈，心中懊憹，舌上胎者，栀子豉汤主之。方十一。　　　　　　　　　　　　　　　　　　　　　　　　　　［221］

肥栀子十四枚，擘　香豉四合，绵裹
右二味，以水四升，煮栀子取二升半，去滓，内豉，更煮取一升半，去滓。分二服，温进一服，得快吐者，止后服。

若渴欲饮水，口干舌燥者，白虎加人参汤主之。方十二。　　　　［222］
知母六两　石膏一斤，碎　甘草二两，炙　粳米六合　人参三两
右五味，以水一斗，煮米熟汤成，去滓。温服一升，日三服。

若脉浮,发热,渴欲饮水,小便不利者,猪苓汤主之。方十三。　　　[223]

猪苓去皮　茯苓　泽泻　阿胶　滑石碎。各一两

右五味,以水四升,先煮四味,取二升,去滓,内阿胶烊消。温服七合,日三服。

阳明病,汗出多而渴者,不可与猪苓汤;以汗多胃中燥,猪苓汤复利其小便故也。　　　[224]

脉浮而迟,表热里寒,下利清谷者,四逆汤主之。方十四。　　　[225]

甘草二两,炙　干姜一两半　附子一枚,生用,去皮,破八片

右三味,以水三升,煮取一升二合,去滓。分温二服。强人可大附子一枚、干姜三两。

若胃中虚冷,不能食者,饮水则哕。　　　[226]

脉浮发热,口干鼻燥,能食者则衄。　　　[227]

阳明病,下之,其外有热,手足温,不结胸,心中懊憹,饥不能食,但头汗出者,栀子豉汤主之。十五。用前第十一方。　　　[228]

阳明病,发潮热,大便溏,小便自可,胸胁满不去者,与小柴胡汤。方十六。　　　[229]

柴胡半斤　黄芩三两　人参三两　半夏半升,洗　甘草三两,炙　生姜三两,切　大枣十二枚,擘

右七味,以水一斗二升,煮取六升,去滓,再煎取三升。温服一升,日三服。

阳明病,胁下硬满,不大便而呕,舌上白胎者,可与小柴胡汤;上焦得通,津液得下,胃气因和,身濈然汗出而解。十七。用上方。　　　[230]

阳明中风,脉弦浮大而短气,腹都满,胁下及心痛,久按之气不通,鼻干,不得汗,嗜卧,一身及目悉黄,小便难,有潮热,时时哕,耳前后肿,刺之小差。外不解,病过十日,脉续浮者,与小柴胡汤。十八。用上方。　　　[231]

脉但浮,无余症者,与麻黄汤。若不尿,腹满加哕者,不治。麻黄汤。方十九。　　　[232]

麻黄三两,去节　桂枝二两,去皮　甘草一两,炙　杏仁七十个,去皮尖

右四味,以水九升,煮麻黄,减二升,去白沫,内诸药,煮取二升半,去滓。温服八合,覆取微似汗。

阳明病,自汗出,若发汗,小便自利者,此为津液内竭,虽硬不可攻之,当须自欲大便,宜蜜煎导而通之。若土瓜根及大猪胆汁,皆可为导。二十。

[233]

蜜煎方。

食蜜_{七合}

右一味,于铜器内,微火煎,当须凝如饴状,搅之勿令焦著,欲可丸,并手捻作挺,令头锐,大如指,长二寸许。当热时急作,冷则硬。以内谷道中,以手急抱,欲大便时乃去之。疑非仲景意,已试甚良。

又,大猪胆一枚,泻汁,和少许法醋,以灌谷道内,如一食顷,当大便出宿食恶物,甚效。

阳明病,脉迟,汗出多,微恶寒者,表未解也,可发汗,宜桂枝汤。二十一。

[234]

桂枝_{三两,去皮}　芍药_{三两}　生姜_{三两}　甘草_{二两,炙}　大枣_{十二枚,擘}

右五味,以水七升,煮取三升,去滓。温服一升,须臾,啜热稀粥一升,以助药力取汗。

阳明病,脉浮,无汗而喘者,发汗则愈,宜麻黄汤。二十二。_{用前第十九方。}

[235]

阳明病,发热汗出者,此为热越,不能发黄也。但头汗出,身无汗,剂颈而还,小便不利,渴引水浆者,此为瘀热在里,身必发黄,茵陈蒿汤主之。方二十三。

[236]

茵陈蒿_{六两}　栀子_{十四枚,擘}　大黄_{二两,去皮}

右三味,以水一斗二升,先煮茵陈,减六升;内二味,煮取三升,去滓。分三服。小便当利,尿如皂荚汁状,色正赤,一宿腹减,黄从小便去也。

阳明证,其人喜忘者,必有畜血;所以然者,本有久瘀血,故令喜忘。屎虽硬,大便反易,其色必黑者,宜抵当汤下之。方二十四。

[237]

水蛭_熬　虻虫_{去翅足,熬。各三十个}　大黄_{三两,酒洗}　桃仁_{二十个,去皮尖及两人者}

右四味,以水五升,煮取三升,去滓。温服一升,不下更服。

阳明病,下之,心中懊恼而烦。胃中有燥屎者,可攻;腹微满,初头硬,后必溏,不可攻之。若有燥屎者,宜大承气汤。二十五。_{用前第二方。}

[238]

病人不大便五六日,绕脐痛,烦躁发作有时者,此有燥屎,故使不大便也。

[239]

47

病人烦热,汗出则解。又如疟状,日晡所发热者,属阳明也。脉实者,宜下之;脉浮虚者,宜发汗。下之与大承气汤,发汗宜桂枝汤。二十六。大承气汤用前第二方。桂枝汤用前第二十一方。 [240]

大下后,六七日不大便,烦不解,腹满痛者,此有燥屎也。所以然者,本有宿食故也,宜大承气汤。二十七。用前第二方。 [241]

病人小便不利,大便乍难乍易,时有微热,喘冒一作怫郁不能卧者,有燥屎也,宜大承气汤。二十八。用前第二方。 [242]

食谷欲呕,属阳明也,吴茱萸汤主之。得汤反剧者,属上焦也。吴茱萸汤。方二十九。 [243]

吴茱萸一升,洗　人参三两　生姜六两,切　大枣十二枚,擘

右四味,以水七升,煮取二升,去滓。温服七合,日三服。

太阳病,寸缓、关浮、尺弱,其人发热汗出,复恶寒,不呕,但心下痞者,此以医下之也。如其不下者,病人不恶寒而渴者,此转属阳明也。小便数者,大便必硬,不更衣十日,无所苦也。渴欲饮水,少少与之,但以法救之,渴者,宜五苓散。方三十。 [244]

猪苓去皮　白术　茯苓各十八铢　泽泻一两六铢　桂枝半两,去皮

右五味,为散。白饮和服方寸匕,日三服。

脉阳微,而汗出少者,为自和一作如也;汗出多者,为太过。阳脉实,因发其汗,出多者,亦为太过。太过者,为阳绝于里,亡津液,大便因硬也。 [245]

脉浮而芤,浮为阳,芤为阴,浮芤相搏,胃气生热,其阳则绝。 [246]

趺阳脉浮而涩,浮则胃气强,涩则小便数,浮涩相搏,大便则硬,其脾为约,麻子仁丸主之。方三十一。 [247]

麻子仁二升　芍药半斤　枳实半斤,炙　大黄一斤,去皮　厚朴一尺,炙,去皮　杏仁一升,去皮尖,熬,别作脂

右六味,蜜和丸如梧桐子大。饮服十丸,日三服,渐加,以知为度。

太阳病三日,发汗不解,蒸蒸发热者,属胃也,调胃承气汤主之。三十二。用前第一方。 [248]

伤寒吐后,腹胀满者,与调胃承气汤。三十三。用前第一方。 [249]

太阳病,若吐、若下、若发汗后,微烦,小便数,大便因硬者,与小承气汤,

和之愈。三十四。_{用前第二方。}　　　　　　　　　　　　　　　　［250］

　　得病二三日，脉弱，无太阳柴胡证，烦躁，心下硬，至四五日，虽能食，以小承气汤，少少与，微和之，令小安，至六日，与承气汤一升。若不大便六七日，小便少者，虽不受食_{一云不大便}，但初头硬，后必溏，未定成硬，攻之必溏；须小便利，屎定硬，乃可攻之，宜大承气汤。三十五。_{用前第二方。}　　［251］

　　伤寒六七日，目中不了了，睛不和，无表里证，大便难，身微热者，此为实也，急下之，宜大承气汤。三十六。_{用前第二方。}　　　　　　　　［252］

　　阳明病，发热汗多者，急下之，宜大承气汤。三十七。_{用前第二方。一云大柴胡汤。}

　　　　　　　　　　　　　　　　　　　　　　　　　　　　　　　　［253］

　　发汗不解，腹满痛者，急下之，宜大承气汤。三十八。_{用前第二方。}　［254］

　　腹满不减，减不足言，当下之，宜大承气汤。三十九。_{用前第二方。}　［255］

　　阳明少阳合病，必下利，其脉不负者，为顺也；负者，失也，互相克贼，名为负也。脉滑而数者，有宿食也，当下之，宜大承气汤。四十。_{用前第二方。}　［256］

　　病人无表里证，发热七八日，虽脉浮数者，可下之。假令已下，脉数不解，合热则消谷喜饥。至六七日不大便者，有瘀血，宜抵当汤。四十一。_{用前第二十四方。}　　　　　　　　　　　　　　　　　　　　　　　　　［257］

　　若脉数不解，而下不止，必协热便脓血也。　　　　　　　　　　　　［258］

　　伤寒发汗已，身目为黄，所以然者，以寒湿_{一作温}在里，不解故也。以为不可下也，于寒湿中求之。　　　　　　　　　　　　　　　　　　　［259］

　　伤寒七八日，身黄如橘子色，小便不利，腹微满者，茵陈蒿汤主之。四十二。_{用前第二十三方。}　　　　　　　　　　　　　　　　　　　　　［260］

　　伤寒，身黄发热，栀子柏皮汤主之。方四十三。　　　　　　　　　　［261］
　　肥栀子_{十五个，擘}　甘草_{一两，炙}　黄柏_{二两}
　　右三味，以水四升，煮取一升半，去滓。分温再服。

　　伤寒，瘀热在里，身必黄，麻黄连轺赤小豆汤主之。方四十四。　　　［262］
　　麻黄_{二两，去节}　连轺_{二两，连翘根是}　杏仁_{四十个，去皮尖}　赤小豆_{一升}　大枣_{十二枚，擘}　生梓白皮_{切，一升}　生姜_{二两，切}　甘草_{二两，炙}
　　右八味，以潦水一斗，先煮麻黄再沸，去上沫，内诸药，煮取三升，去滓。分温三服，半日服尽。

辨少阳病脉证并治第九

方一首,并见三阳合病法

少阳之为病,口苦,咽干,目眩也。 [263]

少阳中风,两耳无所闻,目赤,胸中满而烦者,不可吐下,吐下则悸而惊。 [264]

伤寒,脉弦细,头痛发热者,属少阳。少阳不可发汗,发汗则谵语,此属胃。胃和则愈,胃不和,烦而悸—云躁。 [265]

本太阳病不解,转入少阳者,胁下硬满,干呕不能食,往来寒热,尚未吐下,脉沉紧者,与小柴胡汤。方一。 [266]

柴胡八两　人参三两　黄芩三两　甘草三两,炙　半夏半升,洗　生姜三两,切　大枣十二枚,擘

右七味,以水一斗二升,煮取六升,去滓,再煎取三升。温服一升,日三服。

若已吐下、发汗、温针,谵语,柴胡汤证罢,此为坏病。知犯何逆,以法治之。 [267]

三阳合病,脉浮大,上关上,但欲眠睡,目合则汗。 [268]

伤寒六七日,无大热,其人躁烦者,此为阳去入阴故也。 [269]

伤寒三日,三阳为尽,三阴当受邪。其人反能食而不呕,此为三阴不受邪也。 [270]

伤寒三日,少阳脉小者,欲已也。 [271]

少阳病欲解时,从寅至辰上。 [272]

辨太阴病脉证并治第十

合三法,方三首

太阴之为病,腹满而吐,食不下,自利益甚,时腹自痛。若下之,必胸下结硬。 [273]

太阴中风,四肢烦疼,阳微阴涩而长者,为欲愈。 [274]

太阴病欲解时,从亥至丑上。 [275]

太阴病,脉浮者,可发汗,宜桂枝汤。方一。 [276]

桂枝三两,去皮　芍药三两　甘草二两,炙　生姜三两,切　大枣十二枚,擘

右五味,以水七升,煮取三升,去滓。温服一升,须臾,啜热稀粥一升,以助药力,温覆取汗。

自利不渴者,属太阴,以其脏有寒故也,当温之,宜服四逆辈。二。

[277]

伤寒,脉浮而缓,手足自温者,系在太阴。太阴当发身黄,若小便自利者,不能发黄。至七八日,虽暴烦下利,日十余行,必自止,以脾家实,腐秽当去故也。 [278]

本太阳病,医反下之,因尔腹满时痛者,属太阴也,桂枝加芍药汤主之;大实痛者,桂枝加大黄汤主之。三。 [279]

桂枝加芍药汤方

桂枝三两,去皮　芍药六两　甘草二两,炙　大枣十二枚,擘　生姜三两,切

右五味,以水七升,煮取三升,去滓。温分三服。本云桂枝汤,今加芍药。

桂枝加大黄汤方

桂枝三两,去皮　　大黄二两　　芍药六两　　生姜三两,切　　甘草二两,炙　　大枣十二枚,擘

右六味,以水七升,煮取三升,去滓。温服一升,日三服。

太阴为病,脉弱,其人续自便利,设当行大黄、芍药者,宜减之,以其人胃气弱,易动故也。下利者,先煎芍药三沸。　　　　　　　　　　　　　[280]

辨少阴病脉证并治第十一

合二十三法,方一十九首

少阴之为病,脉微细,但欲寐也。 [281]

少阴病,欲吐不吐,心烦,但欲寐,五六日自利而渴者,属少阴也。虚故引水自救。若小便色白者,少阴病形悉具。小便白者,以下焦虚,有寒,不能制水,故令色白也。 [282]

病人脉阴阳俱紧,反汗出者,亡阳也,此属少阴,法当咽痛而复吐利。 [283]

少阴病,咳而下利。谵语者,被火气劫故也,小便必难,以强责少阴汗也。 [284]

少阴病,脉细沉数,病为在里,不可发汗。 [285]

少阴病,脉微,不可发汗,亡阳故也。阳已虚,尺脉弱涩者,复不可下之。 [286]

少阴病,脉紧,至七八日,自下利,脉暴微,手足反温。脉紧反去者,为欲解也。虽烦,下利必自愈。 [287]

少阴病,下利,若利自止,恶寒而蜷卧,手足温者,可治。 [288]

少阴病,恶寒而蜷,时自烦,欲去衣被者,可治。 [289]

少阴中风,脉阳微阴浮者,为欲愈。 [290]

少阴病欲解时,从子至寅上。 [291]

少阴病,吐利,手足不逆冷,反发热者,不死。脉不至者至一作足,灸少阴七壮。 [292]

53

少阴病，八九日，一身手足尽热者，以热在膀胱，必便血也。 [293]

少阴病，但厥无汗，而强发之，必动其血。未知从何道出，或从口鼻，或从目出者，是名下厥上竭，为难治。 [294]

少阴病，恶寒，身蜷而利，手足逆冷者，不治。 [295]

少阴病，吐利，躁烦，四逆者，死。 [296]

少阴病，下利止而头眩，时时自冒者，死。 [297]

少阴病，四逆，恶寒而身蜷，脉不至，不烦而躁者死。一作吐利而躁逆者死。 [298]

少阴病，六七日，息高者，死。 [299]

少阴病，脉微细沉，但欲卧，汗出不烦，自欲吐，至五六日自利，复烦躁不得卧寐者，死。 [300]

少阴病，始得之，反发热，脉沉者，麻黄细辛附子汤主之。方一。 [301]

麻黄二两,去节　细辛二两　附子一枚,炮,去皮,破八片

右三味，以水一斗，先煮麻黄，减二升，去上沫，内诸药，煮取三升，去滓。温服一升，日三服。

少阴病，得之二三日，麻黄附子甘草汤微发汗。以二三日无证，故微发汗也。方二。 [302]

麻黄二两,去节　甘草二两,炙　附子一枚,炮,去皮,破八片

右三味，以水七升，先煮麻黄一两沸，去上沫，内诸药，煮取三升，去滓。温服一升，日三服。

少阴病，得之二三日以上，心中烦，不得卧，黄连阿胶汤主之。方三。 [303]

黄连四两　黄芩二两　芍药二两　鸡子黄二枚　阿胶三两,一云三挺

右五味，以水六升，先煮三物，取二升，去滓，内胶烊尽，小冷，内鸡子黄，搅令相得。温服七合，日三服。

少阴病，得之一二日，口中和，其背恶寒者，当灸之，附子汤主之。方四。 [304]

附子二枚,炮,去皮,破八片　茯苓三两　人参二两　白术四两　芍药三两

右五味，以水八升，煮取三升，去滓。温服一升，日三服。

少阴病,身体痛,手足寒,骨节痛,脉沉者,附子汤主之。五。_{用前第四方。}

[305]

少阴病,下利便脓血者,桃花汤主之。方六。 [306]

赤石脂_{一斤,一半全用,一半筛末} 干姜_{一两} 粳米_{一升}

右三味,以水七升,煮米令熟,去滓。温服七合,内赤石脂末方寸匕,日三服。若一服愈,余勿服。

少阴病,二三日至四五日,腹痛,小便不利,下利不止,便脓血者,桃花汤主之。七。_{用前第六方。} [307]

少阴病,下利便脓血者,可刺。 [308]

少阴病,吐利,手足逆冷,烦躁欲死者,吴茱萸汤主之。方八。 [309]

吴茱萸_{一升} 人参_{二两} 生姜_{六两,切} 大枣_{十二枚,擘}

右四味,以水七升,煮取二升,去滓。温服七合,日三服。

少阴病,下利,咽痛,胸满,心烦,猪肤汤主之。方九。 [310]

猪肤_{一斤}

右一味,以水一斗,煮取五升,去滓,加白蜜一升;白粉五合,熬香;和令相得。温分六服。

少阴病二三日,咽痛者,可与甘草汤;不差,与桔梗汤。十。 [311]

甘草汤方
甘草_{二两}

右一味,以水三升,煮取一升半,去滓。温服七合,日二服。

桔梗汤方
桔梗_{一两} 甘草_{二两}

右二味,以水三升,煮取一升,去滓。温分再服。

少阴病,咽中伤,生疮,不能语言,声不出者,苦酒汤主之。方十一。

[312]

半夏_{洗,破如枣核,十四枚} 鸡子_{一枚,去黄,内上苦酒,着鸡子壳中}

右二味,内半夏著苦酒中,以鸡子壳置刀环中,安火上,令三沸,去滓。少少含咽之,不差,更作三剂。

少阴病,咽中痛,半夏散及汤主之。方十二。 [313]

半夏洗　桂枝去皮　甘草炙

右三味,等分,各别捣筛已,合治之。白饮和服方寸匕,日三服。若不能散服者,以水一升,煎七沸,内散两方寸匕,更煮三沸,下火令小冷,少少咽之。半夏有毒,不当散服。

少阴病,下利,白通汤主之。方十三。　　　　　　　　　　　　[314]

葱白四茎　干姜一两　附子一枚,生,去皮,破八片

右三味,以水三升,煮取一升,去滓。分温再服。

少阴病,下利,脉微者,与白通汤。利不止,厥逆无脉,干呕烦者,白通加猪胆汁汤主之。服汤,脉暴出者死,微续者生。白通加猪胆汤。方十四。白通汤用上方。　　　　　　　　　　　　　　　　　　　　　　　　　　[315]

葱白四茎　干姜一两　附子一枚,生,去皮,破八片　　人尿五合　猪胆汁一合

右五味,以水三升,煮取一升,去滓,内胆汁、人尿,和令相得。分温再服。若无胆,亦可用。

少阴病,二三日不已,至四五日,腹痛,小便不利,四肢沉重疼痛,自下利者,此为有水气。其人或咳,或小便利,或下利,或呕者,真武汤主之。方十五。　　　　　　　　　　　　　　　　　　　　　　　　　　　[316]

茯苓三两　芍药三两　白术二两　生姜三两,切　附子一枚,炮,去皮,破八片

右五味,以水八升,煮取三升,去滓。温服七合,日三服。若咳者,加五味子半升、细辛一两、干姜一两;若小便利者,去茯苓;若下利者,去芍药,加干姜二两;若呕者,去附子,加生姜,足前为半斤。

少阴病,下利清谷,里寒外热,手足厥逆,脉微欲绝,身反不恶寒,其人面色赤,或腹痛,或干呕,或咽痛,或利止脉不出者,通脉四逆汤主之。方十六。　　　　　　　　　　　　　　　　　　　　　　　　　　[317]

甘草二两,炙　附子大者一枚,生用,去皮,破八片　干姜三两,强人可四两

右三味,以水三升,煮取一升二合,去滓。分温再服。其脉即出者愈。面色赤者,加葱九茎;腹中痛者,去葱,加芍药二两;呕者,加生姜二两;咽痛者,去芍药,加桔梗一两;利止脉不出者,去桔梗,加人参二两。病皆与方相应者,乃服之。

少阴病,四逆,其人或咳,或悸,或小便不利,或腹中痛,或泄利下重者,四逆散主之。方十七。　　　　　　　　　　　　　　　　　　[318]

甘草炙　枳实破,水渍,炙干　柴胡　芍药

右四味,各十分,捣筛。白饮和服方寸匕,日三服。咳者,加五味子、干姜各五分,并主下利;悸者,加桂枝五分;小便不利者,加茯苓五分;腹中痛者,加附子一枚,炮令坼;泄利下重者,先以水五升,煮薤白三升,煮取三升,去滓,以散三方寸匕,内汤中,煮取一升半。分温再服。

少阴病,下利六七日,咳而呕渴,心烦不得眠者,猪苓汤主之。方十八。

[319]

猪苓去皮　茯苓　阿胶　泽泻　滑石各一两

右五味,以水四升,先煮四物,取二升,去滓,内阿胶烊尽。温服七合,日三服。

少阴病,得之二三日,口燥咽干者,急下之,宜大承气汤。方十九。

[320]

枳实五枚,炙　厚朴半斤,去皮,炙　大黄四两,酒洗　芒硝三合

右四味,以水一斗,先煮二味,取五升,去滓,内大黄,更煮取二升;去滓,内芒硝,更上火,令一两沸。分温再服,一服得利,止后服。

少阴病,自利清水,色纯青,心下必痛,口干燥者,可下之,宜大承气汤。二十。用前第十九方。一法用大柴胡。

[321]

少阴病,六七日,腹胀,不大便者,急下之,宜大承气汤。二十一。用前第十九方。

[322]

少阴病,脉沉者,急温之,宜四逆汤。方二十二。

[323]

甘草二两,炙　干姜一两半　附子一枚,生用,去皮,破八片

右三味,以水三升,煮取一升二合,去滓。分温再服。强人可大附子一枚、干姜三两。

少阴病,饮食入口则吐,心中温温欲吐,复不能吐。始得之,手足寒,脉弦迟者,此胸中实,不可下也,当吐之。若膈上有寒饮,干呕者,不可吐也,当温之,宜四逆汤。二十三。方依上法。

[324]

少阴病,下利,脉微涩,呕而汗出,必数更衣反少者,当温其上,灸之。《脉经》云,灸厥阴可五十壮。

[325]

辨厥阴病脉证并治第十二

厥利呕哕附 合一十九法,方一十六首

厥阴之为病,消渴,气上撞心,心中疼热,饥而不欲食,食则吐蛔,下之利不止。 [326]

厥阴中风,脉微浮为欲愈,不浮为未愈。 [327]

厥阴病欲解时,从丑至卯上。 [328]

厥阴病,渴欲饮水者,少少与之愈。 [329]

厥利呕哕附①

诸四逆厥者,不可下之,虚家亦然。 [330]

伤寒,先厥后发热而利者,必自止,见厥复利。 [331]

伤寒,始发热六日,厥反九日而利。凡厥利者,当不能食,今反能食者,恐为除中一云消中。食以索饼,不发热者,知胃气尚在,必愈,恐暴热来出而复去也。后日脉之,其热续在者,期之旦日夜半愈。所以然者,本发热六日,厥反九日,复发热三日,并前六日,亦为九日,与厥相应,故期之旦日夜半愈。后三日脉之而脉数,其热不罢者,此为热气有余,必发痈脓也。 [332]

伤寒脉迟六七日,而反与黄芩汤彻其热。脉迟为寒,今与黄芩汤复除其热,腹中应冷,当不能食,今反能食,此名除中,必死。 [333]

伤寒,先厥后发热,下利必自止;而反汗出,咽中痛者,其喉为痹。发热

---

① 厥利呕哕附:此五个字在《伤寒论》台北"故宫博物院"藏本与中国中医科学院藏本中,原附列在厥阴病篇篇目下。本书依《金匮玉函经》列为《辨厥利呕哕病形证治第十》例,另列篇目在此。

无汗,而利必自止;若不止,必便脓血,便脓血者,其喉不痹。　　　　　[334]

伤寒,一二日至四五日,厥者必发热。前热者后必厥,厥深者热亦深,厥微者热亦微。厥应下之,而反发汗者,必口伤烂赤。　　　　　　　　　[335]

伤寒,病厥五日,热亦五日,设六日当复厥,不厥者,自愈。厥终不过五日,以热五日,故知自愈。　　　　　　　　　　　　　　　　　　　[336]

凡厥者,阴阳气不相顺接,便为厥。厥者,手足逆冷者是也。　　　　[337]

伤寒,脉微而厥,至七八日肤冷,其人躁无暂安时者,此为脏厥,非蛔厥也。蛔厥者,其人当吐蛔。令病者静,而复时烦者,此为脏寒,蛔上入其膈,故烦,须臾复止,得食而呕;又烦者,蛔闻食臭出,其人常自吐蛔。蛔厥者,乌梅丸主之。又主久利。方一。　　　　　　　　　　　　　　　[338]

乌梅三百枚　细辛六两　干姜十两　黄连十六两　当归四两　附子六两,炮,去皮　蜀椒四两,出汗　桂枝去皮,六两　人参六两　黄柏六两

右十味,异捣筛,合治之。以苦酒渍乌梅一宿,去核,蒸之五斗米下,饭熟捣成泥,和药令相得,内臼中,与蜜杵二千下,丸如梧桐子大。先食饮服十丸,日三服,稍加至二十丸。禁生冷、滑物、臭食等。

伤寒,热少微厥,指一作稍头寒,嘿嘿不欲食,烦躁,数日小便利,色白者,此热除也,欲得食,其病为愈。若厥而呕,胸胁烦满者,其后必便血。　[339]

病者手足厥冷,言我不结胸,小腹满、按之痛者,此冷结在膀胱关元也。
　　　　　　　　　　　　　　　　　　　　　　　　　　　　　　[340]

伤寒,发热四日,厥反三日,复热四日,厥少热多者,其病当愈。四日至七日,热不除者,必便脓血。　　　　　　　　　　　　　　　　　　[341]

伤寒,厥四日,热反三日,复厥五日,其病为进。寒多热少,阳气退,故为进也。　　　　　　　　　　　　　　　　　　　　　　　　　　　[342]

伤寒六七日,脉微,手足厥冷,烦躁,灸厥阴。厥不还者,死。　　　[343]

伤寒,发热,下利,厥逆,躁不得卧者,死。　　　　　　　　　　[344]

伤寒,发热,下利至甚,厥不止者,死。　　　　　　　　　　　　[345]

伤寒,六七日不利,便发热而利,其人汗出不止者,死。有阴无阳故也。
　　　　　　　　　　　　　　　　　　　　　　　　　　　　　　[346]

伤寒五六日，不结胸，腹濡，脉虚，复厥者，不可下，此亡血，下之死。

[347]

发热而厥，七日下利者，为难治。

[348]

伤寒脉促，手足厥逆，可灸之。促，一作纵。

[349]

伤寒，脉滑而厥者，里有热，白虎汤主之。方二。

[350]

知母六两　石膏一斤，碎，绵裹　甘草二两，炙　粳米六合

右四味，以水一斗，煮米熟汤成，去滓。温服一升，日三服。

手足厥寒，脉细欲绝者，当归四逆汤主之。方三。

[351]

当归三两　桂枝三两，去皮　芍药三两　细辛三两　甘草二两，炙　通草二两　大枣二十五枚，擘。一法，十二枚

右七味，以水八升，煮取三升，去滓。温服一升，日三服。①

若其人内有久寒者，宜当归四逆加吴茱萸生姜汤。方四。

[352]

当归三两　芍药三两　甘草二两，炙　通草二两　桂枝三两，去皮　细辛三两　生姜半斤，切　吴茱萸二升　大枣二十五枚，擘

右九味，以水六升，清酒六升和，煮取五升，去滓。温分五服。一方，水酒各四升。

大汗出，热不去，内拘急，四肢疼，又下利、厥逆而恶寒者，四逆汤主之。方五。

[353]

甘草二两，炙　干姜一两半　附子一枚，生用，去皮，破八片

右三味，以水三升，煮取一升二合，去滓。分温再服。若强人，可用大附子一枚、干姜三两。

大汗，若大下，利而厥冷者，四逆汤主之。六。用前第五方。

[354]

病人手足厥冷，脉乍紧者，邪结在胸中，心下满而烦，饥不能食者，病在胸中，当须吐之，宜瓜蒂散。方七。

[355]

瓜蒂　赤小豆

右二味，各等分，异捣筛，合内臼中，更治之。别以香豉一合，用热汤七合，煮作稀糜，去滓取汁。和散一钱匕，温顿服之。不吐者，少少加，得快吐乃止。诸亡血虚家，不可与瓜蒂散。

伤寒，厥而心下悸，宜先治水，当服茯苓甘草汤，却治其厥。不尔，水渍

---

① 日三服：本书《卷九·第二十》作"半日三服"。

入胃,必作利也。茯苓甘草汤。方八。 [356]

茯苓二两　甘草一两,炙　生姜三两,切　桂枝二两,去皮

右四味,以水四升,煮取二升,去滓。分温三服。

伤寒六七日,大下后,寸脉沉而迟,手足厥逆,下部脉不至,喉咽不利,唾脓血,泄利不止者,为难治,麻黄升麻汤主之。方九。 [357]

麻黄二两半,去节　升麻一两一分　当归一两一分　知母十八铢　黄芩十八铢　萎蕤十八铢。一作菖蒲　芍药六铢　天门冬六铢,去心　桂枝六铢,去皮　茯苓六铢　甘草六铢,炙　石膏六铢,碎,绵裹　白术六铢　干姜六铢

右十四味,以水一斗,先煮麻黄一两沸,去上沫,内诸药,煮取三升,去滓。分温三服,相去如炊三斗米顷,令尽,汗出愈。

伤寒四五日,腹中痛,若转气下趣少腹者,此欲自利也。 [358]

伤寒本自寒下,医复吐下之,寒格,更逆吐下,若食入口即吐,干姜黄芩黄连人参汤主之。方十。 [359]

干姜　黄芩　黄连　人参各三两

右四味,以水六升,煮取二升,去滓。分温再服。

下利,有微热而渴,脉弱者,今自愈。 [360]

(本条又见《金匮要略·呕吐哕下利》篇[二十七]。)

下利,脉数,有微热汗出,今自愈。设复紧,为未解。一云,设脉浮复紧。 [361]

(本条又见《金匮要略·呕吐哕下利》篇[二十八]。)

下利,手足厥冷,无脉者,灸之不温,若脉不还,反微喘者,死。少阴负跌阳者,为顺也。 [362]

(本条又见《金匮要略·呕吐哕下利》篇[二十六]。)

下利,寸脉反浮数,尺中自涩者,必清脓血。 [363]

(本条又见《金匮要略·呕吐哕下利》篇[三十二]。)

下利清谷,不可攻表,汗出必胀满。 [364]

(本条又见《金匮要略·呕吐哕下利》篇[三十三]。)

下利,脉沉弦者,下重也;脉大者,为未止;脉微弱数者,为欲自止,虽发热,不死。 [365]

(本条又见《金匮要略·呕吐哕下利》篇[二十五]。)

下利,脉沉而迟,其人面少赤,身有微热,下利清谷者,必郁冒汗出而解,

病人必微厥。所以然者,其面戴阳,下虚故也。 [366]

（本条又见《金匮要略·呕吐哕下利》篇[三十三]。）

下利,脉数而渴者,今自愈;设不差,必清脓血,以有热故也。 [367]

（本条又见《金匮要略·呕吐哕下利》篇[二十九]。）

下利后,脉绝,手足厥冷,晬时脉还,手足温者生,脉不还者死。 [368]

（本条又见《金匮要略·呕吐哕下利》篇[三十五]。）

伤寒,下利日十余行,脉反实者,死。 [369]

（本条又见《金匮玉函经》辨厥利呕哕病形证治第十。）

下利清谷,里寒外热,汗出而厥者,通脉四逆汤主之。方十一。 [370]

甘草二两,炙　附子大者一枚,生,去皮,破八片　干姜三两,强人可四两

右三味,以水三升,煮取一升二合,去滓。分温再服,其脉即出者愈。

（本条又见《金匮要略·呕吐哕下利》篇[四十五]。）

热利下重者,白头翁汤主之。方十二。 [371]

白头翁二两　黄柏三两　黄连三两　秦皮三两

右四味,以水七升,煮取二升,去滓。温服一升,不愈,更服一升。

（本条又见《金匮要略·呕吐哕下利》篇[四十三]。）

下利,腹胀满,身体疼痛者,先温其里,乃攻其表。温里宜四逆汤,攻表宜桂枝汤。十三。四逆汤用前第五方。 [372]

桂枝汤方

桂枝三两,去皮　芍药三两　甘草二两,炙　生姜三两,切　大枣十二枚,擘

右五味,以水七升,煮取三升,去滓。温服一升,须臾,啜热稀粥一升,以助药力。

（本条又见《金匮要略·呕吐哕下利》篇[三十六]。）

下利,欲饮水者,以有热故也,白头翁汤主之。十四。用前第十二方。 [373]

（本条又见《金匮玉函经》辨厥利呕哕病形证治第十。）

下利,谵语者,有燥屎也,宜小承气汤。方十五。 [374]

大黄四两,酒洗　枳实三枚,炙　厚朴二两,去皮,炙

右三味,以水四升,煮取一升二合,去滓。分二服,初一服,谵语止,若更衣者,停后服,不尔,尽服之。

（本条又见《金匮要略·呕吐哕下利》篇[四十一]。）

下利后更烦，按之心下濡者，为虚烦也，宜栀子豉汤。方十六。　　　［375］

肥栀子_{十四个,擘}　香豉_{四合,绵裹}

右二味，以水四升，先煮栀子，取二升半，内豉，更煮取一升半，去滓。分再服，一服得吐，止后服。

（本条又见《金匮要略·呕吐哕下利》篇[四十四]。）

呕家有痈脓者，不可治呕，脓尽自愈。　　　　　　　　　　　　［376］

（本条又见《金匮要略·呕吐哕下利》篇[一]。）

呕而脉弱，小便复利，身有微热，见厥者，难治，四逆汤主之。十七。_{用前第五方。}　　　［377］

（本条又见《金匮要略·呕吐哕下利》篇[十四]。）

干呕，吐涎沫，头痛者，吴茱萸汤主之。方十八。　　　　　　　［378］

吴茱萸_{一升,汤洗七遍}　人参_{三两}　大枣_{十二枚,擘}　生姜_{六两,切}

右四味，以水七升，煮取二升，去滓。温服七合，日三服。

（本条又见《金匮要略·呕吐哕下利》篇[九]。）

呕而发热者，小柴胡汤主之。方十九。　　　　　　　　　　　　［379］

柴胡_{八两}　黄芩_{三两}　人参_{三两}　甘草_{三两,炙}　生姜_{三两,切}　半夏_{半升,洗}　大枣_{十二枚,擘}

右七味，以水一斗二升，煮取六升，去滓，更煎取三升。温服一升，日三服。

（本条又见《金匮要略·呕吐哕下利》篇[十五]。）

伤寒，大吐大下之，极虚。复极汗者，其人外气怫郁，复与之水，以发其汗，因得哕。所以然者，胃中寒冷故也。　　　　　　　　　　　　　［380］

（本条又见《金匮玉函经》辨厥利呕哕病形证治第十。）

伤寒，哕而腹满，视其前后，知何部不利，利之即愈。　　　　　［381］

（本条又见《金匮要略·呕吐哕下利》篇[七]。）

辨霍乱病脉证并治第十三

合六法,方六首

问曰:病有霍乱者何? 答曰:呕吐而利,此名霍乱。 [382]

问曰:病发热头痛,身疼恶寒,吐利者,此属何病? 答曰:此名霍乱。霍乱自吐下,又利止,复更发热也。 [383]

伤寒,其脉微涩者,本是霍乱,今是伤寒。却四五日,至阴经上,转入阴必利,本呕下利者,不可治也。欲似大便,而反失气,仍不利者,此属阳明也,便必硬,十三日愈,所以然者,经尽故也。下利后,当便硬,硬则能食者愈,今反不能食,到后经中,颇能食,复过一经能食,过之一日当愈。不愈者,不属阳明也。 [384]

恶寒,脉微一作缓而复利,利止,亡血也,四逆加人参汤主之。方一。 [385]

甘草二两,炙　附子一枚,生,去皮,破八片　干姜一两半　人参一两
右四味,以水三升,煮取一升二合,去滓。分温再服。

霍乱,头痛发热,身疼痛,热多欲饮水者,五苓散主之;寒多不用水者,理中丸主之。二。 [386]

五苓散方
猪苓去皮　白术 茯苓各十八铢　桂枝半两,去皮　泽泻一两六铢
右五味,为散,更治之。白饮和服方寸匕,日三服。多饮暖水,汗出愈。

理中丸方下有作汤加减法。
人参 干姜 甘草炙　白术各三两
右四味,捣筛,蜜和为丸,如鸡子黄许大。以沸汤数合,和一丸,研碎,温服

之,日三四,夜二服;腹中未热,益至三四丸。然不及汤,汤法,以四物依两数切,用水八升,煮取三升,去滓,温服一升,日三服。若脐上筑者,肾气动也,去术加桂四两;吐多者,去术,加生姜三两;下多者,还用术;悸者,加茯苓二两;渴欲得水者,加术,足前成四两半;腹中痛者,加人参,足前成四两半;寒者,加干姜,足前成四两半;腹满者,去术,加附子一枚。服汤后如食顷,饮热粥一升许,微自温,勿发揭衣被。

吐利止,而身痛不休者,当消息和解其外,宜桂枝汤小和之。方三。

[387]

桂枝三两,去皮　芍药三两　生姜三两　甘草二两,炙　大枣十二枚,擘
右五味,以水七升,煮取三升,去滓,温服一升。

吐利汗出,发热恶寒,四肢拘急,手足厥冷者,四逆汤主之。方四。

[388]

甘草二两,炙　干姜一两半　附子一枚,生,去皮,破八片
右三味,以水三升,煮取一升二合,去滓,分温再服。强人可大附子一枚、干姜三两。

既吐且利,小便复利,而大汗出,下利清谷,内寒外热,脉微欲绝者,四逆汤主之。五。用前第四方。

[389]

吐已下断,汗出而厥,四肢拘急不解,脉微欲绝者,通脉四逆加猪胆汤主之。方六。

[390]

甘草二两,炙　干姜三两,强人可四两　附子大者一枚,生,去皮,破八片　猪胆汁半合
右四味,以水三升,煮取一升二合,去滓,内猪胆汁。分温再服,其脉即来。无猪胆,以羊胆代之。

吐利发汗,脉平,小烦者,以新虚不胜谷气故也。

[391]

辨阴阳易差后劳复病脉证并治第十四

合六法,方六首

伤寒,阴易之为病,其人身体重,少气,少腹里急,或引阴中拘挛,热上冲胸,头重不欲举,眼中生花花,一作眵,膝胫拘急者,烧裈散主之。方一。 [392]

妇人中裈,近隐处取,烧作灰。

右一味,水服方寸匕,日三服,小便即利,阴头微肿,此为愈矣。妇人病取男子裈烧服。

大病差后,劳复者,枳实栀子汤主之。方二。 [393]

枳实三枚,炙　栀子十四个,擘　豉一升,绵裹

右三味,以清浆水七升,空煮取四升,内枳实、栀子,煮取二升,下豉,更煮五六沸,去滓。温分再服,覆令微似汗。若有宿食者,内大黄如博棋子五六枚,服之愈。

伤寒差以后,更发热,小柴胡汤主之。脉浮者,以汗解之;脉沉实一作紧者,以下解之。方三。 [394]

柴胡八两　人参二两　黄芩二两　甘草二两,炙　生姜二两　半夏半升,洗　大枣十二枚,擘

右七味,以水一斗二升,煮取六升,去滓,再煎取三升。温服一升,日三服。

大病差后,从腰以下有水气者,牡蛎泽泻散主之。方四。 [395]

牡蛎熬　泽泻　蜀漆暖水洗去腥　葶苈子熬　商陆根熬　海藻洗去咸　栝楼根各等分

右七味,异捣,下筛为散,更于臼中治之。白饮和服方寸匕,日三服。小便利,止后服。

大病差后，喜唾，久不了了，胸上有寒，当以丸药温之，宜理中丸。方五。　　　　　　　　　　　　　　　　　　　　　　　　　　　　　　　[396]

人参　白术　甘草炙　　干姜各三两

右四味，捣筛，蜜和为丸，如鸡子黄许大。以沸汤数合，和一丸，研碎，温服之，日三服。

伤寒解后，虚羸少气，气逆欲吐，竹叶石膏汤主之。方六。　　　　　　[397]

竹叶二把　　石膏一斤　半夏半升，洗　　麦门冬一升，去心　人参二两　甘草二两，炙　粳米半升

右七味，以水一斗，煮取六升，去滓，内粳米，煮米熟汤成，去米。温服一升，日三服。

病人脉已解，而日暮微烦，以病新差，人强与谷，脾胃气尚弱，不能消谷，故令微烦，损谷则愈。　　　　　　　　　　　　　　　　　　　　　　　　[398]

辨不可发汗病脉证并治第十五

一法,方本阙

夫以为疾病至急,仓卒寻按,要者难得,故重集诸可与不可方治,比之三阴三阳篇中,此易见也。又,时有不止是三阳三阴,出在诸可与不可中也。

[1]①

少阴病,脉细沉数,病为在里,不可发汗。　　　　　　　　　　　[2]

(此条见少阴病篇第285条。)

脉浮紧者,法当身疼痛,宜以汗解之。假令尺中迟者,不可发汗。何以知然?以荣气不足,血少故也。　　　　　　　　　　　　　　[3]

(此条见太阳病篇第50条。)

少阴病,脉微,不可发汗,亡阳故也。　　　　　　　　　　　　[4]

(此条见少阴病篇第286条。)

脉濡而弱,弱反在关,濡反在巅。微反在上,涩反在下。微则阳气不足,涩则无血。阳气反微,中风汗出,而反躁烦。涩则无血,厥而且寒。阳微发汗,躁不得眠。　　　　　　　　　　　　　　　　　　　　[5]

(本条见《金匮玉函经·卷五》辨不可发汗病形证治第十三,又见《脉经·卷第七》辨不可发汗证第一。)

动气在右,不可发汗,发汗则衄而渴,心苦烦,饮即吐水。　　　[6]

动气在左,不可发汗,发汗则头眩,汗不止,筋惕肉瞤。　　　　[7]

----

① 　为检索方便,本书对《辨不可发汗病脉证并治第十五》以下至《辨发汗吐下后病脉证并治第二十二》八篇"诸可"与"诸不可"条文,各自按篇分别单独编列序号。

动气在上,不可发汗,发汗则气上冲,正在心端。 [8]

动气在下,不可发汗,发汗则无汗,心中大烦,骨节苦疼,目运恶寒,食则反吐,谷不得前。 [9]

(以上四条见《金匮玉函经·卷五》辨不可发汗病形证治第十三,又见《脉经·卷第七》病不可发汗证第一。)

咽中闭塞,不可发汗,发汗则吐血,气微绝,手足厥冷,欲得蜷卧,不能自温。 [10]

(本条见《金匮玉函经·卷五》辨不可发汗病形证治第十三,又见《脉经·卷第七》病不可发汗证第一。)

诸脉得数动微弱者,不可发汗,发汗则大便难,腹中干一云小便难,胞中干,胃躁而烦。其形相像,根本异源。 [11]

(本条见《金匮玉函经·卷五》辨不可发汗病形证治第十三,文字有异;大便,《金匮玉函经》作小便。又见《脉经·卷第七》病不可发汗证第一。)

脉濡而弱,弱反在关,濡反在巅。弦反在上,微反在下。弦为阳运,微为阴寒。上实下虚,意欲得温。微弦为虚,不可发汗,发汗则寒栗,不能自还。 [12]

(本条见《金匮玉函经·卷五》辨不可发汗病形证治第十三,又见《脉经·卷第七》病不可发汗证第一。)

咳者则剧,数吐涎沫,咽中必干,小便不利,心中饥烦,晬时而发,其形似疟,有寒无热,虚而寒栗。咳而发汗,蜷而苦满,腹中复坚。 [13]

(本条赵刻宋本六病诸篇不载,见《金匮玉函经·卷五》辨不可发汗病形证治第十三,又见《脉经·卷第七》病不可发汗证第一。)

厥,脉紧,不可发汗,发汗则声乱,咽嘶舌萎,声不得前。 [14]

(本条见《金匮玉函经·卷五》辨不可发汗病形证治第十三,又见《脉经·卷第七》病不可发汗证第一,文字均略有不同。)

诸逆发汗,病微者难差,剧者言乱,目眩者死,一云谵言目眩睛乱者死。命将难全。 [15]

(本条见《金匮玉函经·卷五》辨不可发汗病形证治第十三,《脉经·卷第七》病不可发汗证第一,文字均略有不同。)

太阳病,得之八九日,如疟状,发热恶寒,热多寒少,其人不呕,清便续自可,一日二三度发,脉微而恶寒者,此阴阳俱虚,不可更发汗也。 [16]

(本条见太阳病篇第23条。)

太阳病,发热恶寒,热多寒少,脉微弱者,无阳也,不可发汗。　　　[17]

（本条见太阳病篇第 27 条。）

咽喉干燥者,不可发汗。　　　[18]

（本条见太阳病篇第 83 条。）

亡血,不可发汗,发汗则寒栗而振。　　　[19]

（本条见太阳病篇第 87 条。）

衄家,不可发汗,汗出必额上陷脉急紧,直视不能眴,不得眠。音见上。

　　　[20]

（本条见太阳病篇第 86 条。）

汗家,不可发汗,发汗必恍惚心乱,小便已阴疼,宜禹余粮丸。一。方本
阙。　　　[21]

（本条见太阳病篇第 88 条。）

淋家,不可发汗,发汗必便血。　　　[22]

（本条见太阳病篇第 84 条。）

疮家,虽身疼痛,不可发汗,汗出则痓。　　　[23]

（本条见太阳病篇第 85 条。）

下利,不可发汗,汗出必胀满。　　　[24]

（本条见厥阴病篇第 364 条。）

咳而小便利,若失小便者,不可发汗,汗出则四肢厥逆冷。　　　[25]

（本条见《金匮玉函经·卷五》辨不可发汗病形证治第十三,又见《脉经·卷第七》病不可发汗证
第一。）

伤寒,一二日至四五日,厥者必发热。前厥者后必热,厥深者热亦深,厥
微者热亦微。厥应下之,而反发汗者,必口伤烂赤。　　　[26]

（本条见厥阴病篇第 335 条。按:前厥者后必热,在第 335 条中作"前热者后必厥"。）

伤寒,脉弦细,头痛发热者,属少阳。少阳不可发汗。　　　[27]

（本条见少阳病篇第 265 条。）

伤寒头痛,翕翕发热,形象中风,常微汗出,自呕者,下之益烦,心懊憹如
饥。发汗则致痓,身强难以伸屈。熏之则发黄,不得小便。久则发咳唾。

　　　[28]

（本条见《金匮玉函经·卷五》辨不可发汗病形证治第十三,又见《脉经·卷第七》病不可发汗证
第一。）

太阳与少阳并病，头项强痛，或眩冒，时如结胸，心下痞硬者，不可发汗。 ［29］

（本条见太阳病篇第142条。）

太阳病，发汗，因致痉。 ［30］

（本条见《金匮玉函经·卷五》辨不可发汗病形证治第十三，又见《脉经·卷第七》病不可发汗证第一。）

少阴病，咳而下利。谵语者，此被火气劫故也，小便必难，以强责少阴汗也。 ［31］

（本条见少阴病篇第284条。）

少阴病，但厥无汗，而强发之，必动其血。未知从何道出，或从口鼻，或从目出者，是名下厥上竭，为难治。 ［32］

（本条见少阴病篇第294条。）

辨可发汗病脉证并治第十六

合四十一法,方一十四首

大法,春夏宜发汗。　　　　　　　　　　　　　　　　　　　　[1]
（本条见《金匮玉函经·卷五》辨可发汗病形证治第十四,又见《脉经·卷第七》病可发汗证第二。）

凡发汗,欲令手足俱周,时出似漐漐然,一时間许益佳,不可令如水流离。若病不解,当重发汗。汗多者必亡阳,阳虚不得重发汗也。　　　[2]
（本条见《金匮玉函经·卷五》辨可发汗病形证治第十四,又见《脉经·卷第七》病可发汗证第二。）

凡服汤发汗,中病便止,不必尽剂也。　　　　　　　　　　　[3]
（本条见《金匮玉函经·卷五》辨可发汗病形证治第十四,又见《脉经·卷第七》病可发汗证第二。）

凡云可发汗,无汤者,丸散亦可用,要以汗出为解,然不如汤随证良验。
　　　　　　　　　　　　　　　　　　　　　　　　　　　　[4]
（本条见《金匮玉函经·卷五》辨可发汗病形证治第十四,又见《脉经·卷第七》病可发汗证第二。）

太阳病,外证未解,脉浮弱者,当以汗解,宜桂枝汤。方一。　[5]
桂枝三两,去皮　芍药三两　甘草二两,炙　生姜三两,切　大枣十二枚,擘
右五味,以水七升,煮取三升,去滓。温服一升,啜粥,将息如初法。
（本条见太阳病篇第42条,方见第12条。）

脉浮而数者,可发汗,属桂枝汤证。二。用前第一方。一法用麻黄汤。　　[6]
（本条见太阳病篇第52条。）

阳明病,脉迟,汗出多,微恶寒者,表未解也,可发汗,属桂枝汤证。三。
用前第一方。
　　　　　　　　　　　　　　　　　　　　　　　　　　　　[7]
（本条见阳明病篇第234条。）

夫病脉浮大,问病者,言但便硬耳。设利者,为大逆。硬为实,汗出而

解。何以故？脉浮当以汗解。 [8]

（本条见《金匮玉函经·卷五》辨可发汗病形证治第十四，又见《脉经·卷第七》病可发汗证第二。）

伤寒，其脉不弦紧而弱，弱者必渴。被火必谵语。弱者，发热脉浮，解之当汗出愈。 [9]

（本条见太阳病篇第113条。）

病人烦热，汗出即解，又如疟状，日晡所发热者，属阳明也。脉浮虚者，当发汗，属桂枝汤证。四。用前第一方。 [10]

（本条见阳明病篇第240条。）

病常自汗出者，此为营气和，营气和者，外不谐，以卫气不共营气谐和故尔。以营行脉中，卫行脉外。复发其汗，营卫和则愈，属桂枝汤证。五。用前第一方。 [11]

（本条见太阳病篇第53条。）

病人脏无他病，时发热自汗出而不愈者，此卫气不和也，先其时发汗则愈，属桂枝汤证。六。用前第一方。 [12]

（本条见太阳病篇第54条。）

脉浮而紧，浮则为风，紧则为寒，风则伤卫，寒则伤营，营卫俱病，骨节烦疼，可发其汗，宜麻黄汤。方七 [13]

麻黄三两，去节　桂枝二两　甘草一两，炙　杏仁七十个，去皮尖

右四味，以水八升，先煮麻黄，减二升，去上沫，内诸药，煮取二升半，去滓。温服八合，温覆取微似汗，不须啜粥，余如桂枝将息。

（本条见《辨脉法》第23条（无方），《辨不可下病脉证并治第二十》第13条。又见《金匮玉函经·卷五》辨可发汗病形证治第十四，再见《脉经·卷第七》病可发汗证第二。方见太阳病篇第35条。）

太阳病不解，热结膀胱，其人如狂，血自下，下者愈。其外未解者，尚未可攻，当先解其外，属桂枝汤证。八。用前第一方。 [14]

（本条见太阳病篇第106条。）

太阳病，下之，微喘者，表未解也，宜桂枝加厚朴杏子汤。方九。 [15]

桂枝三两，去皮　芍药三两　生姜三两，切　甘草二两，炙　厚朴二两，炙，去皮　杏仁五十个，去皮尖　大枣十二枚，擘

右七味，以水七升，煮取三升，去滓。温服一升。

（本条见太阳病篇第43条。）

伤寒，脉浮紧，不发汗，因致衄者，属麻黄汤证。十。用前第七方。 [16]

此条阐释详见太阳病篇第55条。彼条作"麻黄汤主之"。

阳明病，脉浮，无汗而喘者，发汗则愈，属麻黄汤证。十一。用前第七方。 [17]

（本条见阳明病篇第235条。）

太阴病，脉浮者，可发汗，属桂枝汤证。十二。用前第一方。 [18]

（本条见太阴病篇第276条。）

太阳病，脉浮紧，无汗发热，身疼痛，八九日不解，表证仍在，当复发汗。服汤已微除，其人发烦目瞑，剧者必衄，衄乃解。所以然者，阳气重故也。属麻黄汤证。十三。用前第七方。 [19]

（本条见太阳病篇第46条。）

脉浮者，病在表，可发汗，属麻黄汤证。十四。用前第七方。一法用桂枝汤。 [20]

（本条见太阳病篇第51条。）

伤寒，不大便六七日，头痛有热者，与承气汤。其小便清者一云大便青，知不在里，续在表也，当须发汗。若头痛者，必衄。属桂枝汤证。十五。用前第一方。 [21]

（本条见太阳病篇第56条。）

下利，腹胀满，身体疼痛者，先温其里，乃攻其表。温里宜四逆汤，攻表宜桂枝汤。十六。用前第一方。 [22]

四逆汤方

甘草二两，炙　干姜一两半　附子一枚，生，去皮，破八片

右三味，以水三升，煮取一升二合，去滓。分温再服。强人可大附子一枚、干姜三两。

（本条见厥阴病篇第372条。）

下利后，身疼痛，清便自调者，急当救表，宜桂枝汤发汗。十七。用前第一方。 [23]

（本条见太阳病篇第91条。）

太阳病，头痛发热，汗出恶风寒者，属桂枝汤证。十八。用前第一方。 [24]

（本条见太阳病篇第13条。）

太阳中风，阳浮而阴弱，阳浮者，热自发，阴弱者，汗自出，啬啬恶寒，淅淅恶风，翕翕发热，鼻鸣干呕者，属桂枝汤证。十九。用前第一方。 [25]

（本条见太阳病篇第12条。）

太阳病，发热汗出者，此为营弱卫强，故使汗出，欲救邪风，属桂枝汤证。

二十。用前第一方。 [26]

（本条见太阳病篇第 95 条。）

太阳病,下之后,其气上冲者,属桂枝汤证。二十一。用前第一方。 [27]

（本条见太阳病篇第 15 条。）

太阳病,初服桂枝汤,反烦不解者,先刺风池、风府,却与桂枝汤则愈。二十二。用前第一方。 [28]

（本条见太阳病篇第 24 条。）

烧针令其汗,针处被寒,核起而赤者,必发奔豚。气从少腹上撞心者,灸其核上各一壮,与桂枝加桂汤。方二十三。 [29]

桂枝五两,去皮　甘草二两,炙　大枣十二枚,擘　芍药三两　生姜三两,切

右五味,以水七升,煮取三升,去滓。温服一升。本云桂枝汤,今加桂满五两。所以加桂者,以能泄奔豚气也。

（本条见太阳病篇第 117 条。）

太阳病,项背强几几,反汗出恶风者,宜桂枝加葛根汤。方二十四。 [30]

葛根四两　麻黄三两,去节　甘草二两,炙　芍药三两　桂枝二两　生姜三两,　大枣十二枚,擘

右七味,以水一斗,煮麻黄、葛根,减二升,去上沫,内诸药,煮取三升,去滓。温服一升,覆取微似汗,不须啜粥助药力,余将息依桂枝法。注见第二卷中。

（本条见太阳病篇第 14 条。）

太阳病,项背强几几,无汗恶风者,属葛根汤证。二十五。用前第二十四方。 [31]

（本条见太阳病篇第 31 条。）

太阳与阳明合病,必自下利,不呕者,属葛根汤证。二十六。用前方。一云用后第二十八方。 [32]

（本条见太阳病篇第 32 条。）

太阳与阳明合病,不下利,但呕者,宜葛根加半夏汤。方二十七。 [33]

葛根四两　半夏半升,洗　大枣十二枚,擘　桂枝去皮,二两　芍药二两　甘草二两,炙　麻黄三两,去节　生姜三两

右八味,以水一斗,先煮葛根、麻黄,减二升,去上沫,内诸药,煮取三升,去滓。温服一升,覆取微似汗。

（本条见太阳病篇第 33 条。）

太阳病，桂枝证，医反下之，利遂不止，脉促者，表未解也，喘而汗出者，宜葛根黄芩黄连汤。方二十八。促作纵。　　　　　　　　　　　　　　[34]

葛根八两　黄连三两　黄芩三两　甘草二两,炙

右四味，以水八升，先煮葛根，减二升，内诸药，煮取二升，去滓。分温再服。

（本条见太阳病篇第 34 条。）

太阳病，头痛发热，身疼腰痛，骨节疼痛，恶风无汗而喘者，属麻黄汤证。二十九。用前第七方。　　　　　　　　　　　　　　　　　　　　　　[35]

（本条见太阳病篇第 35 条。）

太阳与阳明合病，喘而胸满者，不可下，属麻黄汤证。三十。用前第七方。

[36]

（本条见太阳病篇第 36 条。）

太阳中风，脉浮紧，发热恶寒，身疼痛，不汗出而烦躁者，大青龙汤主之。若脉微弱，汗出恶风者，不可服之，服之则厥逆，筋惕肉瞤，此为逆也。大青龙汤。方三十一。　　　　　　　　　　　　　　　　　　　　　　　　　[37]

麻黄六两,去节　桂枝二两,去皮　杏仁四十枚,去皮尖　甘草二两,炙　石膏如鸡子大,碎
生姜三两,切　大枣十二枚,擘

右七味，以水九升，先煮麻黄，减二升，去上沫，内诸药，煮取三升，温服一升，覆取微似汗。汗出多者，温粉粉之。一服汗者，勿更服。若复服，汗出多者，亡阳遂一作逆虚，恶风烦躁，不得眠也。

（此本见太阳病篇第 38 条。）

阳明中风，脉弦浮大而短气，腹都满，胁下及心痛，久按之气不通，鼻干，不得汗，嗜卧，一身及目悉黄，小便难，有潮热，时时哕，耳前后肿，刺之小差。外不解，过十日，脉续浮者，与小柴胡汤。脉但浮，无余症者，与麻黄汤。用前第七方。不溺，腹满加哕者，不治。三十二。　　　　　　　　　　　　　　　　　[38]

小柴胡汤方

柴胡八两　黄芩三两　人参三两　甘草三两,炙　生姜三两,切　半夏半升,洗　大枣十二枚,擘

右七味，以水一斗二升，煮取六升，去滓，再煎取三升。温服一升，日三服。

（本条见阳明病篇第 231 条、232 条。）

太阳病，十日以去，脉浮而细，嗜卧者，外已解也。设胸满胁痛者，与小柴胡汤。脉但浮者，与麻黄汤。三十三。并用前方。　　　　　　　　　　[39]

（本条见太阳病篇第 37 条。）

伤寒,脉浮缓,身不疼但重,乍有轻时,无少阴证者,可与大青龙汤发之。三十四。用前第三十一方。 [40]

（本条见太阳病篇第39条。）

伤寒表不解,心下有水气,干呕,发热而咳,或渴,或利,或噎,或小便不利、少腹满,或喘者,宜小青龙汤。方三十五。 [41]

麻黄二两,去节 芍药二两 桂枝二两,去皮 甘草二两,炙 细辛二两 五味子半升 半夏半升,洗 干姜三两

右八味,以水一斗,先煮麻黄,减二升,去上沫,内诸药,煮取三升,去滓。温服一升。若渴,去半夏,加栝楼根三两;若微利,去麻黄,加荛花如一鸡子,熬令赤色;若噎,去麻黄,加附子一枚,炮;若小便不利,少腹满,去麻黄,加茯苓四两;若喘,去麻黄,加杏仁半升,去皮尖。且荛花不治利,麻黄主喘,今此语反之,疑非仲景意。注见第三卷中。

（本条见太阳病篇第40条。）

伤寒,心下有水气,咳而微喘,发热不渴。服汤已渴者,此寒去欲解也。属小青龙汤证。三十六。用前方。 [42]

（本条见太阳病篇第41条。）

中风,往来寒热,伤寒五六日以后,胸胁苦满,嘿嘿不欲饮食,烦心喜呕,或胸中烦而不呕,或渴,或腹中痛,或胁下痞硬,或心下悸、小便不利,或不渴、身有微热,或咳者,属小柴胡汤证。三十七。用前第三十二方。 [43]

（本条见太阳病篇第96条。）

伤寒四五日,身热恶风,颈项强,胁下满,手足温而渴者,属小柴胡汤证。三十八。用前第三十二方。 [44]

（本条见太阳病篇第99条。）

伤寒六七日,发热,微恶寒,支节烦疼,微呕,心下支结,外证未去者,柴胡桂枝汤主之。方三十九。 [45]

柴胡四两 黄芩一两半 人参一两半 桂枝一两半,去皮 生姜一两半,切 半夏二合半,洗 芍药一两半 大枣六枚,擘 甘草一两,炙

右九味,以水六升,煮取三升,去滓。温服一升,日三服。本云人参汤,作如桂枝法;加半夏、柴胡、黄芩,如柴胡法。今著人参,作半剂。

（本条见太阳病篇第146条。）

少阴病,得之二三日,麻黄附子甘草汤微发汗。以二三日无证,故微发汗也。四十。 [46]

麻黄二两,去根节　甘草二两,炙　附子一枚,炮,去皮,破八片

右三味,以水七升,先煮麻黄一二沸,去上沫,内诸药,煮取二升半,去滓。温服八合,日三服。

（本条见少阴病篇第302条。）

脉浮,小便不利,微热,消渴者,与五苓散,利小便发汗。四十一。　[47]

猪苓十八铢,去皮　茯苓十八铢　白术十八铢　泽泻一两六铢　桂枝半两,去皮

右五味,捣为散。以白饮和服方寸匕,日三服。多饮暖水,汗出愈。

（此本见太阳病篇第71条。）

辨发汗后病脉证并治第十七

合二十五法，方二十四首

二阳并病，太阳初得病时，发其汗，汗先出不彻，因转属阳明，续自微汗出，不恶寒。若太阳病证不罢者，不可下，下之为逆，如此可小发汗。设面色缘缘正赤者，阳气怫郁在表，当解之熏之。若发汗不彻，不足言，阳气怫郁不得越，当汗不汗，其人烦躁，不知痛处，乍在腹中，乍在四肢，按之不可得，其人短气但坐，以汗出不彻故也，更发汗则愈。何以知汗出不彻？以脉涩故知也。 [1]

（本条见太阳病篇第48条。）

未持脉时，病人叉手自冒心，师因教试令咳而不即咳者，此必两耳聋无闻也。所以然者，以重发汗，虚故如此。 [2]

（本条见太阳病篇第75条。）

发汗后，饮水多必喘，以水灌之亦喘。 [3]

（本条见太阳病篇第75条。）

发汗后，水药不得入口为逆，若更发汗，必吐下不止。 [4]

（本条见太阳病篇第76条。）

阳明病，本自汗出，医更重发汗，病已差，尚微烦不了了者，必大便硬故也。以亡津液，胃中干燥，故令大便硬。当问小便日几行，若本小便日三四行，今日再行，故知大便不久出。今为小便数少，以津液当还入胃中，故知不久必大便也。 [5]

（本条见阳明病篇第203条。）

发汗多，若重发汗者，亡其阳；谵语，脉短者死，脉自和者不死。 [6]

（本条见阳明病篇第211条。）

伤寒发汗已,身目为黄,所以然者,以寒湿一作温在里不解故也。以为不可下也,于寒湿中求之。 [7]

(本条见阳明病篇第 259 条。)

病人有寒,复发汗,胃中冷,必吐蛔。 [8]

(本条见太阳病篇第 89 条。)

太阳病,发汗,遂漏不止,其人恶风,小便难,四肢微急,难以屈伸者,属桂枝加附子汤。方一。 [9]

桂枝三两,去皮 芍药三两 甘草二两,炙 生姜三两,切 大枣十二枚,擘 附子一枚,炮

右六味,以水七升,煮取三升,去滓。温服一升。本云桂枝汤,今加附子。

(本条见太阳病篇第 20 条。)

太阳病,初服桂枝汤,反烦不解者,先刺风池、风府,却与桂枝汤则愈。方二。 [10]

桂枝三两,去皮 芍药三两 生姜三两,切 甘草二两,炙 大枣十二枚,擘

右五味,以水七升,煮取三升,去滓,温服一升。须臾啜热稀粥一升,以助药力。

(本条见太阳病篇第 24 条。)

服桂枝汤,大汗出,脉洪大者,与桂枝汤如前法。若形似疟,一日再发者,汗出必解,属桂枝二麻黄一汤。方三。 [11]

桂枝一两十七铢 芍药一两六铢 麻黄一十六铢,去节 生姜一两六铢 杏仁十六个,去皮尖 甘草一两二铢,炙 大枣五枚,擘

右七味,以水五升,先煮麻黄一二沸,去上沫,内诸药,煮取二升,去滓。温服一升,日再服。本云桂枝汤二分,麻黄汤一分,合为二升,分再服。今合为一方。

(本条见太阳病篇第 25 条。)

服桂枝汤,大汗出后,大烦渴不解,脉洪大者,属白虎加人参汤。方四。 [12]

知母六两 石膏一斤,碎,绵裹 甘草二两,炙 粳米六合 人参二两

右五味,以水一斗,煮米熟汤成,去滓。温服一升,日三服。

(本条见太阳病篇第 26 条。)

伤寒脉浮,自汗出,小便数,心烦,微恶寒,脚挛急,反与桂枝欲攻其表,此误也;得之便厥,咽中干,烦躁,吐逆者,作甘草干姜汤与之,以复其阳;若厥愈足温者,更作芍药甘草汤与之,其脚即伸;若胃气不和,谵语者,少与调

胃承气汤;若重发汗,复加烧针者,与四逆汤。五。 [13]

甘草干姜汤方

甘草四两,炙 干姜二两

右二味,以水三升,煮取一升五合,去滓。分温再服。

芍药甘草汤方

白芍药四两 甘草四两,炙

右二味,以水三升,煮取一升五合,去滓。分温再服。

调胃承气汤方

大黄四两,去皮,清酒洗 甘草二两,炙 芒硝半升

右三味,以水三升,煮取一升,去滓,内芒硝,更上微火煮令沸。少少温服之。

四逆汤方

甘草二两,炙 干姜一两半 附子一枚,生用,去皮,破八片

右三味,以水三升,煮取一升二合,去滓。分温再服。强人可大附子一枚,干姜三两。

(本条见太阳病篇第29条。)

太阳病,脉浮紧,无汗发热,身疼痛,八九日不解,表证仍在,此当复发汗。服汤已微除,其人发烦目瞑,剧者必衄,衄乃解。所以然者,阳气重故也。宜麻黄汤。方六。 [14]

麻黄三两,去节 桂枝二两,去皮 甘草一两,炙 杏仁七十个,去皮尖

右四味,以水九升,先煮麻黄,减二升,去上沫,内诸药,煮取二升半,去滓。温服八合,覆取微似汗,不须啜粥。

(本条见太阳病篇第46条。)

伤寒,发汗已解,半日许复烦,脉浮数者,可更发汗,属桂枝汤证。七。用前第二方。 [15]

(本条见太阳病篇第57条。)

发汗后,身疼痛,脉沉迟者,属桂枝加芍药生姜各一两人参三两新加汤。方八。 [16]

桂枝三两,去皮 芍药四两 生姜四两 甘草二两,炙 人参三两 大枣十二枚,擘

右六味,以水一斗二升,煮取三升,去滓。温服一升。本云桂枝汤,今加芍药、生姜、人参。

（本条见太阳病篇第62条。）

发汗后，不可更行桂枝汤，汗出而喘，无大热者，可与麻黄杏子甘草石膏汤。方九。 [17]

麻黄四两，去节　杏仁五十个，去皮尖　甘草二两，炙　石膏半斤，碎

右四味，以水七升，先煮麻黄，减二升，去上沫，内诸药，煮取二升，去滓。温服一升，本云黄耳杯。

（本条见太阳病篇第63条。）

发汗过多，其人叉手自冒心，心下悸，欲得按者，属桂枝甘草汤。方十。 [18]

桂枝二两，去皮　甘草二两，炙

右二味，以水三升，煮取一升，去滓。顿服。

（本条见太阳病篇第64条。）

发汗后，其人脐下悸者，欲作奔豚，属茯苓桂枝甘草大枣汤。方十一。 [19]

茯苓半斤　桂枝四两，去皮　甘草一两，炙　大枣十五枚，擘

右四味，以甘烂水一斗，先煮茯苓，减二升，内诸药，煮取三升，去滓。温服一升，日三服。作甘烂水法：取水二斗，置大盆内，以杓扬之，水上有珠子五六千颗相逐，取用之。

（本条见太阳病篇第65条。）

发汗后，腹胀满者，属厚朴生姜半夏甘草人参汤。方十二。 [20]

厚朴半斤，炙　生姜半斤　半夏半升，洗　甘草二两，炙　人参一两

右五味，以水一斗，煮取三升，去滓。温服一升，日三服。

（本条见太阳病篇第66条。）

发汗，病不解，反恶寒者，虚故也，属芍药甘草附子汤。方十三。 [21]

芍药三两　甘草三两　附子一枚，炮，去皮，破六片

右三味，以水三升，煮取一升二合，去滓。分温三服。疑非仲景方。

（本条见太阳病篇第68条。）

发汗后，恶寒者，虚故也。不恶寒，但热者，实也，当和胃气，属调胃承气汤证。十四。用前第五方，一法用小承气汤。 [22]

（本条见太阳病篇第70条。）

太阳病，发汗后，大汗出，胃中干，烦躁不得眠，欲得饮水者，少少与饮

之,令胃气和则愈。若脉浮,小便不利,微热,消渴者,属五苓散。方十五。

[23]

猪苓_{十八铢,去皮}　泽泻_{一两六铢}　白术_{十八铢}　茯苓_{十八铢}　桂枝_{半两,去皮}

右五味,捣为散。以白饮和服方寸匕,日三服。多饮暖水,汗出愈。

（本条见太阳病篇第 71 条。）

发汗已,脉浮数,烦渴者,属五苓散证。十六。_{用前第十五方。}

[24]

（本条见太阳病篇第 72 条。）

伤寒,汗出而渴者,宜五苓散;不渴者,属茯苓甘草汤。方十七。

[25]

茯苓_{二两}　桂枝_{二两}　甘草_{一两,炙}　生姜_{一两}

右四味,以水四升,煮取二升,去滓。分温三服。

（本条见太阳病篇第 73 条。）

太阳病发汗,汗出不解,其人仍发热,心下悸,头眩,身瞤动,振振欲擗一作僻地者,属真武汤。方十八。

[26]

茯苓_{三两}　芍药_{三两}　生姜_{三两,切}　附子_{一枚,炮,去皮,破八片}　白术_{二两}

右五味,以水八升,煮取三升,去滓。温服七合,日三服。

（本条见太阳病篇第 82 条。）

伤寒,汗出解之后,胃中不和,心下痞硬,干噫食臭,胁下有水气,腹中雷鸣下利者,属生姜泻心汤。方十九。

[27]

生姜_{四两}　甘草_{三两,炙}　人参_{三两}　干姜_{一两}　黄芩_{三两}　半夏_{半升,洗}　黄连_{一两}　大枣_{十二枚,擘}

右八味,以水一斗,煮取六升,去滓,再煎取三升。温服一升,日三服。生姜泻心汤,本云理中人参黄芩汤,去桂枝、术,加黄连,并泻肝法。

（本条见太阳病篇第 157 条。）

伤寒发热,汗出不解,心中痞硬,呕吐而下利者,属大柴胡汤。方二十。

[28]

柴胡_{半斤}　枳实_{四枚,炙}　生姜_{五两}　黄芩_{三两}　芍药_{三两}　半夏_{半升,洗}　大枣_{十二枚,擘}

右七味,以水一斗二升,煮取六升,去滓,再煎取三升。温服一升,日三服。一方加大黄二两,若不加,恐不名大柴胡汤。

（本条见太阳病篇第 165 条。）

阳明病,自汗出,若发汗,小便自利者,此为津液内竭,虽硬不可攻之,须自欲大便,宜蜜煎导而通之。若土瓜根及大猪胆汁,皆可为导。二十一。

[29]

蜜煎方。

食蜜七合

右一味,于铜器内,微火煎,当须凝如饴状,搅之勿令焦著,欲可丸,并手捻作挺,令头锐,大如指许,长二寸。当热时急作,冷则硬。以内谷道中,以手急抱,欲大便时乃去之。疑非仲景意,已试甚良。

又,大猪胆一枚,泻汁,和少许法醋,以灌谷道内,如一食顷,当大便出宿食恶物,甚效。

(本条见阳明病篇第233条。)

太阳病三日,发汗不解,蒸蒸发热者,属胃也,属调胃承气汤证。二十二。用前第五方。

[30]

(本条见阳明病篇第248条。)

大汗出,热不去,内拘急,四肢疼,又下利、厥逆而恶寒者,属四逆汤证。二十三。用前第五方。

[31]

(本条见厥阴病篇第353条。)

发汗后不解,腹满痛者,急下之,宜大承气汤。方二十四。

[32]

大黄四两,酒洗　厚朴半斤,炙　枳实五枚,炙　芒硝三合

右四味,以水一斗,先煮二物,取五升,内大黄,更煮取二升,去滓,内芒硝,更一二沸。分再服。得利者,止后服。

(本条见阳明病篇第254条。)

发汗多,亡阳谵语者,不可下,与柴胡桂枝汤,和其营卫,以通津液,后自愈。方二十五。

[33]

柴胡四两　桂枝一两半,去皮　黄芩一两半　芍药一两半　生姜一两半　大枣六个,擘　人参一两半　半夏二合半,洗　甘草一两,炙

右九味,以水六升,煮取三升,去滓。温服一升,日三服。

(本条见《金匮玉函经·卷六》辨发汗吐下后病形证治第十九,又见《脉经·卷第七》病发汗以后证第三。再见《千金翼方·卷第九·伤寒上》)

辨不可吐第十八

合四证

太阳病,当恶寒发热,今自汗出,反不恶寒发热,关上脉细数者,以医吐之过也。若得病一二日吐之者,腹中饥,口不能食;三四日吐之者,不喜糜粥,欲食冷食,朝食暮吐,以医吐之所致也。此为小逆。　　　　　　　　[1]

（本条见太阳病篇第 120 条。）

太阳病吐之,但太阳病当恶寒,今反不恶寒,不欲近衣者,此为吐之内烦也。　　　　　　　　　　　　　　　　　　　　　　　　　　[2]

（本条见太阳病篇第 121 条。）

少阴病,饮食入口则吐,心中温温欲吐,复不能吐。始得之,手足寒,脉弦迟者,此胸中实,不可下也。若膈上有寒饮,干呕者,不可吐也,当温之。

[3]

（本条见少阴病篇第 324 条。）

诸四逆厥者,不可吐之,虚家亦然。　　　　　　　　　　　　[4]

（本条见厥阴病篇第 330 条。）

辨可吐第十九

合二法,五证

大法,春宜吐。 [1]

凡用吐汤,中病便止,不必尽剂也。 [2]

(本条见《金匮玉函经·卷五》辨可吐病形证治第十六,又见《脉经·卷第七》病可吐证第五。)

病如桂枝证,头不痛,项不强,寸脉微浮,胸中痞硬,气上撞咽喉不得息者,此为有寒,当吐之。一云,此以内有久痰,宜吐之。 [3]

(本条见太阳病篇第166条。)

病胸上诸实一作寒,胸中郁郁而痛,不能食,欲使人按之,而反有涎唾,下利日十余行。其脉反迟,寸口脉微滑,此可吐之,吐之利则止。 [4]

(本条见《金匮玉函经·卷五》辨可吐病形证治第十六,又见《脉经·卷第七》病可吐证第五。)

少阴病,饮食入口则吐,心中温温欲吐,复不能吐者,宜吐之。 [5]

(本条见少阴病篇第324条。)

宿食在上管者,当吐之。 [6]

(本条见《金匮玉函经·卷五》辨可吐病形证治第十六,又见《脉经·卷第七》病可吐证第五。)

病手足逆冷,脉乍结,以客气在胸中,心下满而烦,欲食不能食者,病在胸中,当吐之。 [7]

(本条见厥阴病篇第355条。)

辨不可下病脉证并治第二十

合四法,方六首

脉濡而弱,弱反在关,濡反在巅。微反在上,涩反在下。微则阳气不足,涩则无血。阳气反微,中风汗出,而反躁烦;涩则无血,厥而且寒。阳微则不可下,下之则心下痞硬。 [1]

（本条在《金匮玉函经·卷五》辨不可下病形证治第十七中,"弱反在关,濡反在巅"一语,"弱""濡"倒错反转。又见《脉经·卷第七》病不可下证第六。）

动气在右,不可下。下之则津液内竭,咽燥鼻干,头眩心悸也。 [2]

（本条见《金匮玉函经·卷五》辨不可下病形证治第十七,又见《脉经·卷第七》病不可下证第六。）

动气在左,不可下。下之则腹内拘急,食不下,动气更剧,虽有身热,卧则欲蜷。 [3]

（本条见《金匮玉函经·卷五》辨不可下病形证治第十七,又见《脉经·卷第七》病不可下证第六。）

动气在上,不可下。下之则掌握热烦,身上浮冷,热汗自泄,欲得水自灌。 [4]

（本条见《金匮玉函经·卷五》辨不可下病形证治第十七,又见《脉经·卷第七》病不可下证第六。）

动气在下,不可下。下之则腹胀满,卒起头眩,食则下清谷,心下痞也。 [5]

（本条见《金匮玉函经·卷五》辨不可下病形证治第十七,又见《脉经·卷第七》病不可下证第六。）

咽中闭塞,不可下。下之则上轻下重,水浆不下,卧则欲蜷,身急痛,下利日数十行。 [6]

（本条见《金匮玉函经·卷五》辨不可下病形证治第十七,又见《脉经·卷第七》病不可下第六。）

诸外实者,不可下。下之则发微热,亡脉厥者,当齐握热。 [7]

（本条见《金匮玉函经·卷五》辨不可下病形证治第十七,又见《脉经·卷第七》病不可下证第六。）

诸虚者，不可下。下之则大渴，求水者，易愈；恶水者，剧。　　　　[8]

（本条见《金匮玉函经·卷五》辨不可下病形证治第十七，又见《脉经·卷第七》病不可下证第六。）

脉濡而弱，弱反在关，濡反在巅。弦反在上，微反在下。弦为阳运，微为阴寒，上实下虚，意欲得温。微弦为虚，虚者不可下也。微则为咳，咳则吐涎。下之则咳止，而利因不休，利不休，则胸中如虫啮。粥入则出，小便不利，两胁拘急，喘息为难，颈背相引，臂则不仁，极寒反汗出，身冷若冰，眼睛不慧，语言不休。而谷气多入，此为除中 赤云消中，口虽欲言，舌不得前。　　[9]

（本条见《金匮玉函经·卷五》辨不可下病形证治第十七，又见《脉经·卷第七》病不可下证第六。）

脉濡而弱，弱反在关，濡反在巅。浮反在上，数反在下。浮为阳虚，数为无血。浮为虚，数生热。浮为虚，自汗出而恶寒；数为痛，振而寒栗。微弱在关，胸下为急，喘汗而不得呼吸，呼吸之中，痛在于胁，振寒相搏，形如疟状。医反下之，故令脉数发热，狂走见鬼，心下为痞，小便淋漓，少腹甚硬，小便则尿血也。　　　　　　　　　　　　　　　　　　　　　　　　[10]

（本条见《金匮玉函经·卷五》辨不可下病形证治第十七，又见《脉经·卷第七》病不可下证第六。）

脉濡而紧，濡则卫气微，紧则营中寒。阳微卫中风，发热而恶寒。营紧胃气冷，微呕心内烦。医谓有大热，解肌而发汗。亡阳虚烦躁，心下苦痞坚，表里俱虚竭，卒起而头眩，客热在皮肤，怅怏不得眠。不知胃气冷，紧寒在关元，技巧无所施，汲水灌其身。客热应时罢，栗栗而振寒，重被而覆之，汗出而冒巅，体惕而又振，小便为微难。寒气因水发，清谷不容间，呕变反肠出，颠倒不得安，手足为微逆，身冷而内烦，迟欲从后救，安可复追还！　　[11]

（本条见《金匮玉函经·卷五》辨不可下病形证治第十七，又见《脉经·卷第七》病不可下证第六。）

脉浮而大，浮为气实，大为血虚。血虚为无阴。孤阳独下阴部者，小便当赤而难，胞中当虚。今反小便利而大汗出，法应卫家当微，今反更实。津液四射，营竭血尽，干烦而不眠，血薄肉消，而成暴—云黑液。医复以毒药攻其胃，此为重虚，客阳去有期，必下如污泥而死。　　　　　　　　　　[12]

（本条见《金匮玉函经·卷五》辨不可下病形证治第十七，又见《脉经·卷第七》病不可下证第六。）

脉浮而紧，浮则为风，紧则为寒，风则伤卫，寒则伤营，营卫俱病，骨节烦疼，当发其汗，而不可下也。　　　　　　　　　　　　　　　　　　[13]

（本条见本书《辨脉法》第23条，《辨可发汗病脉证治第十六》第13条，又见《金匮玉函经·卷五》辨可发汗病形证治第十四，《脉经·卷第七》病可发汗证第二。）

趺阳脉迟而缓，胃气如经也。趺阳脉浮而数，浮则伤胃，数则动脾，此非本病，医特下之所为也。营卫内陷，其数先微，脉反但浮，其人必大便硬，气

噫而除,何以言之? 本以数脉动脾,其数先微,故知脾气不治,大便硬,气噫
而除。今脉反浮,其数改微,邪气独留,心中则饥,邪热不杀谷,潮热发渴,数
脉当迟缓,脉因前后度数如法,病者则饥,数脉不时,则生恶疮也。 [14]

（本条见本书《辨脉法》第24条,又见《金匮玉函经·卷五》辨不可下病形证治第十七,《脉经·卷第
七》病不可下证第六。）

脉数者,久数不止。止则邪结,正气不能复,正气却结于脏。故邪气浮
之,与皮毛相得。脉数者不可下,下之必烦,利不止。 [15]

（本条见《金匮玉函经·卷五》辨不可下病形证治第十七,又见《脉经·卷第七》病不可下证第六。）

少阴病,脉微,不可发汗,亡阳故也。阳已虚,尺中弱涩者,复不可下之。
[16]

（本条见少阴病篇第286条。）

脉浮大,应发汗;医反下之,此为大逆也。 [17]

（本条见《金匮玉函经·卷五》辨不可下病形证治第十七,又见《脉经·卷第七》病不可下证第六。）

脉浮而大,心下反硬,有热,属脏者,攻之,不令发汗。属腑者,不令溲
数,溲数则大便硬。汗多则热愈,汗少则便难。脉迟,尚未可攻。 [18]

（本条见《金匮玉函经·卷五》辨不可下病形证治第十七,又见《脉经·卷第七》病不可下证第六。）

二阳并病,太阳初得病时,而发其汗,汗先出不彻,因转属阳明,续自微
汗出,不恶寒。若太阳证不罢者,不可下,下之为逆。 [19]

（本条见太阳病篇第48条。）

结胸证,脉浮大者,不可下,下之即死。 [20]

（本条见太阳病篇第132条。）。

太阳与阳明合病,喘而胸满者,不可下。 [21]

（本条见太阳病篇第36条。）

太阳与少阳合病者,心下硬,颈项强而眩者,不可下。 [22]

（本条见太阳病篇第171条。）

诸四逆厥者,不可下之,虚家亦然。 [23]

（本条见厥阴病篇第330条。）

病欲吐者,不可下。 [24]

（本条见《金匮玉函经·卷五》辨不可下病形证治第十七,又见《脉经·卷第七》病不可下证第六。）

太阳病,有外证未解,不可下,下之为逆。 [25]

（本条见太阳病篇第44条。）

病发于阳,而反下之,热入因作结胸;病发于阴,而反下之,因作痞。

[26]

(本条见太阳病篇第 131 条。)

病脉浮而紧,而复下之,紧反入里,则作痞。

[27]

(本条见太阳病篇第 151 条。)

夫病阳多者热,下之则硬。

[28]

(本条见《金匮玉函经·卷五》辨不可下病形证治第十七,又见《脉经·卷第七》病不可下证第六。)

本虚,攻其热必哕。

[29]

(本条见阳明病篇第 194 条。)

无阳阴强,大便硬者,下之必清谷腹满。

[30]

(本条见《金匮玉函经·卷五》辨不可下病形证治第十七,又见《脉经·卷第七》病不可下证第六。)

太阴之为病,腹满而吐,食不下,自利益甚,时腹自痛。下之,必胸下结硬。

[31]

(本条见太阴病篇第 273 条。)

厥阴之为病,消渴,气上撞心,心中疼热,饥而不欲食,食则吐蛔,下之利不止。

[32]

(本条见厥阴病篇第 326 条。)

少阴病,饮食入口则吐,心中温温欲吐,复不能吐。始得之,手足寒,脉弦迟者,此胸中实,不可下也。

[33]

(本条见少阴病篇第 324 条。)

伤寒五六日,不结胸,腹濡,脉虚,复厥者,不可下。此亡血,下之死。

[34]

(本条见见厥阴病篇第 347 条。)

伤寒,发热头痛,微汗出。发汗,则不识人;熏之,则喘,不得小便,心腹满;下之,则短气,小便难,头痛背强;加温针,则衄。

[35]

(本条见《金匮玉函经·卷五》辨不可下病形证治第十七,又见《脉经·卷第七》病不可下证第六。)

伤寒,脉阴阳俱紧,恶寒发热,则脉欲厥。厥者,脉初来大,渐渐小,更来渐大,是其候也。如此者恶寒,甚者翕翕汗出,喉中痛;若热多者,目赤脉多,晴不慧。医复发之,咽中则伤;若复下之,则两目闭,寒多便清谷,热多便脓血;若熏之,则身发黄;若熨之,则咽燥。若小便利者,可救之;若小便难者,为危殆。

[36]

（本条见《金匮玉函经·卷五》辨不可下病形证治第十七，又见《脉经·卷第七》病不可下证第六。）

伤寒，发热，口中勃勃气出，头痛目黄，衄不可制。贪水者必呕，恶水者厥。若下之，咽中生疮，假令手足温者，必下重便脓血。头痛目黄者，若下之，则目闭。贪水者，若下之，其脉必厥，其声嘤，咽喉塞；若发汗，则战栗，阴阳俱虚。恶水者，若下之，则里冷不嗜食，大便完谷出；若发汗，则口中伤，舌上白胎，烦躁。脉数实，不大便六七日，后必便血。若发汗，则小便自利也。 ［37］

（本条见《金匮玉函经·卷五》辨不可下病形证治第十七，又见《脉经·卷第七》病不可下证第六。）

得病二三日，脉弱，无太阳柴胡证，烦躁，心下痞，至四日，虽能食，以承气汤少少与，微和之，令小安，至六日，与承气汤一升。若不大便六七日，小便少，虽不大便，但头硬，后必溏，未定成硬，攻之必溏；须小便利，屎定硬，乃可攻之。 ［38］

（本条见阳明病篇第251条。）

脏结无阳证，不往来寒热，其人反静，舌上胎滑者，不可攻也。 ［39］

此条阐释详见太阳病篇第130条。

伤寒呕多，虽有阳明证，不可攻之。 ［40］

（本条见阳明病篇第204条。）

阳明病，潮热，大便微硬者，可与大承气汤，不硬者，不可与之。若不大便六七日，恐有燥屎，欲知之法，少与小承气汤，汤入腹中，转失气者，此有燥屎也，乃可攻之。若不转失气者，此但初头硬，后必溏，不可攻之，攻之必胀满不能食也，欲饮水者，与水则哕。其后发热者，大便必复硬而少也，宜小承气汤和之。不转失气者，慎不可攻也。大承气汤。方一。 ［41］

大黄四两　厚朴八两，炙　枳实五枚，炙　芒硝三合

右四味，以水一斗，先煮二味，取五升，下大黄，煮取二升，去滓，下芒硝，再煮一二沸。分二服，利则止后服。

小承气汤方

大黄四两，酒洗　厚朴二两，炙，去皮　枳实三枚，炙

右三味，以水四升，煮取一升二合，去滓。分温再服。

（本条见阳明病篇第209条。）

伤寒中风，医反下之，其人下利，日数十行，谷不化，腹中雷鸣，心下痞硬而满，干呕心烦不得安，医见心下痞，谓病不尽，复下之，其痞益甚。此非结

热,但以胃中虚,客气上逆,故使硬也。属甘草泻心汤。方二。 [42]

　　甘草四两,炙　黄芩三两　干姜三两　大枣十二枚,擘　半夏半升,洗　黄连一两

　　右六味,以水一斗,煮取六升,去滓,再煎取三升。温服一升,日三服。有人参,见第四卷中。

　　(本条见太阳病篇第158条。)

　　下利脉大者,虚也,以强下之故也。设脉浮革,因尔肠鸣者,属当归四逆汤。方三。 [43]

　　当归三两　桂枝三两,去皮　细辛三两　甘草二两,炙　通草二两　芍药三两　大枣二十五枚,擘。

　　右七味,以水八升,煮取三升,去滓。温服一升,半日三服。①

　　本条见《金匮玉函经·卷五》辨不可下病形证治第十七,又见《脉经·卷第八》平呕吐哕下利脉证第十四。)

　　阳明病,身合色赤,不可攻之。必发热,色黄者,小便不利也。 [44]

　　(本条见阳明病篇第206条。)

　　阳明病,心下硬满者,不可攻之。攻之,利遂不止者死,利止者愈。
　　　　　　　　　　　　　　　　　　　　　　　　　　　　　　 [45]

　　(本条见阳明病篇第205条。)

　　阳明病,自汗出,若发汗,小便自利者,此为津液内竭,虽硬不可攻之,须自欲大便,宜蜜煎导而通之。若土瓜根及猪胆汁,皆可为导。方四。 [46]

　　食蜜七合

　　右一味,于铜器内,微火煎,当须凝如饴状,搅之勿令焦著,欲可丸,并手捻作挺,令头锐,大如指,长二寸许。当热时急作,冷则硬。以内谷道中,以手急抱,欲大便时乃去之。疑非仲景意,已试甚良。

　　又,大猪胆一枚,泻汁,和少许法醋,以灌谷道内,如一食顷,当大便出宿食恶物,甚效。

　　(本条见阳明病篇第233条。)

---

　　①　半日三服:本书《卷六·第十二》当归四逆汤作"日三服"。

辨可下病脉证并治第二十一

合四十四法,方一十一首

大法,秋宜下。 [1]

(本条见《金匮玉函经·卷五》辨可下病形证治第十八,又见《脉经·卷第七》病可下证第七。)

凡可下者,用汤胜丸散,中病便止,不必尽剂也。 [2]

(本条见《金匮玉函经·卷五》辨可下病形证治第十八,又见《脉经·卷第七》病可下证第七。)

阳明病,发热汗多者,急下之,宜大柴胡汤。方一。一法用小承气汤。 [3]

柴胡八两　枳实四枚,炙　生姜五两　黄芩三两　芍药三两　大枣十二枚,擘　半夏半
升,洗

右七味,以水一斗二升,煮取六升,去滓,更煎取三升,温服一升,日三服。
一方云,加大黄二两。若不加,恐不成大柴胡汤。

(本条见阳明病篇第253条,彼作"宜大承气汤"。)

少阴病,得之二三日,口燥咽干者,急下之,宜大承气汤。方二。 [4]

大黄四两,酒洗　厚朴半斤,炙,去皮　枳实五枚,炙　芒硝三合

右四味,以水一斗,先煮二物,取五升,内大黄,更煮取二升,去滓,内芒硝,
更上微火一两沸。分温再服,得下,余勿服。

(本条见少阴病篇第320条。)

少阴病,六七日,腹满,不大便者,急下之,宜大承气汤。三。用前第二
方。 [5]

(本条见少阴病篇第322条。)

少阴病,下利清水,色纯青,心下必痛,口干燥者,可下之,宜大柴胡、大
承气汤。四。用前第一、第二方。 [6]

(本条见少阴病篇第321条。)

下利,三部脉皆平,按之心下硬者,急下之,宜大承气汤。五。用前第二方。

[7]

(本条见《金匮玉函经·卷五》辨可下病形证治第十八,又见《金匮要略方论·呕吐哕下利病脉证治第十七》,《脉经·卷第七》病可下证第七。)

下利,脉迟而滑者,内实也。利未欲止,当下之,宜大承气汤。六。用前第二方。

[8]

(本条见《金匮玉函经·卷五》辨可下病形证治第十八,又见《金匮要略方论·呕吐哕下利病脉证治第十七》,《脉经·卷第八》平呕吐哕下利脉证第十四。)

阳明少阳合病,必下利,其脉不负者,为顺也。负者,失也,互相克贼,名为负也。脉滑而数者,有宿食,当下之,宜大承气汤。七。用前第二方。

[9]

(本条见阳明病篇第256条。)

问曰:人病有宿食,何以别之? 师曰:寸口脉浮而大,按之反涩,尺中亦微而涩,故知有宿食,当下之,宜大承气汤。八。用前第二方。

[10]

(本条见《金匮玉函经·卷五》辨可下病形证治第十八,又见《金匮要略方论·腹满寒疝宿食病脉证第十》,《脉经·卷第八》平腹满寒疝宿食脉证第十一。)

下利,不欲食者,以有宿食故也,当下之,宜大承气汤。九。用前第二方。

[11]

(本条见《金匮玉函经·卷五》辨可下病形证治第十八,又见《金匮要略方论·腹满寒疝宿食病脉证第十》,《脉经·卷第八》平腹满寒疝宿食脉证第十一。)

下利差,至其年月日时复发者,以病不尽故也,当下之,宜大承气汤。十。用前第二方。

[12]

(本条见《金匮玉函经·卷五》辨可下病形证治第十八,又见《金匮要略方论·呕吐哕下利病脉证治第十七》,《脉经·卷第八》平呕吐哕下利脉证第十四。)

病腹中满痛者,此为实也,当下之,宜大承气、大柴胡汤。十一。用前第一、第二方。

[13]

(本条见《金匮玉函经·卷五》辨可下病形证治第十八,又见《金匮要略方论·腹满寒疝宿食病脉证第十》,《脉经·卷第八》平腹满寒疝宿食脉证第十一。)

下利,脉反滑,当有所去,下乃愈,宜大承气汤。十二。用前第二方。 [14]

(本条见《金匮玉函经·卷五》辨可下病形证治第十八,又见《金匮要略方论·呕吐哕下利病脉证治第十七》,《脉经·卷第八》平呕吐哕下利脉证第十四。)

腹满不减,减不足言,当下之,宜大柴胡、大承气汤。十三。用前第一、第二方。

[15]

（本条见阳明病篇第255条，彼无"大柴胡"三字。）

伤寒后，脉沉，沉者，内实也，下之解，宜大柴胡汤。十四。用前第一方。

[16]

（本条见《金匮玉函经·卷五》辨可下病形证治第十八，又见《脉经·卷第七》病可下证第七。）

伤寒六七日，目中不了了，睛不和，无表里证，大便难，身微热者，此为实也。急下之，宜大承气、大柴胡汤。十五。用前第一、第二方。

[17]

（本条见阳明病篇第252条。彼无"大柴胡"三字。）

太阳病未解，脉阴阳俱停一作微，必先振栗汗出而解。但阴脉微一作尺脉实者，下之而解，宜大柴胡汤。十六。用前第一方。一法用调胃承气汤。

[18]

（本条见太阳病篇第94条。）

脉双弦而迟者，必心下硬。脉大而紧者，阳中有阴也，可下之，宜大承气汤。十七。用前第二方。

[19]

（本条见《金匮玉函经·卷五》辨可下病形证治第十八，《脉经·卷第七》病可下证第七。）

结胸者，项亦强，如柔痉状，下之则和。十八。结胸门用大陷胸丸。

[20]

（本条见太阳病篇第131条。）

病人无表里证，发热七八日，虽脉浮数者，可下之，宜大柴胡汤。十九。用前第一方。

[21]

（本条见阳明病篇第257条。）

太阳病六七日，表证仍在，脉微而沉，反不结胸，其人发狂者，以热在下焦，少腹当硬满，而小便自利者，下血乃愈。所以然者，以太阳随经，瘀热在里故也，宜下之，以抵当汤。方二十。

[22]

水蛭三十枚，熬　桃仁二十枚，去皮尖　虻虫三十枚，去翅足，熬　大黄三两，去皮，破六片

右四味，以水五升，煮取三升，去滓。温服一升，不下者更服。

（本条见太阳病篇第124条。）

太阳病，身黄，脉沉结，少腹硬满；小便不利者，为无血也；小便自利，其人如狂者，血证谛，属抵当汤证。二十一。用前第二十方。

[23]

（本条见太阳病篇第125条。）

伤寒有热，少腹满，应小便不利，今反利者，为有血也，当下之，宜抵当丸。方二十二。

[24]

大黄三两　桃仁二十五个，去皮尖　虻虫去翅足，熬　水蛭各二十个，熬

右四味，捣筛，为四丸。以水一升，煮一丸，取七合服之，晬时当下血。若不

下者,更服。

（本条见太阳病篇第126条。）

阳明病,发热汗出者,此为热越,不能发黄也。但头汗出,身无汗,剂颈而还,小便不利,渴引水浆者,以瘀热在里,身必发黄,宜下之,以茵陈蒿汤。方二十三。　　　　　　　　　　　　　　　　　　　　　　　　　　　　[25]

茵陈蒿六两　栀子十四个,擘　大黄二两,破

右三味,以水一斗二升,先煮茵陈,减六升;内二味,煮取三升,去滓。分温三服。小便当利,尿如皂荚汁状,色正赤,一宿腹减,黄从小便去也。

（本条见阳明病篇第236条。）

阳明证,其人喜忘者,必有畜血。所以然者,本有久瘀血,故令喜忘。屎虽硬,大便反易,其色必黑,宜抵当汤下之。二十四。用前第二十方。　　　　[26]

（本条见阳明病篇第237条。）

汗一作卧出谵语者,以有燥屎在胃中,此为风也。须下者,过经乃可下之。下之若早者,语言必乱,以表虚里实故也。下之愈,宜大柴胡、大承气汤。二十五。用前第一、第二方。　　　　　　　　　　　　　　　　　　　　[27]

（本条见阳明病篇第217条。）

病人烦热,汗出则解,又如疟状,日晡所发热者,属阳明也。脉实者,可下之,宜大柴胡、大承气汤。二十六。用前第一、第二方。　　　　　　　　[28]

（本条见阳明病篇第240条。）

阳明病,谵语,有潮热,反不能食者,胃中有燥屎五六枚也;若能食者,但硬耳。属大承气汤证。二十七。用前第二方。　　　　　　　　　　　　[29]

（本条见阳明病篇第215条。）

下利,谵语者,有燥屎也,属小承气汤。方二十八。　　　　　　　　[30]

大黄四两　厚朴二两,炙,去皮　枳实三枚,炙

右三味,以水四升,煮取一升二合,去滓。分温再服,若更衣者,勿服之。

（本条见厥阴病篇第374条。）

得病二三日,脉弱,无太阳柴胡证,烦躁,心下痞,至四五日,虽能食,以承气汤少少与,微和之,令小安,至六日,与承气汤一升。若不大便六七日,小便少者,虽不大便,但初头硬,后必溏,此未定成硬也,攻之必溏;须小便利,屎定硬,乃可攻之,宜大承气汤。二十九。用前第二方。一云大柴胡汤。　[31]

（本条见阳明病篇第251条。）

太阳病中风，下利，呕逆，表解者，乃可攻之。其人𣸞𣸞汗出，发作有时，头痛，心下痞硬满，引胁下痛，干呕则短气，汗出不恶寒者，此表解里未和也，属十枣汤。方三十。 [32]

芫花_{熬赤} 甘遂 大戟_{各等分}

右三味，各异捣筛。称已，合治之。以水一升半，煮大肥枣十枚，取八合，去枣，内药末。强人服重一钱匕，羸人半钱，温服之，平旦服。若下少，病不除者，明日更服加半钱。得快下利后，糜粥自养。

（本条见太阳病篇第 152 条。）

太阳病不解，热结膀胱，其人如狂，血自下，下者愈。其外未解者，尚未可攻，当先解其外；外解已，但少腹急结者，乃可攻之，宜桃核承气汤。方三十一。 [33]

𣸞桃仁_{五十枚，去皮尖} 大黄_{四两} 甘草_{二两，炙} 芒硝_{二两} 桂枝_{二两，去皮}

右五味，以水七升，煮四物，取二升半，去滓，内芒硝，更上火，煎微沸。先食温服五合，日三服。当微利。

（本条见太阳病篇第 106 条。）

伤寒七八日，身黄如橘子色，小便不利，腹微满者，属茵陈蒿汤证。三十二。_{用前第二十三方。} [34]

（本条见阳明病篇第 260 条。）

伤寒发热，汗出不解，心中痞硬，呕吐而下利者，属大柴胡汤证。三十三。_{用前第一方。} [35]

此条阐释详见太阳病篇第 165 条。彼条作"大柴胡汤主之"。

伤寒十余日，热结在里，复往来寒热者，属大柴胡汤证。三十四。_{用前第一方。} [36]

（本条见太阳病篇第 136 条。）

但结胸，无大热者，以水结在胸胁也，但头微汗出者，属大陷胸汤。方三十五。 [37]

大黄_{六两} 芒硝_{一升} 甘遂末_{一钱匕}

右三味，以水六升，先煮大黄，取二升，去滓，内芒硝，更煮一二沸，内甘遂末。温服一升。

（本条见太阳病篇第 136 条。）

伤寒六七日，结胸热实，脉沉而紧，心下痛，按之石硬者，属大陷胸汤证。三十六。_{用前第三十五方。} [38]

（本条见太阳病篇第 135 条。）

阳明病,其人多汗,以津液外出,胃中燥,大便必硬,硬则谵语,属小承气汤证。三十七。用前第二十八方。 [39]

(本条见阳明病篇第213条。)

阳明病,不吐不下,心烦者,属调胃承气汤。方三十八。 [40]

大黄四两,酒洗　甘草二两,炙　芒硝半升

右三味,以水三升,煮取一升,去滓,内芒硝,更上火微煮令沸,温顿服之。

(本条见阳明病篇第207条。)

阳明病,脉迟,虽汗出不恶寒者,其身必重,短气,腹满而喘,有潮热者,此外欲解,可攻里也。手足濈然汗出者,此大便已硬也,大承气汤主之。若汗出多,微发热恶寒者,外未解也,桂枝汤主之。其热不潮,未可与承气汤。若腹大满不通者,与小承气汤,微和胃气,勿令至大泄下。三十九。大承气汤用前第二方,小承气汤用前第二十八方。 [41]

桂枝汤方

桂枝去皮　芍药　生姜切。各三两　甘草二两,炙　大枣十二枚,擘

右五味,以水七升,煮取三升,去滓。温服一升。服汤后,饮热稀粥一升余,以助药力,取微似汗。

(本条见阳明病篇第208条。)

阳明病,潮热,大便微硬者,可与大承气汤,不硬者,不可与之。若不大便六七日,恐有燥屎,欲知之法,少与小承气汤,汤入腹中,转失气者,此有燥屎也,乃可攻之。若不转失气者,此但初头硬,后必溏,不可攻之,攻之必胀满不能食也,欲饮水者,与水则哕。其后发热者,大便必复硬而少也,宜以小承气汤和之。不转失气者,慎不可攻也。四十。并用前方。 [42]

(本条见阳明病篇第209条。)

阳明病,谵语,发潮热,脉滑而疾者,小承气汤主之。因与承气汤一升,腹中转气者,更服一升;若不转气者,勿更与之。明日又不大便,脉反微涩者,里虚也,为难治,不可更与承气汤。四十一。用前第二十八方。 [43]

(本条见阳明病篇第214条。)

二阳并病,太阳证罢,但发潮热,手足漐漐汗出,大便难而谵语者,下之则愈,宜大承气汤。四十二。用前第二方。 [44]

(本条见阳明病篇第220条。)

病人小便不利,大便乍难乍易,时有微热,喘冒不能卧者,有燥屎也,属

大承气汤证。四十三。用前第二方。 ［45］

（本条见见阳明病篇第 242 条。）

大下后，六七日不大便，烦不解，腹满痛者，此有燥屎也。所以然者，本有宿食故也，属大承气汤证。四十四。用前第二方。 ［46］

（本条见阳明病篇第 241 条。）

辨发汗吐下后病脉证并治第二十二

合四十八法，方三十九首

师曰：病人脉微而涩者，此为医所病也。大发其汗，又数大下之，其人亡血，病当恶寒，后乃发热，无休止时，夏月盛热，欲著复衣，冬月盛寒，欲裸其身。所以然者，阳微则恶寒，阴弱则发热，此医发其汗，使阳气微，又大下之，令阴气弱。五月之时，阳气在表，胃中虚冷，以阳气内微，不能胜冷，故欲著复衣。十一月之时，阳气在里，胃中烦热，以阴气内弱，不能胜热，故欲裸其身。又阴脉迟涩，故知亡血也。 [1]

（本条见《金匮玉函经·卷六》辨发汗吐下后病形证治第十九，又见《脉经·卷第七》病发汗吐下以后证第八。）

寸口脉浮大，而医反下之，此为大逆。浮则无血，大则为寒，寒气相搏，则为肠鸣。医乃不知，而反饮冷水，令汗大出，水得寒气，冷必相搏，其人则𬹼。 [2]

（本条见《金匮玉函经·卷六》辨不可水病形证治第二十七，又见《脉经·卷第七》病不可水证第十四。）

太阳病三日，已发汗，若吐、若下、若温针，仍不解者，此为坏病，桂枝不中与之也。观其脉症，知犯何逆，随证治之。 [3]

（本条见太阳病篇第16条。）

脉浮数者，法当汗出而愈。若下之，身重、心悸者，不可发汗，当自汗出乃解。所以然者，尺中脉微，此里虚，须表里实，津液和，便自汗出愈。 [4]

（本条见太阳病篇第49条。）

凡病，若发汗、若吐、若下，若亡血、无津液，阴阳脉自和者，必自愈。

[5]

（本条见太阳病篇第58条。）

　　大下之后，复发汗，小便不利者，亡津液故也。勿治之，得小便利，必自愈。　　　　　　　　　　　　　　　　　　　　　　　　　　　　　[6]

（本条见太阳病篇第59条。）

　　下之后，复发汗，必振寒，脉微细。所以然者，以内外俱虚故也。　　[7]

（本条见太阳病篇第60条。）

　　本发汗，而复下之，此为逆也；若先发汗，治不为逆。本先下之，而反汗之，为逆；若先下之，治不为逆。　　　　　　　　　　　　　　　　　[8]

（本条见太阳病篇第90条。）

　　太阳病，先下而不愈，因复发汗，以此表里俱虚，其人因致冒，冒家汗出自愈。所以然者，汗出表和故也。得表和，然后复下之。　　　　　　　[9]

（本条见太阳病篇第93条。）

　　得病六七日，脉迟浮弱，恶风寒，手足温。医二三下之，不能食，而胁下满痛，面目及身黄，颈项强，小便难者，与柴胡汤，后必下重。本渴饮水而呕者，柴胡不中与也。食谷者哕。　　　　　　　　　　　　　　　　[10]

（本条见太阳病篇第98条。）

　　太阳病，二三日，不能卧，但欲起，心下必结，脉微弱者，此本有寒分也。反下之，若利止，必作结胸；未止者，四日复下之，此作协热利也。　　[11]

（本条见太阳病篇第139条。）

　　太阳病，下之，其脉促一作纵。不结胸者，此为欲解也。脉浮者，必结胸。脉紧者，必咽痛。脉弦者，必两胁拘急。脉细数者，头痛未止。脉沉紧者，必欲呕。脉沉滑者，协热利。脉浮滑者，必下血。　　　　　　　　　　[12]

（本条见太阳病篇第140条。）

　　太阳少阳并病，而反下之，成结胸，心下硬，下利不止，水浆不下，其人心烦。　　　　　　　　　　　　　　　　　　　　　　　　　　　　[13]

（本条见太阳病篇第150条。）

　　脉浮而紧，而复下之，紧反入里，则作痞。按之自濡，但气痞耳。　[14]

（本条见太阳病篇第151条。）

　　伤寒吐下、发汗后，虚烦，脉甚微，八九日心下痞硬，胁下痛，气上冲咽喉，眩冒，经脉动惕者，久而成痿。　　　　　　　　　　　　　　　[15]

（本条见太阳病篇第160条。）

阳明病,能食,下之不解者,其人不能食,若攻其热必哕。所以然者,胃
中虚冷故也。以其人本虚,攻其热必哕。 [16]

(本条见阳明病篇第 194 条。)。

阳明病,脉迟,食难用饱,饱则发烦头眩,必小便难,此欲作谷疸。虽下
之,腹满如故,所以然者,脉迟故也。 [17]

(本条见阳明病篇第 195 条。)

夫病阳多者热,下之则硬;汗多,极发其汗亦硬。 [18]

(本条见《金匮玉函经·卷六》辨发汗吐下后病形证治第十九,又见《脉经·卷第七》病发汗吐下以
后证第八。)

太阳病,寸缓、关浮、尺弱,其人发热汗出,复恶寒,不呕,但心下痞者,此
以医下之也。 [19]

(本条见阳明病篇第 244 条。此条属彼之一节。)

太阴之为病,腹满而吐,食不下,自利益甚,时腹自痛。若下之,必胸下
结硬。 [20]

(本条见太阴病篇第 273 条。)

伤寒,大吐大下之,极虚。复极汗者,其人外气怫郁,复与之水,以发其
汗,因得哕。所以然者,胃中寒冷故也。 [21]

(本条见厥阴病篇"厥利呕哕附"第 380 条。)

吐利发汗后,脉平,小烦者,以新虚不胜谷气故也。 [22]

(本条见霍乱病篇第 391 条。)

太阳病,医发汗,遂发热恶寒,因复下之,心下痞,表里俱虚,阴阳气并
竭,无阳则阴独,复加烧针,因胸烦,面色青黄,肤瞤者,难治;今色微黄,手足
温者,易愈。 [23]

(本条见太阳病篇第 153 条。)

太阳病,得之八九日,如疟状,发热恶寒,热多寒少,其人不呕,清便欲自
可,一日二三度发,脉微缓者,为欲愈也。脉微而恶寒者,此阴阳俱虚,不可
更发汗、更下、更吐也。面色反有热色者,未欲解也,以其不能得小汗出,身
必痒,属桂枝麻黄各半汤。方一。 [24]

桂枝一两十六铢　芍药一两　生姜一两,切　甘草一两,炙　麻黄一两,去节　大枣四枚,
擘　杏仁二十四个,汤浸,去皮尖及两人者

右七味,以水五升,先煮麻黄一二沸,去上沫,内诸药,煮取一升八合,去滓。

温服六合。本云桂枝汤三合、麻黄汤三合，并为六合，顿服。

（本条见太阳病篇第 23 条。）

服桂枝汤，或下之，仍头项强痛，翕翕发热，无汗，心下满微痛，小便不利者，属桂枝去桂加茯苓白术汤。方二。 [25]

芍药三两　甘草二两,炙　生姜三两,切　白术三两　茯苓三两　大枣十二枚,擘

右六味，以水八升，煮取三升，去滓。温服一升，小便利则愈。本云桂枝汤，今去桂枝，加茯苓、白术。

（本条见太阳病篇第 28 条。）

太阳病，先发汗不解，而下之，脉浮者不愈。浮为在外，而反下之，故令不愈；今脉浮，故在外。当须解外则愈，宜桂枝汤。方三。 [26]

桂枝三两,去皮　芍药三两　生姜三两,切　甘草二两,炙　大枣十二枚,擘

右五味，以水七升，煮取三升，去滓，温服一升。须臾啜热稀粥一升，以助药力，取汗。

（本条见太阳病篇第 45 条。）

下之后，复发汗，昼日烦躁不得眠，夜而安静，不呕，不渴，无表证，脉沉微，身无大热者，属干姜附子汤。方四。 [27]

干姜一两　附子一枚,生用,去皮,破八片

右二味，以水三升，煮取一升，去滓。顿服。

此条阐释详见太阳病篇第 61 条。与前条文字稍有差异，彼作"干姜附子汤主之"。

伤寒，若吐、若下后，心下逆满，气上冲胸，起则头眩，脉沉紧，发汗则动经，身为振振摇者，属茯苓桂枝白术甘草汤。方五。 [28]

茯苓四两　桂枝三两,去皮　白术二两　甘草二两,炙

右四味，以水六升，煮取三升，去滓。分温三服。

（本条见太阳病篇第 67 条。）

发汗，若下之后，病仍不解，烦躁者，属茯苓四逆汤。方六。 [29]

茯苓四两　人参一两　附子一枚,生用,去皮,破八片　甘草二两,炙　干姜一两半

右五味，以水五升，煮取二升，去滓。温服七合，日三服。

（本条见太阳病篇第 69 条。）

发汗、吐下后，虚烦不得眠，若剧者，必反复颠倒，心中懊憹，属栀子豉汤；若少气者，栀子甘草豉汤；若呕者，栀子生姜豉汤。七。 [30]

肥栀子十四枚,擘　香豉四合,绵裹

右二味,以水四升,先煮栀子,得二升半,内豉,煮取一升半,去滓。分为二服,温进一服,得吐者,止后服。

栀子甘草豉汤方

肥栀子十四个,擘　甘草二两,炙　香豉四合,绵裹

右三味,以水四升,先煮二味,取二升半,内豉,煮取一升半,去滓。分二服,温进一服,得吐者,止后服。

栀子生姜豉汤方

肥栀子十四个,擘　生姜五两,切　香豉四合,绵裹

右三味,以水四升,先煮二味,取二升半,内豉,煮取一升半,去滓。分二服,温进一服,得吐者,止后服。

(本条见太阳病篇第76条。)

发汗,若下之,而烦热、胸中窒者,属栀子豉汤证。八。用前初方。　　　[31]

(本条见太阳病篇第77条。)

太阳病,过经十余日,心下温温欲吐,而胸中痛,大便反溏,腹微满,郁郁微烦。先此时极吐下者,与调胃承气汤;若不尔者,不可与。但欲呕,胸中痛,微溏者,此非柴胡汤证,以呕故知极吐下也。调胃承气汤。方九。　[32]

大黄四两,酒洗　甘草二两,炙　芒硝半升

右三味,以水三升,煮取一升,去滓,内芒硝,更上火令沸。顿服之。

(本条见太阳病篇第123条。)

太阳病,重发汗而复下之,不大便五六日,舌上燥而渴,日晡所小有潮热一云,日晡所发心胸大烦。从心下至少腹硬满而痛不可近者,属大陷胸汤。方十。

[33]

大黄六两,去皮,酒洗　芒硝一升　甘遂末一钱匕

右三味,以水六升,煮大黄,取二升,去滓,内芒硝,煮两沸,内甘遂末。温服一升,得快利,止后服。

(本条见太阳病篇第137条。)

伤寒五六日,已发汗而复下之,胸胁满、微结,小便不利,渴而不呕,但头汗出,往来寒热,心烦者,此为未解也,属柴胡桂枝干姜汤。方十一。　[34]

柴胡半斤　桂枝三两,去皮　干姜二两　栝楼根四两　黄芩三两　甘草二两,炙　牡蛎二两,熬

右七味,以水一斗二升,煮取六升,去滓,再煎取三升。温服一升,日三服,

初服微烦,后汗出便愈。

(本条见太阳病篇第 147 条。)

伤寒发汗,若吐、若下,解后,心下痞硬,噫气不除者,属旋覆代赭汤。方十二。 [35]

旋覆花三两 人参二两 生姜五两 代赭一两 甘草三两,炙 半夏半升,洗 大枣十二枚,擘

右七味,以水一斗,煮取六升,去滓,再煎取三升。温服一升,日三服。

(本条见太阳病篇第 161 条。)

伤寒大下之,复发汗,心下痞,恶寒者,表未解也。不可攻痞,当先解表,表解乃攻痞。解表宜桂枝汤,用前方;攻痞宜大黄黄连泻心汤。方十三。 [36]

大黄二两,酒洗 黄连一两

右二味,以麻沸汤二升渍之,须臾,绞去滓。分温再服。有黄芩,见第四卷中。

(本条见太阳病篇第 164 条。)

伤寒,若吐、下后,七八日不解,热结在里,表里俱热,时时恶风,大渴,舌上干燥而烦,欲饮水数升者,属白虎加人参汤。方十四。 [37]

知母六两 石膏一斤,碎 甘草二两,炙 粳米六合 人参三两

右五味,以水一斗,煮米熟汤成,去滓。温服一升,日三服。

(本条见太阳病篇第 168 条。)

伤寒,若吐、若下后,不解,不大便五六日,上至十余日,日晡所发潮热,不恶寒,独语如见鬼状。若剧者,发则不识人,循衣摸床,惕而不安一云顺衣妄撮,怵惕不安。微喘直视,脉弦者生,涩者死。微者,但发热谵语者,属大承气汤。方十五。 [38]

大黄四两,去皮,酒洗 厚朴半斤,炙 枳实五枚,炙 芒硝三合

右四味,以水一斗,先煮二味,取五升,内大黄,煮取二升,去滓,内芒硝,更煮令一沸。分温再服;得利者,止后服。

(本条见阳明病篇第 212 条。)

三阳合病,腹满身重,难以转侧,口不仁,面垢又作枯,一云向经。 [39]

(本条见阳明病篇第 219 条。)

谵语遗尿,发汗则谵语,下之则额上生汗,若手足逆冷,自汗出者,属白虎汤。十六。 [40]

知母六两　　石膏一斤,碎　　甘草二两,炙　　粳米六合

右四味,以水一斗,煮米熟汤成,去滓。温服一升,日三服。

(本条见阳明病篇第219条。)

阳明病,脉浮而紧,咽燥口苦,腹满而喘,发热汗出,不恶寒反恶热,身重。若发汗则躁,心愦愦而反谵语。若加温针,必怵惕、烦躁不得眠。若下之,则胃中空虚,客气动膈,心中懊憹,舌上胎者,属栀子豉汤证。十七。用前第七方。　　　　　　　　　　　　　　　　　　　　　　　　　　[41]

(本条见阳明病篇第221条。)

阳明病,下之,心中懊憹而烦,胃中有燥屎者,可攻。腹微满,初头硬,后必溏,不可攻之。若有燥屎者,宜大承气汤。第十八。用前第十五方。　　[42]

(本条见阳明病篇第238条。)

太阳病,若吐、若下、若发汗后,微烦,小便数,大便因硬者,与小承气汤,和之愈。方十九。　　　　　　　　　　　　　　　　　　　　　　　　[43]

大黄四两,酒洗　　厚朴二两,炙　　枳实三枚,炙

右三味,以水四升,煮取一升二合,去滓。分温二服。

(本条见阳明病篇第250条。)

大汗,若大下,而厥冷者,属四逆汤。方二十。　　　　　　　　　　[44]

甘草二两,炙　　干姜一两半　　附子一枚,生用,去皮,破八片

右三味,以水三升,煮取一升二合,去滓。分温再服。强人可大附子一枚、干姜四两。

(本条见厥阴病篇"厥利呕哕附"第354条。)

太阳病,下之后,其气上冲者,可与桂枝汤;若不上冲者,不得与之。二十一。用前第三方。　　　　　　　　　　　　　　　　　　　　　　　　[45]

(本条见太阳病篇第15条。)

太阳病,下之后,脉促,胸满者,属桂枝去芍药汤。方二十二。促,一作纵。

[46]

桂枝三两,去皮　　甘草二两,炙　　生姜三两　　大枣十二枚,擘

右四味,以水七升,煮取三升,去滓。温服一升。本云桂枝汤,今去芍药。

(本条见太阳病篇第21条。)

若微寒者,属桂枝去芍药加附子汤。方二十三。　　　　　　　　　　[47]

桂枝三两,去皮　　甘草二两,炙　　生姜三两,切　　大枣十二枚,擘　　附子一枚,炮

右五味,以水七升,煮取三升,去滓。温服一升。本云桂枝汤,今去芍药加

附子。

（本条见太阳病篇第22条。）

太阳病，桂枝证，医反下之，利遂不止，脉促者，表未解也。喘而汗出者，属葛根黄芩黄连汤。方二十四。促，一作纵。 [48]

葛根半斤 甘草二两，炙 黄芩三两 黄连三两

右四味，以水八升，先煮葛根，减二升，内诸药，煮取二升，去滓。温分再服。

（本条见太阳病篇第34条。）

太阳病，下之，微喘者，表未解故也，属桂枝加厚朴杏子汤。方二十五。 [49]

桂枝三两，去皮 芍药三两 生姜三两，切 甘草二两，炙 厚朴二两，炙，去皮 大枣十二枚，擘 杏仁五十个，去皮尖

右七味，以水七升，煮取三升，去滓。温服一升。

（本条见太阳病篇第43条。）

伤寒，不大便六七日，头痛有热者，与承气汤。其小便清者一云大便青，知不在里，仍在表也，当须发汗。若头痛者，必衄。宜桂枝汤。二十六。用前第三方。 [50]

（本条见太阳病篇第56条。）

伤寒五六日，大下之后，身热不去，心中结痛者，未欲解也，属栀子豉汤证。二十七。用前第七方。 [51]

（本条见太阳病篇第78条。）

伤寒下后，心烦腹满，卧起不安者，属栀子厚朴汤。方二十八。 [52]

栀子十四枚，擘 厚朴四两，炙 枳实四个，水浸，炙令赤

右三味，以水三升半，煮取一升半，去滓。分二服，温进一服，得吐者，止后服。

（本条见太阳病篇第79条。）

伤寒，医以丸药大下之，身热不去，微烦者，属栀子干姜汤。方二十九。 [53]

栀子十四个，擘 干姜二两

右二味，以水三升半，煮取一升半，去滓。分二服，一服得吐者，止后服。

（本条见太阳病篇第80条。）

凡用栀子汤，病人旧微溏者，不可与服之。 [54]

此条阐释详见太阳病篇第81条。

伤寒，医下之，续得下利，清谷不止，身疼痛者，急当救里；后身疼痛，清便自调者，急当救表。救里宜四逆汤，救表宜桂枝汤。三十。并用前方。　[55]

（本条见太阳病篇第91条。）

太阳病，过经十余日，反二三下之，后四五日，柴胡证仍在者，先与小柴胡。呕不止，心下急一云，呕止小安，郁郁微烦者，为未解也，可与大柴胡汤，下之则愈。方三十一。
　[56]

柴胡半斤　黄芩三两　芍药三两　半夏半升，洗　生姜五两　枳实四枚，炙　大枣十二枚，擘

右七味，以水一斗二升，煮取六升，去滓，再煎取三升。温服一升，日三服。一方加大黄二两，若不加，恐不为大柴胡汤。

（本条见太阳病篇第103条。）

伤寒，十三日不解，胸胁满而呕，日晡所发潮热，已而微利。此本柴胡，下之不得利，今反利者，知医以丸药下之，此非其治也。潮热者，实也。先服小柴胡汤以解外，后以柴胡加芒硝汤主之。方三十二。
　[57]

柴胡二两十六铢　黄芩一两　人参一两　甘草一两，炙　生姜一两　半夏二十铢，旧云五枚，洗　大枣四枚，擘　芒硝二两

右八味，以水四升，煮取二升，去滓，内芒硝，更煮微沸。温分再服，不解更作。

（本条见太阳病篇第104条。）

伤寒十三日，过经谵语者，以有热也，当以汤下之。若小便利者，大便当硬，而反下利，脉调和者，知医以丸药下之，非其治也。若自下利者，脉当微厥，今反和者，此为内实也，属调胃承气汤证。三十三。用前第九方。　[58]

（本条见太阳病篇第105条。）

伤寒八九日，下之，胸满烦惊，小便不利，谵语，一身尽重，不可转侧者，属柴胡加龙骨牡蛎汤。方三十四。
　[59]

柴胡四两　龙骨一两半　黄芩一两半　生姜一两半，切　铅丹一两半　人参一两半　桂枝一两半，去皮　茯苓一两半　半夏二合半，洗　大黄二两　牡蛎一两半，熬　大枣六枚，擘

右十二味，以水八升，煮取四升，内大黄，切如棋子，更煮一两沸，去滓。温服一升。本云柴胡汤，今加龙骨等。

（本条见太阳病篇第107条。）

火逆。下之，因烧针烦躁者，属桂枝甘草龙骨牡蛎汤。方三十五。
　[60]

桂枝一两,去皮　　甘草二两,炙　　龙骨二两　　牡蛎二两,熬

右四味,以水五升,煮取二升半,去滓。温服八合,日三服。

（本条见太阳病篇第 118 条。）

太阳病,脉浮而动数,浮则为风,数则为热,动则为痛,数则为虚,头痛发热,微盗汗出,而反恶寒者,表未解也。医反下之,动数变迟,膈内拒痛一云,头痛即眩,胃中空虚,客气动膈,短气躁烦,心中懊憹,阳气内陷,心下因硬,则为结胸,属大陷胸汤证。若不结胸,但头汗出,余处无汗,剂颈而还,小便不利,身必发黄。三十六。用前第十方。　　　　　　　　　　　　　　　[61]

（本条见太阳病篇第 134 条。）

伤寒五六日,呕而发热者,柴胡汤证具,而以他药下之,柴胡证仍在者,复与柴胡汤。此虽已下之,不为逆,必蒸蒸而振,却发热汗出而解。若心下满而硬痛者,此为结胸也,大陷胸汤主之,用前方。但满而不痛者,此为痞,柴胡不中与之,属半夏泻心汤。方三十七。　　　　　　　　　　[62]

半夏半升,洗　　黄芩三两　　干姜三两　　人参三两　　甘草三两,炙　　黄连一两　　大枣十二枚,擘

右七味,以水一斗,煮取六升,去滓,再煎取三升。温服一升,日三服。

（本条见太阳病篇第 149 条。）

本以下之,故心下痞。与泻心汤,痞不解。其人渴而口燥烦,小便不利者,属五苓散。方三十八。一方云,忍之一日乃愈。　　　　　　　　[63]

猪苓十八铢,去黑皮　　白术十八铢　　茯苓十八铢　　泽泻一两六铢　　桂心半两,去皮

右五味,为散。白饮和服方寸匕,日三服。多饮暖水,汗出愈。

（本条见太阳病篇第 156 条。）

伤寒中风,医反下之,其人下利,日数十行,谷不化,腹中雷鸣,心下痞硬而满,干呕心烦不得安。医见心下痞,谓病不尽,复下之,其痞益甚。此非结热,但以胃中虚,客气上逆,故使硬也。属甘草泻心汤。方三十九。　　[64]

甘草四两,炙　　黄芩三两　　干姜三两　　半夏半升,洗　　大枣十二枚,擘　　黄连一两

右六味,以水一斗,煮取六升,去滓,再煎取三升。温服一升,日三服。有人参,见第四卷中。

（本条见太阳病篇第 158 条。）

伤寒服汤药,下利不止,心下痞硬。服泻心汤已,复以他药下之,利不止;医以理中与之,利益甚。理中,理中焦,此利在下焦,属赤石脂禹余粮汤。复不止者,当利其小便。方四十。　　　　　　　　　　　　　　　　[65]

赤石脂一斤,碎　太一禹余粮一斤,碎

右二味,以水六升,煮取二升,去滓。分温三服。

(本条见太阳病篇第159条。)

太阳病,外证未除,而数下之,遂协热而利,利下不止,心下痞硬,表里不解者,属桂枝人参汤。方四十一。　　　　　　　　　　　　　　　　　　[66]

桂枝四两,别切,去皮　甘草四两,炙　白术三两　人参三两　干姜三两

右五味,以水九升,先煮四味,取五升,内桂,更煮取三升,去滓。温服一升,日再、夜一服。

(本条见太阳病篇第163条。)

下后,不可更行桂枝汤,汗出而喘,无大热者,属麻黄杏子甘草石膏汤。方四十二。　　　　　　　　　　　　　　　　　　　　　　　　　　　　　　[67]

麻黄四两,去节　杏仁五十个,去皮尖　甘草二两,炙　石膏半斤,碎

右四味,以水七升,先煮麻黄,减二升,去上沫,内诸药,煮取三升,去滓。温服一升,本云黄耳杯。

(本条见太阳病篇第162条。)

阳明病,下之,其外有热,手足温,不结胸,心中懊憹,饥不能食,但头汗出者,属栀子豉汤证。四十三。用前第七初方。　　　　　　　　　　　　　　[68]

(本条见阳明病篇第228条。)

伤寒吐后,腹胀满者,属调胃承气汤证。四十四。用前第九方。　　[69]

(本条见阳明病篇第249条。)

病人无表里证,发热七八日,脉虽浮数者,可下之。假令已下,脉数不解,今热则消谷喜饥,至六七日不大便者,有瘀血,属抵当汤。方四十五。　　　　　　　　　　　　　　　　　　　　　　　　　　　　　　　　　　[70]

大黄三两,酒洗　桃仁二十枚,去皮尖　水蛭三十枚,熬　虻虫去翅足,三十枚,熬

右四味,以水五升,煮取三升,去滓。温服一升,不下,更服。

(本条见阳明病篇第257条。)

本太阳病,医反下之,因尔腹满时痛者,属太阴也,属桂枝加芍药汤。方四十六。　　　　　　　　　　　　　　　　　　　　　　　　　　　　　[71]

桂枝三两,去皮　芍药六两　甘草二两,炙　大枣十二枚,擘　生姜三两,切

右五味,以水七升,煮取三升,去滓。分温三服。本云桂枝汤,今加芍药。

(本条见太阴病篇第279条。)

伤寒六七日,大下,寸脉沉而迟,手足厥逆,下部脉不至,喉咽不利,唾脓

血,泄利不止者,为难治,属麻黄升麻汤。方四十七。

72

麻黄二两半,去节　升麻一两六铢　当归一两六铢　知母十八铢　黄芩十八铢　萎蕤十八铢。一作菖蒲　芍药六铢　天门冬六铢,去心　桂枝六铢,去皮　茯苓六铢　甘草六铢,炙　石膏六铢,碎,绵裹　白术六铢　干姜六铢

右十四味,以水一斗,先煮麻黄一两沸,去上沫,内诸药,煮取三升,去滓。分温三服,相去如炊三斗米顷,令尽,汗出愈。

(本条见厥阴病篇"厥利呕哕附"第357条。)

伤寒本自寒下,医复吐下之,寒格,更逆吐下,若食入口即吐,属干姜黄芩黄连人参汤。方四十八。

干姜　黄芩　黄连　人参各三两

右四味,以水六升,煮取二升,去滓。分温再服。

(本条见厥阴病篇"厥利呕哕附"第359条。)

伤寒论后序

　　夫治伤寒之法,历观诸家方书,得仲景之多者,唯孙思邈。犹曰:"见大医疗伤寒,唯大青、知母等诸冷物投之,极与仲景本意相反。"又曰:"寻方之大意,不过三种,一则桂枝,二则麻黄,三则青龙。凡疗伤寒,不出之也。"呜呼! 是未知法之深者也。奈何? 仲景之意,治病发于阳者,以桂枝、生姜、大枣之类;发于阴者,以干姜、甘草、附子之类,非谓全用温热药,盖取《素问》辛甘发散之说。且风与寒,非辛甘不能发散之也。而又中风自汗用桂枝,伤寒无汗用麻黄,中风见寒脉、伤寒见风脉用青龙,若不知此,欲治伤寒者,是未得其门矣。然则,此之三方,春冬所宜用之,若夏秋之时,病多中暍,当行白虎也。故《阴阳大论》云:"脉盛身寒,得之伤寒;脉虚身热,得之伤暑。"又云:"五月六月,阳气已盛,为寒所折,病热则重。"别论云:"太阳中热,暍是也。其人汗出恶寒,身热而渴,白虎主之。"若误服桂枝、麻黄辈,未有不黄发斑出、脱血而得生者。此古人所未至,故附于卷之末云。